国家级继续医学教育项目教材

乳腺癌临床与转化性研究进展2019

主　　编　陆劲松　徐兵河

副 主 编　殷文瑾

编　　委　（按姓氏笔画排序）

马　越	王　岩	王永胜	王劲松	王树森	王晓稼	牛　楠
王浩峰	王富文	王碧芸	王嘉兴	王耀辉	王　牛	庄治国
石　晶	卢静璐	叶　明	丛　斌	王华孙	严　婷	李南婷
刘　健	刘彩刚	刘照文	许雅芹	李青丽	李南子	吴剑平
杜跃耀	杜彩峰	李小峰	李兴睿	吴青一	吴张剑	张劲松
杨　凡	杨其瑞	杨青洁	吴　凡	吴姗渊	张陆燕	林燕璐
吴克瑾	沙少华	沈凤春	张　庆	张硕曦	张林赵	赵　星
张　磊	张少红	张凤亮	张国君	张明杰	陆秦文	顾水玺
陈天恩	陈占锋	陈宏力	陈　虞	林本若	燕赵莉	涂佩平
欧阳取长	金　锋	周力溢	郑姜梅莹	单洪雪	秦瑾	傅　芬
赵燕南	郝春芳	姜文翠	姜钧瀚	莫文欣	顾睿娥	蔡　莉
袁　芃	袁陈伟	耿翠芝	莫凯洁	殷董月	水佩	
徐迎春	徐君南	徐曙光	殷睿雷	董欣蕾		
龚益平	盛小楠	葛　睿	董蕾			
童林军	谢一兆	谢华英				
潘跃银	戴绘娟					

主编助理　严婷婷　　王耀辉　　蒋一维　　张　捷　　虞素音

中华医学电子音像出版社
CHINESE MEDICAL MULTIMEDIA PRESS

北　京

图书在版编目（CIP）数据

乳腺癌临床与转化性研究进展. 2019/陆劲松，徐兵河主编. —北京：中华医学电子音像出版社，2019.8
ISBN 978-7-83005-193-8

Ⅰ. ①乳… Ⅱ. ①陆… ②徐… Ⅲ. ①乳腺癌-诊疗-研究 Ⅳ. ①R737.9

中国版本图书馆 CIP 数据核字（2019）第 143500 号

网址：www.cma-cmc.com.cn（出版物查询、网上书店）

乳腺癌临床与转化性研究进展2019
RUXIAN'AI LINCHUANG YU ZHUANHUAXING YANJIU JINZHAN 2019

主　　编：	陆劲松　徐兵河
策划编辑：	史仲静　宫宇婷
责任编辑：	赵文羽　宫宇婷
校　　对：	马思志
责任印刷：	李振坤
出版发行：	中华医学电子音像出版社
通信地址：	北京市西城区东河沿街69号中华医学会610室
邮　　编：	100052
E-mail：	cma-cmc@cma.org.cn
购书热线：	010-51322675
经　　销：	新华书店
印　　刷：	廊坊市佳艺印务有限公司
开　　本：	889mm×1194mm　1/16
印　　张：	24
字　　数：	620千字
版　　次：	2019年8月第1版　2019年8月第1次印刷
定　　价：	98.00元

版权所有　侵权必究
购买本社图书，凡有缺、倒、脱页者，本社负责调换

国家级继续医学教育项目教材

内容提要

  本书由我国临床一线著名乳腺癌专家编写，重点介绍了乳腺癌的最新临床研究进展，多角度、全方位、立体化地阐述了乳腺癌最新研究现状，并对乳腺癌手术治疗、新辅助治疗、晚期解救治疗等重大临床试验进行了详细解读。本书权威性、学术性、实用性、指导性强，适用于相关医务工作者阅读参考。

前 言

乳腺癌是全球女性最常见的恶性肿瘤之一。根据流行病学数据统计，仅2012年全球就有167万新发乳腺癌病例，并有52.2万例死亡。中国乳腺癌的发病率虽仍低于发达国家，但从20世纪80年代起一直呈上升趋势，增长速度是全球平均水平的2倍多。上海乳腺癌年发病率2013年已达8.4/万，已成为女性发病率最高的恶性肿瘤。多年来，乳腺癌的治疗模式已从20世纪的手术加化疗逐渐转变为现在的综合治疗模式。在乳腺癌分子分型的基础上，乳腺癌现代治疗的方式包括手术、化疗、放疗、内分泌治疗及靶向治疗，且多学科综合治疗已成为目前主要的治疗模式。每年都有大量的基础研究、临床研究及转化性研究等新成果不断问世，对这些多学科的新理论、新观点、新技术进行及时、正确、系统的了解和掌握是提高乳腺癌治疗水平的必要保证。

为了使广大医务工作者，尤其是乳腺专科医师能更高效地与国际接轨、了解最新的文献及共识更新、提高业务水平和临床技能，我们在此汇集了2018—2019年最新的乳腺癌临床与转化性研究成果，并对其进行总结。本书第一部分邀请了国内流行病学、肿瘤内科学、乳腺外科学、病理学、放疗学、影像学等多学科的专家，对2018—2019年国内外的热点问题进行回顾及总结；第二部分则选取了2019年37项重点临床试验及其转化性研究进行解读，以期给各位同道提供最前沿、最先进和最丰富的知识盛宴。

《乳腺癌临床与转化性研究进展》系列丛书自2014年问世以来，已连续出版6册。纵观2018—2019年发表的一系列临床试验研究成果，乳腺癌各个阶段和各种亚型的治疗中都延续了精准治疗的思路和理念。三阴性乳腺癌的靶点治疗探索除了多聚ADP-核糖聚合酶抑制药、抗血管新生药物外，还首次发现免疫治疗对此类乳腺癌的治疗价值。三阴性乳腺癌曾是乳腺癌分类的"杂货铺"，但随着对三阴性乳腺癌治疗靶点的进一步深入研究，此类患者从此有望进行精准治疗。对于HER-2阳性乳腺癌，升、降阶梯治疗则仍是此类亚型的讨论热点；对此类患者的新辅助治疗后残存病灶的处理、化疗豁免及蒽环类药物的治疗价值等问题，我们也从新的临床试验中获得新线索。细胞周期蛋白依赖性激酶抑制药的涌现极为亮眼，2019年报道其改善生存效果令人瞩目，使激素受体阳性乳腺癌的治疗效果上了一个台阶。

本书将在各个章节详细论述以上内容，并邀请国内临床一线的知名乳腺癌相关专家进行点评、解读和讨论，希望以此促进年轻医师、专科医师及乳腺癌相关工作者之间的交流。通过学习临床试验，使读者明确其设计目的、开展原则、预期结果，最终理解其结论，并使读者透过现象看本质，增进对乳腺癌治疗的认识，从而提高对这些新知识、新理论的灵活应用，不断提高诊治水平，真正培养出理论、科研、实践融会贯通的高水平人才，最终提高乳腺癌的治疗效果，延长患者的生存时间，改善患者的生存质量。为了进一步活学活用新理论和新观点，我们同时出版了《乳腺癌病例集锦2019》，该书在全国征集乳腺癌诊治的典型病例，并邀请国内知名的乳腺癌相关多学科专家进行点评和解读，与本书对照阅读，有利于促进临床相关医务人员从实践到理论、再从理论到实践的过程，加深其对新理论、新技术、新观点的理解，以不断提高临床诊治的水平，可达事半功倍的学习效果。

本书虽经充分收集，但临床试验内容繁多，恕无法一一列举。如书中有疏漏或谬误之处，恳请各位专家同道谅解并指正！

陆劲松　徐兵河

2019 年 7 月于上海

国家级继续医学教育项目教材

出版说明

医疗卫生事业发展是提高人民健康水平的必然要求，医药卫生人才队伍建设是推进医药卫生事业改革发展、维护人民健康的重要保障。继续医学教育作为医学终身教育体系的重要组成部分，是实施人才强卫战略和卫生人力资源开发的主要途径和重要手段。

《国家级继续医学教育项目教材》系列于2006年经全国继续医学教育委员会批准，由中华医学会组织编写，具有以下特点：一是权威性，由全国众多在本学科领域内有较深造诣和较大影响力的专家撰写；二是时效性，反映了经过实践验证的最新学术成果和研究进展；三是实用性、指导性和可操作性，能够直接应用于临床；四是全面性和系统性，以综述为主，代表了相关学科的学术共识。

纵观《国家级继续医学教育项目教材》系列，自2006年出版以来，每一分册都是众多知名专家智慧的结晶，其科学、实用的内容得到了广大医务工作者的欢迎和肯定，被全国继续医学教育委员会和中华医学会共同列为国家继续医学教育推荐教材，同时连续被列入"十一五""十二五""十三五"国家重点出版物出版规划。

本套教材的编辑与出版得到了全国继续医学教育委员会、国家卫生健康委员会科教司、中华医学会及其各专科分会与众多专家的支持和关爱，在此一并表示感谢！限于编写时间紧迫、经验不足，本套教材会有很多不足之处，真诚希望广大读者谅解并提出宝贵意见，我们将在再版时加以改正。

《国家级继续医学教育项目教材》编委会

目 录

第一部分 乳腺癌最新研究进展

第一篇 乳腺癌预防和影像学进展
- 第1章 上海市抗癌协会2019年《居民常见恶性肿瘤筛查和预防推荐》之乳腺癌部分解读 ……（5）
- 第2章 人工智能在乳腺癌影像检查中的进展 ……（12）

第二篇 乳腺外科手术研究进展
- 第3章 不同方法乳房重建术的患者报告结局 ……（19）
- 第4章 乳腺癌腋窝区域处理的演变 ……（28）

第三篇 乳腺癌新辅助治疗和辅助治疗研究进展
- 第5章 新辅助内分泌治疗进展 ……（35）
- 第6章 乳腺癌新辅助化疗研究进展 ……（39）
- 第7章 妊娠哺乳期乳腺癌诊治进展 ……（48）
- 第8章 乳腺癌辅助靶向治疗进展 ……（53）
- 第9章 早期乳腺癌非常规分割放疗进展 ……（56）

第四篇 乳腺癌内分泌治疗研究进展
- 第10章 乳腺癌CDK4/6抑制药研究进展 ……（61）
- 第11章 HR阳性晚期乳腺癌内分泌治疗耐药机制及策略 ……（68）
- 第12章 从2019年美国临床肿瘤学会年会看晚期乳腺癌内分泌治疗重要进展 ……（74）
- 第13章 *CYP2D6*基因多态性与他莫昔芬治疗乳腺癌疗效问题的再思考 ……（77）

第五篇 乳腺癌抗HER-2治疗研究进展
- 第14章 HER-2阳性乳腺癌双靶向治疗进展 ……（89）
- 第15章 HER-2阳性晚期乳腺癌治疗进展 ……（93）

第六篇 乳腺癌免疫治疗研究进展
- 第16章 乳腺癌免疫治疗耐药机制及逆转策略 ……（103）
- 第17章 乳腺癌免疫治疗研究现状及新进展 ……（111）

第七篇 三阴性乳腺癌及抗血管新生治疗研究进展
- 第18章 晚期三阴性乳腺癌内科治疗进展 ……（119）
- 第19章 乳腺癌血管新生靶向治疗进展 ……（127）

第八篇 乳腺癌指南、共识解读与乳腺癌治疗策略研究进展
- 第20章 美国NCCN指南之内科治疗更新解读 ……（137）
- 第21章 《湖南省年轻女性乳腺癌患者生育力保存实施方案专家共识》解读 ……（142）
- 第22章 基因检测对乳腺癌治疗策略的影响 ……（146）

第二部分 乳腺癌重点临床试验及其解读

第九篇 乳腺癌预防和手术相关重点临床试验及其解读

第23章 Tam01研究：低剂量他莫昔芬预防乳腺上皮内瘤变复发的随机、安慰剂对照试验 …… (155)

第24章 IBCSG23-01研究10年随访结果更新：乳腺癌前哨淋巴结微转移腋窝淋巴结清扫对比不清扫 …… (159)

第25章 SweBCG91RT转化性研究：肿瘤浸润淋巴细胞预测保乳术后同侧乳腺癌的复发风险 …… (167)

第十篇 乳腺癌新辅助治疗相关重点临床试验及其解读

第26章 GeparSepto（GBG69）研究：白蛋白结合型紫杉醇新辅助化疗改善乳腺癌无浸润生存 …… (173)

第27章 TRAIN-2研究：在HER-2阳性乳腺癌患者中评估曲妥珠单抗+帕妥珠单抗联合紫杉醇+卡铂的新辅助化疗方案加入蒽环类药物能否获益的多中心、开放、随机、Ⅲ期试验 …… (178)

第28章 NeoALTTO转化性研究：HER-2扩增乳腺癌中循环肿瘤DNA的疗效预测研究 …… (183)

第29章 GeparQuinto研究（GBG44）：HER-2阳性乳腺癌接受曲妥珠单抗或拉帕替尼新辅助治疗后的生存分析 …… (188)

第30章 KRISTINE研究随访更新：T-DM1联合帕妥珠单抗新辅助治疗HER-2阳性乳腺癌患者的3年随访结果 …… (196)

第31章 KATHERINE研究：T-DM1用于新辅助治疗后残余浸润灶的HER-2阳性乳腺癌 …… (199)

第32章 TBCRC 026研究：标准摄取值预测乳腺癌曲妥珠单抗联合帕妥珠单抗新辅助靶向治疗疗效的Ⅱ期临床试验 …… (203)

第33章 GeparQuinto转化性研究：*BRCA*1/2突变的三阴型乳腺癌患者贝伐珠单抗新辅助治疗的疗效与预后 …… (208)

第34章 PALLET研究：哌柏西利联合来曲唑新辅助治疗方案在ER阳性早期乳腺癌中的Ⅱ期随机临床试验 …… (215)

第35章 TREND研究：接受来曲唑新辅助内分泌治疗的绝经前局部晚期乳腺癌患者联合使用地加瑞克或曲普瑞林的随机Ⅱ期临床试验 …… (218)

第十一篇 乳腺癌辅助化疗、辅助靶向治疗相关重点临床试验及其解读

第36章 Plan B研究：在HER-2阴性早期乳腺癌中比较4个疗程表柔比星/环磷酰胺序贯4个疗程多西他赛和6个疗程多西他赛/环磷酰胺辅助化疗的疗效 …… (225)

第37章 APT研究：HER-2阳性、淋巴结阴性乳腺癌辅助应用紫杉醇联合曲妥珠单抗7年的随访结果 …… (230)

第38章 SOLD研究：在早期HER-2阳性乳腺癌患者中对比9周和1年辅助曲妥珠单抗联合化疗的效果 …… (234)

第39章 POEMS/SWOG S0230研究：预防乳腺癌患者早期绝经的试验 …… (240)

第40章 E5103研究：贝伐珠单抗加入淋巴结阳性及高风险淋巴结阴性乳腺癌辅助化疗的双盲、Ⅲ期临床试验 …… (244)

第十二篇 乳腺癌辅助内分泌治疗相关重点临床试验及其解读

- 第41章 FATA-GIM3随机Ⅲ期临床研究：阿那曲唑、依西美坦、来曲唑初始方案对比2年他莫昔芬后序贯方案辅助治疗HR阳性乳腺癌的疗效 ……………………（251）
- 第42章 SOFT研究8年随访及TEXT和SOFT联合分析9年随访结果更新……………（257）
- 第43章 NSABPB-42研究：基于芳香化酶抑制药方案的内分泌治疗后继续使用来曲唑延长内分泌治疗的随机、双盲、安慰剂对照Ⅲ期临床试验……………………………（262）
- 第44章 SOLE研究：来曲唑间歇给药和连续给药对HR阳性乳腺癌患者疗效和生活质量的影响 ……………………………………………………………………………（267）
- 第45章 E5103试验的EL112亚组转化性研究：循环肿瘤细胞与ER阳性乳腺癌远期复发的关系分析 ……………………………………………………………………（275）
- 第46章 ABCSG-18研究：绝经后HR阳性乳腺癌辅助内分泌治疗联合应用地诺单抗的疗效 ………………………………………………………………………………（283）

第十三篇 乳腺癌HER-2靶向解救治疗相关重点临床试验及其解读

- 第47章 TBCRC 022研究：来那替尼+卡培他滨治疗HER-2阳性乳腺癌脑转移的Ⅱ期临床试验 ……………………………………………………………………………（289）
- 第48章 PERTAIN研究：一线曲妥珠单抗+芳香化酶抑制药±帕妥珠单抗用于绝经后HR阳性、HER-2阳性转移性或局部晚期乳腺癌的Ⅱ期临床试验 ………………（293）

第十四篇 乳腺癌内分泌解救相关治疗重点临床试验及其解读

- 第49章 PALOMA-3研究：哌柏西利联合氟维司群治疗晚期乳腺癌的总生存结果………（301）
- 第50章 PALOMA-3亚研究：cyclinE1表达水平或可预测哌柏西利联合氟维司群治疗晚期乳腺癌的疗效 …………………………………………………………………（308）
- 第51章 BOLERO-6研究：依维莫司联合依西美坦对比依维莫司或卡培他滨在ER阳性、HER-2阴性晚期乳腺癌中的疗效 ………………………………………（314）
- 第52章 ACE研究：西达本胺联合依西美坦在绝经后HR阳性晚期乳腺癌内分泌治疗后进展患者中的疗效和安全性 …………………………………………………（319）
- 第53章 S0226研究：氟维司群联合阿那曲唑治疗HR阳性转移性乳腺癌的总生存结果 ……（328）
- 第54章 EMBRACA研究：他拉唑帕尼治疗*BRCA*胚系突变进展期乳腺癌 ……………（333）
- 第55章 MONALEESA-2研究：瑞博西利联合来曲唑作为绝经后HR阳性、HER-2阴性晚期乳腺癌一线治疗的研究结果更新 ……………………………………（340）
- 第56章 MONALEESA-3研究：瑞博西利联合氟维司群用于绝经后HR阳性、HER-2阴性晚期乳腺癌的随机Ⅲ期临床试验 ……………………………………………（346）
- 第57章 MONALEESA-7研究：瑞博西利联合内分泌治疗用于绝经前HR阳性晚期乳腺癌的随机Ⅲ期临床试验 ……………………………………………………………（351）

第十五篇 乳腺癌免疫治疗及其他相关重点临床试验及其解读

- 第58章 肿瘤浸润淋巴细胞与预后：早期三阴性乳腺癌的pooled分析 …………………（359）
- 第59章 IMpassion130研究：白蛋白结合型紫杉醇联合阿特珠单抗和白蛋白结合型紫杉醇单药在晚期三阴性乳腺癌中的作用 …………………………………………（364）

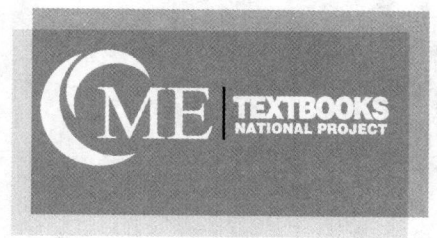

第一部分

乳腺癌最新研究进展

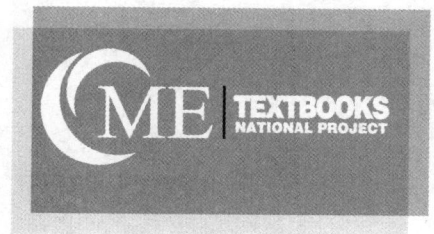

第一篇

乳腺癌预防和影像学进展

第1章

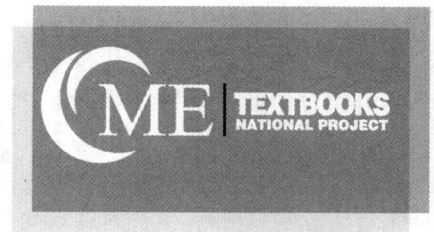

上海市抗癌协会2019年《居民常见恶性肿瘤筛查和预防推荐》之乳腺癌部分解读

目前，中国的癌症负担日益加重，已成为导致我国居民死亡的主要原因之一。我国每年有430万新发癌症病例，280万癌症死亡病例，因癌症导致的健康寿命损失约是全球平均水平的2倍，且增速较快，癌症的治疗费用快速上升，给社会和家庭带来巨大的负担。

越来越多的研究表明，癌症可防、可治。2017年，美国国立癌症研究所（National Cancer Institute，NCI）联合中国医学科学院肿瘤医院肿瘤研究所等8家机构，利用2013年全国肿瘤登记中心的肿瘤数据，结合2002年及2006年的中国居民营养和健康状况调查和2010年全球成年人烟草调查数据，对我国癌症发病和死亡等负担及可改变的生活方式等影响因素进行归因分析，数据覆盖全国约17%的人口，近2.26亿。结果显示，在中国45%的癌症死亡是可以预防的（男性为52%，女性为35%），且47%的男性、28%的女性的癌症发病是可以避免的。在生活方式等各类危险因素中，癌症死亡最相关的3个因素是吸烟（18.1%）、乙型肝炎病毒（hepatitis B virus，HBV）感染（10.3%）和蔬菜、水果摄入不足（6.9%）。

这些研究进一步明确了中国癌症预防新模式——防癌、控癌，既是政府职责，也需要居民个人的努力；控烟、处理感染，尤其是HBV感染等公共卫生举措是政府行为，但是对于个体居民在预防癌症中能做什么、该怎么做还需要进一步研究。

肿瘤的早期发现、早期诊断和早期治疗对于降低恶性肿瘤的病死率至关重要。肿瘤筛查是早期发现癌症和癌前病变的重要途径。对于个体居民，我们提倡每年体检，但体检哪些项目，不同的个体癌症风险不同，体格检查的侧重点也不同，如何做能真正有益于癌症的早期发现，本章将主要做以下论述。

早期预防和早期筛查是世界卫生组织（World Health Organization，WHO）推荐的最重要的两大癌症防控策略。关于癌症早期预防和筛查，全球有3000多个临床实践指南及180个早期筛查指南，不同的组织和机构有针对不同对象提出的关于癌症早期预防和筛查的建议，但对于个体居民恶性肿瘤的筛查和预防推荐非常少。

复旦大学附属肿瘤医院联合上海市抗癌协会在2018年4月发布了《居民常见恶性肿瘤筛查和预防推荐》（以下简称《推荐》），这是我国第一个针对个体居民给出的筛查建议和预防推荐，结合国内外对于癌症早期预防和筛查的指南建议，并考虑我国恶性肿瘤的发病特征，对居民常见恶性肿瘤的早期筛查和预防给出了推荐意见，对常见恶性肿瘤的高风险人群给出了明确的定义，同时基于全球和中国的循证医学证据，对于高风险人群和一般人群都给出了筛查和预防推荐意见，尤其是健康生活方式的建议，具有较大的实用价值。居民可以通过知晓相关癌症危险因素警惕相关疾病，并通过症状和危险信号，结合自身实际情况积极参加癌症筛查，定期进行体检，来降低自身的癌症风险,实现对大部分常见恶性肿瘤的预防和控制。2019年,《推荐》在原来的肺、大肠、肝、胃、乳腺、宫颈和前列腺七大常见恶性肿瘤的基础上,又增加了甲状腺癌、淋巴瘤、食管癌、恶性黑色素瘤、胰腺癌、胆囊癌和脑部肿瘤的预防和早诊早治信息,涉及的肿瘤目录扩大至14个。

乳腺癌是全球女性最常见的恶性肿瘤,发病居第一位,死亡居第二位。2018年,估计全球新发乳腺癌病例200万,乳腺癌死亡病例63万。我国每年有37万乳腺癌新发病例。国内外大量生存数据显示,早期乳腺癌患者早期发现后经规范化治疗,5年生存率可达97%以上,而目前的统计数据显示,我国乳腺癌的早期发现率不足20%。因此,提高居民对癌症预防筛查、早诊早治的认知和接受度,提高乳腺癌筛查的普及性,可切实降低我国乳腺癌的疾病负担。以下就《推荐》中对于乳腺癌的筛查和预防推荐的部分内容做深入解读。

一、乳腺癌高风险人群

目前,乳腺癌的发病机制尚不明确,但明确可造成乳腺癌患病风险增加的因素包括阳性家族史、未产、初潮时间早、老年、乳腺癌病史(原位癌或浸润癌)。结合中国乳腺癌的发病特征及现有证据明确支持的乳腺癌危险因素,对所有女性进行乳腺癌危险因素评估,明确乳腺癌高风险人群。

(一)未育或≥35岁初产妇

早孕及哺乳等内分泌激素改变是与乳腺癌风险降低相关的因素。最早,对修女病死率的研究提示,不育妇女患乳腺癌的风险增加。一生未育者乳腺发育不能充分完善,在雌激素作用下,乳腺癌发病率有增高倾向。证据表明,20岁前足月妊娠女性的乳腺癌风险降低。队列研究与病例对照研究的结果提示,和未生育或35岁之后生育的女性相比,早孕者乳腺癌风险降低50%。

(二)月经初潮≤12岁或行经≥42年的妇女

大量临床流行病学调查结果表明,人体雌激素水平的持续升高会导致乳腺癌发病率明显升高。雌激素是一种生理性激素,一般以相对恒定的速度或一定规律来释放,这种规律活动一旦受到外界因素的干扰,正常波动水平就会被打乱。如果激素水平持续升高,且维持时间较久,雌激素对乳腺上皮的刺激就会不断延长加深,继而影响内分泌环境,可诱发细胞恶变,导致乳腺癌发生。

与20年前相比,中国女性的雌激素分泌已明显提高,女性月经初潮年龄从原来的14~15岁提前到11~12岁,而停经年龄从40多岁推迟到50多岁,这在一定程度上延长了激素的分泌时间,并且雌激素分泌紊乱的现象越来越普遍。

研究发现,月经初潮年龄<12岁与>17岁相比,乳腺癌发生的相对风险增加2.2倍,而闭经年龄>55岁比<45岁者发生乳腺癌的风险增加1.0倍。因此,月经初潮≤12岁或行经≥42年、绝经晚的妇女都是乳腺癌的高风险对象。

(三)一级亲属在50岁以前患乳腺癌者

一级亲属是一个人的父母、子女及兄弟姐妹(同父母)。《中国抗癌协会乳腺癌诊治指南与规范(2017版)》中对"乳腺癌高遗传倾向"进行了明确的定义,发病年龄≤45岁,发病年龄≤50岁且有1个及以上具有血缘关系的近亲(包括一级、二级和三级亲属)也为发病年龄≤50岁的乳腺癌患者具有高度遗传倾向,而有一级亲属在50岁以前患乳腺癌者,自己发生乳腺癌的风险也很高。

（四）2个以上一级或二级亲属在50岁以前患乳腺癌或卵巢癌者

乳腺癌家族史是比较明确的乳腺癌高风险因素，很多人对家族史的概念并不完全清晰，认为阳性家族史停留在一级亲属有乳腺癌的患者，但是事实并非如此。《中国抗癌协会乳腺癌诊治指南与规范（2017版）》中对阳性家族史给出明确定义：①具有血缘关系的一级或二级亲属中符合以下任何条件［乳腺癌发病年龄≤45岁；乳腺癌发病年龄≤50岁且有1个及以上具有血缘关系的近亲（包括一级、二级和三级亲属）也为发病年龄≤50岁的乳腺癌患者，和（或）1个及以上的近亲为任何年龄的卵巢上皮癌、输卵管癌、原发性腹膜癌患者；单个个体患2个原发性乳腺癌，并且首次发病年龄≤50岁；同时2个或2个以上具有血缘关系的近亲患有任何发病年龄的乳腺癌和（或）卵巢上皮癌、输卵管癌、原发性腹膜癌］。②具有血缘关系的三级亲属中有2个或2个以上乳腺癌患者（至少有1个发病年龄≤50岁）和（或）卵巢上皮癌、输卵管癌、原发性腹膜癌患者。

（五）对侧乳腺癌史或经乳腺活检证实为重度非典型增生或乳腺导管内乳头状瘤病者

曾罹患浸润性乳腺癌、乳腺导管内原位癌（ductal carcinoma in situ，DCIS）或小叶原位癌的女性，被诊断新发或原发乳腺癌的风险也会增加。伴随乳腺癌生存率的不断上升，既往乳腺癌患者经过规范化治疗后可以回归正常生活，成为乳腺癌现患者。根据Globocan 2018最近数据，估计全球5年乳腺癌现患者近700万例；在我国，有超过100万例的乳腺癌现患者，这些既往乳腺癌患者也成了再次发生乳腺癌的高风险对象，值得进一步关注。

（六）胸部放疗史（≥10年）者

胸部放射线接触史也是乳腺癌的危险因素之一，并且风险持续时间较长，30岁前接受胸部放疗的女性，在放疗8年后乳腺癌的年发病率为1%，且风险持续终身。

《推荐》共列了6种乳腺癌高风险对象，并对乳腺癌高风险对象进行了明确定义，符合上述条件中的任何1条，均应考虑为高风险人群。危险因素评估有利于具有高因素的女性进行咨询并个性化制订筛查方案，但也会由此增加女性个体不必要的焦虑。具有高风险因素的个体，尤其是有阳性家族史的女性，建议到医院遗传门诊咨询，进行专业的、更为精准的危险度评估，听取医师的建议，避免不必要的焦虑和过度的无用检测。

二、乳腺癌筛查建议

（一）一般妇女

《推荐》建议女性20岁以后每月乳腺检查1次。20~29岁每3年临床体检1次，30岁以后每年临床体检1次。35岁开始进行乳腺X线片检查，之后隔年进行1次乳腺X线片检查；40岁以后，每1~2年1次进行乳腺X线片检查；60岁以后，可隔2~3年进行乳腺X线片检查1次。

乳腺癌筛查是通过有效、简便、经济的乳腺检查措施，对无症状妇女开展筛查，以期早期发现、早期诊断和早期治疗，降低人群乳腺癌的病死率。

有效的癌症筛查计划既增加了早期发现癌症的概率，又降低了晚期癌症的发病率，最终有效降低癌症发病率。对于肺癌、宫颈癌和结肠癌，大量的证据证明筛查对降低发病及死亡有作用，但对于乳腺癌的筛查，益处、筛查技术的局限性及可能的危害仍存在争议，尤其对于能否带来最终病死率的降低及生存的获益及可能存在的过度诊断，各国学者争辩不休。

2012年，美国学者利用SEER数据库分析了1976—2008年40岁及以上妇女早期乳腺癌（导管原位癌和局限性疾病）和晚期乳腺癌（区域性和远处疾病）发病率的趋势。结果显示，美国居民实施乳腺癌筛查后发现了大量早期乳腺癌病例，但对于晚期乳腺癌妇女的生存获益作用很小，筛查对乳腺癌病死率的影响极小。

英国的乳腺癌筛查策略是对50~70岁的女性发出邀请进行筛查，每3年1次，专家组对11项随机试验进行了系统分析。结果显示，与对照组相比，受邀接受筛查的妇女乳腺癌病死率的相对风险降低20%，筛查可以降低乳腺癌病死率，但也会出现一些过度诊断，约有11%的受邀女性存在过度诊断。分析估计每10 000名50岁的英国妇女被邀请在未来20年内进行筛查，将预防43例乳腺癌死亡、129例乳腺癌（浸润性和非浸润性）被过度诊断。也就是说，1例乳腺癌死亡是由于约每2例过度诊断的患者被识别和治疗。在每年应邀开始筛查的约30.7万50~52岁的女性中，只有1%在未来20年内会患上过度诊断的癌症。

加拿大学者对40~59岁的妇女是否进行乳腺造影筛查的乳腺癌发病率和病死率进行25年的跟踪随访。结果显示，40~59岁的女性进行乳腺癌筛查并不能降低乳腺癌的病死率，并且22%（106/484）的筛查发现浸润性乳腺癌被过度诊断，即接受乳腺X线片检查的每424名妇女中就有1例乳腺癌被过度诊断。

目前，在我国没有明确的证据显示大规模乳腺癌筛查的必要性和可操作性。我国乳腺癌筛查存在的问题包括：①早期发现比例低，乳腺癌的早期发现率不足20%；②乳腺癌筛查（包括妇女个体主动或自愿到提供乳腺筛查的医疗机构进行相关检查的机会性筛查在内）普及率不高，而过度诊断一般都出现在筛查普及率高的人群中，或开展大规模群体性筛查的人群中。因此，在《推荐》中，更多地考虑中国乳腺癌的发病和人群特征，作为一项有效的乳腺癌筛查，与美国癌症学会（American Cancer Society，ACS）的乳腺癌筛查比较，重点考虑以下几点。

1. 筛查方法 乳腺X线片检查、乳腺临床体检、乳腺自我检查是常见的乳腺癌筛查手段，乳腺超声检查及乳腺磁共振成像（magnetic resonance imaging，MRI）多用于乳腺癌的辅助检查。

在ACS的筛查推荐中，乳腺X线片检查是唯一推荐的也是最重要的筛查手段。乳腺X线片检查对于降低40岁以上妇女乳腺癌病死率的作用得到了国内外大多数学者的认可。美国50年前开始的随机对照试验证明筛查乳线X线片可提高60~69岁妇女（确凿证据）和50~59岁妇女（公证证据）的乳腺癌生存率，但是目前无证据显示，乳腺临床体检和乳腺自我检查2种常见的筛查单独作为乳腺癌筛查的方法可以提高乳腺癌早期诊断率和降低病死率。因此，ACS将乳腺X线片检查作为对于一般风险女性唯一推荐的乳腺癌筛查方法。而在《推荐》中，对于一般妇女，更加强调乳腺自我检查和乳腺临床体检的作用，推荐女性20岁以后每月乳腺自我检查1次，并推荐从20岁开始每3年1次乳腺临床体检，30岁以后每年1次。希望通过简单易行的乳腺自我检查和乳腺临床体检帮助中国女性更早地建立乳腺癌防范意识，增强个体防癌、抗癌的主观能动性。另外，在乳腺自我检查、乳腺临床体检和乳腺X线片检查三大常规乳腺癌筛查方法外，《推荐》中还增加了乳腺超声检查。乳腺超声检查不是常规的乳腺癌筛查手段，一般是作为乳腺X线片筛查提示致密型乳腺或乳腺X线片筛查结果为乳腺影像报告和数据系统（breast imaging reporting and data system，BI-RADS）0级的补充检查措施。乳腺自我检查和乳腺临床体检对乳腺癌的早期诊断帮助不大，但有确凿的证据表明，正规地指导和鼓励女性进行乳腺自我检查、乳腺临床检查会导致更多的乳腺活检和更多的良性乳腺病变被诊断。乳腺超声检查和BI-RADS分极可帮助缓解由于乳腺自我检查、乳腺临床体检带来的假阳性对女性造成的过度焦虑。

2. 乳腺 X 线片检查起始年龄 ACS 推荐乳腺癌平均风险的女性应从 45 岁开始接受定期乳腺 X 线片检查，推荐等级为强烈推荐。美国作为乳腺癌筛查普及率较高的国家，筛查推荐的起始年龄需要综合考虑乳腺癌疾病负担、乳腺癌筛查的益处及筛查可能带来的危害（假阳性结果带来的进一步评估性检查和进一步活检，假阳性结果带来的过度焦虑、过度诊断导致无意义的乳腺癌相关治疗及反复多次检查可能造成的放射性乳腺癌）。

在我国，乳腺癌发病年龄有不断低龄化的趋势，且乳腺癌筛查的普及率较低。因此，基于上述考虑，《推荐》中乳腺 X 线片检查的起始年龄为 35 岁。

3. 筛查终止年龄 ACS 乳腺癌筛查推荐只要女性整体健康状况良好，且预期寿命≥10 年，就应继续进行乳腺 X 线片筛查。美国乳腺癌死亡归因统计分析数据显示，美国每年超过 1/3 的乳腺癌死亡归因于 70 岁以后的诊断，鉴于大多数 70~80 岁的妇女健康状况良好，可以预期寿命为 10 年或更长，故对于 70 岁以上的老年女性进行乳腺癌筛查对减少老年女性病死率，尤其是老年女性乳腺癌病死率具有非常重要的意义。

在我国，伴随着期望寿命，尤其是女性期望寿命的不断增加，越来越多的老年女性整体健康良好。因此，60 岁以上的女性仍然推荐进行乳腺 X 线片检查，但检查频率为间隔 2~3 年。

（二）乳腺癌高风险人群

鼓励女性进行乳腺自我检查，20 岁以后每年做临床体检 1 次，30 岁以后建议做乳腺 MRI 检查。

2007 年，ACS 为乳腺癌高风险人群发布了《乳腺癌筛查指南》，该指南主要针对的高风险人群为已知或可能携带乳腺癌易感基因（breast cancer gene，BRCA）基因突变和其他罕见的高风险遗传综合征的妇女或因霍奇金病接受胸部放疗的妇女。建议这部分高风险人群从 30 岁开始进行乳腺 X 线片每年度的筛查，并进行乳腺 MRI 检查，但该指南是在 12 年前发布的，发布的时候没有足够的证据来推荐。目前，ACS 正在更新其针对高风险女性的指南。

在《推荐》中，对于乳腺癌高风险人群，首先强调的仍然是乳腺自我检查及乳腺临床体检，这有利于在年轻女性中增强防癌意识，帮助年轻女性更早、更好、更全面地了解自身存在的乳腺癌风险。对于高风险人群，《推荐》建议 30 岁后进行乳腺 MRI 检查，与 ACS 的推荐一致。

三、预防建议

在《推荐》的最后，对于乳腺癌的预防给出了 3 条建议。《推荐》面向的是个体居民，大部分为乳腺癌一般风险的妇女，乳腺癌可防可治。因此，我们提倡的"可防""科学抗癌，预防先行""健康生活"是最好的癌症预防策略。

（一）健康的生活方式和合理的体育锻炼

美国最新的研究表明，28.7% 的乳腺癌是可以预防的，是受潜在可改变的暴露（包括吸烟、二手烟、肥胖、饮酒、过度红肉摄入、水果和蔬菜摄入不足、不良膳食结构、运动不足、紫外线辐射及癌症相关感染等）影响。

虽然癌症发病与年龄密切相关，年龄越大发病风险越大，但癌症防控不只是中老年人的事情，30 岁的女性终身乳腺癌患病的风险是 1/8，也就是说，对于 30 岁以上的女性，每 8 个人中就有 1 个人可能会患乳腺癌。因此，要尽早关注癌症预防，尽早培养防癌意识，从小培养健康的生活方式，避免接触烟草、酒精等致癌因素，降低癌症的发生风险。

（二）适时生育，母乳喂养

初潮、妊娠、哺乳都是女性经历的特殊时期，虽然初潮、早孕都可能降低乳腺癌风险，但从女性的终身自我发展、自我成熟和价值实现的角度来讲，并不片面化地提倡早孕，而是应适时生育。哺乳女性乳腺癌风险降低，且每生育1次，乳腺癌相对风险度（风险比，risk ratio，RR）降低7%，每哺乳12个月，乳腺癌RR进一步降低4.3%。因此，推荐女性在适时生育的同时，坚持母乳喂养。

（三）参加乳腺癌筛查，定期体检

乳腺癌的三级预防策略可降低其发病和死亡。其中，一级预防是病因预防，减少控制外界不良因素及不良生活方式的影响；二级预防通过早期筛查，对乳腺癌进行早期发现、早期诊断和早期治疗；三级预防是改善生活质量，延长生存时间。我国乳腺癌筛查的普及率较低，乳腺癌早期比例低，因此，《推荐》中乳腺癌的预防更强调定期体检、参加乳腺癌筛查的重要性。

居民乳腺癌筛查和预防推荐，是针对个体居民的癌症风险给出的早期筛查和预防指南。明确判定个体风险、界定高风险人群，并结合不同风险进行乳腺癌早期筛查和早期发现，尤其是高风险人群的早期筛查、早期发现至关重要；对于一般风险的个体，健康生活方式的尽早建立有助于更好地预防癌症。

（复旦大学附属肿瘤医院　沈　洁　郑　莹　莫　淼）

参考文献

[1] Chen W, Zheng R, Baade PD, et al. Cancer statistics in china, 2015. CA Cancer J Clin, 2016, 66（2）：115-132.

[2] Global Burden of Disease Cancer Collaboration. Global, Regional, and National Cancer Incidence, Mortality, Years of Life Lost, Years Lived With Disability, and Disability-Adjusted Life-Years for 29 Cancer Groups, 1990 to 2016：A Systematic Analysis for the Global Burden of Disease Study. JAMA Oncol, 2018, 4（11）：1553-1568.

[3] Islami F, Chen W, Yu XQ, et al. Cancer deaths and cases attributable to lifestyle factors and infections in China, 2013. Ann Oncol, 2017, 28（10）：2567-2574.

[4] Islami, F, Goding Sauer A, Miller KD, et al. Proportion and number of cancer cases and deaths attributable to potentially modifiable risk factors in the United States. CA Cancer J Clin, 2018, 68（1）：31-54.

[5] American Cancer Society. Cancer Facts and Figures 2019. Atlanta, GA：American Cancer Society, 2019 [2019-07-03]. https://www.cancer.org/content/dam/cancer-org/research/cancer-facts-and-statistics/annual-cancer-facts-and-figures/2019/cancer-facts-and-figures-2019.pdf.

[6] Howlader N, Noone AM, Krapcho M, et al. SEER Cancer Statistics Review, 1975—2012. Bethesda, MD：National Cancer Institute, 2015 [2019-07-03]. https://seer.cancer.gov/archive/csr/1975_2012.

[7] Gierach GL, Ichikawa L, Kerlikowske K, et al. Relationship between mammographic density and breast cancer death in the Breast Cancer Surveillance Consortium. J Natl Cancer Inst, 2012, 104（16）：1218-1227.

[8] Bleyer A, Welch HG. Effect of three decades of screening mammography on breast-cancer incidence. N Engl J Med, 2012, 367（21）：1998-2005.

[9] Independent UK Panel on Breast Cancer Screening. The benefits and harms of breast cancer screening：an independent review. Lancet, 2012, 380（9855）：1778-1786.

[10] Miller AB. Twenty five year follow-up for breast cancer incidence and mortality of the Canadian National Breast Screening Study: randomised screening trial. BMJ, 2014, 348: 366.

[11] Smith RA, Kimberly S, Andrews BA, et al. Cancer screening in the United States, 2018: A review of current American Cancer Society guidelines and current issues in cancer screening. CA Cancer J Clin, 2018, 68 (4): 297-316.

[12] Smith RA, Andrews KS, Brooks D, et al. Cancer screening in the United States, 2017: A review of current American Cancer Society guidelines and current issues in cancer screening. CA Cancer J Clin, 2017, 67 (2): 100-121.

[13] 中国抗癌协会乳腺癌专业委员会. 中国抗癌协会乳腺癌诊治指南与规范（2017版）. 中国癌症杂志, 2017, 27 (9): 695-760.

[14] Saslow D, Boetes C, Burke W, et al. American Cancer Society guidelines for breast screening with MRI as an adjunct to mammography. CA Cancer J Clin, 2007, 57 (2): 75-89.

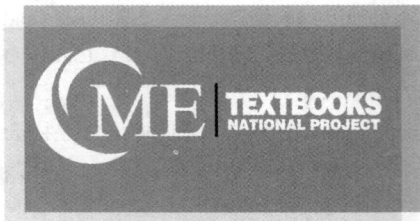

人工智能在乳腺癌影像检查中的进展

第 2 章

乳腺 X 线片检查在乳腺癌筛查中的重要性已得到广泛认可，乳腺癌的早期诊断意味着更好的预后。乳腺 X 线片检查的局限性包括过度诊断、过度治疗和假阳性率，以及相关的负性心理影响、不必要的费用和活检。由乳腺 X 线片检查得出的诊断具有主观性，依赖于医师的经验，同时致密的腺体组织容易掩盖病变。自从 2001 年乳腺 X 线片检查计算机辅助诊断（computer-aided detection，CAD）系统在美国首次取得良好效果后，现已广泛应用。然而，最近有研究显示，CAD 可能对医师的诊断效能产生不利影响，在不提高癌症检出率的情况下可能增加召回次数。这导致人们对于人工智能（artificial intelligence，AI）工具能否可靠帮助放射科医师筛查乳腺癌持怀疑态度。

AI 是指研发用于模拟、延伸和扩展人类智能的理论、方法、技术及应用系统的一门信息科学。AI 的技术及概念发展主要经过推理期、知识期、机器学习期和深度学习期，分别以人工神经网络、支持向量机及卷积神经网络作为代表。相比传统的 AI 算法，新一代的 AI 算法以深度学习为核心，具有更强的学习能力及自主学习进化能力，结合大量数据，突破模型准确率的瓶颈限制，使模型可以得到高效运用。AI 结合医学影像初期主要采用逻辑与统计模式识别方法，尝试用于放射诊断流程，随着计算机技术发展推动医学影像数字化转变，AI 结合医学影像由知觉主观方式向定量计算方式转化，出现了 CAD 系统，而以深度学习为代表的新一代 AI 技术结合下的医学影像具有真正成熟应用于临床实践的能力。本章将着重介绍 CAD 系统和 AI 在乳腺癌影像检查中的应用进展。

一、AI 在乳腺 X 线片检查中的应用

1998 年，美国 R2 公司开发的 Image-Checker 乳腺 CAD 系统通过美国食品药品监督管理局（Food and Drug Administration，FDA）批准上市，这成为最早投入临床应用的 CAD 系统。在英国的 1 项乳腺癌筛查研究中，运用传统 CAD 系统进行单人读片与标准的双人读片进行比较，两者癌症检出率相似，但前者的召回率增加 0.5%。虽然 CAD 系统存在了几十年，但它还没有达到令人满意的效果。传统的机器学习很难模拟放射科医师的直觉判断力，CAD 系统面临诸多挑战，如乳腺 X 线片图像信噪比低、病变外观变化大（包括病变位置、形态、大小、边界）等。然而，在乳腺癌 X 线片检查的筛查中，运用机器学习方法可以帮助自动辅助诊断乳腺癌，1 项包含 18 例乳腺癌和 233 例对照组的研究显示，人工神经网络（artificial neural network，ANN）和 3 位读片医师的诊断敏感性分别为 73.7% 和 66.6%，特异性分别为 72.0% 和 92.7%。另一项基于深度卷积神经

网络（convolutional neural network，CNN）、无像素级监督，并通过弱监督进行训练的研究表明，运用3台乳腺X线片机，同时针对乳腺癌进行筛查和诊断，AI诊断的敏感性为76.1%，特异性为88.5%，随着乳腺密度增加，诊断特异性从100%下降到77.78%。最近，基于一组独立的、经放射科医师标注数据的、包含113例乳腺X线片数据集的研究显示，运用预训练CNN模型鉴别乳腺良恶性病变的受试者工作特征曲线（receiver operating curve，ROC）曲线下面积高达0.99。基于公开的INbreast数据集的进一步研究发现，运用深度学习区分良恶性病变的ROC曲线下面积为0.91，而人工评估仅为0.76。

最近，由研究人员和赛智生物网络等组织发起了"乳腺数字化梦想挑战"，挑战主要分为2个项目：①开发一种可以分析数字乳腺X线片的预测算法；②开发能够同时分析数字乳腺X线片和临床信息的预测算法。该挑战收集超过640 000幅乳腺X线片作为竞赛数据集，并与患者的临床数据和标准结果关联。挑战者们利用数字化图像和临床数据集来开发预测模型，提交的模型将通过验证数据集进行评分。挑战获胜团队的预测模型在2个挑战项目中的准确性均在80%以上。法国的Theraphyxel作为挑战赛的顶级团队之一，运用多阶段和CNN算法建立模型，获得的最佳ROC曲线下面积为0.85，对于可用时间和训练集直接访问权限有限的挑战赛来说，这是一个相当不错的结果。该挑战赛创造了一个数据访问简单的开放社区，激励参赛者共同协作并实时共享结果，从中选拔出性能优异的深度学习技术及分类器，促进了深度学习技术在乳腺癌筛查领域的迅速发展。

二、AI在乳腺密度中的应用

致密的乳腺组织可能影响乳腺癌的诊断，准确而定量地自动评估乳腺密度对补充筛查建议有很大影响，有助于乳腺癌的影像诊断。目前，市场上已有一些获得美国FDA许可的软件可自动评估乳腺密度。例如，Densitas公司基于机器学习的自动乳腺密度评估软件于2018年2月获得美国FDA许可，该软件可以计算乳腺密度百分比，并输出一个自动报告，其中包含乳腺密度等级和BI-RADS密度分级。Lehman等的最新临床研究表明，1位独立的放射科医师和深度CNN算法分别评估8677例患者的乳腺X线片的BI-RADS分级，得到的一致性为77%，这样的结果总体上临床可以接受。在2018年北美放射学会（Radiological Society of North America，RSNA）的年会上，有学者提出了2种新的深度学习模型，提供客观、准确、可重复的乳腺密度分类，解决医师间的评估差异。模型1用于BI-RADS分级乳腺密度自动报告，使用4个乳腺密度标签（A全是脂肪，B为分散的纤维腺体密度，C为不均匀密度，D为极高密度）进行训练。模型2用于区分"散在高密度"和"不均匀高密度"，根据美国放射协会（American College of Radiology，ACR）指南在随访决策中提供帮助。将2种模型相结合，得到最优的随访决策。以临床数据中的乳腺密度作为基准，结果显示，2种模型训练和测试的ROC曲线下面积分别为0.98和0.96，初步结果优于现有的乳腺密度分类算法。

三、AI在数字化乳腺体层摄影中的应用

数字化乳腺体层摄影（digital breast tomosynthesis，DBT）能够改善乳腺癌的筛查结果，特别是降低召回率和提高癌症检出率。随着DBT临床运用的增加，应用在DBT中的AI辅助诊断系统已开始研发。由于图像数量增加，DBT将显著增加医师的阅片时间。因此，有必要针对DBT图像优化CAD系统，以减少阅片时间，提高效率。在2018年RSNA的年会上，Emily等开发了一种基于深度CNN的AI系统，用于识别DBT图像中可疑的软组织和钙化病变，该研究比较了24位放射科医师在阅读260例DBT（使用AI和不使用AI）时的表现，病例组包括65例恶性病变患者和65

例经活检证实为良性病变的患者。结果显示，使用 AI 可提高肿瘤检测效能，ROC 曲线下面积增加 0.057，敏感性增加 8.0%，特异性增加 6.9%，召回率下降 7.2%，阅片时间缩短 52.7%，因此，放射科医师使用 AI 对 DBT 进行阅片，能够增加乳腺癌的检出率，显著缩短阅片时间，同时提高敏感性和特异性。荷兰的深度学习软件 Transpara 可运用于 2D 和 3D 的乳腺 X 线片，最近来自美国的 14 位有经验的放射科医师运用该软件评估 240 例 2D 乳腺 X 线片。结果显示，在不增加阅片时间的情况下可增加乳腺癌的检出率。对于 DBT 数据，Transpara 软件涵盖全部的 3D 信息，可以定量分析软组织病变和钙化，标记层面以尽量缩短阅片时间，Transpara 评分同样可以对病变的乳腺癌种类进行分类。

四、AI 在 MRI 中的应用

乳腺 MRI 检查的敏感性高且无电离辐射，当乳腺 X 线片的检查结果不能确定时，MRI 是重要的辅助手段。2003 年，Comfirma 公司推出了首款商用乳腺 MRI-CAD 软件 CADstream，该软件是依据增强 MRI 扫描时，对病灶摄取对比剂的药代动力学参数进行分析，结合形态学参数，对病灶进行检出和定性。目前，该软件仍广泛应用于 MRI 对乳腺癌的筛查。Bottcher 等的研究认为，CAD 系统对于 MRI 评估浸润性乳腺癌对新辅助化疗的反应具有高特异性（100%），但由于敏感性较低（52.4%），尚不能取代视觉成像评估。Song 等发现 CAD 系统对于 MRI 评估浸润性乳腺癌的多灶性具有明显优势，但对评估淋巴结的转移状态效果不佳。随着影像组学的兴起，基于乳腺 MRI 的影像组学模型可以用于乳腺良恶性病灶的鉴别诊断。上海交通大学医学院附属仁济医院放射科团队基于动态对比增强 MRI（dynamic contrast-enhanced magnetic resonance imaging，DCE-MRI）和弥散加权成像（diffusion weighted imaging，DWI）研究影像组学预测小乳腺癌（≤2 cm）的能力（图 2-1），运用随机森林模型建立分类器，发现其诊断能力与经验丰富的放射科医师相似，ROC

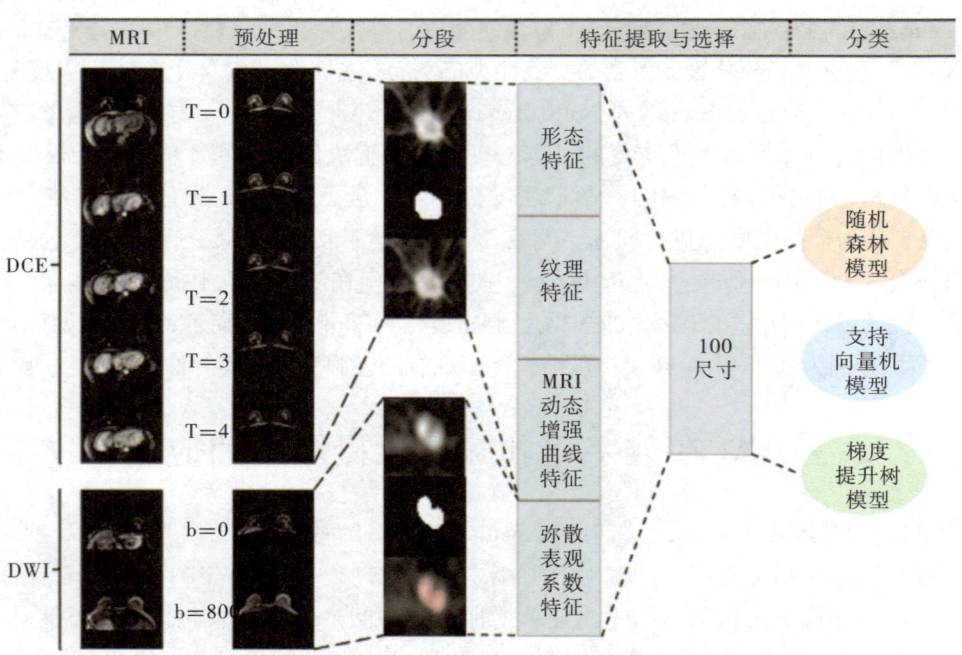

图 2-1 基于 DCE-MRI 和 DWI 影像组学诊断小乳腺癌的流程

注：DWI. diffusion weighted imaging，弥散加权成像；T. 时间；b. 弥散敏感系数

曲线下面积达 0.941，敏感性为 88.6%，特异性为 89.8%。然而影像组学也有局限性，例如，研究样本量较小；图像分割多采用手动或半自动法，缺乏客观性，病灶的精准定位分割困难；特征提取烦琐、工作量大等。最近，Li 等提出 1 种基于 3D CNN 的模型，运用 DCE-MRI 图像进行乳腺肿瘤的分类诊断，3D CNN 可比 2D 约提高 8% 的 ROC 曲线下面积，展示了深度学习在 MRI 乳腺癌诊断上的良好前景。利用乳腺 MRI 剪影的最大密度投影图像和 4D 图像建立 CNN 模型，进行乳腺病灶分类，有研究通过对 690 例病灶的分析发现，该分类器诊断效能优于单纯使用增强后中央层面图像和增强后剪影图像。腋窝淋巴结对新辅助化疗的反应是重要的预后因素，在一个小的单中心数据集研究中，基于 T_1 加权 MRI 图像，机器学习预测腋窝淋巴结反应的 ROC 曲线下面积为 0.93。

当前的 AI 医学影像技术尚处于起步阶段，然而 AI 在医学影像学的应用已经展示了一定的优势。AI 医学影像在优化医师资源配置、减轻医疗资源紧张及提高临床诊断水平方面存在巨大的应用前景，但同时也面临许多需要突破的瓶颈和难关。目前，AI 尚处于"弱人工智能"阶段，距全面、规范化临床应用尚需更多研究，但 AI 医学影像符合未来智能医学的发展方向，相信也将成为推动医学影像学科发展的划时代技术。

（上海交通大学医学院附属仁济医院　庄治国　张　庆　华　佳）

参考文献

[1] Lehman CD, Wellman RD, Buist DS, et al. Diagnostic Accuracy of Digital Screening Mammography With and Without Computer-Aided Detection. JAMA Intern Med, 2015, 175（11）：1828-1837.

[2] 卢光明，张志强. 人工智能医学影像. 医学研究生学报, 2018, 31（7）：683-687.

[3] Gilbert FJ, Astley SM, Gillan MG, et al. Single reading with computer-aided detection for screening mammography. N Engl J Med, 2008, 359（16）：1675-1684.

[4] Becker AS, Marcon M, Ghafoor S, et al. Deep Learning in Mammography：Diagnostic Accuracy of a Multipurpose Image Analysis Software in the Detection of Breast Cancer. Invest Radiol, 2017, 52（7）：434-440.

[5] Kim EK, Kim HE, Han K, et al. Applying Data-driven Imaging Biomarker in Mammography for Breast Cancer Screening：Preliminary Study. Sci Rep, 2018, 8（1）：2762.

[6] Chougrad H, Zouaki H, Alheyane O. Deep Convolutional Neural Networks for breast cancer screening. Comput Methods Programs Biomed, 2018, 157：19-30.

[7] Dhungel N, Carneiro G, Bradley AP. A deep learning approach for the analysis of masses in mammograms with minimal user intervention. Med Image Anal, 2017, 37：114-128.

[8] Trister AD, Buist DSM, Lee CI. Will Machine Learning Tip the Balance in Breast Cancer Screening? JAMA Oncol, 2017, 3（11）：1463-1464.

[9] Lehman CD, Yala A, Schuster T, et al. Mammographic Breast Density Assessment Using Deep Learning：Clinical Implementation. Radiology, 2019, 290（1）：52-58.

[10] Tagliafico AS, Calabrese M, Bignotti B, et al. Accuracy and reading time for six strategies using digital breast tomosynthesis in women with mammographically negative dense breasts. Eur Radiol, 2017, 27（12）：5179-5184.

[11] Rodriguez-Ruiz A, Krupinski E, Mordang JJ, et al. Detection of Breast Cancer with Mammography：Effect of an Artificial Intelligence Support System. Radiology, 2019, 290（2）：305-314.

[12] Mann RM, Kuhl CK, Kinkel K, et al. Breast MRI：guidelines from the European Society of Breast Imaging. Eur Radiol, 2008, 18（7）：1307-1318.

[13] Bottcher J, Renz DM, Zahm DM, et al. Response to neoadjuvant treatment of invasive ductal breast carcinomas including outcome evaluation：MRI analysis by an automatic CAD system in comparison to visual evaluation. Acta Oncol, 2014, 53（6）：

759-768.

[14] Song SE, Seo BK, Cho KR, et al. Computer-aided detection (CAD) system for breast MRI in assessment of local tumor extent, nodal status, and multifocality of invasive breast cancers: preliminary study. Cancer Imaging, 2015, 15: 1.

[15] Lambin P, Leijenaar RTH, Deist TM, et al. Radiomics: the bridge between medical imaging and personalized medicine. Nat Rev Clin Oncol, 2017, 14 (12): 749-762.

[16] 史张, 李晶, 边云, 等. 影像组学在临床精确诊疗中的研究进展. 中华放射学杂志, 2018, 52 (10): 801-804.

[17] Bickelhaupt S, Jaeger PF, Laun FB, et al. Radiomics Based on Adapted Diffusion Kurtosis Imaging Helps to Clarify Most Mammographic Findings Suspicious for Cancer. Radiology, 2018, 287 (3): 761-770.

[18] Bickelhaupt S, Paech D, Kickingereder P, et al. Prediction of malignancy by a radiomic signature from contrast agent-free diffusion MRI in suspicious breast lesions found on screening mammography. J Magn Reson Imaging, 2017, 46 (2): 604-616.

[19] Valdora F, Houssami N, Rossi F, et al. Rapid review: radiomics and breast cancer. Breast Cancer Res Treat, 2018, 169 (2): 217-229.

[20] 胡斌, 徐克, 张立娜, 等. 基于表观扩散系数图像的影像组学模型对MRI乳腺影像报告与数据系统4类病变良恶性的鉴别诊断价值. 中华放射学杂志, 2017, 51 (12): 922-925.

[21] Yip SS, Aerts HJ. Applications and limitations of radiomics. Phys Med Biol, 2016, 61 (13): 150-166.

[22] Antropova N, Abe H, Giger ML. Use of clinical MRI maximum intensity projections for improved breast lesion classification with deep convolutional neural networks. Journal of Medical Imaging, 2018, 5 (1): 503.

[23] Ha R, Chang P, Karcich J, et al. Predicting Post Neoadjuvant Axillary Response Using a Novel Convolutional Neural Network Algorithm. Ann Surg Oncol, 2018, 25 (10): 3037-3043.

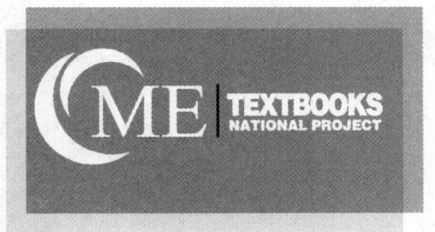

第二篇

乳腺外科手术研究进展

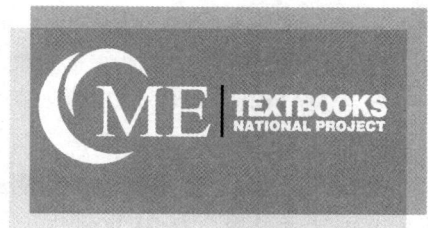

第3章 不同方法乳房重建术的患者报告结局

乳腺癌术后乳房重建可以提高患者的自尊和生活质量。但不同重建方式对患者生活质量和满意度有不同的影响。选择何种重建方式,患者自身感受是最重要的。术后并发症会对患者满意度产生负面影响,可能会使患者产生焦虑和抑郁症状,导致更糟的健康结局。不同的重建材料、不同的重建时机和术后放疗都可能会对乳房重建患者的满意度产生影响。术前让患者充分了解各种乳房重建方式的优缺点,有利于患者做出明智的选择,从而使患者获得更高的满意度。患者报告结局(patient-reported outcome,PRO)是一种未经过临床医师或其他人解释修改,直接来源于患者的关于其健康状况的报告,内容包括症状、功能状态、健康相关生活质量,反映患者的满意度。PRO 从患者自身的角度对不同的外科治疗手段做出评价,并运用评估结果来指导临床决策。在乳腺外科领域的诸多患者报告结局测量工具(PRO measures,PROM)中,BREAST-Q 因其特异性高、适用范围广、测量学性能好等特征,自 2009 年问世以来便广泛应用于国外的各种临床实践和研究。

一、自体组织重建与假体重建

乳房重建依据填充物的不同分为自体组织重建和假体重建。Thorarinsson 等回顾性分析了 459 例在 2003—2009 年接受单侧乳腺切除术和延期乳房重建的乳腺癌患者,通过至少 30 天的随访,应用 BREAST-Q 对 4 种不同乳房重建方法[包括腹壁下动脉穿支(deep inferior epigastric perforator,DIEP)皮瓣、背阔肌(latissimus dorsi,LD)瓣联合假体、胸背外侧皮瓣(lateral thoracodorsal flap,LTDF)联合假体和二期扩张器假体(expander with secondary implant,EXP)]进行比较。结果显示,自体组织重建的 DIEP 皮瓣在乳房满意度方面得分均高于应用假体重建($P=0.024$)。

Taylor 等应用分层回归模型分别比较 2125 例单侧或双侧自体组织重建和假体重建 2 年后的 PRO。其中单侧 917 例(假体 600 例,自体组织 317 例),双侧 1208 例(假体 994 例,自体组织 214 例)。结果表明,无论是单侧还是双侧,自体组织重建的并发症发生率都明显高于假体重建。在单侧重建中,自体组织重建与假体重建相比,BREAST-Q 中乳房满意程度、社会心理幸福感、性健康显著提高。在双侧重建中,自体组织重建 BREAST-Q 仅在乳房满意度方面显示出较高评分。

Santosa 等在 1 项前瞻性的多中心试验中纳入 2013 例女性乳房重建患者(1490 例假体重建和 523 例自体组织重建),通过 BREAST-Q 对乳房满意度、社会心理健康、身体健康和性健康 4 个维度进行评估,比较 PRO,共有 1217 例(60.5%)在乳房重建术后 2 年完成了问卷调查。结果发现,接受自体组织乳房重建患者对自己的乳房更满意,比假体重建的患者拥有更强的社会心理幸福感和性幸福感。

Liu 等回顾性研究 119 例单侧即刻乳房重建患者，随访时间>12 个月，比较了同时符合显微外科腹部皮瓣乳房重建（microsurgical abdominal flap breast reconstruction，MAFBR）和扩张器假体乳房重建（expander-implant breast reconstruction，EIBR）条件患者的术后 BREAST-Q，MAFBR 患者术后就诊次数更少，远期并发症更少，结局满意度、乳房满意度、获取信息满意度和整形外科医师满意度更好，以及心理、性健康也更好。胸部健康状况比较无显著统计学差异（$P=0.906$）。

尽管有不一致的报道，但与假体重建相比，患者通常对自体组织重建更满意且满意度随着时间的推移逐渐升高。在决定选择何种重建方法时，应该考虑到这一点，建议有实力的乳腺中心应更广泛地应用 DIEP 皮瓣用于乳腺癌切除术后的乳房重建。

二、不同方法自体组织重建

自 Hartrampf 等在 30 多年前引入腹部皮瓣以来，腹部皮瓣一直是自体组织重建的主要方法。据美国整形外科学会（American Society of Plastic surgeons，ASPS）统计的数据显示，2013 年在美国应用腹部皮瓣进行乳房重建的女性超过 63%。腹部皮瓣可以有多种选择，包括保留腹直肌的游离横行腹直肌（muscle sparing transverse rectus abdominis myocutaneous，MS-TRAM）皮瓣、带蒂 TRAM 皮瓣、DIEP 皮瓣、腹壁浅动脉（superficial inferior epigastric artery，SIEA）皮瓣等。

Jeong 等通过 Meta 分析比较带蒂 TRAM 皮瓣与游离 TRAM 皮瓣和 DIEP 皮瓣，共评估了 3968 个皮瓣，包括 1891 个带蒂 TRAM 皮瓣、866 个游离 TRAM 皮瓣和 1211 个 DIEP 皮瓣。与带蒂 TRAM 皮瓣相比，游离 TRAM 皮瓣发生脂肪坏死和部分皮瓣坏死的风险明显降低。游离 TRAM 皮瓣与带蒂 TRAM 皮瓣在皮瓣坏死、疝或发生腹部隆起等方面无显著统计学差异。除疝或腹部隆起外，DIEP 皮瓣与带蒂 TRAM 皮瓣并发症无显著差异。尚不清楚哪种皮瓣类型对皮瓣的血管分布和供区最有利。外科医师应该根据自己的经验和患者的身体条件选择合适的手术方案。

Macadam 等发的一项研究比较 1790 例腹部皮瓣，包括 670 例 DIEP 皮瓣、293 例保留少量腹直肌游离 TRAM 皮瓣、683 例带蒂 TRAM 皮瓣和 144 例游离 TRAM 皮瓣的 PRO，中位随访时间 5.5 年。不同类型皮瓣术后组织量损失无显著统计学差异。部分带蒂 TRAM 皮瓣丢失高于 DIEP 皮瓣。带蒂 TRAM 皮瓣的脂肪坏死高于 DIEP 皮瓣和保留少量腹直肌的游离 TRAM 皮瓣。带蒂 TRAM 皮瓣患者疝、腹部隆起发生率最高。与带蒂 TRAM 皮瓣相比，DIEP 皮瓣的腹部健康评分更高。当比较基于腹部的乳房重建技术时，并发症和 PRO 有所不同。DIEP 皮瓣与带蒂 TRAM 皮瓣相比，腹部健康程度最高，腹部并发症最低，但与保留少量腹直肌的游离 TRAM 皮瓣及游离 TRAM 皮瓣无显著统计学差异。

Yueh 通过对 583 例接受组织扩张器或假体、背阔肌、带蒂 TRAM 皮瓣和 DIEP 皮瓣重建的患者进行满意度、健康相关生活质量和社会人口学数据的问卷调查，患者问卷完成率为 75%，完成问卷 439 份。结果发现，在自体组织重建的患者中，腹部皮瓣的总体满意度和美学满意度显著高于背阔肌皮瓣。在比较腹部皮瓣重建时，带蒂 TRAM 皮瓣与 DIEP 皮瓣的总体满意度和美学满意度无差异。经 Logistic 回归分析，带蒂 TRAM 皮瓣与 DIEP 皮瓣重建患者满意度无差异。

最近，显微外科技术和培训的进步促进了微血管乳房重建的应用。虽然带蒂 TRAM 皮瓣需要游离和转移整个肌肉，腹部并发症较高，但在美国仍有很大一部分是以带蒂 TRAM 皮瓣方式进行的。

三、假体重建一步法与二步法比较

自从 20 世纪 60 年代假体用于乳房重建以来，应用假体乳房重建逐渐增长。21 世纪初，伴随着预防性乳房切除和双侧重建的兴起，应用假体重建的数量超过了自体组织重建，目前超过 70% 的乳房重建使用假体。

假体重建一步法是指在乳房切除后直接置入永久性假体，假体重建二步法是指先置入组织扩张器，待治疗完成后再置入永久性假体。保留皮肤或乳头、乳晕的乳房切除术通常与假体重建配合使用，能获得更好的美观效果，常用于早期没有皮肤侵犯的乳腺癌患者。

Lee 等纳入 18 项研究（其中 1 项前瞻性随机研究和 17 项回顾性研究，14 840 个病例，包括 2744 例一期重建和 12 096 例二期重建）进行 Meta 分析，比较了假体重建一步法和假体重建二步法的并发症、美学满意度和完成重建的总成本。有 16 项研究评估了并发症的风险。假体重建一步法与假体重建二步法相比，并发症的风险都有增加的趋势。但 2 种方法在术后合并坏死、感染和二次修复的风险总体上无显著统计学差异。假体重建一步法的假体取出风险是假体重建二步法的 1.5 倍。Eriksen 等没有明确描述乳房切除的类型，但是假体重建二步法在评估的各个方面，包括上极丰满度、乳房下皱褶、对称性及瘢痕等方面的得分都高于假体重建一步法。

2 种乳房重建总费用比较方面，由于假体重建二步法需要进行二次手术来将组织扩张器更换为假体，故成本较高。此外，假体重建二步法需要更频繁地到门诊进行组织扩张，门诊费用增加。然而，假体重建一步法的并发症发生率较高，中长期并发症和修复手术的中期成本更高。但总体而言，假体重建一步法总成本低于假体重建二步法。

在决定基于假体的假体重建一步法和假体重建二步法进行乳房重建时，需要考虑许多因素，包括解剖学因素，如乳房切除皮瓣的血管密度和患者的特征，以及对扩张或修复的耐受性。荟萃分析表明，接受假体重建一步法直接置入假体重建的患者的术后并发症和重建失败风险高于假体重建二步法使用组织扩张器假体重建的患者。但假体重建一步法保留皮肤或乳头、乳晕和假体重建二步法无显著性差异。此外，与假体重建二步法相比较，假体重建一步法提供了美学上令人满意的结果，并且在总花费方面具有明显的优势。

四、不同类型假体置入物比较

有 2 项研究报道了不同类型的置入物的差异。1 项针对 65 例女性的研究比较了硅胶填充型和盐水填充型假体。结果显示，盐水填充型假体包膜挛缩的发生率更低，而且对乳房再造满意的比例更高。然而，与硅胶填充型假体相比，盐水填充型假体对再造乳房进行二次手术的需求更多。另 1 项针对 40 例女性的研究比较了可变体积假体（单次手术中置入）和固定体积假体（2 次手术中分别置入）。结果显示，固定体积假体的满意度显著提高，再次手术率显著降低。

Chopra 等回顾性评估了 115 例患者 185 个乳房重建，其中 74 个乳房重建（40%）采用气体组织扩张器，111 个乳房重建（60%）采用传统盐水扩张器。气体组织扩张器和传统盐水扩张器治疗成功率分别为 100% 和 94%。传统盐水扩张器与气体组织扩张器相比不良事件发生率较高（45.9% vs. 32.4%）。手术部位感染在传统盐水扩张器更为常见（5.4% vs. 0）。传统盐水扩张器与气体组织扩张器相比，全层皮肤坏死发生率明显更高（5.4% vs. 0），气相气体组织扩张器在乳房重建中具有明显的优势。当这种装置应用于胸前空间时，可能会降低感染率，减少医疗投入和患者花费。

有 3 项研究报道了不同类型假体的结果，包括粗糙和光面硅胶假体（20 例女性）、硅胶和盐水填充假体（41 例女性）、解剖形和圆盘形假体（36 例女性）。这些研究表明，不同置入类型的假体在包膜挛缩、其他短期并发症或再手术率上没有统计学差异。

在全球范围内，脱细胞真皮基质（acellular dermal matrices，ADMs）在置入式乳房重建中的应用有 10 多年的历史。然而，ADMs 的潜在获益仍存在争议。最初，建议使用 ADMs，因为其可促进假体重建一步法。应用 ADMs 后，允许直接放置体积更大的置入物。美观效果的改善是一个重要的额外优势，可更好地去除腋下皱褶，改善下极投影，增加假体的覆盖范围。后来有学者提出，ADMs 也可降低包膜挛缩的风险。

Dikmans 等进行了 1 项 ADMs 假体重建一步法乳房重建多中心随机对照试验，招募 142 例女性，其中 69 例随机分配接受假体重建一步法 ADMs 辅助乳房重建，73 例接受假体重建二步法乳房重建，与传统的假体重建二步法扩张器假体乳房重建相比，假体重建一步法 ADMs 辅助乳房重建并没有带来更高的健康相关生活质量或患者满意度。此外，2 组患者报道的美学结果和医师报告的美学结果相似。由于 ADMs 具有较高的并发症风险，其在置入式乳房重建中增加的作用未得到证实，其应用应根据具体情况加以考虑。

五、即刻与延期重建

20%~40%新诊断的癌症患者经历明显的心理和情感上的痛苦。因乳腺癌接受乳房切除术的女性可能会因惧怕乳腺癌和乳房缺失而遭受额外的社会心理痛苦。术前抑郁、痛苦和焦虑是乳房切除术后 1~2 年乳房重建满意度降低的预测因素，所有术前社会心理变量对手术结果和患者满意度均有负相关影响。乳房重建的目的是恢复乳房的形态和社会心理功能，并重建一个令患者满意的乳房。因此，在社会心理健康这些维度中衡量乳房重建的成功与否是很重要的。

Yoon 等进行了 1 项纳入 1957 例（1806 例立即发病，151 例延迟发病）乳房重建患者的前瞻性多中心研究，比较即刻乳房重建和延期乳房重建患者术后 2 年的 PRO，共有 1639 例即刻乳房重建和 147 例延期乳房重建患者获得了完整的数据。在控制临床协变量的情况下，与即刻乳房重建相比，延期乳房重建发生任何及严重并发症的概率更低。此外，延期乳房重建显著降低了失败率。然而，多因素分析发现，2 年内患者满意度、社会心理、性或身体健康方面没有显著统计学差异。与即刻乳房重建相比，延期乳房重建有较低的并发症发生率，同时提供了同等的患者满意度和生活质量获益。虽然即刻乳房重建是大多数患者和外科医师的首选，但延期乳房重建不会影响临床或 PRO。

Zhong 等进行了 1 项纳入 106 例接受乳房切除和术后乳房重建患者（30 例患者进行即刻乳房重建，76 例患者进行延期乳房重建）的前瞻性研究，随访 6~18 个月，发现乳房重建前，26%的患者存在焦虑，9%的患者存在抑郁，2 组间无显著性差异。等待乳房重建的患者在重建前身体形象、乳房满意度、心理满意度、性健康等方面均有明显损害。在即刻和延迟乳房重建 18 个月后，焦虑、抑郁、身体形象、性和健康相关的生活质量有显著改善。

D'Souza 等进行了 1 项纳入涉及 64 例患者的随机对照研究，与延期乳房重建或不重建相比，即刻乳房重建可降低术后 3 个月的精神疾病发病率。

乳房重建时间（延期与即刻）与恢复身体形象、性健康和社会心理结果一直受到关注。研究表明，与延期乳房重建相比，即刻乳房重建术后的社会心理获益更大。然而，即刻乳房重建患者可能会在术前承受更大的社会心理压力，因为她们恐惧最近的乳腺癌诊断和即将进行的手术可能出现的并发症。然而，该领域的文献仅限于横向研究，仅在术后 1 个时间点比较即刻乳房重建和延期乳房重建之间的社会心理功能。从重建前维度理解新诊断乳腺癌患者的心理和情绪困扰，即刻和延期乳房重建对不同时间点心理结果的影响将大大增加我们对社会心理恢复动态过程的理解。

乳房重建的目的是恢复乳房的外观和改善肿瘤切除后的心理结果。由于乳房重建的时间不同，心理获益、身体形象、性健康相关的生活质量变化可能有所不同。使用经过验证的工具评估患者的结果和心理反应对于从患者的角度确定手术成功与否至关重要。有研究前瞻性地评估了乳腺癌患者乳房重建前后不同时间点的健康相关生活质量、身体形象、性行为和心理反应（焦虑和抑郁）。在乳房重建前，对于等待延期乳房重建的患者，乳房切除后身体形象、性健康相关的生活质量（社会心理和性健康）明显较差，与即刻进行乳房重建的患者相比，他们对乳房的满意度较低。3个BREAST-Q量表表明，与即刻乳房重建患者相比，延期乳房重建患者通过乳房重建获得的改善在临床上更有意义。在所有患者中，乳房重建成功地改善了身体形象、社会心理、性健康及满意度，在长期随访中，延期乳房重建和即刻乳房重建之间没有显著统计学差异。

有研究表明，乳腺癌的低侵袭性和即刻乳房重建的治疗可能有助于减少患者情感上的痛苦，导致与延期乳房重建患者相似的焦虑和抑郁水平。乳房重建后，延期乳房重建患者焦虑水平降低，抑郁水平降低，即刻乳房重建患者仅焦虑水平降低。之前有报道比较即刻和延期乳房重建6个月后2组患者的焦虑和抑郁水平，没有显示显著的统计学差异。

在乳房重建前，延期乳房重建患者与即刻乳房重建患者相比，在身体形象和性健康方面差。这些数据可能意味着准备接受延期乳房重建的女性在乳房切除术后遭受了严重的身体形象和性健康损害。Metcalfe等报道，延期乳房重建组的躯体畸形障碍患病率（34%）明显高于即刻乳房重建组（13%）。重建后6个月，2组间的身体形象差异不复存在；然而在延期乳房重建组，性健康仍然显著恶化。术后12个月和18个月，2组患者的性评分差异不再显著。一旦乳房重建，对身体形象和外貌的关注可能在相对较短的时间内得到恢复；然而，亲密关系和性生活恢复需要更长的时间。

六、放疗与不放疗

乳房重建后接受放疗的这部分患者可能面临较差预后的风险，包括高感染率、包膜挛缩、再次手术和重建失败等。如果患者计划放疗，因其放疗产生的公认的和潜在的不良审美结果，可能不会进行即刻乳房重建。

Oliver等报道1565例乳腺癌乳房切除术后扩张器假体乳房重建放疗的结果，发现假体置入前放疗感染的发生率（21.03%）显著高于假体置入后患者（9.69%）。

El-Sabawi等进行了纳入15项回顾性研究、7项横断面研究、7项前瞻性研究（共1611例患者）的Meta分析，探讨了不同机构、不同乳房重建方法、乳房重建后不同放疗时间，以及不同放疗剂量放疗后对乳房重建美学效果、患者满意度和健康相关生活质量的影响。在接受假体重建的患者中，积极的美学结果差异很大，为36%~100%，自体组织重建术后积极的美学效果为70%~90%。假体重建术后的满意率为41%~90%，自体组织重建术后的满意率为74%~75%。放疗组患者BREAST-Q评分低于非放疗组。

当需要进行术后放疗时，自体组织重建可能具有更好的美学效果。但由于手术时间、技术可行性、复杂性、患者的并发症或患者的要求，该技术有时不可行。所有这些因素都是乳腺癌患者乳房重建术后放疗时需要考虑的重要因素。

尽管许多研究中心都试图采用基于放疗计划阶段的重构算法减轻放疗的影响，但是对于最佳放疗方法存在许多争议。在接受组织扩张器照射的患者中，与永久性假体相比，重建失败率更高；但在永久性假体重建后放疗的患者中，3~4级包膜挛缩的比例增加。总之，扩张器重建和假体重建放疗后有相似的美学结果和健康相关的生活质量结果。扩张器重建和假体重建患者不同放疗时间BREAST-Q评分类似，表明这2种方法最终可提供相似的健康相关生活质量。

在自体组织重建中，放疗的时间也是存在争议，在重建前或重建后进行放射治疗时，有研究显示出相互矛盾的结果。Albino等报道20例即刻乳房重建患者的美学平均值高于20例延期乳房重建患者。尽管在即刻乳房重建组中报道了良好的美学结果，但这些研究受到样本量小和使用未经验证的美学结果测量方法的限制。一般情况下，如果预期使用术后放疗，由于自体皮瓣可能出现严重纤维化或萎缩，许多整形外科医师会推迟重建，直到放疗完成后再考虑。

在考虑乳房重建时，必须做出2个主要决定——最佳时机和合适的重建技术，通过仔细的患者选择和个体化的乳房重建方法，将手术的风险和并发症降到最低，同时获得好的美容效果和患者的高满意度。与假体重建相比，患者通常对自体组织重建更满意；在自体组织重建中，腹部皮瓣的总体满意度和美学满意度显著高于背阔肌皮瓣，采用DIEP皮瓣重建的患者对其重建效果和总体效果较其他方法重建的患者更满意，但带蒂TRAM皮瓣重建也在大量进行；在总并发症方面，假体重建一步法的发生率明显高于假体重建二步法，假体重建一步法美学方面令人满意，在总花费方面具有明显的优势；若患者病情允许，我们应该尽可能行即刻乳房重建，若决定行延期乳房重建，应减少患者的等待时间，以减少她们的心理痛苦持续时间；乳房重建放疗可以获得可接受的积极美学结果和患者满意度。

（武汉大学人民医院　杨青峰　龚益平）

参考文献

[1] Elder EE, Brandberg Y, Björklund T, et al. Quality of life and patient satisfaction in breast cancer patients after immediate breast reconstruction: a prospective study. Breast, 2005, 14 (3): 201-208.

[2] Gopie JP, Timman R, Hilhorst MT, et al. The short-term psychological impact of complications after breast reconstruction. Psychooncology, 2013, 22 (2): 290-298.

[3] Thorarinsson A, Fröjd V, Kölby L, et al. Long-Term Health-Related Quality of Life after Breast Reconstruction. Plas Reconstr Surg Glog Open, 2017, 5 (6): e1316.

[4] Taylor EM, Wilkins EG, Pusic AL, et al. Impact of Unilateral versus Bilateral Breast Reconstruction on Procedure Choices and Outcomes. Plast Reconstr Surg, 2019, 143 (6): 1159-1168.

[5] Santosa KB, Qi J, Kim HM, et al. Effect of Patient Age on Outcomes in Breast Reconstruction: Results from a Multicenter Prospective Study. Am Coll Surg, 2016, 223 (6): 745-754.

[6] Liu C, Zhuang Y, Momeni A, et al. Quality of life and patient satisfaction after microsurgical abdominal flap versus staged expander/implant breast reconstruction: a critical study of unilateral immediate breast reconstruction using patient-reported outcomes instrument BREAST-Q. Breast Cancer Re Trea, 2014, 146 (1): 117-126.

[7] Hartrampf CR, Scheflan MPW. Black, Breast reconstruction with a transverse abdominal island flap. Plast Reconstr Surg, 1982, 69 (2): 216-225.

[8] Nahabedian MY, Dooley W, Singh N, et al. Contour abnormalities of the abdomen after breast reconstruction with abdominal flaps: the role of muscle preservation. Plast Reconstr Surg, 2002, 109 (1): 91-101.

[9] Allen RJ, Treece P. Deep inferior epigastric

perforator flap for breast reconstruction. Ann Plast Surg, 1994, 32 (1): 32-38.

[10] Grotting JC. The free abdominoplasty flap for immediate breast reconstruction. Ann Plast Surg, 1991, 27 (4): 351-354.

[11] Jeong W, Lee S, Kim J. Meta-analysis of flap perfusion and donor site complications for breast reconstruction using pedicled versus free TRAM and DIEP flaps. Breast, 2018, 38: 45-51.

[12] Macadam SA, Zhong T, Weichman K, et al. Quality of Life and Patient-Reported Outcomes in Breast Cancer Survivors: A Multicenter Comparison of Four Abdominally Based Autologous Reconstruction Methods. Plast Reconstr Surg, 2016, 137 (3): 758-771.

[13] Yueh JH, Slavin SA, Adesiyun T, et al. Patient satisfaction in postmastectomy breast reconstruction: a comparative evaluation of DIEP, TRAM, latissimus flap, and implant techniques. Plast Reconstr Surg, 2010, 125 (6): 1585-1595.

[14] Selber JC, Nelson J, Fosnot J, et al. A prospective study comparing the functional impact of SIEA, DIEP, and muscle-sparing free TRAM flaps on the abdominal wall: part I. unilateral reconstruction. Plast Reconstr Surg, 2010, 126 (4): 1142-1153.

[15] Davila AA, Mioton LM, Chow G, et al. Immediate two-stage tissue expander breast reconstruction compared with one-stage permanent implant breast reconstruction: a multi-institutional comparison of short-term complications. J Plast Surg Hand Surg, 2013, 47 (5): 344-349.

[16] Roostaeian J, Sanchez I, Vardanian A, et al. Comparison of immediate implant placement versus the staged tissue expander technique in breast reconstruction. Plast Reconstr Surg, 2012, 129 (6): 909-918.

[17] Mallon P, Feron JG, Couturaud B, et al. The role of nipple-sparing mastectomy in breast cancer: a comprehensive review of the literature. Plast Reconstr Surg, 2013, 131 (5): 969-984.

[18] Lee K, Mun G. Comparison of one-stage vs two-stage prosthesis-based breast reconstruction: a systematic review and meta-analysis. Am Surg, 2016, 212 (2): 336-344.

[19] Eriksen C, Lindgren EN, Frisell J, et al. A prospective randomized study comparing two different expander approaches in implant-based breast reconstruction: one stage versus two stages. Plast Reconstr Surg, 2012, 130 (2): 254-264.

[20] Damen TH, Wei W, Mureau MA, et al. Medium-term cost analysis of breast reconstructions in a single Dutch centre: a comparison of implants, implants preceded by tissue expansion, LD transpositions and DIEP flaps. J Plast Reconstr Aesthet Surg, 2011, 64 (8): 1043-1053.

[21] Gylbert L, Asplund O, Jurell G. Capsular contracture after breast reconstruction with silicone-gel and saline-filled implants: a 6-year follow-up. Plast Reconstr Surg, 1990, 85 (3): 373-377.

[22] Eriksen C, Lindgren EN, Frisell J, et al. A prospective randomized study comparing two different expander approaches in implant-based breast reconstruction: one stage versus two stages. Plast Reconstr Surg, 2012, 130 (2): 254-264.

[23] Chopra K, Singh D, Hricz N, et al. Two-stage Prosthetic Prepectoral Breast Reconstruction: Comparing Tissue Expansion with Carbon Dioxide and Saline. Plast Reconstr Surg Glob Open, 2019, 7 (3): e2051.

[24] Thuesen B, Siim E, Christensen L, et al. Capsular contracture after breast reconstruction with the tissue expansion technique. A comparison of smooth and textured silicone breast prostheses. Scand J Plast Reconstr Surg Hand Surg, 1995, 29 (1): 9-13.

[25] Benediktsson K, Perbeck LG. Fluid retention in Bioplasty Misti Gold II breast prostheses with development of capsular contracture. Scand J Plast Reconstr Surg Hand Surg, 2000, 34 (1): 65-70.

[26] Gahm J, Edsander-Nord A, Jurell G, et al. No differences in aesthetic outcome or patient satisfaction between anatomically shaped and round expandable implants in bilateral breast reconstructions: a randomized study. Plast Reconstr Surg, 2010, 126 (5): 1419-1427.

[27] Thiruchelvam PT, McNeill F, Jallali N, et al. Post-mastectomy breast reconstruction. BMJ, 2013, 347: f5903.

[28] Dikmans RE, Negenborn VL, Bouman MB, et al. Two-stage implant-based breast reconstruction

compared with immediate one-stage implant-based breast reconstruction augmented with an acellular dermal matrix: an open-label, phase 4, multicentre, randomised, controlled trial. Lancet Oncol, 2017, 18 (2): 251-258.

[29] Kadan-Lottick NS, Vanderwerker LC, Block SD, et al. Psychiatric disorders and mental health service use in patients with advanced cancer: a report from the coping with cancer study. Cancer, 2005, 104 (12): 2872-2881.

[30] El-Hadidy MA, Elnahas W, Hegazy MA, et al. Psychiatric morbidity among Egyptian breast cancer patients and their partners and its impact on surgical decision-making. Breast Cancer (Dove Med Press), 2012, 4: 25-32.

[31] Roth RS, Lowery JC, Davis J, et al. Psychological factors predict patient satisfaction with postmastectomy breast reconstruction. Plast Reconstr Surg, 2007, 119 (7): 2008-2017.

[32] Yoon AP, Qi J, Brown DL, et al. Outcomes of immediate versus delayed breast reconstruction: Results of a multicenter prospective study. Breast, 2018, 37: 72-79.

[33] Zhong T, Hu J, Bagher S, et al. A Comparison of Psychological Response, Body Image, Sexuality, and Quality of Life between Immediate and Delayed Autologous Tissue Breast Reconstruction. Plast Reconstru Surg, 2016, 138 (4): 772-780.

[34] D'Souza N, Darmanin G, Fedorowicz Z. Immediate versus delayed reconstruction following surgery for breast cancer. Cochrane Database Syst Rev, 2011, 7: CD008674.

[35] Rosenberg SM, Tamimi RM, Gelber S, et al. Body image in recently diagnosed young women with early breast cancer. Psychooncology, 2013, 22 (8): 1849-1855.

[36] Gilboa D, Borenstein A, Floro S, et al. Emotional and psychosocial adjustment of women to breast reconstruction and detection of subgroups at risk for psychological morbidity. Ann Plast Surg, 1990, 25 (5): 397-401.

[37] Eltahir Y, Werners LL, Dreise MM, et al. Quality-of-life outcomes between mastectomy alone and breast reconstruction: comparison of patient-reported BREAST-Q and other health-related quality-of-life measures. Plast Reconstr Surg, 2013, 132 (2): 201-209.

[38] Hopwood P, Lee A, Shenton A et al. Clinical follow-up after bilateral risk reducing ('prophylactic') mastectomy: mental health and body image outcomes. Psychooncology, 2000, 9 (6): 462-472.

[39] Elder EE, Brandberg Y, Björklund T, et al. Quality of life and patient satisfaction in breast cancer patients after immediate breast reconstruction: a prospective study. Breast, 2005, 14 (3): 201-208.

[40] Fernández-Delgado J, López-Pedraza MJ, Blasco JA, et al. Satisfaction with and psychological impact of immediate and deferred breast reconstruction. Ann Oncol, 2008, 19 (8): 1430-1434.

[41] Metcalfe DB, Duggal CS, Gabriel A, et al. Prevalence of Body Dysmorphic Disorder Among Patients Seeking Breast Reconstruction. Aesthet Surg J, 2014, 34 (5): 733-737.

[42] Hirsch EM, Seth AK, Dumanian GA, et al. Outcomes of immediate tissue expander breast reconstruction followed by reconstruction of choice in the setting of postmastectomy radiation therapy. Ann Plast Surg, 2014, 72 (3): 274-278.

[43] El-Sabawi B, Ho AL, Sosin M, et al. Patient-centered outcomes of breast reconstruction in the setting of post-mastectomy radiotherapy: A comprehensive review of the literature. Plast Reconstr & Aesthe Surg, 2017, 70 (6): 768-780.

[44] Jhaveri JD, Rush SC, Kostroff K, et al. Clinical outcomes of postmastectomy radiation therapy after immediate breast reconstruction. Int J Radiat Oncol Biol Phys, 2008, 72 (3): 859-865.

[45] Lentz R, Ng R, Higgins SA et al. Radiation therapy and expander-implant breast reconstruction: an analysis of timing and comparison of complications. Ann Plast Surg, 2013, 71 (3): 269-273.

[46] Cordeiro PG, Albornoz CR, McCormick B, et al. What Is the Optimum Timing of Postmastectomy Radiotherapy in Two-Stage Prosthetic Reconstruction: Radiation to the Tissue Expander or Permanent Implant? Plast Reconstr Surg, 2015, 135 (6): 1509-1517.

[47] Albino FP, Patel KM, Smith JR, et al. Delayed

versus Delayed-Immediate Autologous Breast Reconstruction: A Blinded Evaluation of Aesthetic Outcomes. Arch Plast Surg, 2014, 41 (3): 264-270.

[48] Kronowitz SJ, Robb GL. Breast reconstruction with postmastectomy radiation therapy: current issues. Plast Reconstr Surg, 2004, 114 (4): 950-960.

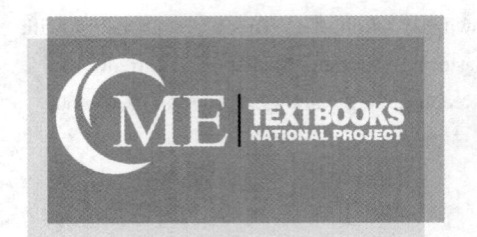

第 4 章 乳腺癌腋窝区域处理的演变

在精准医学的时代背景下，乳腺癌的诊疗技术飞速发展，腋窝的局部处理策略也在不断演变，与系统治疗策略一样，腋窝局部处理也迎来了"降阶梯"和"升阶梯"的新时代。随着 ACOSOG Z0011 临床研究 10 年随访结果的公布，乳腺外科医师更加坚信腋窝淋巴结清扫（axillary lymph node dissection，ALND）不再是标准的处理方式，并且更加坚定了腋窝前哨淋巴结活检（sentinel lymph node biopsy，SLNB）确诊 1~2 枚腋窝前哨淋巴结（sentinel lymph node，SLN）阳性的保乳术后患者可以避免 ALND 的"降阶梯"腋窝局部处理策略。在分子分型的指导下，辅助治疗的疗效不断提高，对于临床查体腋窝阴性、影像学发现可疑的转移性淋巴结，且穿刺活检确诊阳性的患者是否可以进行 SLNB，针对这部分患者的腋窝局部处理有望实现"升阶梯"的策略。用于腋窝淋巴显像的示踪剂和探测技术也在不断创新，将会进一步改变腋窝淋巴结（axillary lymph node，ALN）的处理策略，从而推动腋窝局部处理策略的不断进步。

一、腋窝局部处理"降阶梯"策略

在临床实践中，影像学检查设备不断升级，超声检查医师的诊断技术不断进步，通过腋窝超声能够有效地发现可能转移的 ALN 并确定可疑的转移性淋巴结的个数，通过术前超声引导对腋窝可疑的转移性淋巴结进行穿刺活检是明确腋窝分期的有效手段，超声引导下对可疑的 ALN 进行细针穿刺细胞学检查（fine-needle aspiration cytology，FNAC）或粗针穿刺活检（core needle biopsy，CNB）确诊淋巴结转移的特异度可达 100%，但敏感性只有 79.6%。为了探索早期乳腺癌患者腋窝超声影像检查阴性是否能避免 SLNB，SOUND（NCT02167490）和 INSEMA（NCT02466737）这 2 项研究将超声确诊为临床影像学腋窝阴性的乳腺癌随机分为 SLNB 组和无 SLNB 组，这 2 项研究结果的公布可能会改变目前的临床实践，但是该技术在很大程度上受限于常规超声诊断难以达到较高敏感性的问题。

微泡超声造影显像技术（contrast-enhanced ultrasonography，CEUS）是术前影像学确定乳腺癌腋窝 SLN 的可行手段，该技术术前 SLN 的确诊率为 96%~98%。Server 等通过系列研究发现，术前将微泡造影剂注射于乳晕周围皮下，通过 CEUS 可以确定腋窝 SLN 的位置，将该方法确定的 SLN 与联合法（核素与染料）进行 SLNB 的结果比较，发现该技术术前能够有效确定腋窝 SLN 的位置，通过该技术引导 SLN FNAC/CNB 能够提高术前腋窝分期的准确性。Xie 等将微泡 CEUS 导丝定位 SLN 与染料法 SLNB 的结果进行比较，发现微泡 CEUS 是术前确定腋窝 SLN 的有效方法，CEUS 的显像特点有助于发现转移的 SLN。Cox 等的研究显示，术前微泡 CEUS 定位 SLN 并进行淋巴结穿刺活检能够有效减少患者要求 ALND 的发生率，缩短患者的麻醉时间。Shimazu 等在研究中通过微泡 CEUS 检出的 SLN 平均值为 1.52，核素与染料联合法检出的 SLN 平均值为 2.19。Omoto 等在研究中发现，微泡 CEUS 的 SLN 平均值为 1.1，常规核素与染料联合法的 SLN 平均值为 1.8。虽然通过微泡 CEUS 确定的 SLN 数目少于常规核素与染料联合法，但是在 SLN 确诊转移的患者中至少存在 1 枚阳性 SLN 是通过微泡 CEUS 方法确定的。然而，微泡 CEUS 定位 SLN 的相关研究存在一些缺点。例如，微泡 CEUS 发现了 SLN 但未进行定位，或通过体表标志和穿刺针道定位将会导致结果不准确，或通过金属导丝定位但给患者带来了很大不便（与放射性粒子 ^{125}I 定位比较），或未进行显像 SLN 的术前穿刺活检也会影响研究的结果（表 4-1）。目前，需要更加注重提高乳腺癌临床 ALN 阴性患者术前微泡 CEUS 引导定位腋窝 SLN 穿刺活检的敏感性，为术前 SLNB 提供可行性。

表 4-1 微泡 CEUS 定位腋窝 SLN 的相关研究汇总

第一作者	研究时间（年）	入组例数	定位方法	术前 SLN FNAC/CNB	术中 SLNB 方法	敏感性（%）	特异性（%）	假阴性率（%）	阳性预测值（%）	阴性预测值
Sever	2008—2009	80	金属导丝	否	核素染料联合	89.0	100	-	-	-
Cox	2009—2011	371	穿刺针道	是	核素染料联合	61.0	100	39.0	-	-
Sever	2009—2010	136	穿刺针道	是	核素染料联合	65.0	100	8.3	100	92.0%
Xie	2013—2014	101	金属导丝	否	单纯染料	81.8	86.2	3.0	75.0	90.3%
Esfehani	2013—2014	50	金属导丝	否	核素染料联合	96.0	100	-	-	-
Shima	2014—2015	100	体表标记	是	核素染料联合	33.3	99.2	-	-	-

注：-. 无数据

在山东省肿瘤医院乳腺病中心，王永胜教授团队通过术前将超声微泡造影剂注射于患侧乳晕区皮下，经过 CEUS 实时观察微泡造影剂的引流情况，确定腋窝 SLN 的位置并对其进行 FNAC/CNB 明确转移情况，随后在该淋巴结处放置放射性粒子 ^{125}I 对其进行定位并于术中通过 γ 探测仪检测其位置，术中常规应用核素与染料联合法进行 SLNB，对检出的 SLN 进行常规病理检测，明确微泡 CEUS 定位的 SLN 转移状况是否与联合法定位的 SLN 一致，并确定微泡 CEUS 引导 SLN 穿刺活检的敏感性，通过该研究我们旨在探索一种准确、超微创的腋窝 SLNB，该技术可以在术前有效地评估腋窝 SLN 的转移状况，完善腋窝的术前分期情况，指导腋窝是否需要 ALND，同时最大限度地减少患者的组织损伤，该操作有望进一步改变腋窝局部处理的临床策略。

二、腋窝局部处理"升阶梯"策略

随着腋窝超声影像引导淋巴结穿刺活检技术假阴性率的改善，一部分临床查体腋窝阴性患者的分期被提升（$cN_0 \rightarrow cN_1$），并直接进行 ALND。然而，EORTC 10981-22023 AMAROS 研究和 ACOSOG Z0011 研究纳入的是临床查体腋窝阴性的患者，入组患者均未接受常规的腋窝影像学检查，即使影像学发现可疑的转移性淋巴结也不进行淋巴结穿刺活检明确诊断，这意味着入组患者中将会包含临床查体腋窝阴性但影像学发现可疑的转移性淋巴结并穿刺活检确诊阳性的患者。Loyd等回顾性分析141例超声引导FNAC/CNB确诊阳性并接受ALND患者的临床资料。结果发现，其中40.3%的患者只有1~2枚ALN转移。Pilewskie等的回顾性分析也显示，在临床查体腋窝阴性但超声发现可疑淋巴结经FNAC/CNB确诊阳性并且进行ALND的患者中，按照ACOSOG Z0011研究中患者的入组标准，只有45%符合ALND的要求，其余55%可以考虑不进行ALND。术前影像学引导ALN FNAC/CNB发现ALN阳性并不能准确预测临床查体ALN阴性患者是否需要ALND，因为存在47%的患者接受ALND后确诊只有1~2枚ALN转移。因此，对于临床查体腋窝阴性但超声发现可疑淋巴结经FNAC/CNB确诊阳性的一部分患者可能接受了过度的ALND。

那么，在ACOSOG Z0011研究数据公布后，对临床查体腋窝阴性但超声发现可疑ALN并通过FNAC/CNB确诊转移的患者，SLNB是否适合？本中心为了明确临床查体腋窝阴性但超声发现可疑ALN并通过FNAC/CNB确诊1~2枚转移的患者是否仍适合SLNB，首先回顾性分析了临床ALN阳性接受ALND的患者资料，发现在术前超声检测到1~2枚可疑淋巴结并经FNAC确诊转移的患者中，ALND后发现42.9%（42/98）的患者存在1枚ALN转移，15.3%（15/98）存在2枚ALN转移，41.8%（41/98）存在2枚以上ALN转移。其中，40例患者接受了腋窝SLNB，SLNB的假阴性率为0，在有1~3枚SLN转移的患者中，65%（26/40）确诊为无非前哨淋巴结（non-SLN）转移，7.5%（3/40）发现1枚non-SLN转移，2.5%（1/40）发现2枚non-SLN转移，5%（2/40）发现3枚non-SLN转移，20%（8/40）发现3枚以上non-SLN转移。然而，由于超声检查医师的诊断技术和操作经验不同，可能会将多枚融合的肿大淋巴结误判为1枚可疑淋巴结，从而导致ALND后发现2枚以上淋巴结转移的比例增高，故影响到回顾性分析的结果。值得注意的是，EORTC 10981-22023 AMAROS研究的入组条件为临床查体腋窝阴性的患者，在腋窝SLN阳性接受ALND的患者中，32.8%存在non-SLN转移；ACOSOG Z0011研究同样入组的是临床查体腋窝阴性的患者，其中27.3%的患者存在non-SLN转移。回顾性研究的结果提示，对于术前超声发现1~2枚可疑淋巴结并穿刺活检确诊转移的患者，SLNB可能也是准确的，其中超过65%的患者未发现non-SLN转移。然而，由于我们回顾性分析的这些患者与EORTC 10981-22023 AMAROS研究和ACOSOG Z0011研究入组的患者相比，存在更高的non-SLN转移率和肿瘤负荷，因此，需要更完备的放疗和全身治疗计划加强局部控制。但是，我们还需要更大的队列分析和前瞻性临床试验验证临床查体淋巴结阴性但超声发现可疑淋巴结并通过穿刺活检确诊转移的患者仍适合SLNB。同时，需要依据肿瘤大小、组织学分级、分子分型、脉管浸润等相关因素建立预测ALN肿瘤负荷的列线图，从而有效地预测SLN的转移情况，并指导腋窝淋巴结的进一步处理。

为了解决ACOSOG Z0011研究放疗射野存在的争议，Morrow等针对放疗射野对患者局部控制的影响进行前瞻性验证研究，对比全乳放疗±腋窝放疗不同治疗组患者腋窝局部复发的情况，发现对于符合ACOSOG Z0011研究入组条件的患者，即使不进行腋窝影像学评估和常规淋巴结放疗，5年累积淋巴结复发率也仅为1%，与ALN放疗组无统计学差异（$P=0.544$）。因此，对临床查体腋窝阴性（T_{1-2}）接受保乳手术确诊1~2枚SLN转移进行全乳放疗和全身治疗的患者，避免ALND是首选方案。

随着放疗设备和技术的不断革新，腋窝放疗对局部控制的作用越来越显著，正在进行的有关SLNB的研究涉及多项对比ALND与腋窝放疗的临床试验，POSNOC研究（NCT02401685）在乳房切除发现1~2枚SLN宏转移的患者中，对比腋窝无处理、ALND或放疗在局部控制方面的作用；Alliance 011202研究（NCT01901094）将新辅助化疗后SLN阳性的患者进行ALND与腋窝放疗的对比，明确2组间乳腺癌复发率的差异；NSABP-B51/RTOG 1304研究（NCT01872975）探讨对于明确新辅助化疗腋窝淋巴结降期（$cN_1 \to pN_0$）的患者，局部放疗能否改善乳腺癌无复发间期。这些临床研究的结果有望改变当前的临床实践,值得期待。

总之,对于早期乳腺癌,腋窝 SLNB 仍是有效的腋窝处理策略,但随着多项临床研究结果的公布,在不久的将来可能会确定豁免 SLNB 的指征,以及证实超微创腋窝 SLNB 的准确性,SLNB 可能扩展应用于影像学发现可疑淋巴结并通过穿刺活检确诊转移的患者。

(山东省肿瘤医院　丛斌斌　王永胜)

参考文献

[1] Mamounas EP, Kuehn T, Rutgers EJT, et al. Current approach of the axilla in patients with early-stage breast cancer. Lancet, 2017, S0140-6736 (17): 31451-31454.

[2] Dialani V, James DF, Slanetz PJ. A practical approach to imaging the axilla. Insights Imaging, 2015, 6 (2): 217-229.

[3] Diepstraten SC, Sever AR, Buckens CF, et al. Value of preoperative ultrasound-guided axillary lymph node biopsy for preventing completion axillary lymph node dissection in breast cancer: a systematic review and meta-analysis. Ann Surg Oncol, 2014, 21 (1): 51-59.

[4] Houssami N, Ciatto S, Turner RM, et al. Preoperative ultrasound-guided needle biopsy of axillary nodes in invasive breast cancer: meta-analysis of its accuracy and utility in staging the axilla. Ann Surg, 2011, 254 (2): 243-251.

[5] Gentilini O, Veronesi U. Staging the axilla in early breast cancer: will imaging replace surgery? JAMA Oncol, 2015, 1 (8): 1031-1032.

[6] Shimazu K, Ito T, Uji K, et al. Identification of sentinel lymph nodes by contrast-enhanced ultrasonography with Sonazoid in patients with breast cancer: a feasibility study in three hospitals. Cancer Med, 2017, 6 (8): 1915-1922.

[7] Xie F, Zhang D, Cheng L, et al. Intradermal microbubbles and contrast-enhanced ultrasound (CEUS) is a feasible approach for sentinel lymph node identification in early-stage breast cancer. World J Surg Oncol, 2015, 13: 319.

[8] Esfehani MH, Yazdankhah-Kenari A, Omranipour R, et al. Validation of contrast enhanced ultrasound technique to wire localization of sentinel lymph node in patients with early breast cancer. Indian J Surg Oncol, 2015, 6 (4): 370-373.

[9] Sever AR, Mills P, Jones SE, et al. Preoperative sentinel node identification with ultrasound using microbubbles in patients with breast cancer. AJR Am J Roentgenol, 2011, 196 (2): 251-256.

[10] Sever AR, Mills P, Weeks J, et al. Preoperative needle biopsy of sentinel lymph nodes using intradermal microbubbles and contrast-enhanced ultrasound in patients with breast cancer. AJR Am J Roentgenol, 2012, 199 (2): 465-470.

[11] Sever AR, Mills P, Hyvelin JM, et al. Percutaneous removal of sentinel lymph nodes in a swine model using a breast lesion excision system and contrast-enhanced ultrasound. Eur Radiol, 2012, 22 (3): 545-550.

[12] Cox K, Sever A, Jones S, et al. Validation of a technique using microbubbles and contrast enhanced ultrasound (CEUS) to biopsy sentinel lymph nodes (SLN) in pre-operative breast cancer patients with a normal grey-scale axillary ultrasound. Eur J Surg Oncol, 2013, 39 (7): 760-765.

[13] Cox K, Weeks J, Mills P, et al. Contrast-enhanced ultrasound biopsy of sentinel lymph nodes in patients with breast cancer: implications for axillary metastases and conservation. Ann Surg Oncol, 2016, 23 (1): 58-64.

[14] Cox K, Taylor-Phillips S, Sharma N, et al. Enhanced pre-operative axillary staging using intradermal microbubbles and contrast-enhanced ultrasound to detect and biopsy sentinel lymph nodes in breast cancer: A potential replacement for axillary surgery. Br J Radiol, 2018, 91 (1082): 626.

[15] Omoto K, Matsunaga H, Take N, et al. Sentinel node detection method using contrast-enhanced ultrasonography with Sonazoid in breast cancer: preliminary clinical study. Ultrasound Med Biol, 2009, 35 (8): 1249-1256.

[16] Donker M, Van Tienhoven G, Straver ME, et al. Radiotherapy or surgery of the axilla after a positive

sentinel node in breast cancer (EORTC 10981-22023 AMAROS): a randomised, multicentre, open-label, phase 3 non-inferiority trial. Lancet Oncol, 2014, 15 (12): 1303-1310.

[17] Giuliano AE, Ballman KV, McCall L, et al. Effect of axillary dissection vs no axillary dissection on 10-year overall survival among women with invasive breast cancer and sentinel node metastasis: The ACOSOG Z0011 (Alliance) randomized clinical trial. JAMA, 2017, 318 (10): 918-926.

[18] Lloyd P, Theophilidou E, Newcombe RG, et al. Axillary tumour burden in women with a fine-needle aspiration/core biopsy-proven positive node on ultrasonography compared to women with a positive sentinel node. Br J Surg, 2017, 104 (13): 1811-1815.

[19] Pilewskie M, Jochelson M, Gooch JC, et al. Is preoperative axillary imaging beneficial in identifying clinically node-negative patients requiring axillary lymph node dissection? J Am Coll Surg, 2016, 222 (2): 138-145.

[20] Pilewskie M, Mautner SK, Stempel M, et al. Does a positive axillary lymph node needle biopsy predict the need for an axillary lymph node dissection in clinically node-negative breast cancer patients in the ACOSOG Z0011 era? Ann Surg Oncol, 2016, 23 (4): 1123-1128.

[21] Morrow M, Van Zee KJ, Patil S, et al. Axillary dissection and nodal irradiation can be avoided for most node-positive Z0011-eligible breast cancers: A prospective validation study of 793 patients. Ann Surg, 2017, 266 (3): 457-462.

[22] Goyal A, Dodwell D. POSNOC: a randomised trial looking at axillary treatment in women with one or two sentinel nodes with macrometastases. Clin Oncol (R Coll Radiol), 2015, 27 (12): 692-695.

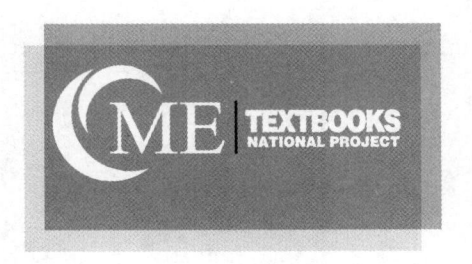

第三篇

乳腺癌新辅助治疗和辅助治疗研究进展

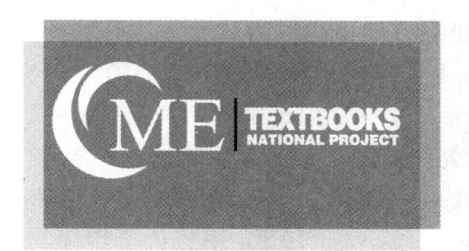

新辅助内分泌治疗进展

第5章

随着系统治疗的发展，乳腺癌新辅助治疗的研究也如火如荼，且新辅助化疗更受关注，循证医学证据更多。因此，新辅助化疗的目的和适应证也更加明确。内分泌治疗作为激素受体（hormone receptor，HR）阳性乳腺癌辅助治疗和晚期解救治疗的手段，取得了公认的比较好的疗效，甚至在部分患者中可以省略辅助化疗而单独应用内分泌治疗，或在内分泌治疗敏感，没有内脏危象的晚期患者中首选内分泌治疗。但在新辅助内分泌治疗方面，因为肿瘤退缩慢，低病理完全缓解（pathologic complete response，pCR）率及pCR与长期预后关系不明确，专家们的意见并不统一。

一、新辅助内分泌治疗与新辅助化疗疗效的比较

Spring等卵巢功能分析了3项对比新辅助内分泌治疗和新辅助化疗疗效的临床研究，分别是依西美坦［24周，绝经前加（ovarian function suppression，OFS）］、EC-T（E，表柔比星；C，环磷酰胺；T，多西他赛），阿那曲唑或依西美坦（12周）、AP（A，多柔比星；P，紫杉醇），来曲唑（18~23周）、FEC（F，氟尿嘧啶；E，表柔比星；C环磷酰胺6个疗程）。结果显示，新辅助内分泌治疗和新辅助化疗的临床疗效是等同的，包括临床缓解率（$OR=1.08$，$95\%CI$：0.50~2.35，$P=0.85$）、影像学缓解率（radiological response，RR）（$OR=1.38$，$95\%CI$：0.92~2.07，$P=0.12$）、pCR率（$OR=1.99$，$95\%CI$：0.62~6.39，$P=0.25$）和保乳率（$OR=0.65$，$95\%CI$：0.41~1.03，$P=0.07$），而且从不良事件方面来看，新辅助内分泌治疗的优势也更加明显。但这3项临床研究入组的患者均较少，故其结果也受到质疑。Mohammadianpanah等也进行了1项对比新辅助化疗［FAC（F，氟尿嘧啶；A，多柔比星；C环磷酰胺）］联合新辅助内分泌治疗（来曲唑）和单独新辅助化疗（FAC）疗效的Ⅲ期临床研究，共入组101例患者。结果显示，临床完全缓解（clinical complete response，CCR）率和pCR率在联合组都有明显的提高，而且加入来曲唑后不良事件并没有增加，但两者联合对长期生存的影响尚不明确。

二、新辅助内分泌治疗的适应证、药物选择及治疗时长

（一）适应证

在传统观念中，新辅助内分泌治疗临床研究只纳入了那些具有明显新辅助化疗禁忌证或拒绝

新辅助化疗的绝经后患者，这使入组患者出现偏倚，而且各研究之间也缺少可比性。尽管如此，没有前瞻性研究诸多限制的真实世界回顾性分析却支持新辅助内分泌治疗在绝经后患者中的有效性和安全性。例如，在1项包含204例患者的新辅助内分泌治疗分析中，患者平均用药7.3个月，结果保乳率达到53%，只有6.9%在用药期间出现进展；该研究的长期生存结局也较好，10年局部复发率为15%，无远处转移生存（distance metastasis free survival，DMFS）率为63%。这些结果显示，治疗中的进展概率比预想的要低，无病生存（disease free survival，DFS）率也优于传统的局部晚期乳腺癌新辅助化疗的结果。

尽管辅助化疗的获益并不依赖于年龄，但医师还是普遍认为年轻患者辅助化疗的获益较内分泌治疗更多，因此新辅助内分泌治疗在绝经前患者中也应用得更加谨慎。目前，只有STAGE研究（Ⅲ期随机对照临床试验）入组了197例绝经前HR阳性可手术的乳腺癌患者，对比24周戈舍瑞林+阿那曲唑或他莫昔芬总体的肿瘤缓解率。结果显示，不论是临床客观缓解率（objective response rate，ORR）还是影像学客观缓解率，阿那曲唑组都优于他莫昔芬组，2组的耐受性也均良好。

实际上，新辅助内分泌治疗的应用比例还是很低的，据美国国立癌症数据库（national cancer datab NCDB）的资料分析显示，在新诊断的HR阳性可手术的局部晚期乳腺癌中，新辅助内分泌治疗的应用只有3.0%，但早期的新辅助内分泌治疗选择入组人群只考虑到肿瘤分期及月经状态，而没有将分子指标纳入，这也导致患者之间或临床研究之间结果的不一致。

（二）药物选择

新辅助内分泌治疗临床研究应用的药物有他莫昔芬、芳香化酶抑制药（aromatase inhibitor，AI）和氟维司群，尤其是前两者应用得较多。多数临床研究的结果都显示，AI较他莫昔芬具有优势，Spring等的荟萃分析也显示AI较他莫昔芬具有更好的临床缓解率（*OR* = 1.69，95% *CI*：1.36~2.10，*P* < 0.001）和影像学缓解率（*OR* = 1.49，95% *CI*：1.18~1.89，*P* < 0.001）。但在PROACT研究中，阿那曲唑和他莫昔芬的ORR在总人群无差异（50.0% *vs.* 46.2%，*P* = 0.37）。但排除同时应用新辅助化疗的患者，不论是ORR还是手术相关性指标，都是阿那曲唑组更有优势。在IMPACT研究中，虽然阿那曲唑与他莫昔芬比较并没有提高临床和影像学ORR，但是可以提高患者的保乳率，而且阿那曲唑和他莫昔芬联合应用也并不优于阿那曲唑单药应用。

由于AI在新辅助内分泌治疗中的疗效优于他莫昔芬，Z1031研究（Ⅱ期临床试验）就对比了3种AI药物之间的有效性。结果显示，3种AI药物在外科治疗结局方面并没有不同，但来曲唑的临床缓解率较依西美坦和阿那曲唑略高（74.8% *vs.* 62.9% *vs.* 69.1%），但这种临床缓解率的提高并没有转化成可切除率的提高。

晚期临床研究证实，高剂量氟维司群较低剂量更加有效，而NEWEST研究证实了氟维司群在新辅助内分泌治疗中不同剂量的疗效优势。高剂量氟维司群能够更有效地降低Ki-67、雌激素受体（estrogen receptor，ER）和孕激素受体（progesterone receptor，PR）的表达，但ORR只有很小的改善。另外，CARMINA 02研究也对比了氟维司群和阿那曲唑在新辅助内分泌治疗中的疗效，该研究入组116例患者，应用6个月内分泌治疗后的结果显示，临床反应率、保乳率和3年无复发生存率，阿那曲唑组都在数字上高于氟维司群组，但2组在统计学上没有差异。当然，也有正在进行的ALTERNATE研究对比了阿那曲唑和氟维司群联合应用对比单药的疗效，期待这项研究结果的公布。

（三）治疗时长

目前为止，新辅助内分泌治疗的时长还不确定。在大部分临床研究中，考虑到疾病进展导致不可手术的风险,新辅助内分泌治疗的时长都在 3~4 个月。但这一时长也存在争议。第一,1 项荟萃分析显示,在接受新辅助内分泌治疗的 1571 例 70 岁以上的乳腺癌患者中,手术切除并没有提高患者的总生存(overall survival,OS)。第二,几项临床研究证实了延长内分泌治疗可以进一步缩小肿瘤的体积,从而提高保乳率。Llombart-Cussac 等也评估了延长来曲唑内分泌治疗到 12 个月的临床疗效。结果显示,虽然平均达到反应峰值的时间在 4.2 个月,但 37.1% 的患者达到肿瘤最大退缩在 6~12 个月。另 1 项研究也证实,在初始不适合保乳的绝经后 HR 阳性乳腺癌患者中,应用来曲唑进行新辅助内分泌治疗达到客观缓解的平均时间为 7.5 个月。

这些不一致的数据也影响了临床实践。在 2019 年 St Gallen 国际乳腺癌会议上,对于新辅助内分泌治疗时长的问题,46.9% 的专家选择持续治疗至肿瘤缩小,32.7% 选择 6 个月,10.2% 选择 3~4 个月,6.1% 选择 12 个月。因此在临床实践中,医师应给患者制订个体化的治疗方案,并进行充分的沟通,以便让患者了解可能会延长治疗时间,需要密切监测病灶情况,缓解患者因延迟既定的外科治疗所导致的心理压力。

(四)新的药物

在 HR 阳性乳腺癌内分泌治疗的研究中,一些抑制 ER 信号转导通路中关键蛋白的靶向药物研制进展很快。其中,研究比较多的是雷帕霉素靶蛋白(manmalian target of rapamcin,mTOR)抑制药和细胞周期蛋白依赖性激酶 4/6(cyclin dependent kinanses 4/6,CDK4/6)抑制药。初期的研究结果已经显示出两者的抗肿瘤活性。例如,在 1 项入组 270 例绝经后 HR 阳性乳腺癌患者的 Ⅱ 期新辅助内分泌临床研究中,在来曲唑的基础上加上 mTOR 抑制药依维莫司,结果比单药来曲唑获得更好的临床缓解率,而且双药联合具有更好的抗增生活性,在用药 14 天后 Ki-67 指数有明显下降(57% *vs*. 30%)。一项荟萃分析也显示,依维莫司和来曲唑联合用药是兼顾患者可接受性和有效性的最佳选择。哌柏西利(palbociclib)是一种 CDK4/6 抑制药,在 1 项单臂的临床研究中已经通过系列的穿刺病理证实哌柏西利(palbociclib)和阿那曲唑联合能够使临床缓解率达到 67%,细胞周期停滞的比例达到 87%。当然,还有众多的 AI 联合 CDK4/6 抑制药、依维莫司、磷脂酰肌醇 3-激酶(phosphatidy linositol 3-kinase,PI3K)抑制药等靶向药物的临床研究正在进行中。

三、寻找预测预后的生物标志物

(一)激素受体

EBCTCG 研究(荟萃分析)显示,内分泌治疗的疗效与年龄和月经状态无关。因此,在新辅助内分泌治疗领域,只考虑绝经后患者是不恰当的。现在很多研究者都致力于寻找更合适的生物标志物来筛选新辅助内分泌治疗的优势人群。

ER 表达越强,经过新辅助内分泌治疗后 Ki-67 下降越明显。因此可以推断,那些经过新辅助化疗最不可能达到 pCR 的患者从新辅助内分泌治疗中获益更多。但到目前为止,能够精确地预测远期生存的 ER 界值还不确定。从免疫组织化学水平检测到的 ER 低表达的肿瘤是一类异质性疾病,无论从 ER mRNA 表达还是 ER 相关基因表达,同时也显示是一类新辅助内分泌治疗反应差异性的疾病。另一个激素相关的生物标志物就是 PR,在之前提到的 IMPACT 研究中,PR 阳性肿瘤较阴性肿瘤经新辅助内分泌治疗后 Ki-67 表达下降得更为明显。但观察到的这一现象的临床相关性还不确定,因为辅助内分泌治疗中 PR 的表达并不影响疗效。

(二) Ki-67

另一个值得关注的生物学指标就是增生指数 Ki-67 的表达和其在新辅助内分泌治疗下的曲线变化，它们与预后相关。也就是说，在治疗中 Ki-67 下降不明显的患者长期预后较差。Dowsett 等发现，经过 2 周内分泌治疗后，患者的无复发生存与 Ki-67 和 ER 的表达相关；而在基线水平上，只有肿瘤大小而不包括 Ki-67 能够起到预测预后的作用。研究发现，阿那曲唑较他莫昔芬能够更好地抑制 Ki-67 的表达，这也反映了在辅助治疗中前者能更好地延长患者的无复发生存，这也更支持把 Ki-67 作为一个提示预后的生物标志物，但医师同时也要考虑到试验之间的可比性及选择人群的偏倚。

(三) 术前内分泌预后指数

除了单独的预后因子，还有一些多因素的预后模型。例如，临床因素肿瘤大小及淋巴结状态结合 ER 和 Ki-67 表达水平，形成术前内分泌预后指数（preoperative endocrine prognostic index, PEPI），这一预后模型产生于 P024 研究，验证于 IMPACT 研究。PEPI 能够预测新辅助内分泌治疗后来源于乳腺癌的复发和死亡，但要将其写入临床实践的规范尚需进一步验证。

(四) 多基因检测

多基因检测可以作为生物标志物。在 Z1031 研究中，3.3% 的 ER 阳性患者通过 PAM50 检测，认定是非 Luminal 型，是对内分泌治疗无反应的亚型。当 Luminal A 型和 Luminal B 型对新辅助内分泌治疗的反应和外科治疗结局没有差别时，PEPI 0 分的患者 Luminal A 型与 Luminal B 型比较，前者比例更高（27.1% vs. 10.7%，$P=0.004$）。另一项研究也发现，根据 21 基因检测，低复发评分比高复发评分的患者在新辅助内分泌治疗后有更高的临床缓解率和保乳率。且术后的复发评分与术前复发评分密切相关。

因此，多基因检测能够描述肿瘤的分子生物学特征及在系统治疗压力下分子生物学演变的过程，增生曲线、免疫功能、内在的内分泌治疗敏感性都为医师给予内分泌治疗提供选择的依据，同时也为患者的长期预后及随访提出建议。

（哈尔滨医科大学附属肿瘤医院 王劲松）

参考文献

[1] Matthew JE, Babiera G, Unzeitig GW, et al. ACOSOG Z1031: A randomized phase Ⅱ trial comparing exemestane, letrozole, and anastrozole in postmenopausal women with clinical stage Ⅱ/Ⅲ estrogen receptor-positive breast cancer. Clin Oncol, 2010, 28 (18): 1-2.

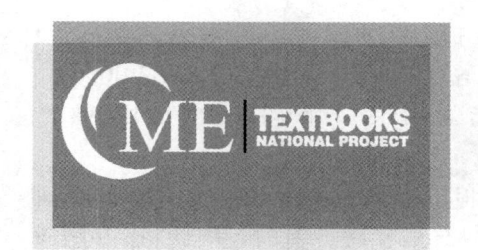

乳腺癌新辅助化疗研究进展

第6章

乳腺癌（breast cancer，BC）是女性常见的恶性肿瘤。2018年，全球癌症统计数据提示，乳腺癌的发病率和病死率均居世界女性恶性肿瘤的首位。2015年，国家癌症中心发布的我国恶性肿瘤流行情况显示，近年来我国乳腺癌发病率不断攀升，每年发病人数约30.4万。

乳腺癌新辅助治疗是指未发现远处转移的乳腺癌患者在计划手术前，以全身系统性治疗作为乳腺癌的第一步治疗。乳腺癌新辅助治疗包括新辅助化疗、新辅助内分泌治疗、新辅助靶向治疗等多种方式。对NSABP B18/27研究、EORTC 10902研究、CTNeoBC研究及EBCTCG研究进行的Meta分析提示，新辅助化疗可提高保乳率；在部分乳腺癌亚型中，新辅助化疗后达pCR提示预后良好。近年来，乳腺癌新辅助化疗取得了巨大进展。本章就最近的新辅助化疗研究进展进行系统梳理，以期更好地指导乳腺癌的新辅助临床诊治。

一、药物研究进展

新辅助化疗常用药物与辅助化疗基本相同。主要化疗方案有基于BCIRG005研究的AC序贯T方案［蒽环类药物多柔比星（A）；环磷酰胺（C）；序贯紫杉类药物紫杉醇（T）］，GeparTrio研究的TAC方案（T，多西他赛；A，多柔比星；C，环磷酰胺）及CALGB9741研究的双周剂量密集方案等。

除以上常规药品外，白蛋白结合型紫杉醇应用纳米载体使药物能够快速到达癌组织，在癌组织停留时间更久。GeparSepto研究比较了白蛋白结合型紫杉醇与紫杉醇每周疗法新辅助化疗的效果。结果表明，白蛋白结合型紫杉醇对比紫杉醇pCR率明显提高，2组的pCR率分别为38%、29%。在"三阴性"乳腺癌（triple-negative breast cancer，TNBC）中，白蛋白结合型紫杉醇获益更显著，pCR率提高22%（48% vs. 26%），2组差异均有显著统计学意义。2019年，*Journal of Clinical Oncology*报道了GeparSepto研究的最新随访结果。提示经过49.6个月的中位随访，白蛋白结合型紫杉醇组对比紫杉醇组有更好的无侵袭性疾病生存（invasive disease free survival，iDFS）（84.0% vs. 76.3%），但是OS无显著获益。

另外，近期发表的ETNA研究对比了白蛋白结合型紫杉醇125 mg/m^{2}与紫杉醇90 mg/m^{2}每周方案，应用3周停药1周。但该研究中白蛋白结合型紫杉醇与紫杉醇的pCR率无显著差异（22.5% vs. 18.6%）。无论是白蛋白结合型紫杉醇组还是紫杉醇组，其TNBC亚组均取得明显的pCR（41.3% vs. 37.3%）。GeparSepto研究与ETNA研究的结果不同，考虑可能与2项研究化疗药物的剂量和给药方式不同相关。

Loibl 等针对 GeparSepto 研究组织样本进行基因测序分析。结果显示，最常见的是 *TP*53（38.4%）和 *PIK*3*CA*（21.5%）突变，以及其余 8 个基因扩增（*TOP*2A 34.9%，*ERBB*2 30.6%，*ZNF*703 30.1%，*TP*53 21.9%，*PIK*3*CA* 24.1%，*CCND*1 17.7%，*PAK*1 14.9%，*FGFR* 12.6%）。*PIK*3*CA* 突变是介导乳腺癌耐药的主要机制。

GeparOcto 研究进一步探讨剂量密集方案。Schneeweiss 等报道了 GeparOcto 研究的结果。该研究针对高危型乳腺癌，对比剂量密集型双周表柔比星+紫杉醇+环磷酰胺方案与每周紫杉醇+脂质体多柔比星±卡铂方案在 TNBC 中新辅助化疗的效果。其中，人表皮生长因子受体 2（human epidermal growth factor receptor 2，HER-2）阳性者加入曲妥珠单抗及帕妥珠单抗靶向治疗。结果显示，iddEPC 组与 PM（Cb）组的 pCR 率分别为 48.3%、48.0%，无显著差异。各亚组间也无显著差异。

二、各型乳腺癌治疗进展

（一）Luminal 型乳腺癌

1 项共囊括 20 个研究、3490 例患者的 Meta 分析提示，新辅助内分泌治疗的临床缓解率、影像学缓解率与新辅助化疗相当，甚至可获得更高的保乳率，不良事件显著低于新辅助化疗。Cottu 等报道了 NEopal 的研究结果。该研究对比哌柏西利/来曲唑（LETPAL）与新辅助化疗（氟尿嘧啶+表柔比星+环磷酰胺序贯多西他赛）疗效。首要研究终点为残余肿瘤负荷（residual cancer burden，RCB；0~1 级）。LETPAL 病理缓解率不及新辅助化疗，但在高风险 Luminal 型乳腺癌亚组中，LETPAL 临床和生物标志物反应较好。另外，新辅助化疗组安全性较差且不良事件多，因此针对体能差、不能耐受化疗、复发风险高的 Luminal 型乳腺癌患者，可以尝试 LETPAL 新辅助内分泌治疗。

（二）HER-2 阳性型乳腺癌

经典的 NOAH 研究证实，曲妥珠单抗联合化疗相比单纯化疗可显著提高 pCR，从而确立了曲妥珠单抗在新辅助治疗中的地位。NeoSphere 研究证实，曲妥珠单抗（T）和帕妥珠单抗（P）与多西他赛（D）联合可进一步提高 pCR 率。结果显示，T+P+D pCR 率为 45.8%；T+D pCR 率为 29.0%。因此，双靶向治疗联合化疗模式能够获得更高的 pCR 率。Gianni 等报道了 NeoSphere 的 5 年随访数据，提示双靶向联合化疗的生存获益最显著，进一步证实 pCR 为长期生存的预测指标。

WSG-ADAPT HER-2 阳性/HR 阴性研究探索 HER-2 阳性、HR 阴性乳腺癌患者新辅助治疗的"减法"策略。该研究对比曲妥珠单抗联合帕妥珠单抗双靶向治疗是否联合紫杉类药物化疗的效果。结果显示，是否联合化疗组 pCR 率分别为 90.5%、36.3%。HER-2 阳性乳腺癌患者单纯应用靶向治疗新辅助治疗疗效不佳，应当联合化疗。KRISTINE 研究同样提示，单纯双靶向新辅助治疗的 pCR 率不及双靶向联合化疗（44.4% *vs*. 55.7%）。

专门针对亚太地区人群进行的 Peony 研究同样提示曲妥珠单抗和帕妥珠单抗双靶向联合化疗可进一步提高 pCR（39.3% *vs*. 21.8%）。

NeoALTTO 研究及 CALGB40601 研究探索拉帕替尼新辅助化疗的疗效，但近期效果不佳且远期疗效证据亦不充分，故目前不推荐拉帕替尼应用于常规新辅助化疗。

（三）TNBC

TNBC 多见于绝经前患者，约占全部乳腺癌的 20%。GeparSixto 研究表明，若在传统的新辅助化疗方案（紫杉醇+脂质体多柔比星+贝伐珠单抗）中每周添加卡铂可使 pCR 率从 36.9% 提高至 53.2%，且卡铂组患者 3 年 DFS 较对照组明显提高（85.8% vs. 76.1%）。CALGB 40603 研究提示，卡铂组对比无卡铂组乳腺癌的 pCR 率分别为 60%、46%，腋窝淋巴结的 pCR 率分别为 54%、41%。WSG-ADAPT TN 研究对比白蛋白结合型紫杉醇+卡铂与白蛋白结合型紫杉醇+吉西他滨针对 TNBC 的新辅助化疗效果。卡铂组对比吉西他滨组的 pCR 率分别为 45.9%、28.7%。以上 3 项研究奠定了铂类药物在 TNBC 新辅助治疗中的地位。2019 年，最新发表的 Gluz 等的研究进一步分析了 WSG-ADAPT-TN 研究的 PAM50 亚型及免疫增生基因。结果发现，基底细胞型对比其他亚型 pCR 率更高（38% vs. 20%）；PAM50 评分、ROR 评分及高 Ki-67 表达均提示 pCR 率更高。在白蛋白结合型紫杉醇+卡铂组，免疫标志物（CD8、PD1、PD-L1）和增生标志物（增生和 ROR 评分、MKI67、CDC20、NUF2、KIF2C、CENPF、EMP3、TYMS）与 pCR 呈正相关；白蛋白结合型紫杉醇+吉西他滨组中，血管生成基因与 pCR 呈负相关。研究提示，在早期 TNBC 中，基底细胞亚型、高 Ki-67 和低 HER-2 评分与化疗敏感性相关。2 组的耐药通路不同。结合增生、免疫指标与 PAM50 评分或许可以为 TNBC 患者选择"减法"化疗或免疫治疗等不同方案。

Gregório 等的研究表明，缺乏 *BRCA*1/2 基因的女性更容易患 TNBC。*BRCA*1/2 是肿瘤抑制基因。其表达的关键蛋白可以通过同源重组精准修复断裂的 DNA 双链，BRCA1/2 蛋白和 RAD51（1个重要的 DNA 修复蛋白）之间的相互作用可以减少基因修复途径中的出错率，从而维持基因组的稳定性。Loibl 等报道了 BrighTNess 研究结果。该研究对比了新辅助化疗应用紫杉醇/卡铂±维利帕尼（veliparib）[多聚 ADP-核糖聚合酶（poly-ADP-ribose polymerase，PARP）抑制药]与标准的紫杉醇序贯多柔比星+环磷酰胺 2 种方案。紫杉醇/卡铂±veliparib 组较紫杉醇序贯多柔比星+环磷酰胺组 pCR 率显著提高（53% vs. 31%）。但 veliparib 未影响 pCR 率，紫杉醇+卡铂±veliparib 2 个亚组的 pCR 率分别为 53%、58%。基于上述结果，BrighTNess 研究证实，TNBC 应用卡铂新辅助化疗获益显著，但是未证实 PARP 抑制药是否有益于新辅助化疗；PARP 抑制药合适的剂量和疗程等问题仍亟待解决。

另外，鉴于免疫抑制药联合化疗治疗晚期转移性 TNBC 的疗效显著，GeparNeuvo 研究探讨 TNBC 应用德鲁单抗联合白蛋白结合型紫杉醇新辅助治疗的效果。在白蛋白结合型紫杉醇新辅助化疗前应用德鲁单抗 pCR 率有所提高。PD-L1 阳性表达亚组 pCR 率有提高的趋势。

TNBC 由于缺乏特异性受体表达，临床疗效不理想。铂类药物在 TNBC 的新辅助化疗中有着较好的应用前景，应开展进一步的临床研究探索合适的铂类药物联合传统化疗方案，同时积极探索 *BACA*1/2 基因及免疫抑制药的相关研究，寻找更加安全、有效、个体化的治疗方案。

（四）炎性乳腺癌

炎性乳腺癌是侵袭性最高的乳腺癌，且预后较差。目前，约 80% 的初诊炎性乳腺癌存在腋窝淋巴结转移，40% 存在远处转移。Uden 等回顾性分析 679 例炎性乳癌患者接受新辅助化疗的疗效。结果显示，在 HR 阴性、HER-2 阳性组，pCR 率最高（43%）。所有经新辅助化疗达 pCR 的患者，无论何种亚型，均取得 5 年生存获益，尤其是 HR 阴性或阳性、HER-2 阳性亚型。Brzezinska 等报道了新辅助治疗反应良好者，炎性乳腺癌同样可以接受保乳手术，其疗效不劣于接受乳腺癌改良根治术者。

Matsuda 等报道了 HER-2 阴性炎性乳腺癌患者应用帕尼单抗（vectibix）+白蛋白紫杉醇+卡铂 4 个疗程后序贯氟尿嘧啶+表柔比星+环磷酰胺 4 个疗程新辅助化疗。总体 pCR 率为 28%；TNBC 亚组 pCR 率为 42%；HR 阳性、HER-2 阴性亚组 pCR 率为 14%。研究显示，TNBC 亚组获益最显著。

（五）化生型乳腺癌

化生型乳腺癌是乳腺癌罕见的组织学类型，占乳腺癌的 0.3%~5.0%，预后较差。Han 等报道了化生型乳腺癌患者接受包括多柔比星、环磷酰胺及紫杉醇等药物新辅助化疗后的 pCR 率为 17%（5 例），高于之前安德森和约翰霍普金斯 2 家肿瘤中心的报道。所有达到 pCR 患者的 Ki-67 值均高于 50%。多因素分析提示，仅淋巴结状态和肿瘤大小与生存事件相关。伴间叶分化的化生型乳腺癌 pCR 率更高，但与 OS 无关。Al-Hilli 等近期报道 18 例化生型乳腺癌的 pCR 率为 11%（2/18），其中 72%（13/18）为 TNBC，但化生型乳腺癌的 pCR 率远低于非 TNBe。

三、后续巩固治疗

（一）Luminal 型乳腺癌

Luminal 型乳腺癌依据风险度决定辅助内分泌治疗方案。值得关注的是，目前有多项正在进行的临床研究探讨 CDK4/6 抑制药巩固治疗的疗效。例如，PENELOPE-B 研究针对 HR 阳性、HER-2 阴性乳腺癌患者经新辅助化疗后未达 pCR 且复发风险较高者，应用哌柏西利联合内分泌巩固治疗。未来期待相关研究能够有显著的阳性结果。

（二）HER-2 阳性型乳腺癌

HER-2 扩增/过表达乳腺癌患者经新辅助化疗联合双靶向治疗（曲妥珠单抗及帕妥珠单抗）后 pCR 率可高达 66%。HER-2 阳性乳腺癌患者接受新辅助化疗达到 pCR 后可显著改善无事件生存（event free survival，EFS）及 OS。但对于 HER-2 阳性乳腺癌新辅助治疗后未达 pCR 者，目前有多项研究探索后续巩固治疗。

KATHERINE 研究探讨新辅助化疗后应用曲妥珠单抗－美坦新偶联物（ado-trastuzumab emtansine，T-DM1）巩固治疗。T-DM1 是由曲妥珠单抗和小分子微管抑制药 DM1 偶联而成，有协同抗癌作用，对晚期乳腺癌和早期乳腺癌均有作用。KATHERINE 研究入组 1486 例 HER-2 阳性早期乳腺癌患者接受新辅助化疗联合靶向治疗术后未达 pCR 者。入组患者随机按 1:1 比例分配至 T-DM1 组或曲妥珠单抗组。结果显示，T-DM1 将乳腺癌侵袭性复发风险或死亡风险降低 50%，相当于将 3 年 iDFS 率的绝对改善提高 11.3%（88.3% vs. 77%）。2 组远处复发率分别为 10.5%（T-DM1）、15.9%（T），其中所有亚组均有获益。基于 KATHERINE 研究的数据，T-DM1 有望成为 HER-2 阳性乳腺癌患者新辅助化疗后高风险且未达 pCR 者的标准治疗。据此，美国 FDA 批准 T-DM1 作为 HER-2 阳性早期乳腺癌患者在手术前使用曲妥珠单抗和化疗后的辅助治疗，用于杀死可能存在的残余癌细胞，降低复发率。

ExteNET 研究入组经 1 年新辅助或辅助曲妥珠单抗靶向治疗后序贯 1 年来那替尼靶向治疗的患者。结果显示，来那替尼组 5 年 DFS 率为 90.2%，显著优于对照组。

另外，若新辅助化疗后患者 HER-2 阳性转为阴性仍应该继续接受抗 HER-2 辅助治疗。

（三）TNBC

CREATE-X 是第 1 项关于新辅助化疗后未达 pCR 者巩固治疗的 III 期临床研究。对于新辅助化疗后未达 pCR 且仍有残存肿瘤的 HER-2 阴性乳腺癌患者给予卡培他滨 6~8 个疗程。在该研究中的 TNBC 亚组中，卡培他滨组 5 年的 DFS 率从 67.6% 提高到 74.1%；对于 5 年 OS 率，卡培他滨组与对照组分别为89.2%、83.6%。在多项Meta分析中，卡培他滨的获益也仅限于TNBC亚组，与该研究结果相当。2018年，圣安东尼奥乳腺癌大会（San Antonio Breast Cancer Symposium，SABCS）上报道的CIBOMA/2004-1_GEICAM/2003-11研究显示，追加卡培他滨并未改善TNBC患者的生存。与CREATE-X研究比较，疗效引导的追加化疗更能够从卡培他滨巩固化疗中获益。目前，仍有多项关于新辅助化疗后未达pCR者的巩固治疗研究，包括后续追加铂类的NCT02445391研究、追加PARP抑制药的NCT02032823研究。另外，有一些追加免疫治疗的研究正在进行中。

四、疗效评估指标

目前，多项研究均提示新辅助化疗与辅助化疗具有等效性。然而，新辅助化疗具有独特优势，其能够获得治疗前基线水平及新辅助化疗期间和术后的血液组织样本，为进一步研究肿瘤耐药机制和预后相关指标提供便利条件。

最经典的评估指标是pCR。新辅助化疗患者pCR的实现与更长的DFS和OS密切相关。在Luminal B/HER-2阴性型、HER-2阳性型和TNBC这3种亚型中，pCR预测预后的结果更加显著。与HR阳性患者相比，HR阴性患者达到pCR后，预后的提高更加明显。

其他评估指标还有Ki-67值、RCB、PEPI评分等。随着基因测序等技术的发展，出现很多评估新辅助化疗效果的最新指标。

（一）肿瘤浸润淋巴细胞

肿瘤组织内不同的免疫反应取决于包括肿瘤浸润淋巴细胞（tumor-infiltrating lymphocytes，TILs）在内的多种免疫细胞的特征。多种免疫反应与抗肿瘤药物的敏感性和乳腺癌的预后相关。许多回顾性研究均证实TILs是乳腺癌的预后因素及药效的预测指标。Kurozumi等报道，HER-2阳性乳腺癌患者接受包括曲妥珠单抗的新辅助治疗后，肿瘤淋巴细胞浸润级别与pCR及预后相关。其中，高级别肿瘤淋巴细胞浸润组pCR率优于低级别组（83.3% vs. 54.5%）。但是pCR率与CD8+TILs的级别无明显相关性（高级别70.1% vs. 低级别56.7%）。所有患者的中位无复发时间（relapse free survival，RFS）为53个月。肿瘤初始的淋巴细胞浸润级别并非预后相关因素，但是未达pCR的高淋巴细胞浸润亚组的预后明显更好。

自然杀伤（natural killer，NK）细胞在抗肿瘤免疫监视过程中起关键作用。Ryungsa等发现，新辅助化疗后外周NK细胞活力提高所导致的局部免疫抑制逃逸和肿瘤微环境的免疫活化与阳性淋巴结经新辅助化疗后转阴相关，可降低远处转移风险。

（二）基因表达、基因变异及蛋白质组学特征

分析残余肿瘤组织的基因及蛋白组学特征能够评估并预测新辅助化疗的疗效及生存获益。Begoña等报道 FERD3L 和 TRIP10 2个基因的表观遗传特征能够准确地预测TNBC的pCR。DU等报道 HIF1AN 和 CLDN12 2个基因可以预测紫杉类药物和铂类药物新辅助化疗后的pCR率。Li等报道 CDK8、FAM64A、MARC2 和 OCEL1 4个基因可以预测紫杉类药物新辅助治疗Luminal亚型乳腺癌的疗效。Pease等报道Oncotype DX复发评分高与pCR相关。WU等报道锌指（ZEB1）蛋白高表达与pCR率和DFS呈负相关。

外泌体微小RNA和循环肿瘤细胞的液体活检技术能够提前辅助诊断及判断预后。Alba等研究在新辅助化疗前、化疗中及化疗后分别测定血清外泌体微小RNA与循环肿瘤细胞水平。结果提示，外泌体miRNA-21和miRNA-105表达水平与肿瘤转移相关；外泌体miRNA-222水平与PR状

态和Ki-67相关；外泌体miRNA-21表达水平与肿瘤大小、Ki-67降低水平相关；高表达的外泌体miRNA-21、miRNA-222和miRNA-155与循环肿瘤细胞相关。

（三）循环肿瘤细胞及循环DNA

近期有1项Meta分析评估了循环肿瘤细胞（circulating tumor cell，CTC）对乳腺癌新辅助化疗疗效的影响。该研究在新辅助化疗或手术前测定循环肿瘤细胞。结果显示，25.2%的患者新辅助化疗前CTC≥1个。研究显示，CTC数目与乳腺肿瘤大小相关。CTC的数目与OS、DMFS及无局部复发间期呈负相关，但是与pCR无明显相关性。新辅助化疗前CTC具体数目的死亡风险分别为1.09%（1个）、2.63%（2个）、3.83%（3~4个）、6.25%（≥5个）。CTC计数是早期乳腺癌新辅助化疗后独立且量化的预后指标。Murillas及Chen等先后报道乳腺癌新辅助化疗后外周循环DNA（circulating tumour DNA，ctDNA）与肿瘤复发相关。Murillas等报道，ctDNA可提前预测肿瘤复发转移，中位提前预测时间为7.9个月。以上研究均证实CTC和ctDNA可作为乳腺癌新辅助化疗后的疗效预测指标。

另外，新辅助化疗疗效与二甲双胍、维生素D等多种因素呈正相关；与塞来昔布呈负相关，在新辅助化疗期间应避免应用Cox-2抑制药。

1项关于EBCTCG的Meta分析提示，新辅助化疗与辅助化疗相比能够提升保乳率（65% vs. 49%）。但是接受新辅助化疗的乳腺癌患者局部复发率相对较高，两者15年的局部复发率为21.4%、15.9%，但不影响OS，远处复发率无显著差异（38.2% vs. 38.0%），乳腺癌病死率和因任何事件病死率均无差异（34.4% vs. 33.7%，40.9% vs. 41.2%）。同样大小的乳腺癌接受新辅助化疗后保乳手术较手术后辅助化疗可能会增加局部复发率。因此，医师应当高度重视新辅助化疗后如何降低局部复发风险的策略，如准确的肿瘤定位、精确的病理评估及高水准的辅助放疗等。

近年来，无论是新辅助化疗用药方案、新辅助化疗后巩固治疗及疗效预测指标均发生了很大的变化。未来希望能够探讨和普及更多的新的治疗方式，切实将新的疗效预测指标转化到临床工作中，为更多的乳腺癌患者带来福音。

（中国医科大学附属盛京医院　牛　楠　刘彩刚）

参考文献

[1] Freddie B, Jacques F, Isabelle S, et al. Global cancer statistics 2018：GLOBOCAN estimates of incidence and mortality worldwide for 36 cancers in 185 countries. CA, 2018, 68（6）：394-424.

[2] 郑荣寿, 孙可欣, 张思维, 等. 2015年中国恶性肿瘤流行情况分析. 中华肿瘤杂志, 2019, 41（1）：19-28.

[3] Chinese Anti-Cancer Association, Committee of Breast Cancer Society. Treatment guidelines and specifications for diagnosis and treatment of breast cancer by Chinese Anti-Cancer Association. China Oncology, 2017, 27（9）：695-760.

[4] Priya R, Stewart JA, Harry DB, et al. Preoperative Chemotherapy：Updates of National Surgical Adjuvant Breast and Bowel Project Protocols B-18 and B-27. Journal of Clinical Oncology, 2008, 26（5）：778-785.

[5] Jos Avan der H, van de Velde CJH, Jean-Pierre J, et al. Preoperative chemotherapy in primary operable breast cancer：results from the European Organization for Research and Treatment of Cancer trial 10902. Journal of Clinical Oncology, 2001, 19（22）：4224-4237.

[6] Patricia C, Lijun Z Michael U, et al. Pathological complete response and long-term clinical benefit in breast cancer：the CTNeoBC pooled analysis. Lancet, 2014, 384（9938）：164-172.

[7] Early Breast Cancer Trialists' Collaborative Group（EBCTCG）. Long-term outcomes for neoadjuvant versus adjuvant chemotherapy in early breast cancer：

meta-analysis of individual patient data from ten randomised trials. Lancet Oncol, 2018, 19 (1): 27-39.

[8] Wolfgang E, Tadeusz P, John C, et al. Phase Ⅲ Study of Doxorubicin/Cyclophosphamide With Concomitant Versus Sequential Docetaxel As Adjuvant Treatment in Patients With Human Epidermal Growth Factor Receptor 2-Normal, Node-Positive Breast Cancer: BCIRG-005 Trial. Journal of Clinical Oncology, 2011, 29 (29): 3877-3884.

[9] Gunter von M, Sherko K, Petra V, et al. Intensified Neoadjuvant Chemotherapy in Early-Responding Breast Cancer: Phase Ⅲ Randomized GeparTrio Study. J Natl Cancer Inst, 2008, 100 (8): 552-562.

[10] Marc LC, Donald AB, Constance C, et al. Randomized Trial of Dose-Dense Versus Conventionally Scheduled and Sequential Versus Concurrent Combination Chemotherapy as Postoperative Adjuvant Treatment of Node Positive Primary Breast Cancer: First Report of Intergroup Trial C9741/Cancer and Leukemia Group B Trial 9741. Journal of Clinical Oncology, 2003, 21 (8): 1431-1439.

[11] Michael U, Christian J Andreas S, et al. Nab-paclitaxel versus solvent-based paclitaxel in neoadjuvant chemotherapy for early breast cancer (GeparSepto-GBG 69): a randomised, phase 3 trial. Lancet, 2016, 17 (3): 345-356.

[12] Andreas S, Volker M, Hans T, et al. Intense dose-dense epirubicin, paclitaxel, cyclophosphamide versus weekly paclitaxel, liposomal doxorubicin (plus carboplatin in triple-negative breast cancer) for neoadjuvant treatment of high-risk early breast cancer (GeparOcto-GBG84): A randomised phase Ⅲ trial. European Journal of Cancer, 2019, 106: 181-192.

[13] Cottu P, D'Hondt V, Dureau S, et al. Letrozole and palbociclib versus chemotherapy as neoadjuvant therapy of high-risk luminal breast cancer. Ann Oncol, 2018, 29 (12): 2334-2340.

[14] Gianni L, Eiermann W, Semiglazov V, et al. Neoadjuvant chemotherapy with trastuzumab followed by adjuvant trastuzumab versus neoadjuvant chemotherapy alone, in patients with HER2-positive locally advanced breast cancer (the NOAH trial): a randomised controlled superiority trial with a parallel HER2-negative cohort. Lancet, 2010, 375: 377-384.

[15] Luca G, Tadeusz P, Young H, et al. Efficacy and safety of neoadjuvant pertuzumab and trastuzumab in women with locally advanced, inflammatory, or early HER2-positive breast cancer (NeoSphere): a randomised multi-center, open-label, phase 2 trial. Lancet Oncol, 2012, 13: 25-32.

[16] Luca G, Tadeusz P, Young H, et al. 5-year analysis of neoadjuvant pertuzumab and trastuzumab patients with locally advanced, inflammatory, or early-stage HER2-positive breast cancer (NeoSphere): a multicenter, open-label, phase 2 randomised trial. Lancet Oncol, 2016, 17: 791-800.

[17] Nitz UA, Gluz O, Christgen M, et al. De-escalation strategies in HER2-positive early breast cancer (EBC): final analysis of the WSG-ADAPT HER2+/HR-phase Ⅱ trial: efficacy, safety, and predictive markers for 12 weeks of neoadjuvant dual blockade with trastuzumab and pertuzumab 6 weekly paclitaxel. Annals of Oncology, 2017, 28: 2768-2772.

[18] Shao Z, Pang D, Yang H, et al. Pertuzumab, trastuzumab, and docetaxel for HER2-positive early or locally advanced breast cancer in the neoadjuvant setting: efficacy and safety analysis of a randomised phase Ⅲ study in Asian patients (PEONY). Cancer Res, 2019, 79 (4 Suppl): 6-17.

[19] Gaceb H, Cherbal F, BakourR, et al. Clinicopathological and molecular study of triple-negative breast cancer in Algerian patients. Pathol Oncol Res, 2017, 24 (1): 1-12.

[20] Trivers KF, Lund MJ, Porter PL, et al. The epidemiology of triple-negative breast cancer, including race. Cancer Causes Control, 2009, 20 (7): 1071-1082.

[21] Von MG, Schneeweiss A, Loibl S, et al. Neoadjuvant carboplatin in patients with triple-negative and HER2 positive early breast cancer (GeparSixto; GBG 66): a randomised phase 2 trial. Lancet Oncol, 2014, 15 (7): 747-756.

[22] Sikov WM, Berry DA, Perou CM, et al. Abstract S501: Impact of the addition of carboplatin (Cb) and/or bevacizumab (B) to neoadjuvant weekly

paclitaxel (P) followed by dose-dense AC on pathologic complete response (pCR) rates in triple-negative breast cancer (TNBC): CALGB 40603 (Alliance). J Clin Oncol, 2015, 33 (1): 13-21.

[23] Liedtke C, Gluz O, Nitz U, et al. Comparison of 12 weeks neoadjuvant Nab-Paclitaxel combined with Carboplatinum vs Gemcitabine in triple negative breast cancer: WSG-ADAPT TN randomized phase Ⅱ trial. Oncol Res Treatment, 2016, 33 (suppl 4): 53.

[24] Gregório AC, Lacerda M, Figueiredo P, et al. Therapeutic implications of the molecular and immune landscape of triple-negative breast cancer. Pathol Oncol Res, 2018, 24 (4): 701-716.

[25] Fang M, Zhu L, Li H, et al. Characterization of mutations in BRCA1/2 and the relationship with clinic-pathological features of breast cancer in a hereditarily high risk sample of Chinese population. Oncol Lett, 2018, 15 (3): 3068-3074.

[26] Corso G, Feroce I, Intra M, et al. BRCA 1/2 germline missense mutations: a systematic review. Eur J Cancer Prev, 2018, 27 (3): 279-286.

[27] Sibylle L, Joyce OS, Michael U, et al. Addition of the PARP inhibitor veliparib plus carboplatin or carboplatin alone to standard neoadjuvant chemotherapy in triple-negative breast cancer (BrightNess): a randomised, phase 3 trial. Lancet Oncol, 2018, 19: 497-509.

[28] Schmid P, Adams S, Rugo HS, et al. Atezolizumab and Nab-Paclitaxel in Advanced Triple-Negative Breast Cancer. N Engl J Med, 2018, 379: 2108-2121.

[29] Fouad TM. Overall survival differences between patients with inflammatory and noninflammatory breast cancer presenting with distant metastasis at diagnosis. Breast Cancer Res Treat, 2015, 152 (2): 407-416.

[30] Van Uden DJP, Van Laarhoven HWM, Westenberg AH, et al. Inflammatory breast cancer: an overview. Critical Reviews in Oncology/Hematology, 2015, 93 (2): 116-126.

[31] Van Uden DJP, Bretveld R, Siesling S, et al. Inflammatory breast cancer in the Netherlands; improved survival over the last decades. Breast Cancer Res Treat, 2017, 162 (2): 365-374.

[32] Monika B, Michael DJ. Inflammatory breast cancer: no longer an absolute contraindiction for breast conservation surgery following good response to neoadjuvant therapy. Gland Surg, 2018, 7 (6): 520-524.

[33] Naoko M, Xiaoping W, Bora L, et al. Safety and Efficacy of Panitumumab Plus Neoadjuvant Chemotherapy in Patients With Primary HER2-NegativeInflammatory Breast Cancer, 2018, 4 (9): 1207-1213.

[34] Pezzi CM, Patel-Parekh L, Cole K, et al. Characteristics and treatment of metaplastic breast cancer: analysis of 892 cases from the National Cancer Data Base. Ann Surg Oncol, 2007, 14: 166-173.

[35] Weigelt B, Eberle C, Cowell CF, et al. Metaplastic breast carcinoma: more than a special type. Nat Rev Cancer, 2014, 14: 147-148.

[36] Weigelt B, Ng CK, Shen R, et al. Metaplastic breast carcinomas display genomic and transcript to micheterogeneity (corrected). Mod Pathol, 2015, 28: 340-351.

[37] Hennessy BT, Giordano S, Broglio K, et al. Biphasic metaplastic sarcomatoid carcinoma of the breast. Ann Oncol, 2006, 17: 605-613.

[38] Cimino-Mathews A, Verma S, Figueroa-Magalhaes MC, et al. A clinicopathologic analysis of 45patients with metaplastic breast carcinoma. Am J Clin Pathol, 2016, 145: 365-372.

[39] Masuda N, Lee SJ, Octane S, et al. Adjuvant capecitabine for breast cancer after preoperative chemotherapy. N Engl J Med, 2017, 376: 2147-2159.

[40] Natori A, Ethier JL, Amir E, et al. Capecitabine in early breast cancer: a meta-analysis of randomised controlled trials. Eur J Cancer, 2017, 77: 40-47.

[41] Zhang ZC, Xu QN, Lin SL, et al. Capecitabine in combination with standard (Neo) adjuvant regimens in early breast cancer: survival outcome from a meta-analysis of randomized controlled trials. PLoS One, 2016, 11: e0164663.

[42] Ruiz-Borrego M, Barrios CH, Lluch A, et al. Local versus central laboratory discrepancies in the determination of triple-negative breast cancer (TNBC) status in a large phase Ⅲ (CIBOMA/

2004-01/GEICAM/2003-11) trial assessing adjuvant capecitabine (C) maintenance therapy after standard chemotherapy (CT) in early breast cancer (EBC) patients (pts). J Clin Oncol, 2011, 29 (15 suppl): 1022.

[43] Martin M, Holmes FA, Ejlertsen B, et al. Neratinib after trastuzumab-based adjuvant therapy in HER2-positive breast cancer (ExteNET): 5-year analysis of a randomised, double-blind, placebo-controlled, phase 3 trial. Lancet Oncol, 2017, 18: 1688-1700.

[44] Altundag K. Is HER2 loss after neoadjuvant chemotherapy determinant for the choice of adjuvant treatment in HER2 positive breast cancer patients? J Surg Oncol, 2018, 117 (2): 328.

[45] Guntervon M, Michael U, Jens-Uwe B, et al. Definition and Impact of Pathologic Complete Response on Prognosis After Neoadjuvant Chemotherapy in Various Intrinsic Breast Cancer Subtypes. Journal of Clinical Oncology, 2016, 30 (15): 1796-1804.

[46] Prihantono P, Hatta M, Binekada C, et al. Ki-67 Expression by immunohistochemistry and quantitative real-time polymerase chain reaction as predictor of clinical response to neoadjuvant chemotherapy in locally advanced breast cancer. J Oncol, 2017, 62: 9849.

[47] Sinn HP, Schneeweiss A, Keller M, et al. Comparison of immunehistochemistry with PCR for assessment of ER, PR, and Ki-67 and prediction of pathological complete response in breast cancer. BMC Cancer, 2017, 17: 124.

[48] Symmans WF, Florentia P, Christos H, et al. Measurement of Residual Breast Cancer Burden to Predict Survival After Neoadjuvant Chemotherapy. Journal of Clinical Oncology, 2007, 25 (28): 4414-4422.

[49] Ellis MJ, Tao Y, Luo J, et al. Outcome prediction for estrogen receptor-positive breast cancer based on post neoadjuvant endocrine therapy tumor characteristics. J Natl Cancer Inst, 2008, 100: 1380-1388.

[50] Denkert C. Tumor-infiltrating lymphocytes and prognosis in different subtypes of breast cancer: a pooled analysis of 3771patients treated with neoadjuvant therapy. Lancet Oncol, 2018, 19: 40-50.

[51] Yueyao D, Liheng Z, Yanping L, et al. Polymorphisms in microRNA let-7 binding sites of the HIF1AN and CLDN12 genes can predict pathologic complete response to taxane-and platinum-based neoadjuvant chemotherapy in breast cancer. Ann Transl Med, 2019, 7 (7): 138.

[52] Franc ois CB, Stefan M, Sabine R, et al. Circulating Tumor Cells in Breast Cancer Patients Treated by Neoadjuvant Chemotherapy: A Meta-analysis. J Natl Cancer Inst, 2018, 110 (6): 18.

[53] Garcia-Murillas I, Schiavon G, Weigelt B, et al. Mutation tracking in circulating tumor DNA predicts relapse in early breast cancer. Sci Transl Med, 2015, 7: 302.

[54] Chen YH, Hancock BA, Solzak JP, et al. Next generation sequencing of circulating tumor DNA to predict recurrence in triple-negative breast cancer patients with residual disease after neoadjuvant chemotherapy. NPJ Breast Cancer, 2017, 3: 24.

[55] Begoña MC, Sonia P, Joan D, et al. A phase 2 trial of neoadjuvant metformin in combination with trastuzumab and chemotherapy in women with early HER2-positive breast cancer: the METTEN study. Oncotarget, 2018, 9 (86): 35687-35704.

[56] Marie V, Akiko C, Simon T, et al. Impact of vitamin D on pathological complete response and survival following neoadjuvant chemotherapy for breast cancer: a retrospective study. BMC Cancer, 2018, 18: 770.

[57] Anne-Sophie H, Sandrine T, Xiaofei W, et al. Celecoxib With Neoadjuvant Chemotherapy for Breast Cancer Might Worsen Outcomes Differentially by COX-2 Expression and ER Status: Exploratory Analysis of the REMAGUS02 Trial. J Clin Oncol, 2019, 37 (8): 624-635.

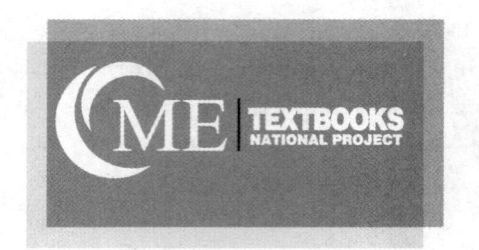

第 7 章 妊娠哺乳期乳腺癌诊治进展

妊娠哺乳期乳腺癌是指妊娠期间及分娩后1年内确诊的乳腺癌。随着晚婚、晚育女性的增多，妊娠哺乳期乳腺癌发病率也逐渐增加。近年来的研究表明，妊娠哺乳期乳腺癌不会因为终止妊娠而提高疗效。因此，越来越多的妊娠哺乳期乳腺癌患者在明确诊断后选择接受综合治疗。

一、流行病特点

乳腺癌是妊娠期常见的恶性肿瘤之一，发生率在妊娠期妇女中约为0.03%。在50岁以下的乳腺癌妇女中，妊娠哺乳期乳腺癌的发生率为0.2%~3.8%。但在30岁以下的妇女中，10%~25%的乳腺癌诊断于妊娠期。根据国外文献显示，妊娠哺乳期乳腺癌的发病年龄在32~38岁，最近国内天津市肿瘤医院对其2005—2015年诊治的142例妊娠哺乳期乳腺癌患者进行总结发现，这些患者的中位年龄只有30岁，明显小于之前国外的报道，这可能与中国乳腺癌发病年龄和生育史有关；同时天津市肿瘤医院还发现在他们的样本中14.8%的患者有乳腺癌家族史。

二、诊断与分期

（一）诊断

妊娠哺乳期乳腺癌典型的表现是患者自行触诊到无痛肿块。妊娠哺乳期乳腺的腺体增多，体积增大，乳腺组织密度增高，故患者无法早期发现乳腺癌相关的乳房肿块等临床症状，导致诊断时分期晚于普通人群。最近来自瑞典流行病的调查研究显示，妊娠哺乳期乳腺癌患者出现症状到第1次就诊的时间和普通乳腺癌患者并没有差异，没有证据支持妊娠哺乳期乳腺癌患者在第1次就诊后延误了乳腺癌的治疗。国内研究显示，延迟妊娠哺乳期乳腺癌诊断的最主要原因就是多数患者选择分娩后就诊。妊娠期诊断延误1个月可能使淋巴累及的风险增加0.9%，这样多导致妊娠哺乳期乳腺癌患者发生转移，预后较非妊娠哺乳期乳腺癌患者更差。因此，一旦孕妇乳腺腺体内发现新生的可触及肿块，且在2周内未消退，就需要进一步明确诊断。

体检发现乳腺肿块时，应首选超声对双乳及双侧腋窝进行检查。超声检查能鉴别实性及囊性结节，敏感性和特异性也较高，并且无辐射，对胎儿的生长发育无影响。在充分的腹部遮蔽的情况下，可以对妊娠期女性进行双乳X线片检查。X线片检查对胎儿的辐射约为0.004 mGy，远低于早产胎儿畸形的阈值（0.1~0.2Gy）。由于乳腺MRI检查通常需要增强显影，而增强显影所使用的钆离子可以通过胎盘屏障导致胎儿畸形。因此，在选择乳腺 MRI 检查时需特别谨慎。明确肿块性质需依赖组织病理学诊断，局部麻醉下行空芯针穿刺活检技术为首选方法，活检后出现乳汁阻塞是很罕见的。雌、孕激素诱导的乳腺生理上的过度增生改变可以导致细针穿刺细胞学出现假阳性或假阴性结果。因此，妊娠期不推荐行细针穿刺活检检查。

大部分妊娠哺乳期乳腺癌的组织病理类型是浸润性导管癌（71%~100%），肿瘤大小较非妊娠期乳腺癌更大，容易出现侵袭，累及淋巴、血管的概率高，晚期肿瘤的发生率较高（40%~95%）。在 276 例<43 岁的年轻乳腺癌回顾性研究中，14.5%的患者为妊娠哺乳期乳腺癌，相对于非妊娠哺乳期乳腺癌，妊娠哺乳期乳腺癌患者更年轻，原发肿瘤 $T_{3~4}$、*HER*-2 基因扩增和 HR 阴性的患者比例是非妊娠相关乳腺癌的 2 倍。另外，妊娠哺乳期乳腺癌较非妊娠期乳腺癌表现出更强的侵袭性，包括肿瘤分级高、淋巴结转移率高、TNBC 比例高。

（二）分期

在确诊妊娠哺乳期乳腺癌后，需要评估肿瘤分期。分期检查方法包括放射学检查，但是放射学检查应在可能改变治疗决策的时候再进行，并且需要注意尽量减少胎儿辐射。因为胎儿辐射一旦超过阈值（0.1~0.2Gy），就有可能导致死胎、畸形或发育不全等严重不良后果。如果妊娠期乳腺癌患者发生远处转移的风险较低，可以分娩后再行远处转移分期检查。对临床分期Ⅱ期及更晚的患者，需要行肝超声、肺部 X 线片检查（胎儿屏蔽条件下）等，以排除肝、肺等主要脏器的转移。通常不推荐常规行计算机断层成像（computerized tomography，CT）及全身骨扫描等检查。

三、治 疗

（一）手术

手术应作为妊娠哺乳期乳腺癌治疗的重要手段，术前需要乳腺外科医师、麻醉医师及产科医师共同参与讨论，尽量避免低氧、低血压、低血糖、发热、疼痛、感染或血栓等的发生，因为这些都可能对胎儿造成严重影响。围术期对母亲的良好护理是确保胎儿健康的重要因素，所有病例均实现护理个案管理。术中及术后采用胎心监护对胎儿进行监测，疼痛、紧张等心理因素可能诱发频繁宫缩导致早产。在复旦大学附属妇产科医院吴克瑾团队近期报道的 19 例妊娠期乳腺癌手术的患者中，12 例给予硝苯地平预防宫缩，术后均未出现明显宫缩。在未使用预防措施的 7 例中，有 4 例出现频繁宫缩，之后给予安保保胎对症支持数天，宫缩症状才逐步缓解至正常，未使用预防措施的患者住院天数延长 3~4 天。

妊娠哺乳期乳腺癌的手术治疗原则与非妊娠期乳腺癌相同。不能由于保乳手术后需要放疗而放弃保乳，因为通常手术、化疗接受后行放疗时，患者已终止妊娠。如果患者有重建乳房要求，考虑到妊娠哺乳期乳腺生理改变，建议患者在妊娠及哺乳期暂不进行。

（二）化疗

对妊娠期乳腺癌患者进行化疗时，主要考虑化疗药物对胎儿的发育影响。妊娠 2 周内，受精卵完成着床；妊娠 2~8 周是胎儿器官的发育时期，此时期也最易受药物影响发生流产或胎儿畸形；典型的致畸期是在妊娠的 31~71 天。因此，在妊娠早期通常禁忌化疗。另外，各种化疗药物通过胎盘屏障进入胎儿的通过率是不一样的。在临床前研究中，妊娠狒狒的化疗药物经胎盘转运通过率是不同的；其中紫杉醇和多西他赛的通过率最低（0~1.4%），蒽环类药物其次（4.0%~

7.5%)，环磷酰胺（25.1%）和卡铂（57.5%）较高。

妊娠哺乳期乳腺癌患者的化疗方案选择应参照普通乳腺癌治疗指南，同时需考虑妊娠周数及综合治疗方案（如手术时机、是否需要放疗等），可以选择辅助化疗或新辅助化疗，但必须在妊娠第1阶段（即妊娠满3个月）后实行。目前，国内在妊娠期间进行化疗的报道较少，多数文献报道都是在分娩以后进行全身综合治疗。吴克瑾团队近期报道的妊娠期乳腺癌患者中有7例在妊娠期进行了化疗，方案多选择为紫杉醇周疗序贯表柔比星+环磷酰胺或多西他赛序贯多柔比星+环磷酰胺。结果显示，化疗患者妊娠期均只使用紫杉醇或多西他赛，并且在妊娠期进行化疗患者的新生儿预后均良好。另外，Bae等根据韩国乳腺癌登记数据库总结1996—2015年妊娠哺乳期乳腺癌患者的资料，发现随着治疗指南的更新，妊娠哺乳期乳腺癌患者越来越多地采用新辅助化疗；该研究还发现年代更早的妊娠哺乳期乳腺癌预后较非妊娠哺乳期乳腺癌差，而近几年妊娠哺乳期乳腺癌的OS与非妊娠哺乳期乳腺癌无明显差异。

（三）内分泌治疗、靶向治疗、放疗

内分泌治疗药物可能干扰孕妇体内的雌激素环境，因此妊娠期乳腺癌患者在分娩前不建议接受内分泌治疗。他莫昔芬不推荐用于妊娠期患者，如果有应用指征，应推迟到产后应用。他莫昔芬有增加妊娠期间胎儿损害的潜力并且与胎儿缺陷（包括颅面畸形、生殖器模糊及胎儿死亡）有关。

由于HER-2在胎儿上皮细胞中高表达，妊娠期接受曲妥珠单抗治疗可能对胎儿造成严重的不良影响。15例暴露于曲妥珠单抗的胎儿中，3例患有肾衰竭，4例出现死亡。其中8例出现羊水体积减小。羊水过少或无羊水的严重程度跟暴露时间有关。因此，曲妥珠单抗不推荐用于治疗HER-2阳性妊娠期乳腺癌患者。

妊娠期乳腺癌患者接受放疗，胎儿暴露于放射野的风险很高，对胎儿可能造成严重的不良影响。妊娠期乳腺癌患者可以等终止妊娠后再在接受放疗。

（四）终止妊娠

在妊娠期乳腺癌的治疗过程中，终止妊娠的时间尤为重要。2012年，*Lancet*发表的1项关于妊娠期乳腺癌的文献综述指出，对于妊娠早期（<12周）的患者，可以考虑先终止妊娠，然后完成后续治疗；对于妊娠中、晚期（>12周）的患者，可以在妊娠期进行安全的乳腺癌综合治疗（包括手术及化疗），在治疗期间尽可能地避免早产，最好在妊娠35～37周以后终止妊娠，因为早产是导致胎儿预后不良的最重要原因。同时该综述还强调，在妊娠34周后需暂停化疗，为生产准备，化疗的骨髓抑制会增加产后母亲和胎儿的感染风险。

四、预　　后

由于妊娠哺乳期乳腺癌诊断延误比较普遍，其乳腺癌较少为Ⅰ期，晚期肿瘤的概率为非妊娠期乳腺癌的2.5倍。天津市肿瘤医院近期总结其2005—2015年诊治的142例妊娠哺乳期乳腺癌的随访数据，发现妊娠哺乳期乳腺癌患者分期更晚，5年的OS率和DFS率分别为72.3%、56.1%。因此，妊娠哺乳期乳腺癌可能因为发现较晚、延迟治疗等原因而预后欠佳。在2010年美国癌症年会上Murphy等报道了包括99例妊娠哺乳期乳腺癌及近200例确诊年龄相配对的非妊娠期乳腺癌患者的临床研究。结果显示，虽然妊娠哺乳期乳腺癌生物学特性（如年龄、组织学分级、性激素受体阴性率等）显示预后不良，但多因素分析发现，妊娠哺乳期乳腺癌不是生存率欠佳的独立预

测因素。2012年，1项关于妊娠期乳腺癌预后的Meta分析对30篇文献进行了总结。结果提示，妊娠期相关乳腺癌（妊娠期乳腺癌和产后2年的乳腺癌）的死亡风险高于非妊娠期相关乳腺癌，该文章还提示另一种趋势，即产后发现乳腺癌的预后差于妊娠期诊断的乳腺癌。2018年，法国Boudy等通过倾向评分匹配（propensity score matching，PSM）回顾性分析44例妊娠哺乳期乳腺癌和104例非妊娠哺乳期乳腺癌，发现两者间的预后无显著差异。因此，只要妊娠哺乳期乳腺癌患者按期接受标准治疗，预后与一般乳腺癌无显著差异。

（复旦大学附属妇产科医院　王富文　吴克瑾）

参考文献

[1] Antonelli NM, Dotters DJ, Katz VL, et al. Cancer in pregnancy：a review of the literature. Part I. Obstet Gynecol Surv, 1996, 51（2）：125-134.

[2] Anderson BO, Peterk JA, Byrd DR, et al. Pregnancy influences breast cancer stage at diagnosis in women 30 years of age and younger. Ann Surg Oncol, 1996, 3（2）：204-211.

[3] Garcia-Maner OM, Royo MP, Espinos J, et al. Pregnancy associated breast cancer. Eur J Surg Oncol, 2009, 35（2）：215-218.

[4] Woo JC, Yu T, Hurd TC. Breast cancer in pregnancy：a literature review. Arch Surg, 2003, 138（1）：91-99.

[5] Nettleton J, Long J, Kuban D, et al. Breast cancer during pregnancy：quantifying the risk of treatment delay. Obstet Gynecol, 1996, 87（3）：414-418.

[6] Amant F, Deckers S, Van Calsteren K, et al. Breast cancer in pregnancy：recommendations of an international consensus meeting. Eur J Cancer, 2010, 46（18）：3158-3168.

[7] Loibl S, Von Minckwitz G, Gwyn K, et al. Breast carcinoma during pregnancy. International recommendations from an expert meeting. Cancer, 2006, 106（2）：237-246.

[8] Genin AS, Lesieur B, Gligorov J, et al. Pregnancyassociated breast cancers：Do they differ from other breast cancers in young women? Breast, 2012, 21：550-555.

[9] Pilewskie M, Gorodinsky P, Fought A et al. Association between recency of last pregnancy and biologic subtype of breast cancer. Ann Surg Oncol, 2012, 19：1167-1173.

[10] Khera SY, Kiluk JV, Hasson DM, et al. Pregnancy-associated breast cancer patients can safely undergo lymphatic mapping. Breast J, 2008, 14（3）：250-254.

[11] Luis SA, Christie DR, Kaminski A, et al. Pregnancy and radiotherapy：management options for minimising risk, case series and comprehensive literature review. J Med Imaging Radiat Oncol, 2009, 53（6）：559-568.

[12] Van Calsteren K, Verbesselt R, Beijnen J, et al. Transplacental transfer of anthracyclines, vinblastine, and 4-hydroxy-cyclophosphamide in a baboon model. Gynecol Oncol, 2010, 119：594-600.

[13] Van Calsteren K, Verbesselt R, Devlieger R, et al. Transplacental transfer of paclitaxel, docetaxel, carboplatin, and trastuzumab in a baboon model. Int J Gynecol Cancer, 2010, 20：1456-1464.

[14] 王富文，吴克瑾，傅少梅. 妊娠期乳腺癌临床诊治回顾性分析. 中华外科杂志, 2018, 56（2）：114-118.

[15] Oksuzoglu B, Guler N. An infertile patient with breast cancer who delivered a healthy child under adjuvant tamoxifen therapy. Eur J Obstet Gynecol Reprod Biol, 2002, 104（1）：79.

[16] Isaacs RJ, Hunter W, Clark K. Tamoxifen as systemic treatment of advanced breast cancer during pregnancy-case report and literature review. Gynecol Oncol, 2001, 80（3）：405-408.

[17] Press MF, Cordon-Cardo C, Slamon DJ. Expression of the HER-2/neu proto-oncogene in normal human adult and fetal tissues. Oncogene, 1990, 5（7）：953-962.

[18] Azim HA, Azim H, Peccatori FA. Treatment of cancer during pregnancy with monoclonal antibodies：a real challenge. Expert Rev Clin Immunol, 2010, 6（6）：821-826.

[19] Azim HA, Santoro L, Russell-Edu W, et al. Prognosis of pregnancy-associated breast cancer: A meta-analysis of 30 studies. Cancer Treat Rev, 2012, 38: 834-842.

[20] Murphy C, Mallam D, Stein S, et al. Pathologic features and outcomes of pregnancy-associated breast cancer (PABC): a case control study. J Clin Oncol, 2010, 28 (15 Suppl): 1589.

[21] Amant F, Loibl S, Neven P, et al. Breast cancer in pregnancy. Lancet, 2012, 379 (9815): 570-579.

[22] Shachar SS, Gallagher K, McGuire K, et al. Multidisciplinary Management of Breast Cancer During Pregnancy. Oncologist, 2017, 22 (3): 324-334.

[23] Wang B, Yang Y, Jiang Z, et al. Clinicopathological characteristics, diagnosis, and prognosis of pregnancy-associated breast cancer. Thorac Cancer, 2019, 10 (5): 1060-1068.

[24] Bae SY, Kim KS, Kim JS. et al. Neoadjuvant Chemotherapy and Prognosis of Pregnancy-Associated Breast Cancer: A Time-Trends Study of the Korean Breast Cancer Registry Database. J Breast Cancer, 2018, 21 (4): 425-432.

[25] Johansson ALV, Weibull CE, Fredriksson I, et al. Diagnostic pathways and management in women with pregnancy-associated breast cancer (PABC): no evidence of treatment delays following a first healthcare contact. Breast Cancer Res Treat, 2019, 174 (2): 489-503.

[26] Boudy AS, Naoura I, Selleret L, et al. Propensity score to evaluate prognosis in pregnancy-associated breast cancer: Analysis from a French cancer network. Breast, 2018, 40: 10-15.

第8章 乳腺癌辅助靶向治疗进展

靶向治疗是乳腺癌治疗的重要手段之一，特异性强，不良事件少。近年来，随着诊断及治疗技术的进步，针对不同分子亚型乳腺癌的靶向药物的研究和应用取得了突破性进展。这些药物的临床应用提高了对乳腺癌的治疗效果，且不断更新着乳腺癌的治疗理念。鉴于mTOR通路抑制药、CDK抑制药及PARP抑制药的代表药物应用范围以晚期解救治疗为主。因此，本章主要对近2年来针对HER-2为靶点的乳腺癌辅助靶向研究进展进行综述。

HER-2阳性乳腺癌是一种恶性程度较高的类型，靶向HER-2的人源化单克隆抗体"曲妥珠单抗"的应用极大地改善了HER-2阳性乳腺癌患者的诊疗模式及预后。加之帕妥珠单抗、T-DM1、拉帕替尼等新靶向治疗药物的先后上市，HER-2阳性乳腺癌的治疗方案有了单靶向、双靶向、联合或序贯等更多元的选择。

一、曲妥珠单抗

基于NSABP B31、NCCTG N9831、BCIRG006、HERA等大规模Ⅲ期随机对照临床研究及相关荟萃分析结果，1年曲妥珠单抗已成为HER-2阳性早期乳腺癌辅助治疗的标准方案。目前，抗HER-2靶向治疗的争议主要围绕在HER-2阳性小肿瘤患者的"降阶梯"治疗上。2017年《St. Gallen早期乳腺癌初始治疗专家共识》推荐$pT_{1a}pN_0$的HER-2阳性乳腺癌患者可以采用"降阶梯"治疗，避免全身系统治疗，但在2017年欧洲肿瘤内科学会（European Society of Medical Oncology，ESMO）大会上公布的MINDACT研究结果对此提出了挑战，该研究对826例$pT_{1a/b}pN_0$患者进行了临床和基因组（70基因）风险评估，24%（196/826）的临床低风险患者仍属于基因组高复发风险患者。因此，将T_{1a}患者笼统归于低风险人群是不合理的。目前，美国国立癌症综合网络（National Comprehensive Cancer Network，NCCN）指南中仍推荐T_{1mic}、T_{1a}、T_{1b}且N_0M_0的HER-2阳性乳腺癌患者可考虑化疗联合靶向治疗。2019年，中国临床肿瘤学会（Chinese Society of Clinical Oncology，CSCO）乳腺癌指南里面也指出T_{1a}患者可考虑曲妥珠单抗辅助治疗，尤其对于伴高风险因素的患者，如HR阴性、分级差、Ki-67高等。有关pT_{1a}的HER-2阳性乳腺癌患者是否需要靶向治疗，2019年St. Gallen专家投票结果仍相近（Yes *vs.* No：42.6% *vs.* 55.3%），期待更多的循证医学证据回答此问题。

尽管在一些小肿瘤及老年患者中，抗HER-2治疗可以适当做"减法"，但是对于大多数HER-2阳性患者而言，靶向治疗的"加法"越来越受到关注。曲妥珠单抗的原发性或继发性耐药情况也不容忽视，特别是对于HR阳性及HER-2阳性的"三阳性"患者，由于存在ER和HER-2信号通路的交叉，往往会导致单靶向点的抗HER-2治疗反应不佳。

二、帕妥珠单抗

帕妥珠单抗是第 2 个针对 HER-2 靶点的重组人源化单克隆抗体。帕妥珠单抗和曲妥珠单抗调节抗体依赖细胞介导的细胞毒性作用（antibody-dependent cellular cytotoxicity，ADCC）的机制相似，两者联合用药可发挥协同作用，临床疗效显著提高，预后也得到明显改善。APHINITY 研究证实，在化疗和曲妥珠单抗标准治疗的基础上联合帕妥珠单抗，可以进一步降低浸润性复发风险达 19%。美国 NCCN 指南也将"曲妥珠单抗+帕妥珠单抗"双靶向阻抗的"升阶梯"治疗纳入了 HER-2 阳性乳腺癌的辅助治疗的推荐方案中。

2019 年，St. Gallen 专家投票结果与 APHINITY 研究结果基本一致，在选择"曲妥珠单抗+帕妥珠单抗"双靶向方案时，淋巴结阳性、HR 阴性等高风险因素是专家组主要考量的因素；对于淋巴结阳性患者（Ⅱ期或Ⅲ期），76.6% 的专家支持"曲妥珠单抗+帕妥珠单抗"双靶向方案；对于淋巴结阴性、HR 阴性患者，有超过 25% 的专家选择"曲妥珠单抗+帕妥珠单抗"双靶向方案。

三、拉帕替尼

拉帕替尼是一种口服新型小分子酪氨酸激酶抑制药，可同时作用于表皮生长因子受体（epidermal growth factor receptor，EGFR）和 HER-2 2 个靶点。拉帕替尼对早期乳腺癌辅助治疗的临床研究正在进行中，早期的 TEACH 研究是 1 项随机、双盲、安慰剂对照研究，入组 3161 例完成新辅助或辅助化疗但未接受过曲妥珠单抗治疗的 HER-2 过表达的早期乳腺癌患者。随访 4 年的结果显示，拉帕替尼仅有改善 DFS（$HR=0.83$）的趋势，但无统计学意义。后续研究分析，在经荧光原位杂交（fluorescence in suit hybridization，FISH）检测剔除了 390 例 HER-2 阴性患者，拉帕替尼治疗能够改善患者的生存（$HR=0.82$，$P=0.04$）。亚组分析显示，对于 HR 阴性患者，拉帕替尼疗效更好。相对于对照组，拉帕替尼组患者的不良事件发生率更高（3~4 级不良事件发生率分别为 23%、8%），但无治疗相关死亡发生。拉帕替尼用于早期 HER-2 阳性乳腺癌的辅助治疗的另外 1 项代表性研究是 ALTTO 试验，该研究入组 8381 例 Ⅱ~ⅢA 期可手术的 HER-2 阳性乳腺癌患者，中位随访 4.5 年。结果发现，与曲妥珠单抗单药治疗相比，拉帕替尼和曲妥珠单抗序贯治疗或同时治疗 HER-2 阳性早期乳腺癌没有明显的优势，治疗组患者的 4 年 DFS 相似，而拉帕替尼与曲妥珠单抗联合治疗相比于曲妥珠单抗单药治疗增加了毒性，1 年曲妥珠单抗辅助治疗仍为临床标准治疗方法。至今，拉帕替尼辅助治疗的临床研究均未取得阳性结果，故临床不推荐拉帕替尼用于术后辅助治疗。目前，拉帕替尼主要应用于曾接受过化学药物和曲妥珠单抗治疗后进展的 HER-2 过表达乳腺癌患者。

四、T-DM1

T-DM1 是曲妥珠单抗与微管抑制药（DM1）缀合在一起的一种新型 HER-2 靶向治疗药物。它不仅具有曲妥珠单抗的靶向治疗作用及细胞毒物的抗肿瘤作用，还能促进细胞毒药物与 HER-2 表面受体结合，增强对肿瘤细胞的杀伤作用，减少不良事件。T-DM1 单药疗效优于拉帕替尼联合卡培他滨，主要表现为可显著延长中位无进展生存（progression free survival，PFS）和 OS。2018 年，SABCS 公布的 KATHERINE 研究是 T-DM1 对新辅助治疗后仍有残存病灶的 HER-2 阳性乳腺癌优化治疗的最大亮点。基于 KATHERINE 研究的结果，在 2019 年 St. Gallen 大会上，对于 TH（多西他赛+曲妥珠单抗）或 THP（多西他赛+曲妥珠单抗+帕妥珠单抗）新辅助治疗后仍有残存病灶的患者，91.7%和93.9%的专家选择T-DM1辅助治疗，对于TH或THP新辅助治疗后达到或接近pCR的患者，可继续给予TH或THP辅助治疗，但对于淋巴结阳性患者（Ⅱ期或Ⅲ期），多数专家仍选择"曲妥珠单抗+帕妥珠单抗"双靶向辅助治疗方案（TH vs. THP：38.6% vs. 47.7%）。目前，T-DM1是HER-2阳性转移性乳腺癌在曲妥珠单抗治疗失败后的最佳选择。

五、来那替尼

来那替尼是针对HER-2、HER-1、HER-4多靶点的不可逆性的泛ErbB受体酪氨酸激酶抑制药。在曲妥珠单抗、帕妥珠单抗、T-DM1、拉帕替尼耐药后仍可考虑以来那替尼为主的治疗。来那替尼用于HER-2阳性乳腺癌辅助治疗的代表性研究——ExteNET研究，评估经过曲妥珠单抗辅助治疗后的HER-2阳性早期乳腺癌患者序贯来那替尼治疗12个月的有效性与安全性。随访5年时，化疗联合曲妥珠单抗治疗后给予来那替尼治疗1年可显著降低临床相关的乳腺癌复发事件（如远处转移或局部复发），不增加长期毒性的风险。对于HR阳性患者，ExteNet研究进一步支持了在曲妥珠单抗基础上使用来那替尼延长辅助治疗可增加获益，但因观察时间较短需要进一步证实。在2019年的St. Gallen专家投票中，有27.1%的专家支持HR阳性、淋巴结阳性（4枚以上）的HER-2阳性乳腺癌患者在曲妥珠单抗新/辅助治疗后，继续使用来那替尼；有20.8%的专家支持此推荐适用于HR阳性、淋巴结阳性的所有HER-2阳性患者。

分子靶向治疗是当今肿瘤治疗领域的热点，代表了肿瘤药物治疗的发展方向。尽管有不少临床研究着手于抗HER-2治疗药物的研发，但新药研发总是从多线解救治疗逐步走向一线解救治疗，从晚期到早期。新药惠及到早期患者尚需时日，化疗药物与靶向药物联合及靶向药物间联合应用的机制、安全性、有效性仍需更多的临床研究去证实。相信随着大规模临床研究的开展，新的靶向辅助药物会给更多的HER-2阳性乳腺癌患者带来福音。

（华中科技大学同济医学院附属同济医院　赵　璐　李兴睿）

参考文献

[1] Chen L, Zhou W, Hu X, et al. Short-duration versus 1-year adjuvant trastuzumab in early HER2 positive breast cancer：A meta-analysis of randomized controlled trials. Cancer Treat Rev, 2019, 75：12-19.

[2] Von Minckwitz G, Procter M, De Azambuja E, et al. Adjuvant Pertuzumab and Trastuzumab in Early Her2-positive Breast Cancer. N Engl J Med, 2017, 377：122-131.

[3] Goss PE, Smith IE, O'Shaughnessy J, et al. Adjuvant lapatinib for women with early-stage HER2-positive breast cancer：a randomized controlled phase 3 trial. Lancet Oncol, 2013, 14（1）：88-96.

[4] Piccart-Gebhart M, Holmes E, Baselga J, et al. Adjuvant Lapatinib and Trastuzumab for Early Human Epidermal Growth Factor Receptor 2-Positive Breast Cancer：Results from the Randomized Phase Ⅲ Adjuvant Lapatinib and/or Trastuzumab Treatment Optimization Trial. J Clin Oncol, 2016, 34（10）：1034-1042.

[5] Verma S, Miles D, Gianni L, et al. Trastuzumab emtansine for HER2 – positive advanced breast cancer. N Engl J Med, 2012, 367：1783-1791.

[6] Martin M, Holmes FA, Ejlertsen B, et al. Neratinib after trastuzumab-based adjuvant therapy in HER2-positive breast cancer（ExteNET）：5-year analysis of a randomized, double-blind, placebo-controlled, phase 3 trial. Lancet Oncol, 2017, 18：1688-1700.

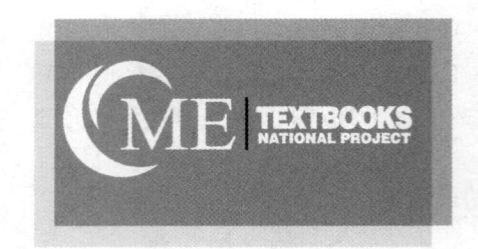

早期乳腺癌非常规分割放疗进展

第 9 章

近年来,早期乳腺癌术后辅助放疗的最大进展之一是非常规分割放疗,在介绍相关研究之前可以先复习一下乳腺癌术后辅助大分割放疗的历史。

乳腺癌术后辅助大分割放疗起源于 20 世纪 90 年代的英国和北美各国,初衷是为了缩短患者治疗疗程并降低治疗费用。21 世纪初相继发表的 4 项大型随机临床研究比较了早期乳腺癌术后辅助大分割放疗 39~43Gy/13~16 次与常规 50Gy/25 次标准放疗的疗效及安全性;其中有 3 项来自英国,1 项来自加拿大。10 年的随访结果显示,大分割放疗与常规分割相比在未增加其不良事件的前提下疗效相当,故早期乳腺癌术后辅助大分割放疗被全球各大肿瘤治疗指南纳入。在这 4 项研究中,来自英国皇家马斯登癌症中心的研究将 1410 例早期乳癌患者随机分为 3 组,分别为 50Gy/25 次组、42.9Gy/13 次组和 39Gy/13 次组,所有治疗均在 5 周内完成,中位随访 8.1 年,之后根据肿瘤组织的复发率和乳腺组织的外形及硬度变化计算出乳腺肿瘤组织和正常组织的 α/β 值均为 3~4,提示从放射生物学角度上看,乳腺癌与正常乳腺均属于低增生速率的组织,即乳腺肿瘤组织可能从大分割放疗中获益更多,这一发现为乳腺癌大分割放疗提供了坚实的理论基础。

接下来的问题是究竟多大的分割剂量是乳腺正常组织可以达到的最大耐受剂量?由英国 FAST 研究组发起的研究企图回答这一问题。该研究也是 2018 年乳腺癌术后辅助非常规分割放疗的 1 个亮点,共入组 915 例患者,入组标准为浸润性导管癌(invasive ductal carcinoma,IDC)、pT_{1-2}、保乳术后、年龄≥50 岁,随机分为 3 组,3 组的总剂量和分割剂量分别是 50Gy/25 次、30Gy/5 次和 28.5Gy/5 次,第 1 组作为标准治疗组每周照 5 次,第 2 组和第 3 组每周照射 1 次,所有治疗均在 5 周内完成。主要研究终点是 2 年乳房外形拍片的改变,次要研究终点是 5 年乳房外形拍片的改变、临床评估乳腺及同侧乳腺局部控制率。2011 年发表的 3 年安全性随访结果显示,30Gy/5 次治疗的不良事件发生率较高,28.5Gy/5 次与标准组 50Gy/25 次治疗的不良事件相当。2018 年该研究随访 10 年的结果显示,对于 5 年乳房外形轻度至明显的改变比例,50Gy/25 次治疗的为 18%,30Gy/5 次治疗的为 26%,28.5Gy/5 次治疗的为 20%,其中 3 组乳房外形明显改变的比例分别为 2%、4% 和 2%;3 组 5 年和 10 年临床评估乳房不良事件的比例分别为 7%、18%、10% 及 9%、18%、15%;在同侧乳腺局部控制率方面,3 组的 10 年局部+区域复发数分别为 5 例、4 例及 7 例,3 组总的局部复发率为 1.3%。该研究认为,28.5Gy/5 次与 50Gy/25 次治疗的不良事件相当;3 组 5~10 年的不良事件变化不明显;同时 3 组的局部复发率极低。

在此基础上,研究者进一步开展了 FAST-Forward 研究,主要变化是将在 FAST 研究中每周 1 次的放疗计划改为在 1 周内完成,共设 3 组,第 1 组为标准大分割治疗组 40Gy/15 次,第 2 组为 27Gy/5 次,第 3 组为 26Gy/5 次,放疗允许瘤床区加量 16Gy/8 次或 10Gy/5 次,入组标准为 IDC、

$pT_{1\sim3}pN_{0\sim1}M_0$，主要研究终点为同侧乳腺局部控制率，次要研究终点为早期及晚期正常组织的不良事件、生存质量（quality of life，QoL）、对侧原发肿瘤发生率、区域及远处转移率，以及生存率。中位随访4年，3组Ⅲ度及以上的不良事件发生率分别为13.6%、9.8%、5.8%（RTOG标准）及0、2.4%、0（CTCAE标准）。临床评估后期出现中度至明显反应的比例，3组分别为20.2%、28.1%和21.2%。结果表明，3组后期明显不良事件的比例都很低，27Gy/5次组与40Gy/15次组不良事件相当，26Gy/5次组与40Gy/15次组不良事件相当。提示1周内完成5次大分割放疗的安全性可控。

对于全乳大分割放疗如何进一步提高瘤床区的照射剂量也是值得关注的问题。来自RUTGERS癌症中心的1项Ⅱ期研究采用的照射方法是全乳照射36.63Gy/11次+瘤床区照射13.32Gy/4次，该方案在保证全乳45Gy（相当于每次2Gy照射时的总剂量，即EQD2）的基础上将瘤床区的总剂量提高到61Gy（EQD2）。结果显示，5年的局部复发率和OS分别为97.1%和97.8%，早期Ⅱ度和Ⅲ度的不良事件发生率分别为30%和1%，晚期Ⅱ度和Ⅲ度不良事件发生率分别为9%和3%，说明该方案具有良好的疗效和安全性，且可操作性强，需要注意的是该研究入组患者包括导管原位癌（ductal carcinoma in suit，DCIS）和IDC $T_{1-2}N_{0-2}$［美国癌症联合会（American Joint Committee on Cancer，AJCC）分期0~ⅢA］，对需要进行淋巴引流区放疗的患者也采用了同样的照射剂量，由此扩大了大分割放疗的适应证，值得进一步为此开展临床Ⅲ期研究。

在快速部分乳腺照射方面，目前主要采用是每次3.85Gy，每天2次，总剂量38.5Gy，5天内完成的照射方法。由MSKCC开展的TRIUMPH-T研究旨在评估部分乳腺2~3天内完成照射3次的安全性，这是1项Ⅱ期临床研究，入组患者为T_{is-2}、<3 cm、淋巴结阴性、ER或PR阳性、年龄≥45岁，给予的局部照射剂量为每次7.5Gy，每天2次或每天1次，共3次。该研究入组了200例患者，Ⅰ度、Ⅱ度及Ⅲ度不良事件发生率分别为45.0%、11.5%和1.5%，其中Ⅲ度不良事件包括1例放射性皮炎，2例伤口不愈。结果显示，快速部分乳腺照射方法的安全性是可控的。

大分割放疗不仅可用于早期乳腺癌的术后辅助放疗，也可以用于淋巴结阳性局部晚期乳腺癌的辅助放疗。由加拿大不列颠哥伦比亚大学BC癌症中心完成的1项研究回顾性分析了1998—2010年在该中心就诊的$pT_{1\sim4}pN_{1\sim3}M_0$乳腺癌患者分别接受乳腺/胸壁+淋巴引流区大分割（16次）或常规分割（24次）放疗的结果，根据患者的病程、年龄、T分期、淋巴结阳性数目、脉管受累情况、肿瘤分级、ER状态、HER-2状态、切缘情况、是否接受化疗、是否接受靶向治疗、是否接受内分泌治疗及术式等因素进行配对比较分析，采用了多因素回归分析模式比较2组10年的局部区域无复发生存（LRRFS）、无远处复发生存（DRFS）及乳腺癌特异性生存（BCSS）的差别，共纳入5487例患者，其中大分割组4006例，常规分割组1481例，2组的中位随访时间分别为12.7年和11.0年。结果显示，2组的LRRFS率分别为95.4%、95.6%（$P=0.55$），DRFS率为75.3%、77.7%（$P=0.04$），BCSS率分别为78.2%、82.5%（$P=0.005$），提示大分割组疗效相似或优于常规分割组。

从上述研究中不难发现，在乳腺癌大分割放疗领域有2个趋势值得关注。第一，分割剂量更大，分割次数更少，即便如FAST-Forward研究和TRIUMPH-T研究，在与常规分割放疗疗效相当的情况下仍然没有找到乳腺正常组织的最大耐受剂量，需要未来的研究进一步确定；第二，大分割放疗不仅适用于淋巴结阴性的早期乳腺癌，同样也适用于淋巴结阳性的局部晚期乳腺癌，但在这方面由于尚缺乏大样本的Ⅲ期临床研究的长期随访结果，目前还不能作为常规的治疗手段，建议开展相关的临床研究。

（上海交通大学医学院附属仁济医院　叶　明　谢华英）

参考文献

[1] Yarnold J, Ashton A, Bliss J, et al. Fractionation sensitivity and dose respose of late adverse effects in the breast after radiotherapy for early breast cancer: long-term results of a randomized trail. Radiother Oncol, 2005, 75: 9-17.

[2] The START Trialists' Group. The UK Standardisation of Breast Radiotherapy (START) Trial A of radiotherapy hypofractionation for treatment of early breast cancer: a randimised trial. Lancet Oncol, 2008, 9: 331-341.

[3] The START Trialists' Group. The UK Standardisation of Breast Radiotherapy (START) Trial B of radiotherapy hypofractionation for treatment of early breast cancer: a randimised trial. Lancet Oncol, 2008, 371: 1098-1107.

[4] Whelan TJ, Pignol JP, Levine MN, et al. Long-term results of hypofractionated radiation therapy for breast cancer. N Engl J Med, 2010, 362: 513-520.

[5] FAST Trialists Group. First results of the randomised UK FAST Trial of radiotherapy hypofractionation for treatment of early breast cancer (CRUKE/04/015). Radiother Oncol, 2011, 100: 93-100.

[6] Brunt AM, Wheatley D, Yarnold J, et al. Acute skin toxicity associated with a 1-week schedule of whole breast radiotherapy compared with a standard 3-week regimen delivered in the UK FAST-Forward Trial. Radiother Oncol, 2016, 120: 114-118.

[7] Vicini F, Winter K, Straube W, et al. A Phase Ⅰ/Ⅱ trial to evaluate three-dimensional conformal radiation therapy confined to the region of the lumpectomy cavity for stage Ⅰ/Ⅱ breast carcinoma: Initial report of feasibility and reproducibility of Radiation Therapy Oncology Group (RTOG) study 0319. Int J Radiat Oncol Biol Phys, 2005, 63: 1531-1537.

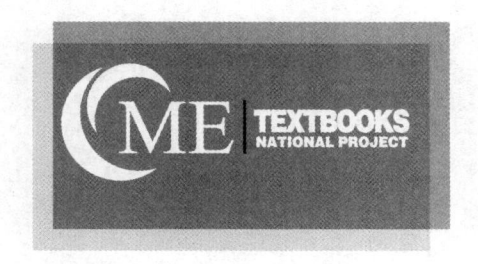

第四篇

乳腺癌内分泌治疗研究进展

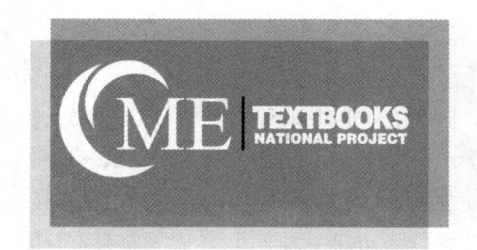

乳腺癌 CDK4/6 抑制药研究进展

第 10 章

乳腺癌的系统治疗主要通过肿瘤的生物学特征,以及 ER、PR、HER-2 的表达情况进行区分。乳腺癌中常见类型为 HR 阳性,即 Luminal 型乳腺癌。多年来,该类型乳腺癌主要采用内分泌治疗,但是因为内分泌治疗耐药的出现,疗效受到限制。临床前研究及临床研究显示,选择性 CDK4/6 抑制药通过作用于细胞周期而阻滞肿瘤细胞生长,特别是在 HR 阳性、HER-2 阴性乳腺癌中。无论在一线还是后线的 Luminal 型乳腺癌中,在内分泌治疗基础上添加 CDK4/6 抑制药都能显著延长患者的无进展生存(progression free survival,PFS)。

一、概 况

(一) 细胞周期蛋白依赖性激酶在细胞周期调节中的作用

在正常细胞中,细胞周期进程包括 G_1 期(DNA 合成前期)、S(DNA 合成期)、G_2(分裂前期)、M(有丝分裂期),整个过程通过多种蛋白进行调控。包括细胞周期蛋白依赖性激酶、细胞周期蛋白、成视网膜细胞瘤蛋白(retinoblastoma protein,Rb)等。CDK-Rb 对于启动细胞周期至关重要,CDK4/6 和 cyclin D 结合后,磷酸化 Rb 蛋白,转录因子 E2F 解离,促进细胞周期相关基因的转录和增生蛋白的释放,使细胞进入 S 期。CDK4/6 的活性在肿瘤细胞中是增加的,cyclin 和 CDK 的复合物可促进细胞周期进展,导致肿瘤细胞增生。CDK 抑制药如 INK4(inhibition of CDK4)蛋白,包括 $P16^{INK4A}$、$P15^{INK4B}$、$P18^{INK4C}$ 和 $P19^{INK4D}$,会影响以上过程的调控。CDK4/6 和 cyclin D 结合还可以磷酸化细胞增生特异性转录因子 FOXM1(forkhead box protein M1,FOXM1),可以导致细胞分裂和抑制细胞衰老。

(二) CDK4/6 抑制药的作用机制

不同的 CDK 分别与不同的 cyclin 相结合。其中,cylin D 家族(cylin D1、D2、D3)在 G_1 期开始表达,结合并活化 CDK4 和 CDK6,形成 cylin D-CDK4/6 复合物。CDK4/6 抑制药通过抑制 cylin D1-CDK4/6 复合物的形成,阻止 Rb 磷酸化,使得细胞阻滞在 G_1 期,从而抑制肿瘤细胞增生。第一代 CDK 抑制药不具有特异性,可广泛抑制各种类型的 CDK,包括 CDK 1、CDK2、CDK4、CDK6、CDK7、CDK9,导致血液学毒性或心肺毒性而无法耐受。目前,通过临床研究验证和临床实践中使用的 3 种选择性 CDK4/6 抑制药包括哌柏西利(palbociclib)、瑞博西利(ribociclib)和阿贝西利(abemaciclib)。

（三）CDK4/6抑制药的安全性

这3种选择性CDK4/6抑制药总体来说安全性可控。对于瑞博西利和哌柏西利，主要的不良事件是粒细胞减少。另外，瑞博西利有更高的肝毒性（15.0%）和QTc间期延长（3.3%），虽然罕见，但是一旦发生可能具有潜在的生命威胁。阿贝西利的使用可导致较轻的骨髓抑制，但是腹泻发生率较高。在MONARCH-3研究中，常见的不良事件就是腹泻。这些差异可能对于临床的药物使用具有一定帮助。

二、CDK4/6抑制药的研究进展

（一）临床前研究

ER阳性乳腺癌中高达50%的cyclin D1 mRNA和蛋白过表达，与内分泌治疗耐药相关。大量临床前研究证实，CDK4/6抑制药对于ER阳性乳腺癌和内分泌治疗耐药的乳腺癌有效。

哌柏西利是第1个应用于临床的口服CDK4/6抑制药，与其他CDK4/6抑制药一样，在可检测到Rb的细胞系中具有效果。临床前研究证实，其对于内分泌治疗耐药具有临床疗效。哌柏西利联合他莫昔芬在ER阳性细胞系的研究中证实具有协同作用，哌柏西利能够增加ER阳性细胞对于内分泌治疗的敏感性。哌柏西利的获得性耐药可能同PI3K依赖的cyclin D1失调有关。对于PI3K通路突变的肿瘤细胞，使用PI3K抑制药不能有效引起细胞凋亡，但是添加CDK4/6抑制药以后，可以增加耐药细胞的敏感性，增加PI3K抑制药的疗效。瑞博西利联合PI3K抑制药alpelisib在异种移植瘤小鼠模型中显示，相较于单药能够提高应答率和PFS。相关的临床前研究表明，HER-2阳性乳腺癌细胞株对于CDK4/6抑制药也具有较高的敏感性，并且哌柏西利与曲妥珠单抗或T-DM1联合使用可产生协同效应，提示CDK4/6抑制药也可能给HER-2阳性乳腺癌患者带来获益。

（二）与AI联合用于晚期乳腺癌的初始内分泌治疗

第1个证实CDK4/6抑制药同AI联用于晚期乳腺癌初始内分泌治疗的研究为PALOMA-1研究，是1项Ⅱ期、开放性临床研究。相较于来曲唑单药，哌柏西利联合来曲唑能够显著提高患者的mPFS（20.2个月 vs. 10.2个月，*HR*=0.488，*P*=0.0004）。Ⅲ期随机对照研究PALOMA-2入组的是美国东部肿瘤协作组（Eastern Cooperative Oncology Group，ECOG）评分为0~2分的患者，不同于瑞博西利和阿贝西利入组的是ECOG评分为0~1分的患者，并且排除了中枢神经系统转移的患者。患者按2∶1比例随机进入哌柏西利联合来曲唑组和安慰剂联合来曲唑组，哌柏西利采用每天125 mg，服用3周停1周的给药方案，来曲唑每天连续使用，28天为1个疗程。在中位随访23个月时，2组的mPFS分别为24.8个月、14.5个月（*HR*=0.58，*P*<0.001），具有10个月以上的延长。2组ORR分别为42.1%、34.7%（*P*=0.06），临床获益率（clinical benefit rate，CBR）分别为84.9%、70.3%（*P*<0.001）。在将近38个月的随访更新中显示，联合用药组的mPFS达27.6个月；最常见的不良事件为中性粒细胞减少、乏力、恶心、脱发，其中3~4级不良事件最多的为中性粒细胞减少，但合并感染较少，粒细胞减少性发热的比例仅为1.8%。不良事件可通过剂量降低、剂量中断及周期延迟进行控制。

MONALEESA-2研究为瑞博西利联合来曲唑对照安慰剂联合来曲唑的研究。给药方案为瑞博西利600 mg，每天1次，服用3周停1周；来曲唑连续每天口服，28天为1个疗程。之前接受过内分泌治疗的患者比例为52.4%，内脏转移患者的比例为59.0%，安慰剂联合来曲唑组的mPFS为

16个月，瑞博西利联合来曲唑组的mPFS为25.3个月。ORR在试验组和对照组分别为40.7%、27.5%（$P<0.001$），CBR分别为79.6%、72.8%（$P=0.02$）。最常见的3~4级不良事件在瑞博西利联合来曲唑组为中性粒细胞减少（59.3%）、高血压（9.9%）及谷草转氨酶（AST）升高（5.7%）。

MONALEESA-7研究入组的是绝经前/围绝经期晚期乳腺癌患者，所有患者在晚期治疗阶段接受过≤一线的化疗及未接受过内分泌治疗。所有患者被随机分配使用瑞博西利或安慰剂联合他莫昔芬或AI联合戈舍瑞林，试验组和对照组的mPFS分别为23.8个月、13个月（$HR=0.553$，$P<0.001$）。不良事件同之前发表的研究类似。

MONARCH-3研究评估的是阿贝西利联合非甾体类AI的疗效。所有患者随机进入非甾体类AI（来曲唑或阿那曲唑）联合阿贝西利组及安慰剂联合非甾体类AI组；阿贝西利的给予方法为150 mg，每天2次，连续用药，28天为1个疗程。试验组和对照组的mPFS分别为28.2个月、14.8个月（$HR=0.54$，$P<0.001$）。2组ORR分别为48.2%、34.5%（$P=0.002$），2组CBR无统计学差异（78% *vs.* 71.5%，$P=0.101$）。试验组最常见的不良事件为腹泻（81.3%）、中性粒细胞减少（41.3%）、乏力（40.1%）、感染（39.1%）等。3~4级不良事件在试验组和对照组发生率最高的为中性粒细胞减少（21.1% *vs.* 1.2%）和腹泻（9.5% *vs.* 1.2%）。

（三）与氟维司群联合用于内分泌治疗耐药的晚期乳腺癌

氟维司群联合CDK4/6抑制药治疗HR阳性、HER-2阴性晚期乳腺癌主要是PALOMA-3、MONALEESA-3、MONARCH-2这3项研究，对照组均采用安慰剂联合氟维司群（500 mg，肌内注射），但是这3项研究的入组条件略有不同，PALOMA-3研究的入组人群更广，允许晚期接受过≤一线化疗的患者且晚期接受过多线内分泌治疗的患者入组，试验组为哌柏西利（125 mg，每天口服）联合氟维司群，中位随访15个月时，mPFS在试验组和对照组分别为11.2个月、4.6个月（$HR=0.5$，$95\%CI$：0.4~0.62，$P<0.0001$），最常见的不良事件仍然是粒细胞减少，未发现与之前研究不同的新的不良事件。值得提及的是，PALOMA-3研究为截至目前唯一1项CDK4/6抑制药联合氟维司群具有OS数据的研究，在mOS方面，试验组和对照组分别为34.9个月、28.0个月（$HR=0.81$，$95\%CI$：0.64~1.03，$P=0.09$），尽管没有达到预设的统计学差异，但是在绝对值上有6.9个月的延长，代表PFS的获益能够平移到OS上，且影响OS数据的因素较多，后续治疗方法多种多样。在预设亚组内分泌治疗敏感的患者中，3组的绝对差值达到10个月（39.7个月 *vs.* 29.7个月，$HR=0.72$，$95\%CI$：0.55~0.94），通过对后续治疗的分析，哌柏西利联合氟维司群治疗并不牺牲后续治疗的获益。

MONALEESA-3研究与PALOMA-3研究和MONARCH-2研究不同的是，该研究入组了内分泌一线治疗的患者，试验组采用瑞博西利（600 mg，每天口服）联合氟维司群进行治疗。结果显示，试验组和对照组的mPFS分别为20.5个月、12.8个月（$HR=0.59$，$P<0.001$）。该试验也是第1个将氟维司群联合CDK4/6抑制药用于晚期乳腺癌一线治疗的随机对照试验。2组各级最常见的不良事件为粒细胞减少、恶心、乏力，粒细胞减少性发热在试验组为1.0%，在对照组为0。2组各级中性粒细胞减少发生率分别为69.6%、2.1%，3~4级中性粒细胞减少发生率分别53.4%、0.8%，QTc间期>480毫秒的发生率在试验组较对照组更高（5.6% *vs.* 2.5%）。

MONARCH-2研究为阿贝西利联合氟维司群对比安慰剂联合氟维司群的研究，试验组和对照组的mPFS分别为16.4个月、9.3个月（$HR=0.553$，$P<0.001$）。大部分患者的不良事件包括腹泻、中性粒细胞减少、恶心、乏力、腹痛等。

（四）单药应用于内分泌治疗难治型晚期乳腺癌

MONARCH-1 研究是 1 项单臂、Ⅱ期临床试验，评估阿贝西利单药治疗经历多次治疗的 HR 阳性晚期乳腺癌，入组条件为至少经历过晚期一线内分泌治疗和一线化疗失败的患者。给药方案为阿贝西利 200 mg，每 12 小时 1 次，28 天为 1 个疗程。内脏转移的患者比例为 90.2%，之前接受过依维莫司治疗的患者比例为 28.0%。ORR 为 19.7%，CBR 为 42.4%，mPFS 为 6.0 个月，mOS 为 17.7 个月。由于不良事件导致的剂量降低比例为 49.2%，最常见的不良事件是腹泻和中性粒细胞减少。该研究证实，阿贝西利单药应用于历经多次治疗的晚期乳腺癌患者的有效性。

（五）在（新）辅助治疗中的相关临床研究

因为 CDK4/6 抑制药在晚期乳腺癌患者中的突出疗效，该类药物也被应用于乳腺癌（新）辅助治疗的相关临床研究。在新辅助治疗阶段，联合内分泌治疗的 ORR 为 89%，pCR 为 11%。NeoPAL 研究是哌柏西利联合内分泌治疗用于 Luminal 型早期乳腺癌的新辅助治疗研究，和第 3 代化疗方案进行对比。2 组临床反应率（74.5% vs. 76%）和保乳手术率（69.2% vs. 68.6%）类似，但哌柏西利联合内分泌治疗组毒性较低。

PALLET 研究评估的是新辅助治疗中哌柏西利联合来曲唑对肿瘤细胞增生的抑制作用。结果显示，哌柏西利联合来曲唑较来曲唑单药组的 Ki-67 改变更明显（-97.4% vs. -88.5%），联合组更多患者达到了完全性细胞周期阻滞，分别为 90% 和 59%。可见哌柏西利联合来曲唑对肿瘤细胞增生存在有意义的抑制作用。

CDK4/6 抑制药哌柏西利的 2 项大型辅助治疗研究 PENELOPE-B（NCT01864746）和 PALLAS（NCT02513394）正在进行中。

neoMONARCH（NCT02441946）是 1 项多中心、随机、开放的 Ⅱ 期研究，比较阿贝西利联合阿那曲唑和阿贝西利或阿那曲唑单药治疗 HR 阳性、HER-2 阴性早期乳腺癌的疗效。该研究达到了主要研究终点，证实了对比阿那曲唑单药、阿贝西利单药，阿贝西利与阿那曲唑联合治疗 2 周后的 Ki-67 表达显著降低。

瑞博西利联合来曲唑用于 ER 阳性、HER-2 阴性乳腺癌的新辅助治疗的研究，如 FELINE 研究（NCT02712723）和 CORALLEEN 研究（NCT03248427），正在进行中。

（六）与 HER-2 阳性乳腺癌及 TNBC 相关的临床研究

在 HER-2 阳性乳腺癌的临床前研究中，CDK4/6 抑制药也有较好的应用前景。NA-PHER2 研究是 1 项 Ⅱ 期临床试验，给予 30 例未治的 ER 阳性、HER-2 阳性乳腺癌患者哌柏西利+帕妥珠单抗+曲妥珠单抗+氟维司群联合治疗。结果显示，29 例（97%）获得了临床客观缓解，其中有 8 例（27%）获得 pCR。这提示 CDK4/6 抑制药联合抗 HER-2 靶向治疗未来可以取代该类型的新辅助化疗。PATRICIA（NCT02448420）、PATINA 研究（NCT02947685）、monarcHER 研究（NCT02675231）和 1 项瑞博西利联合 T-DM1 的 Ⅱ 期研究（NCT02657343）的结果都可能在近 2 年揭晓。

TNBC 相较于其他乳腺癌亚型预后较差。大部分 TNBC 存在 Rb 缺失，导致 CDK4/6 抑制药在此种类型乳腺癌中的获益有限。但是仍有少量研究正在进行中，例如，1 项 Ⅱ 期临床研究探索阿贝西利在 Rb 阳性 TNBC 中的应用（NCT03130439）；TNBC 亚型雄激素受体（androgen receptor, AR）阳性患者，哌柏西利（NCT02605486）或瑞博西利（NCT03090165）联合抗 AR 治疗，期待这些研究最终结果的报道。

三、分子标志物

PALOMA-1研究显示，*CCND*1基因扩增和（或）P16缺失不能为哌柏西利治疗提供指导。PALOMA-2研究中关于分子标志物的分析显示除了ER阳性外，没有其他有效的分子标志物能够预测CDK4/6抑制药治疗的敏感性。PALOMA-3研究证实，无论是*PIK3CA*还是*ESR*1基因突变，均不能作为哌柏西利联合氟维司群治疗反应的标志物。

有研究对PALOMA-3研究中患者的基线肿瘤标本进行分析，采用大型基因检测panel，发现其可以作为预测哌柏西利联合氟维司群疗效的标志物，证实CCNE1高表达患者的PFS较差。根据CCNE1 mRNA表达的中位数将样本分类，结果显示，CCNE1 mRNA水平较高组接受哌柏西利联合氟维司群治疗或安慰剂联合氟维司群治疗的mPFS分别为7.6个月、4.0个月（*HR*=0.85，95%*CI*：0.58~1.26）；而CCNE1 mRNA水平较低组接受上述2种方案治疗的mPFS分别为14.1个月、4.8个月（*HR*=0.32，95%*CI*：0.20~0.50）。Li等的研究发现，*FAT*1的功能缺失突变也与耐药性有关。有研究对MONALEESA-2研究入组患者的血浆ctDNA深入分析，结果发现，与*FGFR*1野生型患者相比，携带有*FGFR*1扩增的HR阳性、HER-2阴性晚期乳腺癌患者从瑞博西利的治疗中获益较少，并展示出更短的PFS。

CDK4/6抑制药在乳腺癌治疗中的临床数据显示，同内分泌单药治疗相比，联合治疗能够显著提高晚期乳腺癌患者的PFS，并改善患者的生活质量。而其在新辅助治疗中抑制肿瘤细胞增生及乳腺癌其他亚型中，例如，同抗HER-2联合治疗都显示出其临床应用前景。哌柏西利、阿贝西利、瑞博西利3种药物之间在疗效上没有证据显示哪种药物更佳。而在CDK4/6抑制药同其他治疗联合中，同时接受CDK4/6抑制药和放疗可行，耐受性尚可，Ⅲ级以上血液毒性反应发生率高，但是大多数患者的治疗过程并未改变。CDK4/6抑制药能够增强T细胞活性，未来可以同免疫治疗进行联合，目前也已有试验正在进行中。在其他肿瘤方面，CDK4/6抑制药也做出了相应的探索。在关于CDK4/6抑制药的疗效预测标志物方面，需要更多的数据或研究来进行探索，鉴于*CCNE*1提示与哌柏西利耐药相关，关于CDK2抑制药和CDK4/6抑制药的联合应用可能也是值得探索的方向。

（福建省肿瘤医院　刘　健　吴　凡）

参考文献

[1] Freddie B, Jacques F, Isabelle S, et al. Global cancer statistics 2018：GLOBOCAN estimates of incidence and mortality worldwide for 36 cancers in 185 countries. Cancer Clin, 2018, 86（6）：394-424.

[2] 张敏璐，彭鹏，吴春晓，等. 中国女性乳腺癌发病死亡情况分析. 中华肿瘤杂志, 2019, 41（4）：315-320.

[3] Finn R, Martin M, Rugo H, et al. Palbociclib and letrozole in advanced breast cancer. N Engl J Med, 2016, 375（20）：1925.

[4] Cristofanilli M, Turner NC, Bondarenko I, et al. Fulvestrant plus palbociclib versus fulvestrant plus placebo for treatment of hormone-receptor-positive, HER-2 negative metastatic breast cancer that progressed on previous endocrine therapy（PALOMA-3）：final analysis of the multicentre, double-blind, phase 3 randomized controlled trial. Lancet Oncol, 2016, 17（4）：425.

[5] Johnson J, Thijssen B, McDermott U, et al. Targeting the Rb-E2F pathway in breast cancer. Oncogene, 2016, 35（37）：4829.

[6] Lim S, Kaldis P. Cdks, cyclins and CKIs：roles beyond cell cycle regulation. Development, 2013,

140: 3079-3093.

[7] VanArsdale T, Boshoff C, Arndt KT, et al. Molecular pathways: targeting the cyclin D-CDK 4/6 axis for cancer treatment. Clin Canc Res, 2015, 21 (13): 2905.

[8] Domen R, Simona RV, Fatima C, et al. Targeting CDK4/6 pathways and beyond in breast cancer. Breast, 2019, 43: 8-17.

[9] Hortobagyi GN, Stemmer SM, Burris HA, et al. Ribociclib as first-line therapy for HR-positive, advanced breast cancer. N Engl J Med, 2016, 375 (18): 1738-1748.

[10] Marie R, Jean-Sébastien F, Emmanuelle B et al. An Update on the Clinical Use of CDK4/6 Inhibitors in Breast Cancer. Drugs, 2018, 78: 1353-1362.

[11] Goetz MP, Toi M, Campone M, Sohn J, et al. MONARCH 3: abemaciclib as initial therapy for advanced breast cancer. J Clin Oncol, 2017, 35 (32): 3638-3646.

[12] Eeckhoute J. A cell-type-specific transcriptional network required for estrogen regulation of cyclin D1 and cell cycle progression in breast cancer. Gene Dev, 2006, 20: 2513.

[13] Stendahl M, Kronblad A Ryden L, Emdin S, et al. Cyclin D1 overexpression is a negative predictive factor for tamoxifen response in postmenopausal breast cancer patients. Br J Canc, 2004, 90: 1942.

[14] Thangavel C, Dean JL, Ertel A, et al. Therapeutically activating RB: reestablishing cell cycle control in endocrine therapy-resistant breast cancer. Endocr Relat Canc, 2011, 18: 333.

[15] Finn RS, Dering J, Conklin D, et al. PD 0332991, a selective cyclin D kinase 4/6 inhibitor, preferentially inhibits proliferation of luminal estrogen receptor-positive human breast cancer cell lines in vitro. Breast Cancer Res, 2009, 11 (5): 77.

[16] Herrera-Abreu MT, Palafox M, Asghar U, et al. Early adaptation and acquired resistance to CDK4/6 inhibition in estrogen receptorepositive breast cancer. Cancer Res, 2016, 76 (8): 2301.

[17] Vora SCAR, Juric D, Kim N, et al. CDK 4/6 inhibitors sensitize PIK3CA mutant breast cancer to PI3K inhibitors. Cancer Cell, 2014, 26: 136.

[18] Gao H, Korn JM, Ferretti S, et al. High-throughput screening using patientderived tumor xenografts to predict clinical trial drug response. Nat Med, 2015, 21: 1318.

[19] Witkiewicz AK, Cox D, Knudsen ES. CDK4/6 inhibition provides a potent adjunct to Her2-targeted therapies in preclinical breast cancer models. Genes Cancer, 2014, 5: 261.

[20] Finn RS, Crown JP, Lang I, et al. The cyclin-dependent kinase 4/6 inhibitor palbociclib in combination with letrozole versus letrozole alone as first-line treatment of oestrogen receptor-positive, HER2-negative, advanced breast cancer (PALOMA-1/TRIO-18): a randomised phase 2 study. Lancet Oncol, 2015, 16: 25-35.

[21] Rugo HS, Finn RS, Diéras V, et al. Palbociclib plus letrozole as first-line therapy in estrogen receptorpositive/human epidermal growth factor receptor 2-negative advanced breast cancer with extended follow-up. Breast Cancer Res Treat, 2019, 174 (3): 719-729.

[22] Tripathy D, Sohn J, Seock-Ah Im, et al. Abstract GS2-05: first-line ribociclib vs placebo with goserelin and tamoxifen or a non-steroidal aromatase inhibitor in premenopausal women with hormone receptor-positive, HER2-negative advanced breast cancer: results from the randomized phase Ⅲ MONALEESA-7 trial. Cancer Res, 2018, 78 (S4): 2.

[23] Slamon DJ, Neven P, Chia S, et al. Phase Ⅲ Randomized Study of Ribociclib and Fulvestrant in Hormone Receptor-Positive, Human Epidermal Growth Factor Receptor 2-Negative Advanced Breast Cancer: MONALEESA-3. J Clin Oncol, 2018, 36 (24): 2465-2472.

[24] Sledge GW Jr, Toi M, Neven P, et al. MONARCH 2: abemaciclib in combination with fulvestrant in women with HR+/HER2- advanced breast cancer who had progressed while receiving endocrine therapy. J Clin Oncol, 2017, 35: 2875-2884.

[25] Turner NC, Slamon DJ, Ro J, et al. Overall Survival with Palbociclib and Fulvestrant in Advanced Breast Cancer. N Engl J Med, 2018, 379: 1926-1936.

[26] Dickler MN, Tolaney SM, Rugo HS, et al. MONARCH 1, a phase Ⅱ study of abemaciclib, a CDK4 and CDK6 inhibitor, as a single agent, patients with refractory HR+/HER2- metastatic

breast cancer. Clin Cancer Res, 2017, 23: 5218-5224.

[27] Cottu P, D'Hondt V, Dureau S, et al. LBA9 Letrozole and palbociclib versus 3rd generation chemotherapy as neoadjuvant treatment of minal breast cancer. Results of the UNICANCEReoPAL study. Ann Oncol, 2017, 28: 605.

[28] Stephen J, Shannon P, Duncan W, et al. Randomized Phase II Study Evaluating Palbociclib in Addition to Letrozole as Neoadjuvant Therapy in Estrogen Receptor-Positive Early Breast Cancer: PALLET Trial. J Clin Oncol, 2019, 37 (3): 178-189.

[29] Sonia P, Sara MT, Eric PW, et al. CDK4/6 inhibition in breast cancer: current practice and future directions. Ther Adv Med Oncol, 2018, 10: 175.

[30] Gianni L, Bisagni G, Colleoni M, et al. Neoadjuvant treatment with trastuzumab and pertuzumab plus palbociclib and fulvestrant in HER2-positive, ER-positive breast cancer (NA-PHER2): An exploratory, open-label, phase2 study. Lancet Oncol, 2018, 19: 249-256.

[31] Navid S, Alberto DA, Matteo P, et al. Updates on the CDK4/6 Inhibitory Strategy and Combinations in Breast Cancer Cells, 2019, 8: 321.

[32] Formisano L, Lu Y, Servetto A, et al. Aberrant FGFR signaling mediates resistance to CDK4/6 inhibitors in ER + breast cancer. Nat Commun, 2019, 10 (1): 1373.

[33] Edy I, Carlo G, Sonia S, et al. Concurrent radiotherapy with palbociclib or ribociclib for metastatic breast cancer patients: Preliminary assessment of toxicity. Breast, 2019, 46: 70-74.

[34] Deng J, Wang ES, Jenkins RW, et al. CDK4/6 inhibition augments antitumor immunity by enhancing T cell activation. Cancer Discov, 2018, 8 (2): 216-233.

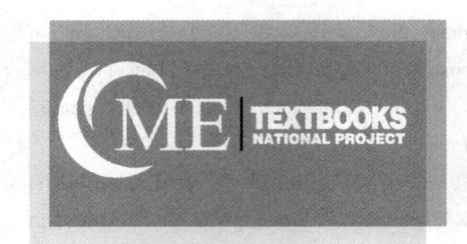

第11章 HR阳性晚期乳腺癌内分泌治疗耐药机制及策略

HR阳性占所有乳腺癌亚型的60%~75%，内分泌治疗是乳腺癌系统治疗不可或缺的一部分。阻断ER途径是第1个分子靶向的癌症治疗策略，并且是HR阳性乳腺癌所有阶段的主要治疗方法。对于绝经后HR阳性晚期乳腺癌患者，除非存在内脏危象或疾病需要快速缓解，国内外指南均将内分泌治疗作为首选的一线治疗方法，但是内分泌治疗耐药给疾病治疗带来巨大的挑战。

ER表达缺失是内分泌原发性耐药的主要机制，造成ER表达缺失的原因包括ER启动子CpG岛异常甲基化、组蛋白去乙酰化、EGFR-1或HER-2过表达、P53参与等。内分泌继发性耐药的精确生物学机制尚不明确，可能是信号通路的激活、ER的表达及功能异常、肿瘤微环境的改变等多种机制的共同作用的结果。

近年来，涉及重要生长因子、代谢、细胞分裂途径相互作用的分子生物学方面的进展使内分泌治疗的耐药机制研究越来越深入，新的内分泌治疗药物及靶向药物不断应用于临床实践。这些进展在一定程度上克服了内分泌治疗的耐药，延长了患者的PFS，推迟了化疗的使用，提高了患者的生活质量。本章将初步讨论绝经后HR阳性晚期乳腺癌内分泌治疗的耐药机制和逆转策略，遵循循证医学依据，为乳腺癌患者的精准治疗提供更多的选择。

一、ESR1基因改变

ER是乳腺癌内分泌治疗的重要靶点，存在2种亚型——ERα和ERβ，其中ERα蛋白由ESR1基因编码，与乳腺癌的发生、发展密切相关。ESR1基因的改变形式主要有扩增、重排和点突变，导致内分泌耐药的主要改变形式是点突变。在1%的原发性乳腺癌和19%的晚期乳腺癌中发现了ESR1的体细胞突变，尤其是曾接受过AI治疗的患者，并且突变的获得随着肿瘤负荷的增加而增加。

在对PALOMA-3研究样本中循环肿瘤DNA的ESR1突变分析中，25%的基线血浆样本检测到突变。ESR1突变率在接受AI治疗的患者中为29%，在接受他莫昔芬（tamoxifen，TAM）治疗的患者中为2%，在接受AI和TAM联合治疗的患者中为32%。Fei等分析194例内分泌治疗耐药的晚期乳腺癌患者的外周血游离DNA（cell-free DNA，cfDNA），ESR1突变率高达28.9%。基于这些研究的结果，ESR1突变可能是导致雌激素剥夺治疗继发性耐药的重要机制之一。

氟维司群（fulvestrant，Ful）作为一种选择性ER下调药，是目前一线治疗中的最强单药，也是二线治疗、联合治疗的基石。它可使ER上的转录活性区域-1（transactivation function 1，AF1）和转录活性区域-2（transactivation function 2，AF2）均失活，加速ER的降解，相对于TAM仅阻断

AF2，Ful 发挥了纯抗激素的作用，无 ER 激动作用，可以靶向性对抗由 *ESR*1 基因突变引起的内分泌治疗耐药的发生。Global CONFIRM 和 CHINA CONFIRM 的研究均证实，Ful 在晚期乳腺癌内分泌治疗中的重要地位，而 FALCON 研究与 FIRST 研究共同奠定了其在晚期乳腺癌一线内分泌治疗中的地位。

*ESR*1 突变的晚期乳腺癌患者 Ki-67 表达高，预后较差，但可从含 Ful 的治疗中获益。SoFFA 研究入组了 723 例非甾体 AI 治疗后进展的绝经后乳腺癌患者，依西美坦（exemestane，EXE）治疗组中 *ESR*1 突变的患者（$n=18$）与野生型患者（$n=39$）相比预后较差，中位 PFS 分别为 2.6 个月、8.0 个月，接受 Ful、EXE 治疗的 *ESR*1 突变患者，其 PFS 分别为 5.7 个月、2.9 个月（$P=0.02$），而 ESR1 野生型患者 PFS 无统计学差异。在这项研究中，*ESR*1 突变既是预测因素也是预后因素。但在 PALOMA-3 研究中，入组了 521 例既往内分泌治疗失败且 HER-2 阴性的患者，*ESR*1 突变患者接受 Ful 联合哌柏西利治疗的疗效显著优于 Ful 单药；*ESR*1 既不是预后因素，也不是预测因素，*ESR*1 基因的状态并不影响患者从联合治疗中获益。由此，也开启了"内分泌+靶向"联合治疗时代的序幕，进一步优化晚期乳腺癌一、二线内分泌治疗的策略，但 *ESR*1 突变的意义需要不断探索。

除 *ESR*1 突变外，可以运用基因组学方法分析乳腺癌的原发灶及转移灶。Hartmaier 等鉴定出 9 种 ESR1 融合蛋白，并发现 *ESR*1 重排可能与内分泌治疗继发性耐药有关。

二、细胞周期检查点改变

CDK 在细胞周期调控中发挥着重要作用。在 HR 阳性的乳腺癌细胞中，细胞周期蛋白 D1 往往表现为过表达，从而激活位于其下游的信号靶点 CDK4/6；活化的 CDK4/6 是细胞复制的驱动因子，与细胞周期蛋白 D1 形成复合体后，可使 Rb 磷酸化，阻止 Rb 对细胞增生的抑制作用，导致细胞周期调节失控，肿瘤细胞异常增生。而 CDK4/6 通路的抑制药，通过阻止细胞周期从 G_1 期至 S 期的发展，达到抑制细胞增生和 DNA 合成的目的。

2018 年、2019 年美国 NCCN 及 CSCO 乳腺癌指南均有关于 CDK4/6 抑制药的更新，而且推荐的级别和方案不断增加，成为抗肿瘤治疗的热点。目前，已有的 3 种 CDK4/6 抑制药（palbociclib、ribociclib 和 abemaciclib）联合 AI 或 Ful 成为 HR 阳性、HER-2 阴性晚期乳腺癌患者的一线、二线优选治疗方法。CDK4/6 抑制药联合 AI 较为成熟，指南新增的 CDK4/6 抑制药联合 Ful 的理论基础主要基于 PALOMA-3 和 MONALEESA-3 2 项研究。

Ⅱ期临床研究 PALOMA-1 及Ⅲ期临床研究 PALOMA-2 证实哌柏西利联合来曲唑对于绝经后 HR 阳性乳腺癌患者具有协同抑制作用，但上述 2 项研究的入组人群主要为内分泌治疗敏感人群。PALOMA-3 研究共入组 521 例对 AI 耐药的乳腺癌患者。结果发现，Ful+哌柏西利组的中位 PFS 为 9.2 个月，较 Ful 单药组的 3.8 个月明显延长（$P<0.001$）。2018 年，*New England Journal of Medicine* 更新了 PALOMA-3 研究的生存数据。结果表明，Ful+哌柏西利联合治疗组可显著提高患者的 OS（34.9 个月 *vs.* 28 个月，$HR=0.81$，$P<0.009$），尤其对既往内分泌治疗敏感的患者获益更为明显（39.7 个月 *vs.* 29.7 个月，$HR=0.72$）。MONALEESA-3 研究主要侧重于证实瑞博西利（ribociclib）联合 Ful 的疗效。结果表明，联合治疗与单药 Ful 相比可显著延长患者的 PFS（20.5 个月 *vs.* 12.8 个月，$HR=0.593$，$P<0.001$）。阿贝西利（abemaciclib）对 CDK4 的选择性高于 CDK6，可以连续给药。近年来，多项研究证实，abemaciclib 单药（MONARCH-1）、联合 Ful（MONARCH-2）、联合 AI（MONARCH-3）的疗效及生存获益。不良事件方面，与前 2 种药物发生中性粒细胞减少不同，腹泻（81.3%）是 abemaciclib 最常见的不良事件。

总之，除了联合 AI，CDK4/6 抑制药联合 Ful 也获得较多临床数据支持，成为 HR 阳性、HER-2 阴性晚期乳腺癌的一线治疗的选择方案。

三、mTOR-AKT-PI3KCA 通路异常活化

mTOR-AKT-PI3KCA 通路与肿瘤生长、增生和生存相关，可通过促进细胞迁移、抑制凋亡而启动肿瘤细胞的发生，该信号通路通常因 PIK3CA 基因获得性功能突变和（或）扩增而活化。整条通路的突变率在乳腺癌中高达 70%，包括 PIK3CA 突变、PI3K 其他相关基因的突变或扩增，下游因子如 AKT1、AKT2、PDK1 等相关基因的突变，PTEN 和 INPP4B 基因的缺失突变。在乳腺癌以外的其他肿瘤中，这条通路的相关基因突变也很常见。与 ESR1 突变不同，PIK3CA 在乳腺癌转移灶和原发灶中的突变率具有一致性，提示肿瘤在早期已出现 PIK3CA 基因突变。40%的 HR 阳性、HER-2 阴性乳腺癌中可检测到 PIK3CA 突变，其中 Luminal A 型占 45%，Luminal B 型占 30%。ER 和 mTOR-AKT-PI3KCA 通路存在信号交叉。

mTOR-AKT-PI3KCA 信号通路的异常活化是内分泌治疗耐药的标志，通路相关基因的改变导致该通路过度激活，促进 ER 非雌激素依赖性基因组的转录功能，PI3K 通路抑制药可以恢复细胞的雌激素依赖性。以 PI3K、mTOR 和 AKT 作为靶点的靶向药物单药或联合内分泌治疗，为晚期乳腺癌患者提供了新的选择。

2018 年，ASCO 年会上公布了 BOLERO-6 研究的结果，该研究的纳入人群主要为非甾体 AI 进展后的晚期乳腺癌患者。结果表明，依维莫司+依西美坦组的中位 PFS（8.4 个月）与 BOLERO-2 研究结果（7.8 个月）基本一致；与依维莫司单药（6.8 个月）相比，减少了 26%的疾病进展或死亡风险。值得一提的是，通过对 BOLERO-2 研究入组患者组织样本的分子标志物检测，发现 PIK3CA 基因突变及 PTEN 基因突变不是依维莫司疗效的敏感性标志物。血液样本的 cfDNA 分子标志物检测分析提示，PIK3CA 突变情况与组织检测一致，也不是依维莫司疗效的敏感性标志物。

buparlisib 是一种广谱 PI3K 抑制药，在抗肿瘤的同时对正常细胞的损伤也很明显。因此，一些特异性 PI3K 抑制药也相继问世，如选择性 α-PI3K 抑制药（taselisib 和 alpelisib）。taselisib 在 II 期临床研究中的客观反应率为 22%，PIK3CA 突变人群占总人群的 38.5%。2018 年，ASCO 年会报道了 SANDPIPER 研究的初步结果，该研究的入组人群为绝经后 HR 阳性、HER-2 阴性 AI 治疗进展后的乳腺癌患者。结果表明，Ful 联合 taselisib 显著延长了 PIK3CA 突变患者的 PFS，中位 PFS 由 5.4 个月延长至 7.4 个月（$HR=0.70$，$P<0.010$）。而在 PIK3CA 野生型患者中，taselisib 联合 Ful 治疗相较 Ful 单药组也可能更有效（5.6 个月 vs. 4.0 个月，$HR=0.69$，$P=0.10$），因此，不能完全排除这部分患者。但联合组因腹泻、恶心、肠炎等不良事件导致的永久性停药的比例高达 20.5%，可能限制了其临床应用。

对于特异性 PI3K 抑制药 alpelisib，2018 年 ESMO 大会上公布了 SOLAR-1 研究的结果。该研究评估 alpelisib 与 Ful 联合治疗在 HR 阳性、HER-2 阴性携带 PIK3CA 突变的晚期乳腺癌患者中的疗效和安全性。结果显示，对于携带 PIK3CA 突变的晚期乳腺癌患者，alpelisib 联合 Ful 较单用 Ful 中位 PFS 显著延长（11 个月 vs. 5.7 个月，$HR=0.65$，$P<0.001$）。在 2019 年 ASCO 年会上，SOLAR-1 研究更新了亚组分析的结果。提示对于内分泌治疗敏感的患者，Ful 单药治疗的中位 PFS 达 19.1 个月，联合治疗组达 22.1 个月，虽然内分泌治疗敏感组患者人数较少，但患者从单药 Ful 中也可充分获益。而在内分泌治疗耐药的患者中，alpelisib+Ful 在内分泌治疗原发性及继发性耐药的患者中均能改善中位 PFS。一线治疗患者的中位 PFS 分别为 9.0 个月、4.7 个月（$HR=0.69$），二线治疗患者的中位 PFS 分别为 10.9 个月、3.7 个月（$HR=0.61$）。在未来的研究中，PI3K 通路

的分析显得十分重要。

2019 年，ASCO 年会发表了一种高选择性的口服小分子 AKT 抑制药 capivasertib（AZD5363）的 Ⅱ 期临床研究（FAKTION）数据。该研究人群为 AI 治疗复发进展的绝经后 HR 阳性、HER-2 阴性乳腺癌患者。结果显示，capivasertib + Ful 的中位 PFS 为 10.3 个月，Ful 单药组为 4.8 个月（$HR=0.57, 95\%CI: 0.39~0.84$，双侧 $P=0.0035$）。联合治疗组的中位 OS 为 26.0 个月，Ful 单药组的中位 OS 为 20.0 个月，1 年后开始出现生存期差异。该研究将继续推动 AKT 抑制药的临床探索。

四、表观遗传学异常调控

表观遗传学异常在多种癌症中可见，主要包括 DNA 甲基化、组蛋白修饰和非编码 RNA 调控等，其中组蛋白的乙酰化和去乙酰化在癌症的发生、发展中发挥重要作用。组蛋白的乙酰化可以促使 DNA 与组蛋白解离，激活基因转录；而组蛋白的去乙酰化可以使两者结合得更加紧密，抑制基因转录，从而抑制肿瘤免疫、细胞分化、细胞凋亡等有关蛋白的表达。某些特异性组蛋白的乙酰化酶（histone deacetylase，HDAC）在乳腺癌中异常表达，HDAC 抑制药通过增强 ER 转录活性，逆转 HR 阳性乳腺癌 TAM 或 AI 耐药。因此，HDAC 抑制药（伏立诺他、恩替诺特、帕比司他和西达本胺）作为新的非细胞毒性肿瘤药物备受关注。

ENCORE 301 研究（Ⅱ 期临床试验）显示，对于非甾体类 AI 耐药的 HR 阳性晚期乳腺癌患者，依西美坦联合恩替诺特较依西美坦单药的中位 PFS 改善。西达本胺是我国自主研发的口服、高活性的亚型选择性 HDAC 抑制药。临床前研究显示，西达本胺可以调控配体依赖和非依赖 2 条细胞信号传导通路，从而抑制和延缓内分泌耐药。2018 年在 ESMO 年会上，江泽飞教授牵头的 ACE 研究显示，对于既往接受过内分泌治疗的绝经后 HR 阳性、HER-2 阴性晚期乳腺癌患者，西达本胺联合依西美坦的 CBR 为 47%，优于对照组的 36%（$P=0.034$）。研究者评估的中位 PFS 分别为 7.4 个月、3.8 个月（$HR=0.75$，$P=0.033$）。在独立评估中，西达本胺组更具优势，中位 PFS 达 9.2 个月，疾病进展风险降低 29%（$P=0.024$）。这是第 1 项在晚期乳腺癌中使用 HDAC 抑制药达到阳性结果的 Ⅲ 期随机试验，对于乳腺癌内分泌治疗耐药机制的研究和逆转策略提供了新的启发和依据，具有巨大的应用潜力。

随着对内分泌治疗耐药机制的深入研究，包括 CDK4/6 抑制药、PI3K 抑制药、mTOR 抑制药、表观遗传抑制药等靶向药物的不断涌现，使得 HR 阳性晚期乳腺癌的内分泌治疗优势凸显。靶向药物与内分泌药物联合的"内分泌+"治疗策略正逐渐成为国内外指南的主流推荐，促进了内分泌治疗领域的颠覆性变革。但是到底是单药还是联合，如何排列顺序，应该根据辅助内分泌治疗的选择、DFS、解救内分泌治疗的敏感性、不良事件等因素综合考虑，单药内分泌治疗仍有其优势。目前，由于临床研究数据多数局限于 HR 阳性、HER-2 阴性乳腺癌患者，故对于 HER-2 阳性晚期乳腺癌患者，"抗 HER-2 治疗+内分泌治疗"的模式仍需要不断探索。此外，在内分泌治疗耐药的生物标志物探索、疗效预测、优势人群筛选等方面，仍面临众多挑战，有待更多的基础性、转化性临床研究来提高对于内分泌治疗耐药乳腺癌患者的预后。

（中国科技大学附属第一医院　单本杰　潘跃银）

参考文献

[1] Chen W, Zheng R, Baade PD, et al. Cancer statistics in China, 2015. CA Cancer J Clin, 2016,

66（2）：115-132.

[2] Coates AS, Winer EP, Goldhirsch A, et al. Tailoring therapies-improving the management of early breast cancer: St Gallen International Expert Consensus on the Primary Therapy of Early Breast Cancer 2015. Ann Oncol, 2015, 26（8）：1533-1546.

[3] Reinert T, Barrios CH. Optimal management of hormone receptor positive metastatic breast cancer in 2016. Ther Adv Med Oncol, 2015, 7（6）：304-320.

[4] Garcia-Becerra R, Santos N, Diaz L, et al. Mechanisms of resistance to endocrine therapy in breast cancer: focus on signaling pathways, miRNAs and genetically based resistance. Int J Mol Sci, 2012, 14（1）：108-145.

[5] Mills JN, Rutkovsky AC, Giordano A. Mechanisms of resistance in estrogen receptor positive breast cancer: overcoming resistance to tamoxifen/aromatase inhibitors. Curr Opin Pharmacol, 2018, 41：59-65.

[6] Pejerrey SM, Dustin D, Kim JA, et al. The Impact of ESR1 Mutations on the Treatment of Metastatic Breast Cancer. Horm Cancer, 2018, 9（4）：215-228.

[7] Toy W, Shen Y, Won H, et al. ESR1 ligand-binding domain mutations in hormone-resistant breast cancer. Nat Genet, 2013, 45（12）：1439-1445.

[8] Robertson JFR, Bondarenko IM, Trishkina E, et al. Fulvestrant 500 mg versus anastrozole 1 mg for hormone receptor-positive advanced breast cancer （FALCON）: an international, randomised, double-blind, phase 3 trial. Lancet, 2016, 388（10063）：2997-3005.

[9] Bartels S, Christgen M, Luft A, et al. Estrogen receptor（ESR1）mutation in bone metastases from breast cancer. Modern Pathology, 2018, 31（1）：56-61.

[10] Hartmaier RJ, Trabucco SE, Priedigkeit N, et al. Recurrent hyperactive ESR1 fusion proteins in endocrine therapy-resistant breast cancer. Annals of Oncology, 2018, 29（4）：872-880.

[11] Sherr CJ, Beach D, Shapiro G. Targeting CDK4 and CDK6: From Discovery to Therapy. Cancer Discovery, 2016, 6（4）：353-367.

[12] Steger GG, Gnant M, Bartsch R. Palbociclib for the treatment of postmenopausal breast cancer-an update. Expert Opinion on Pharmacotherapy, 2016, 17（2）：255-263.

[13] Turner NC, Slamon DJ, Ro J, et al. Overall Survival with Palbociclib and Fulvestrant in Advanced Breast Cancer. The New England Journal of Medicine, 2018, 379（20）：1926-1936.

[14] Slamon DJ, Neven P, Chia S, et al. Phase Ⅲ Randomized Study of Ribociclib and Fulvestrant in Hormone Receptor-Positive, Human Epidermal Growth Factor Receptor 2-Negative Advanced Breast Cancer: MONALEESA-3. Journal of Clinical Oncology, 2018, 36（24）：2465-2472.

[15] Augereau P, Patsouris A, Bourbouloux E, et al. Hormonoresistance in advanced breast cancer: a new revolution in endocrine therapy. Therapeutic Advances in Medical Oncology, 2017, 9（5）：335-346.

[16] Dickler MN, Tolaney SM, Rugo HS, et al. MONARCH 1, A Phase Ⅱ Study of Abemaciclib, a CDK4 and CDK6 Inhibitor, as a Single Agent, in Patients with Refractory HR/HER2 Metastatic Breast Cancer. Clinical Cancer Research, 2017, 23（17）：5218-5224.

[17] Sledge GW Jr, Toi M, Neven P, et al. MONARCH 2: Abemaciclib in Combination With Fulvestrant in Women With HR+/HER2-Advanced Breast Cancer Who Had Progressed While Receiving Endocrine Therapy. Journal of Clinical Oncology, 2017, 35（25）：2875-2884.

[18] Goetz MP, Toi M, Campone M, et al. MONARCH 3: Abemaciclib As Initial Therapy for Advanced Breast Cancer. Journal of Clinical Oncology, 2017, 35（32）：3638-3646.

[19] Toska E, Osmanbeyoglu HU, Castel P, et al. PI3K pathway regulates ER-dependent transcription in breast cancer through the epigenetic regulator KMT2D. Science, 2017, 355（6331）：1324-1330.

[20] Arthur L, Turnbull A, Renshaw L, et al. Changes in PIK3CA mutation status are not associated with recurrence, metastatic disease or progression in endocrine-treated breast cancer. Breast Cancer Research and Treatment, 2014, 147（1）：211-219.

[21] Bosch A, Li Z, Bergamaschi A, et al. PI3K

inhibition results in enhanced estrogen receptor function and dependence in hormone receptor-positive breast cancer. Science Translational Medicine, 2015, 7: 283.

[22] Moynahan ME, Chen D, He W, et al. Correlation between PIK3CA mutations in cell-free DNA and everolimus efficacy in HR+, HER2- advanced breast cancer: results from BOLERO-2. British Journal of Cancer, 2017, 116 (6): 726.

[23] Chandarlapaty S, Chen D, He W, et al. Prevalence of ESR1 mutations in cell-free DNA and outcomes in metastatic breast cancer: a secondary analysis of the BOLERO-2 clinical trial. JAMA Oncology, 2016, 2 (10): 1310-1315.

[24] André F, Ciruelos E, Rubovszky G, et al. Alpelisib for PIK3CA-Mutated, Hormone Receptor-Positive Advanced Breast Cancer. New England Journal of Medicine, 2019, 380 (20): 1929-1940.

[25] West AC, Johnstone RW. New and emerging HDAC inhibitors for cancer treatment. The Journal of Clinical Investigation, 2014, 124 (1): 30-39.

[26] Bian X, Liang Z, Feng A, et al. HDAC inhibitor suppresses proliferation and invasion of breast cancer cells through regulation of miR-200c targeting CRKL. Biochemical Pharmacology, 2018, 147: 30-37.

[27] Yardley DA, Ismail-Khan RR, Melichar B, et al. Randomized phase Ⅱ, double-blind, placebo-controlled study of exemestane with or without entinostat in postmenopausal women with locally recurrent or metastatic estrogen receptor-positive breast cancer progressing on treatment with a nonsteroidal aromatase inhibitor. Journal of Clinical Oncology, 2013, 31 (17): 2128.

[28] Jiang Z, Li W, Hu X, et al. Tucidinostat plus exemestane for postmenopausal patients with advanced, hormone receptor-positive breast cancer (ACE): a randomised, double-blind, placebo-controlled, phase 3 trial. The Lancet Oncology, 2019, 20 (6): 806-815.

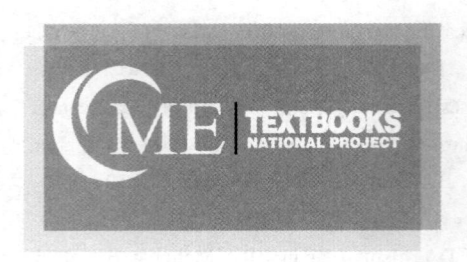

第12章 从2019年美国临床肿瘤学会年会看晚期乳腺癌内分泌治疗重要进展

近年来，晚期乳腺癌的内分泌治疗得到了极大发展。以氟维司群或第3代AI为代表的单药治疗及以CDK4/6抑制药为代表的联合治疗已成为国内外乳腺癌治疗指南推荐的晚期乳腺癌一线、二线治疗方案。

回溯近1年来晚期乳腺癌内分泌治疗的进展，尤其在2019年美国临床肿瘤学会（American Society of Clinical Oncology，ASCO）年会中诸多重磅研究报道出炉，主要集中在以下3个方面：①丰富了CDK4/6抑制药OS的数据；②新靶点、新药物丰富了晚期耐药乳腺癌内分泌联合治疗的选择；③探索了CDK4/6抑制药的生物标志物。

一、CDK4/6抑制药的疗效

2018年欧洲肿瘤内科学会（European Society for Medical Oncology，ESMO）年会上报道了PALOMA-3研究的OS数据，这也是首次报道CDK4/6抑制药用于HR阳性、HER-2阴性晚期乳腺癌Ⅲ期临床试验的OS数据，该结果同时在 New England Journal of Medicine 上发表。PALOMA-3研究纳入521例绝经前、围绝经期、绝经后既往内分泌治疗进展的HR阳性、HER-2阴性晚期乳腺癌患者，随机按2∶1比例分配至氟维司群联合哌柏西利组和氟维司群联合安慰剂组。2组的PFS分别为11.2个月、4.6个月（$HR=0.50$，$95\%CI$：$0.40\sim0.62$，$P<0.000001$），具有显著统计学意义。2组中位OS分别为34.9个月、28个月（$HR=0.81$），OS呈现获益趋势，此差异（6.9个月）与前期2组中位PFS这一主要临床终点结果相符。由于OS是PALOMA-3研究的次要终点，因此试验设计没有为达到检测OS在统计学上的显著差异而进行优化。同时，在预先分层的内分泌敏感亚组中，联合组的OS较氟维司群单药组的OS延长10个月。对于总体人群，OS的差异与疾病进展随机首次接受化疗的时间相关，其探索性终点为后续治疗中位时间（$HR=0.58$，$95\%CI$：$0.47\sim0.73$，单侧 $P<0.000001$）。联合组患者平均延迟化疗时间为17.6个月（$95\%CI$：$15.2\sim19.7$），是接受安慰剂+氟维司群治疗的患者的2倍（8.8个月，$95\%CI$：$7.3\sim12.7$）。上述数据进一步证实CDK4/6抑制药的联合治疗模式用于HR阳性、HER-2阴性转移性乳腺癌标准化治疗的疗效，获得临床进一步认可。

2019年ASCO年会上乳腺癌领域最令人期待的是MONALEESA-7研究的OS数据。MONALEESA-7研究是CDK4/6抑制药用于绝经前乳腺癌的国际多中心大型Ⅲ期临床试验，入组患者允许在疾病晚期阶段接受≤一线化疗，和（或）≤14天的他莫昔芬/非甾体类AI±OFS治疗。共入组晚期患者672例，按1∶1比例随机分配进入瑞博西利（ribociclib）组或安慰剂组，2组均以他莫昔芬+OFS或非甾体AI+OFS为联合用药。主要研究终点为PFS，次要研究终点为OS。该研究同样达到主要研究终点PFS，ribociclib联合内分泌治疗+OFS患者的中位PFS达到23.8个月，远高于安慰剂组的13.0个月（$HR=0.553$，$95\%CI$：$0.441\sim0.694$，$P<0.0001$）。本次OS中期分析的随访时间为34.6个月，预估36个月的OS率，联合组和安慰剂组分别为71.9%和64.9%；42个月的OS率，2组分别为70.2%和46.0%。ribociclib联合内分泌治疗相比于安慰剂联合内分泌治疗，取得了显著统计学差异的OS延长。在联合AI治疗组的患者中，ribociclib组中位OS尚未达到，安慰剂组为40.7个月（$HR=0.699$，$95\%CI$：$0.501\sim0.976$）；联合他莫昔芬治疗组的患者中，ribociclib组对比安慰剂组的中位OS均尚未达到（$HR=0.791$，$95\%CI$：$0.454\sim1.377$）。本研究第1次在HR阳性、HER-2阴性晚期乳腺癌患者中观察到CDK4/6抑制药联合内分泌治疗显著改善OS。

CDK4/6抑制药联合内分泌治疗带来的OS优势进一步奠定了其优选治疗的地位，将助力临床决策时将CDK4/6抑制药加入一线治疗方案。CDK4/6抑制药联合内分泌治疗的疗效甚至超越了化疗，为HR阳性、HER-2阴性转移性乳腺癌的首选优化治疗选择打开了新篇章，拓展了内分泌治疗的优选人群。

二、晚期耐药乳腺癌内分泌联合治疗的选择

近年来，PI3K/AKT/mTOR信号通路受到了持续关注。其活化在乳腺癌内分泌治疗耐药的患者中比较常见，那么其是否能成为逆转内分泌耐药的靶点，也为新药研发提供思路。相关临床研究证实，mTOR抑制药依维莫司联合内分泌治疗可显著延长对于AI耐药的晚期乳腺癌患者的PFS。2019年ASCO年会上首次报道2项PI3Kα选择性抑制药alpelisib的临床研究SOLAR-1和BYLieve。

SOLAR-1研究是1项国际多中心、随机、双盲、安慰剂对照的Ⅲ期临床试验，入组HR阳性、HER-2阴性晚期乳腺癌AI治疗失败的患者，572例患者按1∶1比例随机分配接受alpelisib联合氟维司群或安慰剂联合氟维司群。结果证实，alpelisib+氟维司群可显著延长$PIK3CA$突变患者的PFS（11.0个月 $vs.$ 20个月，$HR=0.65$，$95\%CI$：$0.50\sim0.85$，$P<0.001$），达到了主要研究终点。BYLieve研究则是1项开放的、2个队列的非比较性研究。入组人群为携带$PIK3CA$突变的HR阳性、HER-2阴性乳腺癌患者，对CDK4/6抑制药联合内分泌治疗后进展的患者给予alpelisib联合氟维司群或来曲唑治疗。结果显示，2个队列的平均PFS为5.6个月，证实了PI3K抑制药在$PIK3CA$突变乳腺癌中的疗效。尤其展示出其在CDK4/6抑制药后线治疗中的重要地位。

FAKTION研究则是首个AKT抑制药在晚期乳腺癌中联合内分泌治疗的临床试验。capivasertib是一种高选择性口服、小分子AKT抑制药，在AI治疗进展的绝经后ER阳性、HER-2阴性乳腺癌患者中观察capivasertib联合氟维司群对比安慰剂联合氟维司群的疗效。在意向治疗分析中，capivasertib联合治疗组的中位PFS为10.3个月，对照组为4.8个月（$HR=0.57$，$95\%CI$：$0.39\sim0.84$，单侧$P=0.0017$，双侧$P=0.0035$）。2组的中位OS分别为26.0个月、20.0个月（$HR=0.59$，$95\%CI$：$0.34\sim1.05$，双侧$P=0.0071$）。但联合治疗组也显示出较高的毒性，主要表现在腹泻、皮疹、高血糖。

随着PI3K/mTOR/AKT信号通路途径的阳性数据越来越多，耐药乳腺癌的治疗将面临更多选择。尤其是对于一线CDK4/6抑制药联合治疗进展后的方案选择，多靶点的检测和精准治疗将是重要方向。

三、CDK4/6抑制药的生物标志物探索

随着联合内分泌治疗模式以其高效的表现覆盖晚期乳腺癌全线内分泌治疗，以及新的靶向药物较高比例的不良事件，进一步筛选适合人群，避免严重毒性作用，提高药品的精准应用，将是临床治疗的重要课题。对于生物标志物的探索一直在进行。

2019年ASCO年会中也展示了一系列相关研究。例如，药物多态性与palbociclib相关中性粒细胞减少的关系；PALOMA-2/-3（P2/3）药物遗传学分析；PALOMA-3研究中氟维司群加或不加palbociclib治疗ER阳性晚期乳腺癌早期进展的基因组标志物。PALOMA-3研究的结果显示，可通过ctDNA分析中循环肿瘤片段、*FGFR*1富集和*TP*53突变识别出早期进展的高风险人群，未发现与palbociclib治疗组的显著交互作用；*TP*53突变与疾病病灶数目、软组织/淋巴结转移和内脏转移显著相关。但上述结果只是初步探索，并未实现突破性的指导意义。相信在未来靶向治疗联合内分泌治疗的模式中，ctDNA的动态监测和检验会对药物的治疗提供重要的参考。

内分泌治疗对于HR阳性、HER-2阴性晚期乳腺癌是非常重要的治疗手段，随着新药的不断问世，靶向治疗联合内分泌治疗模式已经取得突破性进展，改变了患者的治疗格局，为其更长久、更好的生存提供了有力保障。但在临床治疗中，仍需鉴别患者的治疗敏感性、疾病状态、疗效预测指标等，对于一些适合单药内分泌治疗的患者也要避免联合治疗全覆盖。

（天津医科大学肿瘤医院　郝春芳）

参考文献

[1] Turner NC, Slamon DJ, Ro J, et al. Overall Survival with Palbociclib and Fulvestrant in Advanced Breast Cancer. N Engl J Med, 2018, 379(20): 1926-1936.

[2] André F, Ciruelos E, Rubovszky G, et al. Alpelisib for PIK3CA-Mutated, Hormone Receptor-Positive Advanced Breast Cancer. N Engl J Med, 2019, 380(20): 1929-1940.

第13章 CYP2D6 基因多态性与他莫昔芬治疗乳腺癌疗效问题的再思考

他莫昔芬是一种前体药，有效活性代谢产物如吲哚昔芬等是治疗乳腺癌的主要有效成分。细胞色素 P450（CYP）2D6 酶是参与他莫昔芬体内代谢并产生有效活性产物的重要催化酶之一。该酶抑制药可能会对他莫昔芬的疗效产生影响。

目前，关于 CYP2D6 基因多态性或酶活性对他莫昔芬疗效影响的研究结果较混杂，可能与许多研究存在一定设计缺陷有关。他莫昔芬具有复杂的药代动力学特征，有十几种药物代谢酶和转运体参与其代谢过程。除了与 CYP2D6 相关的药物-药物相互作用（drug and drug interaction, DDI）外，越来越多的研究表明，CYP2D6 酶诱导药也会影响他莫昔芬的代谢和疗效，包括Ⅱ相代谢酶、ATP 结合盒式蛋白（ATP-binding cassette，ABC）转运体，以及除 CYP2D6 外的各种 CYP 酶。CYP2D6 酶抑制药联合酶诱导药可能会对他莫昔芬产生更强的抑制作用。因此，使用他莫昔芬治疗的患者服用 CYP2D6 酶诱导药可能比 CYP2D6 酶抑制药更危险。

即使在内分泌药物和治疗理念不断更新的今天，仍有许多乳腺癌患者正在或需要接受他莫昔芬治疗，而其中相当一部分患者可能因药物本身复杂的代谢问题而面临潜在的疾病复发风险。因此，本章重点从 CYP2D6 酶抑制药/诱导药与他莫昔芬相互作用的角度，对 CYP2D6 基因多态性与他莫昔芬疗效的问题进行再思考。

一、背　景

20 世纪 80 年代，人们发现他莫昔芬是一种前体药，需要在体内通过转化成为主要活性代谢产物才能发挥其对乳腺癌的治疗作用之后，有关 CYP2D6 基因型对他莫昔芬疗效影响的学术争议缓缓拉开序幕。最初由 Stearns 等报道的 CYP2D6 酶抑制药可能影响他莫昔芬的疗效，Jin 等和 Goetz 等相继发现他莫昔芬的疗效与 CYP2D6 基因多态性有关。然而，后续一系列研究的结果与上述研究的结果存在矛盾，其中具有代表性的阴性研究表明，降低 CYP2D6 活性不会增加乳腺癌患者的复发和死亡风险。

尽管争议集中在 CYP2D6 酶活性对他莫昔芬疗效的影响，但是这个问题的答案不仅仅与 CYP2D6 酶活性有关，其疗效还可能受到 ABC 转运体（如 ABCB1、ABCC2）、Ⅱ级代谢（如葡萄糖醛酸化）和其他 CYP 亚型（如 CYP2C9、CYP2C19 和 CYP3A4）等影响。与 CYP2D6 酶活性相同，这些酶和转运体的活性可能同样受到药物相互作用和基因多态性的影响，这一事实也显著增加了筛选他莫昔芬 DDI 的复杂性。

他莫昔芬代谢问题存在的争议之处需要流行病学、肿瘤学、病理学、统计学、药物基因组学、药理学和 DDI 等多学科合作最终解决。迄今为止，尽管协调不同学术群体达成共识的努力都以失败告终，但是重视 DDI 这类可能被忽视或误解的问题是实现成功的关键一步。

此外，尽管存在一系列复杂和未知的问题，也缺乏充分证据支持 CYP2D6 基因多态性检测指导他莫昔芬的临床应用，但是医师显然有足够数据来采取行动。全面考虑可能影响他莫昔芬疗效的因素十分必要，包括 CYP2D6 抑制药或酶诱导药本身对药物代谢的影响，使正在服用或考虑使用他莫昔芬的早期乳腺癌患者避免承担不必要的复发风险。

二、CYP2D6 酶活性、吲哚昔芬浓度与他莫昔芬的疗效

探讨 CYP2D6 抑制药对他莫昔芬疗效的影响来源于吲哚昔芬是他莫昔芬的活性代谢物，而且 CYP2D6 酶活性相关的遗传差异也可能影响他莫昔芬的疗效。例如，在 1325 例接受他莫昔芬治疗的乳腺癌患者中，CYP2D6 酶活性最低的患者乳腺癌复发率最高。平均随访 6.3 年后，609 例 CYP2D6 快速代谢型（extensive metabolizers，EMs）患者的疾病复发率为 14.9%，中速代谢型（intermediate metabolizers，IMs）患者为 20.9%，弱代谢型（poor metabolizers，PMs）患者为 29%，但是该研究未收集可能影响 CYP2D6 酶活性的伴随药物数据。该乳腺癌研究组也发表过 1 项关于中国人群 CYP2D6 基因多态性与他莫昔芬疗效相关的研究，发现 PMs 年轻乳腺癌患者接受他莫昔芬的疗效相对欠佳。另外 1 项 95 例服用他莫昔芬治疗乳腺癌的研究也发现，CYP2D6 IMs 患者的复发率和转移率较 EMs 高 13 倍。由于吲哚昔芬抗肿瘤活性较前体药他莫昔芬强 30~100 倍，有较多研究关注吲哚昔芬等有效代谢产物浓度与他莫昔芬疗效的相关性。上述研究虽然也发现吲哚昔芬稳态浓度在 PMs 患者中最低，但是由于当时研究例数较少和随访时间不足，未能得到有效产物浓度与患者预后相关的结论。近年来的研究热点为吲哚昔芬可以作为替换他莫昔芬的新型内分泌治疗药物，或在低 CYP2D6 活性患者中尝试他莫昔芬加量治疗和进行相关安全性评估的研究。总之，目前专家观点认为，吲哚昔芬作为新型内分泌治疗药物也仅在转移性乳腺癌中开展临床研究，是否能够应用于早期乳腺癌有待更多研究的证据；同样，考虑既往支持性研究的结果有限，而最新公布的 1 项大型前瞻性Ⅲ期 CYPTAM 研究的结果也为阴性，总体不推荐基于吲哚昔芬有效浓度指导他莫昔芬的个体化用药。CYP2D6 基因型与他莫昔芬疗效之间的争议一直存在，将阳性研究结果与未发现这种关联的阴性研究并列分析才更客观。迄今为止发表的所有 CYP2D6 基因型相关研究均具有一个或多个被普遍认可的局限性。例如，基因分型不足；缺乏患者内分泌治疗的依从性数据；研究持续或观察时间不足；研究设计以回顾性居多，前瞻性较少；缺乏他莫昔芬剂量调整等用药信息；未明确区分绝经前或绝经后服用他莫昔芬的患者；研究设计方法有误；伴随药物信息分析存在错误和遗漏。

既往大部分相关临床研究未明确考虑同时使用 CYP2D6 抑制药的干扰因素，且即使考虑到这些因素，研究也会存在 CYP2D6 抑制药的归类错误或缺失现象，主要表现为研究混入非 CYP2D6 抑制药（有时遗漏真正的 CYP2D6 抑制药）和研究结束时 CYP2D6 抑制药列表未及时更新。当患者的伴随用药中包括了这些潜在的 CYP2D6 抑制药，理论上会使研究 CYP2D6 基因型是否影响他莫昔芬疗效的问题变得更加难以解决。因此，研究设计中需要考虑患者在治疗过程中可能会以某种方式使用或调整一些伴随用药，包括所有 CYP2D6 抑制药或其他可能影响他莫昔芬疗效的药物。

三、CYP2D6 抑制药与他莫昔芬的疗效

在 CYP2D6 抑制药对乳腺癌患者接受他莫昔芬治疗的药代动力学和疗效影响的研究现状方面，

人们普遍认为吲哚昔芬是他莫昔芬的主要活性代谢产物，主要通过 CYP2D6 酶催化形成，同时使用 CYP2D6 抑制药和他莫昔芬可显著降低吲哚昔芬的浓度。1 项研究显示，在使用他莫昔芬的同时服用 CYP2D6 抑制药，EMs 和 IMs 患者体内他莫昔芬的血浆浓度比未服用 CYP2D6 抑制药患者分别降低 58% 和 38%。在另 1 项 46 例患者服用他莫昔芬联合 CYP2D6 抑制药的研究中，服用"弱"CYP2D6 抑制药患者的吲哚昔芬血浆浓度比未服用 CYP2D6 抑制药的患者低 24%，而服用"强"CYP2D6 抑制药患者的吲哚昔芬血浆浓度比未服用 CYP2D6 抑制药的患者低 72%。此外，将对 CYP2D6 酶活性具有明显抑制作用的选择性 5-羟色胺再摄取抑制药（SSRIs，帕罗西汀或氟西汀）替换为对 CYP2D6 影响较小或对酶活性无影响的药物（如 escitalopram）后，患者体内吲哚昔芬浓度能够显著上升。因此，CYP2D6 抑制药能够影响他莫昔芬的疗效，且与部分研究的结论一致，但也有未支持该结论的研究。

在 1 项 2430 例服用他莫昔芬和 SSRIs 治疗乳腺癌的研究中，帕罗西汀（一种有效的 CYP2D6 抑制药）与乳腺癌病死率升高有关，2 种药物重叠使用得越多，乳腺癌患者的病死率越高。另 1 种有效的 CYP2D6 抑制药（氟西汀）并未观察到与乳腺癌病死率的升高有关。可能存在 2 种推论：一是该研究表明 CYP2D6 活性可能对他莫昔芬的疗效并不重要；二是帕罗西汀和氟西汀之间存在一定的代谢差异。由于已知的帕罗西汀和氟西汀代谢相关的 CYP 存在不同，它们抑制的酶和转运蛋白的作用也可能存在差异，似乎第 2 种推论更合理。

近期的 1 项研究未能发现 CYP2D6 抑制药 SSRIs 的使用与他莫昔芬疗效的相关性，但该研究观察终点是总病死率而不是乳腺癌病死率，且中位随访时间也仅为 2 年；与大多数关于 CYP2D6 活性和他莫昔芬疗效关系的研究一样，研究者未在绝经前和绝经后患者之间进行区分，尽管研究者在研究结果中承认 CYP2D6 抑制药更可能影响绝经前服用他莫昔芬治疗患者的疗效。虽然这项研究的样本量较大，但研究者在试图调整患者服用其他可能影响 CYP2D6 活性的药物时存在严重缺陷，其中罗列的 18 种"CYP2D6 酶抑制药和诱导药"中，50% 以上与 CYP2D6 活性无关。此外，研究者认为 CYP2D6 对酶诱导药具有一定抗性，故列表中的 2 种酶诱导药可能不会对 CYP2D6 活性产生影响。推测是由于研究者认为酶诱导药能够抵消任何 CYP2D6 抑制药的影响，但是与之相反，CYP2D6 酶抑制药和诱导药的组合可能会对 CYP2D6 活性产生额外的负面效应，并降低他莫昔芬的疗效。Juurlink 指出药物流行病学是研究 DDI 的较新领域，大多数研究观察的是联合用药的短期毒性，而他莫昔芬和 CYP2D6 抑制药 SSRIs 之间的 DDI 研究特点包括治疗结局的不可预测性（失败居多）、用药时间长和其他干扰因素较多（治疗依从性、治疗方案变化、CYP2D6 基因多态性、治疗剂量相关的不同反应、不同抑制机制和抑制程度及吲哚昔芬未达有效治疗阈值）等。以上因素均可能导致乳腺癌患者潜在内分泌治疗失败，间接削弱了他莫昔芬-SSRIs 相互作用对患者临床结局的影响。

国外研究报道过 1 种名为"圣约翰草"的 CYP2D6 酶诱导药。值得注意的是，未见有关 CYP2D6 抑制药研究中对患者是否正在服用"圣约翰草"制品进行调整。这种草药的使用原因与 SSRIs 类药物相似，很有可能会影响相关研究的结果。此外，这类草药较难被电子归档，导致临床很难确定哪些患者正在服用这类药物。这为研究 CYP2D6 抑制药对他莫昔芬疗效的影响增加另 1 个混淆因素。该情况在我国乳腺癌患者中也是一个不容忽视的普遍现象。

另 1 项大样本研究也没有发现 CYP2D6 抑制药对他莫昔芬疗效的影响，原因可能与该研究将部分 CYP2D6 抑制药不适当归类有关。例如，普萘洛尔不应该归为 CYP2D6 抑制药，因为仅有研究表明其是 CYP2D6 的底物，没有证据表明与 CYP2D6 抑制药有关；西咪替丁只能算作 1 种中等 CYP2D6 抑制药。正如研究者认为，其研究中的他莫昔芬的治疗中位持续时间仅为 2.7 年，随访时间不足对证明 CYP2D6 抑制药和他莫昔芬疗效之间的关系将产生直接影响。

这些研究对CYP2D6抑制药的选择缺乏严谨性，2项引用率较高的阴性研究认为CYP2D6底物是CYP2D6抑制药。一个预先设定的CYP同工酶底物不一定是同一种酶的抑制药，这是一个生物医学界普遍存在的谬论，不仅存在于他莫昔芬的研究中，人们称之为"公路谬论"，因为人们显然认为药物代谢就像一条公路，当公路上有许多汽车时，交通就会减速，当2种或2种以上的药物使用相同的代谢途径时，被认为它们必然存在一定的代谢抑制。实际上，仅因为同一种药物是由特定CYP代谢而推论使用相同途径的药物之间一定存在代谢竞争的现象在临床上是否定的。这些研究中还包括CYP2D6诱导药，而有研究表明CYP2D6对酶的诱导有一定的抵抗力，而且CYP2D6酶被诱导的程度也不相同。有一些相对温和的CYP2D6抑制药，包括一种非CYP2D6抑制性药物（雷尼替丁）、CYP3A4诱导药和2种未知药物。

此外，这些研究仅包括了CYP2D6的"强"和"中"抑制药，并未包括"弱"CYP2D6抑制药。虽然理论上这些药物代谢酶的抑制药比其他抑制药更强，但酶抑制药的活性存在广泛的异质性，意味着在特定患者中，CYP酶的"中"抑制药可能比另1例患者的"强"抑制药产生更大的相互作用。DDI问题最困难也最普遍的特征是研究存在的个体差异特别明显，无论研究对象是患者还是健康受试者，也无论研究机制是药代动力学、药效学或两者联合。最安全的研究假设是，上述研究中讨论的任何一种药物都能够不同程度地降低他莫昔芬的疗效。由于上述问题，他莫昔芬和CYP2D6抑制药研究中的潜在DDI问题变得更加困难。对于任何给定的药物，患者总是会由于各种原因而没有反应。因此，确定药物相互作用而导致治疗失败通常是比较困难的。未来将会有更多支持他莫昔芬与CYP2D6抑制药相关的证据出现，但是对这些研究解读很重要一点是CYP2D6活性下降只是其中一个原因，DDI也是需要被考虑的重要因素之一。

四、酶诱导药与他莫昔芬的疗效

与上述许多他莫昔芬研究中缺乏对CYP2D6抑制药的正确归类相似，他莫昔芬代谢或转运过程中的其他途径对于研究疗效的相关性也十分重要。考虑到目前对抑制或诱导这些代偿途径是如何影响他莫昔芬的代谢知之甚少，既往研究中遗漏这些因素是可以理解的。尽管如此，未被解释的基因型或其他可能影响药物代谢的酶和转运体可以确定会对CYP2D6与他莫昔芬的疗效产生影响。因此，在限定某些基因型或治疗药物或其他药物代谢酶（包括Ⅱ相代谢过程）下研究*CYP2D6*基因型对他莫昔芬疗效的影响是比较合理的。

1项前瞻性研究探讨了酶诱导药对他莫昔芬代谢的影响。该研究中乳腺癌患者在服用他莫昔芬的同时每天服用600 mg利福平，共持续15天。4例患者的中期分析结果显示，吲哚昔芬浓度-时间曲线下面积（area under the curve，AUC）在口服利福平后下降约70%，研究人员被迫提前终止研究，以免更多的患者受到伤害。他莫昔芬的AUC也在口服利福平后下降84%，这与之前健康受试者服用利福平后相关AUC下降86%的结果一致。1例39岁妇女接受利福平治疗后，其血浆吲哚昔芬浓度也出现显著下降，其基线吲哚昔芬治疗浓度为46 nM，经过10天利福平（每天600 mg）治疗后，2周的吲哚昔芬水平下降到15.75 nM，而停用利福平10周后，吲哚昔芬较前增加了1倍，该结果同样支持利福平对他莫昔芬代谢的影响。他莫昔芬、吲哚昔芬和他莫昔芬代谢物是易受诱导的酶和转运体的底物，如尿苷二磷酸葡萄糖醛酸转移酶（UDP-glucuronosyltransferase，UGT），葡萄糖醛酸转移酶催化家族，CYP3A4、CYP2C9/CYP2C19、CYP2B6酶家族，外排相关的转运体［如P-糖蛋白（ABCB1）和多药耐药相关蛋白2（ABCC2）］。利福平可能参与诱导了这些酶和转运体。此外，由于吲哚昔芬的葡糖苷酸结合也是通过UGT酶催化，利福平也可能通过加快吲哚昔芬自身的Ⅱ相代谢而影响血药浓度。

另 1 种酶诱导药苯妥英钠也可以显著降低血浆吲哚昔芬浓度。1 例 49 岁 CYP2D6 EMs 妇女长期口服苯妥英钠，并同时服用他莫昔芬（20 mg/d）。2 个月后，她的血浆吲哚昔芬浓度为 4.72 nmol/L，比同期其他 CYP2D6 EMs 患者的平均血浆吲哚昔芬浓度降低 7 倍（33.0 nmol/L）。该患者血浆吲哚昔芬甚至低于临床上大多数 CYP2D6 弱代谢患者，比 8 例匹配的对照组患者低 6 倍。然而，母体药物他莫昔芬的 AUC 仅轻度降低，这表明吲哚昔芬浓度的显著降低并非由内分泌治疗依从性下降引起。在之前的病例报道中，23 例男性和女性胶质瘤患者服用高剂量他莫昔芬，苯妥英钠与 60%他莫昔芬浓度下降有关，但是 AUC 下降未达到统计学差异。但是该研究未检测吲哚昔芬浓度，一些患者同时接受了另一种酶诱导药（地塞米松），这可能也会混淆结果。

除了利福平以外的酶诱导药呢？几十年前有研究者就已经发现酶诱导药可以降低血清他莫昔芬和吲哚昔芬的浓度。1990 年，Lien 等报道了 6 例绝经后乳腺癌患者接受他莫昔芬治疗的研究。结果显示，氨谷丙酰亚胺治疗 6 周前后的药代动力学特征与利福平相同，氨谷丙酰亚胺能够显著降低他莫昔芬的 AUC（约 73%）和吲哚昔芬的 AUC（约 93%），甚至超过了上述关于利福平的研究结果。氨鲁米特联合他莫昔芬治疗时，6 例患者中有 3 例体内吲哚昔芬的 AUC 降为 0（无法测到）。虽然这些研究的病例数偏少，但与利福平和苯妥英钠的相关研究结果一致。已知氨基谷丙酰亚胺可通过各种 CYP 酶诱导药代谢，也可能诱导葡萄糖醛酸化，但是关于其对转运体的影响，临床上没有可用的信息。因此，目前无法确定哪些酶或转运体参与了氨基谷氨酰胺使吲哚昔芬 AUC 显著降低的过程。需要注意的是，氨基谷丙酰亚胺是一种 AI 曾用于治疗乳腺癌，如今已很少应用于临床。因此，该结果的重要性主要是受到其他酶诱导药研究结果的启发。

综上所述，有关酶诱导药（利福平、氨基谷丙酰亚胺和苯妥英钠）对他莫昔芬药代动力学的影响研究结果表明，这些酶或转运体的诱导药可能比 CYP2D6 抑制药对吲哚昔芬浓度的下降更明显。酶诱导药还可以增强转运蛋白诱导乳腺癌细胞对吲哚昔芬的外排作用，产生吲哚昔芬浓度降低的效果。总之，在服用他莫昔芬治疗的乳腺癌患者中，酶或转运体诱导药可能比 CYP2D6 抑制药更危险，多重因素叠加会进一步降低吲哚昔芬浓度，最终可能完全抵消他莫昔芬的抗癌作用。

五、转运体与他莫昔芬的疗效

（一）P-糖蛋白

越来越多的证据表明，转运体 P-糖蛋白（P-glycoprotein，ABCB1，MDR1）的活性改变能够影响他莫昔芬的药代动力学，可能影响疗效，主要与 ABCB1 参与他莫昔芬和吲哚昔芬在体内的消除过程有关。在 71 例接受他莫昔芬治疗的绝经前乳腺癌患者中，ABCB1 野生型患者 rs1045642（C/C）的预后比那些携带杂合（C/T）或纯合（T/T）突变型等位基因的患者差。另 1 项关于 95 例接受他莫昔芬治疗乳腺癌患者的研究发现，高 ABCB1 活性乳腺癌患者的复发率和转移率明显增加，以纯合野生型（C/C）为参照时，杂合型与纯合突变型患者（C/T 与 T/T）的优势比（Lodds ratio，OR）分别为 0.58 和 0.21。可能与高 ABCB1 活性患者体内吲哚昔芬从癌细胞中的外排增加从而降低他莫昔芬的疗效有关。此外，ABCB1 活性增加也可导致他莫昔芬的生物利用度下降和（或）增加他莫昔芬的清除率，尽管这对乳腺癌细胞作用的影响不大。CYP2D6 活性下降伴 ABCB1 活性升高时也会导致他莫昔芬疗效下降。CYP2D6 IMs 伴 ABCB1 活性升高患者的中位无复发或转移时间仅为 12 个月，仅有 CYP2D6 IMs 或 ABCB1 活性升高患者的中位无复发或转移时间为 48 个月。但是，这些研究入组患者例数偏少，需要更多研究来证实相关结论。

（二）多药耐药相关蛋白2

另1个可能对他莫昔芬疗效具有重要影响的转运体是多药耐药相关蛋白2（ABCC2）。1项282例接受他莫昔芬（20 mg/d）治疗的乳腺癌患者的研究显示，携带导致ABCC2活性增加的变异等位基因rs3740065患者的乳腺癌复发率相对更高。以ABCC2基因型G/G（ABCC2活性最低）作为对照，将调整后肿瘤复发危险比（hazard ratio，HR）设为1.0。携带1个ABCC2"风险等位基因"（A/G）患者的ABCC2活性有升高，校正HR为3.52；2个"风险等位基因"（A/A）患者的ABCC2活性最高，校正HR达到10.64。该研究同时发现，CYP2D6活性下降与乳腺癌复发率升高有关。当研究者将EMs患者HR设为1.0时，IMs型患者和PMs患者校正HR分别为4.44和9.52。并且研究者对CYP2D6活性下降和ABCC2活性升高进行各种组合研究，先对4个"风险等位基因"进行评分——CYP2D6-IMs（1分）、CYP2D6-PM5（2分）、ABCC2-AG（1分）、ABCC2-AA（2分），共有0、1、2、3、4分风险等位基因评分的患者。将具有1个风险等位基因（1分）作为肿瘤复发校正HR为1.0的参考值，校正后HR 2个风险等位基因点为4.93，3个风险等位基因点为19.98，4个风险等位基因点为45.25。该研究的结果表明，低CYP2D6活性（PMs）和高ABCC2活性的患者均可显著降低他莫昔芬的疗效，迫切需要对这种破坏性作用进行更多的研究，特别是在CYP2D6活性降低和ABCC2活性增加的组合下又能同时存在CYP2D6抑制药和酶诱导药使用的情况。另1项对73例乳腺癌患者的研究也发现，与携带ABCC2活性降低的突变等位基因相比，野生型等位基因ABCC2患者接受他莫昔芬治疗的疗效较差；该研究还发现，高ABCC2活性（C/C）与高ABCB1活性（C/T+T/T）组合患者的DFS率比其他各种组合均明显下降。综上所述，转运体ABCB1和ABCC2的活性可能对他莫昔芬的疗效具有较大影响，尽管目前患者无法常规接受ABCC1或ABCC2基因的多态性检测，但是至少可以尝试阻止使用他莫昔芬治疗患者服用可能对这些转运蛋白具有诱导作用的药物。

六、其他细胞色素 P450 酶

许多药物能够抑制CYP3A4酶活性，故这些药物是否会影响他莫昔芬的疗效也是一个重要问题。几乎所有CYP3A4抑制药均能够抑制ABCB1，这潜在增加了他莫昔芬相关DDI问题的复杂性。1项对80例乳腺癌患者的研究结果显示，虽然24例服用CYP2D6抑制药患者的血浆浓度降低了58%，但CYP3A4-抑制钙通道阻滞药并未影响endoxifen的浓度。该研究中只有5例患者服用了CYP3A4抑制药，而钙通道阻滞药通常只对CYP3A4产生中度抑制。因此，目前没有足够证据表明CYP3A4抑制药会对他莫昔芬的疗效产生影响。理论上，同时使用他莫昔芬和CYP3A4/ABCB1抑制药可以通过以下3种途径实现抑制或增强他莫昔芬的疗效：①降低吲哚昔芬水平，由于CYP3A4与CYP2D6共同参与了吲哚昔芬的形成；②减少乳腺癌细胞对吲哚昔芬的外排，由于ABCB1（可能是ABCCC2）活性受到抑制；③抵消患者可能正在服用任何CYP3A4/ABCB1诱导药的有害影响。

除了CYP2D6、CYP3A4和转运体，其他CYP酶（如CYP2B6、CYP2C9、CYP2C19和其他酶）的活性也可能影响他莫昔芬的疗效。与CYP2D6一样，这些CYP酶的活性可能也受基因多态性和药物治疗干预的影响，但是CYP2C9和CYP2C19与CYP2D6（抗酶诱导）有所不同，必须同时考虑酶抑制药和酶诱导药对这些CYP酶的作用。关键是即使CYP2D6酶活性最终被证明对他莫昔芬的疗效很重要，CYP2D6酶活性的效应也可能会被其他影响他莫昔芬药代动力学的药物代谢酶和转运体的活性放大或减弱，故需要更多研究来确定这些不同酶和转运体的相互作用对他莫昔芬疗效的影响。

综上所述，DDI虽然是一个易被忽略且更加复杂的混淆因素，但在试图终结CYP2D6基因型与他莫昔芬疗效的争议上必须考虑这个环节。将来研究有必要在不同CYP2D6酶活性的情况下分别分析DDI对研究结果的影响，对于占大多数的CYP2D6非弱代谢型乳腺癌患者可能尤其需要关注DDI的问题。

（浙江省肿瘤医院　雷　蕾　王晓稼）

参考文献

[1] Stearns V, Johnson MD, Rae JM, et al. Active tamoxifen metabolite plasma concentrations after coadministration of tamoxifen and the selective serotonin reuptake inhibitor paroxetine. Journal of the National Cancer Institute, 2003, 95 (23): 1758-1764.

[2] Jin Y, Desta Z, Stearns V, et al. CYP2D6 genotype, antidepressant use, and tamoxifen metabolism during adjuvant breast cancer treatment. Journal of the National Cancer Institute, 2005, 97 (1): 30-39.

[3] Goetz MP, Rae JM, Suman VJ, et al. Pharmacogenetics of Tamoxifen Biotransformation Is Associated With Clinical Outcomes of Efficacy and Hot Flashes. Journal of Clinical Oncology, 2005, 23 (36): 9312-9318.

[4] Sanchez-Spitman A, Dezentjé V, Swen J, et al. Tamoxifen Pharmacogenetics and Metabolism: Results From the Prospective CYPTAM Study. Journal of Clinical Oncology, 2019, 37 (8): 636-646.

[5] Bertholee D, Maring JG, Van Kuilenburg AB. Genotypes affecting the pharmacokinetics of anticancer drugs. Clinical Pharmacokinetics, 2017, 56 (4): 317-337.

[6] Schroth W, Goetz MP, Hamann U, et al. Association between CYP2D6 polymorphisms and outcomes among women with early stage breast cancer treated with tamoxifen. JAMA, 2009, 302 (13): 1429-1436.

[7] Lei L, Wang X, Wu XD, et al. Association of CYP2D6*10 (c.100C>T) polymorphisms with clinical outcome of breast cancer after tamoxifen adjuvant endocrine therapy in Chinese population. American Journal of Translational Research, 2016, 8 (8): 3585.

[8] Teh LK, Mohamed N, Salleh MZ, et al. The risk of recurrence in breast cancer patients treated with tamoxifen: polymorphisms of CYP2D6 and ABCB1. The AAPS Journal, 2012, 14 (1): 52-59.

[9] Borgna JL, Rochefort H. Hydroxylated metabolites of tamoxifen are formed in vivo and bound to estrogen receptor in target tissues. Journal of Biological Chemistry, 1981, 256 (2): 859-868.

[10] Madlensky L, Natarajan L, Tchu S, et al. Tamoxifen metabolite concentrations, CYP2D6 genotype, and breast cancer outcomes. Clinical Pharmacology and Therapeutics, 2011, 89 (5): 718-725.

[11] Dezentje VO, Hartigh Jd, Guchelaar H, et al. Association between endoxifen serum concentration and predicted CYP2D6 phenotype in a prospective cohort of patients with early-stage breast cancer. Journal of Clinical Oncology, 2011, 29 (15 suppl): 562.

[12] Dezentje VO, Opdam FL, Gelderblom H, et al. CYP2D6 genotype-and endoxifen-guided tamoxifen dose escalation increases endoxifen serum concentrations without increasing side effects. Breast Cancer Res Treat, 2015, 153 (3): 583-590.

[13] Ruddy KJ, Desantis SD, Gelman RS, et al. Personalized medicine in breast cancer: tamoxifen, endoxifen, and CYP2D6 in clinical practice. Breast Cancer Res Treat, 2013, 141 (3): 421-427.

[14] Sanchez-Spitman AB, Swen JJ, Dezentje VO, et al. Clinical pharmacokinetics and pharmacogenetics of tamoxifen and endoxifen. Expert Review of Clinical Pharmacology, 2019, 12 (6): 523-536.

[15] Borges S, Desta Z, Li L, et al. Quantitative effect of CYP2D6 genotype and inhibitors on tamoxifen metabolism: implication for optimization of breast cancer treatment. Clinical Pharmacology &

Therapeutics, 2006, 80 (1): 61-74.

[16] Binkhorst L, Bannink M, De Bruijn P, et al. Augmentation of endoxifen exposure in tamoxifen-treated women following SSRI switch. Clinical Pharmacokinetics, 2016, 55 (2): 249-255.

[17] Goetz MP, Knox SK, Suman VJ, et al. The impact of cytochrome P450 2D6 metabolism in women receiving adjuvant tamoxifen. Breast Cancer Research and Treatment, 2007, 101 (1): 113-121.

[18] Kelly CM, Juurlink DN, Gomes T, et al. Selective serotonin reuptake inhibitors and breast cancer mortality in women receiving tamoxifen: a population based cohort study. BMJ, 2010, 340: 693.

[19] Chubak J, Bowles EJ, Yu O, et al. Breast cancer recurrence in relation to antidepressant use. Cancer Causes & Control, 2016, 27 (1): 125-136.

[20] Argalácsová S, Slanař O, Vítek P, et al. Contribution of ABCB1 and CYP2D6 genotypes to the outcome of tamoxifen adjuvant treatment in premenopausal women with breast cancer. Physiological research, 2015, 64 (4 Suppl): 539-547.

[21] Newman WG, Hadfield KD, Latif A, et al. Impaired tamoxifen metabolism reduces survival in familial breast cancer patients. Clinical Cancer Research, 2008, 14 (18): 5913-5918.

[22] Haque R, Shi J, Schottinger JE, et al. Tamoxifen and antidepressant drug interaction among a cohort of 16 887 breast cancer survivors. Journal of the National Cancer Institute, 2015, 108 (3): 337.

[23] Donneyong MM, Bykov K, Bosco-Levy P, et al. Risk of mortality with concomitant use of tamoxifen and selective serotonin reuptake inhibitors: multi-database cohort study. BMJ, 2016, 354: 5014.

[24] Lash TL, Cronin-Fenton D, Ahern TP, et al. Breast cancer recurrence risk related to concurrent use of SSRI antidepressants and tamoxifen. Acta Oncologica, 2010, 49 (3): 305-312.

[25] Lash TL, Cronin-Fenton D, Ahern TP, et al. CYP2D6 inhibition and breast cancer recurrence in a population-based study in Denmark. Journal of the National Cancer Institute, 2011, 103 (6): 489-500.

[26] Wenk M, Todesco L, Krahenbuhl S. Effect of St John's wort on the activities of CYP1A2, CYP3A4, CYP2D6, N-acetyltransferase 2, and xanthine oxidase in healthy males and females. Br J Clin Pharmacol, 2004, 57 (4): 495-499.

[27] He ZX, Chen XW, Zhou ZW, et al. Impact of physiological, pathological and environmental factors on the expression and activity of human cytochrome P450 2D6 and implications in precision medicine. Drug Metabolism Reviews, 2015, 47 (4): 470-519.

[28] Binkhorst L, van Gelder T, Loos W, et al. Effects of CYP induction by rifampicin on tamoxifen exposure. Clinical Pharmacology & Therapeutics, 2012, 92 (1): 62-67.

[29] Kivistö KT, Villikka K, Nyman L, et al. Tamoxifen and toremifene concentrations in plasma are greatly decreased by rifampin. Clinical Pharmacology & Therapeutics, 1998, 64 (6): 648-654.

[30] Henderson SL, Teft WA, Kim RB. Profound reduction in tamoxifen active metabolite endoxifen in a breast cancer patient treated with rifampin prior to initiation of an anti-TNFα biologic for ulcerative colitis: a case report. BMC Cancer, 2016, 16 (1): 304.

[31] Kiyotani K, Mushiroda T, Nakamura Y, et al. Pharmacogenomics of tamoxifen: roles of drug metabolizing enzymes and transporters. Drug Metabolism and Pharmacokinetics, 2012, 27 (1): 122-131.

[32] Heine R, Binkhorst L, Graan AJM, et al. Population pharmacokinetic modelling to assess the impact of CYP2D6 and CYP3A metabolic phenotypes on the pharmacokinetics of tamoxifen and endoxifen. British Journal of Clinical Pharmacology, 2014, 78 (3): 572-586.

[33] Binkhorst L, Mathijssen RH, Jager A, et al. Individualization of tamoxifen therapy: much more than just CYP2D6 genotyping. Cancer Treatment Reviews, 2015, 41 (3): 289-299.

[34] Hansten PD, Horn JR, Korth-Bradley JM. The Top 100 Drug Interactions: A Guide to Patient Management, 2010 Edition. Annals of Pharmacotherapy, 2010, 44 (6): 1119-1120.

[35] Williamson B, Dooley KE, Zhang Y, et al.

Induction of influx and efflux transporters and cytochrome P450 3A4 in primary human hepatocytes by rifampin, rifabutin, and rifapentine. Antimicrobial Agents and Chemotherapy, 2013, 57 (12): 6366-6369.

[36] Benson EA, Eadon MT, Desta Z, et al. Rifampin Regulation of Drug Transporters Gene Expression and the Association of MicroRNAs in Human Hepatocytes. Frontiers in Pharmacology, 2016, 7: 111.

[37] Greiner B, Eichelbaum M, Fritz P, et al. The role of intestinal P-glycoprotein in the interaction of digoxin and rifampin. The Journal of Clinical Investigation, 1999, 104 (2): 147-153.

[38] Nowell SA, Ahn J, Rae JM, et al. Association of genetic variation in tamoxifen-metabolizing enzymes with overall survival and recurrence of disease in breast cancer patients. Breast Cancer Res Treat, 2005, 91 (3): 249-258.

[39] Zheng Y, Sun D, Sharma AK, et al. Elimination of antiestrogenic effects of active tamoxifen metabolites by glucuronidation. Drug Metab Dispos, 2007, 35 (10): 1942-1948.

[40] Gryn SE, Teft WA, Kim RB. Profound reduction in the tamoxifen active metabolite endoxifen in a patient on phenytoin for epilepsy compared with a CYP2D6 genotype matched cohort. Pharmacogenetics and Genomics, 2014, 24 (7): 367-369.

[41] Ducharme J, Fried K, Shenouda G, et al. Tamoxifen metabolic patterns within a glioma patient population treated with high-dose tamoxifen. British Journal of Clinical Pharmacology, 1997, 43 (2): 189-193.

[42] Lien EA, Anker G, Lønning PE, et al. Decreased serum concentrations of tamoxifen and its metabolites induced by aminoglutethimide. Cancer Research, 1990, 50 (18): 5851-5857.

[43] Lonning PE, Kvinnsland S, Bakke OM. Effect of aminoglutethimide on antipyrine, theophylline, and digitoxin disposition in breast cancer. Clinical Pharmacology & Therapeutics, 1984, 36 (6): 796-802.

[44] Lonning PE. Aminoglutethimide enzyme induction: pharmacological and endocrinological implications. Cancer Chemotherapy and Pharmacology, 1990, 26 (4): 241.

[45] Teft WA, Mansell SE, Kim RB. Endoxifen, the active metabolite of tamoxifen, is a substrate of the efflux transporter P-glycoprotein (multidrug resistance 1). Drug Metabolism and Disposition, 2011, 39 (3): 558-562.

[46] Cho YA, Lee W, Choi JS. Effects of curcumin on the pharmacokinetics of tamoxifen and its active metabolite, 4-hydroxytamoxifen, in rats: possible role of CYP3A4 and P-glycoprotein inhibition by curcumin. Die Pharmazie, 2012, 67 (2): 124-130.

[47] Kiyotani K, Mushiroda T, Imamura CK, et al. Significant effect of polymorphisms in CYP2D6 and ABCC2 on clinical outcomes of adjuvant tamoxifen therapy for breast cancer patients. Journal of Clinical Oncology, 2010, 28 (8): 1287.

[48] Sensorn I, Sukasem C, Sirachainan E, et al. ABCB1 and ABCC2 and the risk of distant metastasis in Thai breast cancer patients treated with tamoxifen. Onco Targets Ther, 2016, 9: 2121.

[49] Amin ML. P-glycoprotein Inhibition for Optimal Drug Delivery. Drug target insights, 2013, 7: 27-34.

[50] Coller JK, Krebsfaenger N, Klein K, et al. The influence of CYP2B6, CYP2C9 and CYP2D6 genotypes on the formation of the potent antioestrogen Z-4-hydroxy-tamoxifen in human liver. British Journal of Clinical Pharmacology, 2002, 54 (2): 157-167.

[51] Gopisankar MG. CYP2D6 pharmacogenomics. Egyptian Journal of Medical Human Genetics, 2017, 18 (4): 309-313.

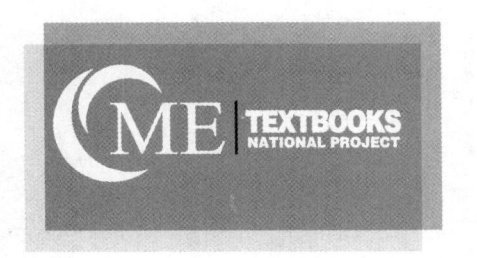

第五篇

乳腺癌抗 HER-2 治疗研究进展

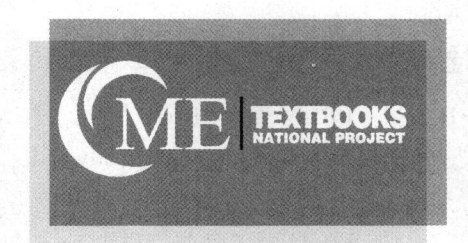

第14章 HER-2阳性乳腺癌双靶向治疗进展

乳腺癌是异质性极强的疾病，20%~30%的乳腺癌患者为HER-2阳性乳腺癌，主要表现在HER-2蛋白过表达或HER-2基因扩增。HER-2阳性乳腺癌生物学特点为恶性程度高、易复发和转移，对于常规化疗、放疗不敏感。抗HER-2靶向生物制剂曲妥珠单抗使HER-2阳性早期乳腺癌患者的复发风险降低50%，显著改善了HER-2阳性乳腺癌患者的预后。曲妥珠单抗联合帕妥珠单抗的双靶向治疗策略在晚期一线治疗和早期新辅助或辅助中PFS、DFS和OS均有获益，这是由于帕妥珠单抗和曲妥珠单抗在抗肿瘤活性方面表现出互补的作用机制。因此，双靶向抗HER-2治疗策略是改善HER-2阳性乳腺癌患者的治疗趋势，尤其是对于高风险的患者亚组。近年来，早期及晚期HER-2阳性乳腺癌的双靶向治疗研究的进展显著，双靶向治疗能显著改善HER-2阳性乳腺癌患者的预后和生活质量。

一、治疗机制

（一）HER-2胞外域双单抗靶向治疗

1. 曲妥珠单抗联合帕妥珠单抗 曲妥珠单抗是抗HER-2的大分子IgG单克隆抗体生物制剂，特异性结合于HER-2受体胞外域Ⅳ段；帕妥珠单抗结合HER-2胞外域Ⅱ段，协同阻断HER-2同源二聚体或异源二聚体的形成，以及胞内酪氨酸激酶的活化，干扰胞内下游通路的活化。两者的ADCC作用可叠加协同，激活免疫细胞清除肿瘤细胞。

2. T-DM1联合帕妥珠单抗 T-DM1是新型抗体-药物偶联物，将曲妥珠单抗和化疗药物美坦新衍生物DM1经过SMMC偶联技术联合，与帕妥珠单抗联合应用类似于曲妥珠单抗+帕妥珠单抗双靶向抗肿瘤的作用机制，在肿瘤细胞内释放细胞毒药物DM1，通过抑制微管蛋白聚合和促微管蛋白解聚，导致肿瘤细胞凋亡。

（二）HER-2胞外域单抗和胞内域小分子抑制药的双靶向治疗

抗HER-2的另一作用机制为HER-2的胞内酪氨酸激酶小分子抑制药竞争性地占据受体胞内与ATP位点，阻止肿瘤细胞胞内酪氨酸激酶磷酸化和激活，其中包括EGFR和HER-2的小分子抑制药拉帕替尼和EGFR、HER-2和HER-4的小分子抑制药吡咯替尼和来那替尼。曲妥珠单抗联合胞内域酪氨酸小分子抑制药可有效抑制同源和异源HER-2二聚体而阻断下调下游信号通路，进而抑制肿瘤细胞的增生和转移。

（三）抗 HER-2 联合其他通路抑制药的双靶向治疗

在 HER-2 阳性乳腺癌中，HER 家族其他成员（EGFR、HER-3 和 HER-4）能与 HER-2 形成异源二聚体，活化细胞内 PI3K/蛋白激酶 B（AKT）和 RAS/丝裂原激活蛋白激酶（mitogen activated protein kinase，MAPK）信号通路，激活肿瘤细胞的增生和侵袭。抗 HER-2 耐药的机制可能与 HER-2 信号传导通路中下游 PI3K/AKT/mTOR 通路异常激活相关，如 *PIK3CA* 突变或 *PTEN* 缺失等。曲妥珠单抗联合 mTOR 抑制药依维莫司等可协同抗肿瘤并抵抗 HER-2 耐药。

二、研究进展

（一）早期 HER-2 阳性乳腺癌新辅助双靶向治疗

NOAH 研究确定了含曲妥珠单抗方案显著可提高 HER-2 阳性乳腺癌患者的 pCR 率。pCR 是一个病理评估指标，和远期生存密切相关。新辅助治疗应当以追求生存为重要的目标，故在新辅助治疗阶段有必要追求更高的 pCR 率。对于 HER-2 阳性乳腺癌，Ⅱ期临床研究 NeoSphere 证实，在曲妥珠单抗联合化疗的基础上加用帕妥珠单抗可进一步提高 pCR 率（45.8% *vs.* 29.0%，$P=0.0141$）。PEONY 研究是 1 项由中国学者牵头的、亚太地区多中心的、随机前瞻性Ⅲ期临床试验，旨在进一步探索"曲妥珠单抗+帕妥珠单抗+化疗"新辅助治疗 HER-2 阳性早期乳腺癌的疗效和安全性。结果又一次证实，曲妥珠单抗联合帕妥珠单抗双靶向联合化疗使 pCR 率从 21.8% 提高至 39.3%（$P=0.0014$）。对于需要接受新辅助治疗的患者，在适应证允许的情况下，也可以选择性地对一部分高风险患者的新辅助治疗加用帕妥珠单抗，以期追求更高的 pCR 率，最大限度地改善患者的生存。拉帕替尼联合曲妥珠单抗较曲妥珠单抗单药治疗显著提高 pCR 率（51.3% *vs* 29.5%，$P=0.0001$），随访 3.77 年后，虽然治疗组之间的 EFS 和 OS 没有差异，但新辅助抗 HER-2 治疗后实现 pCR 患者的 EFS 和 OS 优于未获得 pCR 的患者。

若没有达到 pCR 该怎么办？NeoSphere 研究、PEONY 研究和 NeoALTTO 研究提示，双靶向治疗可提高 pCR 率。对于非达 pCR（肿瘤残存）患者，有 1 项将 T-DM1 用于术后辅助治疗的临床研究，即 KATHERINE 研究，其将 1486 例 HER-2 阳性乳腺癌（$T_{1\sim4}/N_{0\sim3}/M_0$，除外 $T_{1a/b}N_0$）、术前至少完成 16 周系统治疗（至少 9 周紫杉类药物为基础的化疗和至少 9 周曲妥珠单抗治疗或剂量密集的至少 8 周紫杉类药物为基础的化疗，以及至少 8 周曲妥珠单抗治疗）、术后病理证实乳腺或淋巴结有残存病灶的患者纳入研究，按 1：1 比例随机入组，分别接受 14 个疗程的 T-DM1 或 14 个疗程的曲妥珠单抗治疗。中位随访 41 个月的数据显示，KATHERINE 研究达到了主要研究终点，T-DM1 组 3 年的 iDFS 为 88.3%，曲妥珠单抗组为 77.0%，2 组绝对差异为 11.3%，（$HR=0.5$，95%CI：0.39~0.64），$P<0.0001$），意味着对于新辅助治疗后仍有残存病灶的 HER-2 阳性乳腺癌患者，采用 T-DM1 治疗能够进一步降低 50% 的复发及死亡风险。

（二）早期 HER-2 阳性乳腺癌辅助双靶向治疗

抗 HER-2 双靶向治疗同样应用于辅助治疗阶段，ALTTO 研究（曲妥珠单抗+拉帕替尼）没有重现早期 NeoALTTO 研究的结果，而对于 HER-2 阳性早期乳腺癌，如果把"曲妥珠单抗+帕妥珠单抗"放在辅助治疗阶段，Ⅲ期 APHINITY 研究证实，相较于曲妥珠单靶向治疗，接受"曲妥珠单抗+帕妥珠单抗"治疗的患者，尤其是淋巴结阳性的亚组患者绝对获益更好（3 年 iDFS $HR=0.77$，$P=0.019$）。ExteNET 研究是 1 项全球多中心、随机、双盲、安慰剂对照的Ⅲ期临床试验，旨在探讨曲妥珠单抗标准治疗1年后，来那替尼能否进一步降低HER-2阳性乳腺癌患者的复发风险。入组标准为既往接受术后辅助化疗联合1年曲妥珠单抗治疗的乳腺癌患者，随机分为2组，试验组在曲妥珠单抗治疗的基础上序贯口服来那替尼（240 mg/d）1年（$n=1420$），对照组则口服安慰剂1年（$n=1420$）。结果显示，增加来那替尼治疗提高了患者的iDFS（$HR=0.67$，$P=0.0091$），来那替尼可显著提高患者的远期生存率2.3%（93.9% vs. 91.6%）。亚组分析显示，HR阳性患者获益更大（91.2% vs. 86.8%）。基于此，2017年7月17日来那替尼经美国FDA批准，适用于HER-2阳性早期乳腺癌患者的延长辅助治疗。

因此，临床中更推荐具有淋巴结阳性、肿块比较大等高风险因素的HER-2阳性患者应用"曲妥珠单抗+帕妥珠单抗"辅助治疗和曲妥珠单抗序贯来那替尼1年治疗双靶向强化策略。

（三）晚期HER-2阳性乳腺癌双靶向治疗

CLEOPATRA研究显示，对于HER-2阳性转移性乳腺癌患者，与安慰剂+曲妥珠单抗+多西他赛相比，一线联合帕妥珠单抗+曲妥珠单抗+多西他赛治疗可显著延长OS，中位OS延长15.7个月，转移性乳腺癌患者一线治疗后的中位OS达56.5个月。帕妥珠单抗组的PFS为18.7个月，安慰剂组为12.4个月（$HR=0.68$，$P<0.0001$）。目前，对于HER-2阳性转移性乳腺癌的一线治疗，基于CLEOPATRA研究，帕妥珠单抗+曲妥珠单抗+多西他赛作为A类推荐。MARIANNE研究是一线T-DM1联合或不联合帕妥珠单抗对比曲妥珠单抗联合紫杉类药物治疗HER-2阳性晚期转移性乳腺癌的随机Ⅲ期临床研究，入组的HER-2阳性转移性乳腺癌患者均经中心实验室检测确认HER-2阳性［免疫组织化学（+++）或FISH（+）］，且均为初治晚期或经紫杉类药物或长春碱类药物（新）辅助治疗后6个月以上出现复发转移者。共入组1095例患者，按1∶1∶1比例随机分为3组接受一线治疗，即曲妥珠单抗+多西他赛/紫杉醇（HT组，$n=365$）、T-DM1组（$n=367$）、T-DM1+帕妥珠单抗（T-DM1+P组，$n=363$）。含T-DM1一线治疗方案的中位PFS不劣于（也不优于）HT方案（HT、T-DM1和T-DM1+P 3组的中位PFS分别为13.7个月、14.1个月和15.2个月）。HT、T-DM1和T-DM1+P 3组的中位OS分别为50.9个月、53.7个月、51.8个月。即使剔除HT组进展后交叉到含T-DM1组的85例患者，敏感性分析仍显示各组OS结果相似。MARIANNE的研究结果，T-DM1及帕妥珠单抗联合T-DM1双靶向治疗尚不能成为HER-2阳性转移性乳腺癌一线治疗的标准推荐，T-DM1未超越其HER-2阳性转移性乳腺癌二线标准治疗方案的指南定位。

吡咯替尼作为国内自主创新的小分子抗HER-2药物，可直接作用于HER-2通路的酪氨酸激酶区，全面阻断包括曲妥珠单抗无法阻断的HER-2异源二聚体在内的所有二聚体下游通路；与其他小分子抗HER-2药物（如拉帕替尼）相比，吡咯替尼靶点更全面，且对靶点造成不可逆抑制，更强效地抑制肿瘤生长；与另1种小分子抗HER-2药物来那替尼相比，吡咯替尼生物利用度更高，且对肿瘤细胞的抑制强度更强，安全性更好。在吡咯替尼联合卡培他滨对比拉帕替尼联合卡培他滨治疗既往用过/未用过曲妥珠单抗且既往≤二线化疗的HER-2阳性转移性乳腺癌患者的Ⅱ期临床研究中，吡咯替尼联合卡培他滨较拉帕替尼联合卡培他滨可以显著提高患者的ORR（78.5% vs. 57.1%），2组间统计学差异显著（$P=0.01$）；进一步分析2组患者的PFS，结果显示，吡咯替尼联合卡培他滨的中位PFS达18.1个月，显著优于拉帕替尼联合卡培他滨的7.0个月（$P<0.0001$）。期待吡咯替尼联合曲妥珠单抗的Ⅲc期临床试验，给HER-2阳性转移性乳腺癌带来更多双靶向优化治疗策略。

mTOR抑制药依维莫司克服HER-2耐药的BOLERO1/3研究汇总分析首次显示，$PIK3CA$突变不仅是预后不良的标志物，$PIK3CA$突变可能提示HER-2阳性转移性乳腺癌的依维莫司疗效。$PIK3CA$突变患者PFS获益于靶向治疗依维莫司（$HR=0.67$），而野生型未显示出获益（$HR=$

1.1）。与 PIK3CA 突变显示出相似作用的是 PTEN 缺失，能提示 PTEN 缺失患者从依维莫司中获益，而在野生型中无明显差异。PIK3CA 突变或 PTEN 缺失能独立预测依维莫司的疗效和不良预后，可能是抗 HER-2 耐药的重要机制之一。作为下游的 PIK3CA 突变，对于曲妥珠单抗和拉帕替尼耐药，而 PI3K 抑制药、mTOR 抑制药和 PI3K/mTOR 双重抑制药具有一定疗效。此外，PTEN 缺失也是曲妥珠单抗耐药的机制之一，而拉帕替尼的作用机制不需要 PTEN 参与，由于没有临床数据只能推测可考虑拉帕替尼联合 PI3K 通路抑制药用于 PTEN 缺失的乳腺癌患者。CDK4/6 抑制药联合内分泌治疗开启了 HR 阳性晚期乳腺癌治疗的新篇章，显著改善此类患者的预后。临床前研究显示，CDK4/6 抑制药在 HER-2 阳性细胞株与曲妥珠单抗或 T-DM1 协同抗肿瘤。评估 palbociclib 联合 T-DM1 治疗 HER-2 阳性乳腺癌的相关临床试验（NCT01976169）正在进行中，期待 CDK4/6 抑制药联合抗 HER-2 治疗显著改善 HR 阳性、HER-2 阳性患者的生存预后。

在 HER-2 阳性乳腺癌中，尚无有效的在临床上可指导双靶向抗 HER-2 疗效的生物标志物。CLEOPATRA 研究的结果显示，高 HER-2 蛋白、高 HER-2 及 HER-3 mRNA 水平、PIK3CA 野生型为预后有利因素。PIK3CA 野生型的 PFS 预后更好（$HR = 0.63$，$P = 0.0001$），可作为有价值的预后因子。

在双靶向治疗时代，HER-2 阳性转移性乳腺癌治疗方案优化策略需要考虑 3 个方面：第一，基于患者复发风险/复发特征的 HER-2 阳性乳腺癌治疗方案的选择；第二，基于新辅助/辅助治疗疗效的 HER-2 阳性乳腺癌治疗方案的选择；第三，基于预测/预后指标的 HER-2 阳性乳腺癌的精准治疗。

综上所述，HER-2 过表达是乳腺癌的不良预后指标，双靶向抗 HER-2 治疗在 HER-2 阳性早期乳腺癌的辅助/新辅助治疗和晚期乳腺癌解救治疗中，均显示出双靶向治疗的显著协同抗肿瘤优势，可提高治疗有效率及克服耐药。但并非所有 HER-2 阳性乳腺癌需要双靶向抗 HER-2 治疗，未来需要更精准地筛选获益患者并加强治疗安全性。

（辽宁省肿瘤医院　徐君南　姜钧瀚　孙　涛）

参考文献

[1] Von Minckwitz G, Huang CS, Mano MS, et al. Trastuzumab Emtansine for Residual Invasive HER2-Positive Breast Cancer. N Engl J Med, 2019, 380（7）：617-628.

[2] Copeland AC, Anders CK. Dual HER2-Targeting in the Adjuvant Setting: Where We Have Been and Where We Are Going. Oncology（Williston Park）, 2018, 32（10）：483-487.

[3] Martin M, Holmes FA, Ejlertsen B, et al. Neratinib after trastuzumab-based adjuvant therapy in HER2-positive breast cancer（ExteNET）：5-year analysis of a randomised, double-blind, placebo-controlled, phase 3 trial. Lancet Oncol, 2017, 18（12）：1688-1700.

[4] Sudhan DR, Schwarz LJ, Guerrero-Zotano A, et al. Extended Adjuvant Therapy with Neratinib Plus Fulvestrant Blocks ER/HER2 Crosstalk and Maintains Complete Responses of ER+/HER2+ Breast Cancers: Implications to the ExteNET Trial. Clin Cancer Res, 2019, 25（2）：771-783.

[5] Chia SKL, Martin M, Holmes FA, et al. PIK3CA alterations and benefit with neratinib: analysis from the randomized, double-blind, placebo-controlled, phase III ExteNET trial. Breast Cancer Res, 2019, 21（1）：39.

[6] Perez EA, De Haas SL, Eiermann W, et al. Relationship between tumor biomarkers and efficacy in MARIANNE, a phase III study of trastuzumab emtansine ± pertuzumab versus trastuzumab plus taxane in HER2-positive advanced breast cancer. BMC Cancer, 2019, 19（1）：517.

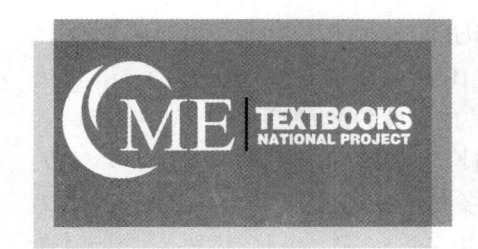

HER-2 阳性晚期乳腺癌治疗进展

第 15 章

在所有乳腺癌中有 25%~30% 的患者为 HER-2 阳性乳腺癌。经多年的研究证实，曲妥珠单抗在 HER-2 阳性转移性乳腺癌（metastatic breast cancer，MBC）中具有杀伤肿瘤的作用。Slamon 等进行的 H0648g 研究表明，曲妥珠单抗联合化疗可延长 PFS 和 OS。因此，自 1998 年曲妥珠单抗被批准以来，有诸多联合研究展开，虽然 HER-2 阳性乳腺癌患者能从曲妥珠单抗治疗中获益，但绝大多数晚期乳腺癌患者最终会出现进展或耐药。因此，持续研发新药对改善此类患者的生存尤为重要，本章将从目前的抗 HER-2 标准治疗展开至最新的抗 HER-2 治疗模式，全面阐述 HER-2 阳性晚期乳腺癌的治疗进展。

一、抗 HER-2 一线治疗进展

H0648g 研究显示，曲妥珠单抗联合化疗可显著改善患者生存，奠定了曲妥珠单抗联合化疗的晚期一线治疗的地位。

随着研究的不断涌现，帕妥珠单抗的 Ⅱ 期研究发现抑制异源 HER-2 二聚体的形成可进一步增强 HER-2 阳性晚期乳腺癌患者的抗 HER-2 的疗效，进而开展了 Ⅲ 期的 CLEOPATRA 研究，并取得突破性的结果。该研究将诊断为 HER-2 阳性晚期乳腺癌的患者随机分为曲妥珠单抗+帕妥珠单抗+化疗和曲妥珠单抗+安慰剂+化疗。结果显示，2 组中位 PFS 分别为 18.5 个月、12.4 个月，中位 OS 分别为 56.5 个月、40.8 个月。2019 年，ASCO 报道了该研究的最终结果，与之前的结果一致，相比安慰剂组的 40.8 个月，治疗组的中位 OS 可达 57.1 个月。CLEOPATRA 研究虽然入组的多为初诊晚期患者，但使用过曲妥珠单抗的人群能从帕妥珠单抗中获益，2019 年 ASCO 的最终分析也再次证实了这一点（$HR=0.74$，95% CI：0.57~0.95），其更新的最终分析结果再次显示，曲妥珠单抗+帕妥珠单抗+化疗的整体安全性和耐受性良好，无显著的额外的心脏毒性。因此目前，HER-2 阳性 MBC 国际一线标准治疗方案为曲妥珠单抗+帕妥珠单抗+化疗。

T-DM1 是一种抗体药物偶联物，它将曲妥珠单抗与 1 种强有力的细胞毒药物 DM1 相连接。DM1 是美登素的衍生物，而美登素是 1970 年开发出来的 1 种药物，主要的作用位点在微管。T-DM1 也试图挑战晚期一线治疗的地位，MARIANNE 是 1 项三臂的随机对照 Ⅲ 期临床研究，比较曲妥珠单抗加紫杉类药物（紫杉醇或多西他赛）或单药 T-DM1 或 T-DM1 加帕妥珠单抗的疗效。试验设计预期 T-DM1+帕妥珠单抗组会有更好的疗效，最终结果却不尽如人意，在 T-DM1 的基础上加帕妥珠单抗的疗效并不优于 T-DM1，且紫杉类药物加曲妥珠单抗的疗效非劣效于含 T-DM1 组，但含 T-DM1 组的不良事件更少，生活质量更高。

其他一些小分子靶向酪氨酸激酶抑制药（tyrosine kinase inhibitor，TKI）也做了晚期一线的研究探索。例如，来那替尼是一种不可逆的泛HER-1、HER-2、HER-4的TKI，单药活性强于拉帕替尼。NEfERT研究是1项随机开放的试验，对比紫杉醇+来那替尼和紫杉醇+曲妥珠单抗在晚期一线治疗HER-2阳性MBC中的疗效。结果提示，中位PFS在2组均为12.9个月（$HR=1.02$，$95\%CI$：$0.81\sim1.27$，$P=0.89$）。但来那替尼组的中枢神经复发转移发生率较低（$HR=0.45$，$95\%CI$：$0.26\sim0.78$，$P=0.004$）。共同的3~4级不良事件为腹泻（30.4% *vs.* 3.8%）、中性粒细胞减少（12.9% *vs.* 14.5%）和白细胞减少（7.9% *vs.* 10.7%）。

拉帕替尼是可逆的小分子靶向酪氨酸激酶抑制药。COMPLETE研究比较紫杉醇+拉帕替尼和紫杉醇+曲妥珠单抗在晚期一线治疗HER-2阳性MBC的疗效。结果提示，中位PFS在2组分别为9.0个月、11.3个月（$HR=1.37$，$95\%CI$：$1.13\sim1.65$，$P=0.001$）。

吡咯替尼是我国自主研发的一种新型不可逆的TKI，关于吡咯替尼联合曲妥珠单抗+多西他赛与安慰剂联合曲妥珠单抗+多西他赛晚期一线治疗HER-2阳性复发转移性乳腺癌的随机、双盲、平行对照、多中心Ⅲ期研究正在进行中（NCT03863223）。

二、抗HER-2二线治疗进展

从HERMINE研究到GBG26研究，结果显示，一线接受曲妥珠单抗治疗后继续使用曲妥珠单抗仍可获益，故奠定了曲妥珠单抗的二线治疗地位。随着时间的推移，治疗方案不断涌现。

（一）首选方案

EMILIA研究（1项大型的Ⅲ期试验）评估在二线治疗领域，单药T-DM1对比卡培他滨+拉帕替尼在既往使用过TH方案（多西他赛+曲妥珠单抗）患者中的疗效。结果显示，T-DM1组在PFS（中位PFS达到9.6个月）、OS（中位OS达到29.9个月）和ORR方面都具有显著优势。T-DM1组的中位PFS有3.2个月的延长，达到9.6个月（$HR=0.65$，$95\%CI$：$0.55\sim0.77$，$P<0.001$），中位OS有5.8个月的延长（$HR=0.68$，$95\%CI$：$0.55\sim0.85$，$P<0.001$）。整体而言，T-DM1耐受性好，主要不良事件为血小板减少症（14%）、贫血（4%）。EMILIA研究进一步证实，对于基线状态存在脑转移的患者，T-DM1也具有疗效（OS为26.8个月，$HR=0.382$，$95\%CI$：$0.184\sim0.795$，$P=0.0081$）。随后，又有关于T-DM1后线研究的探索，对比T-DM1与医师选择的治疗方案在既往接受多线治疗后的HER-2阳性晚期乳腺癌患者中的疗效。结果提示，中位OS分别可延长至22.7个月和15.8个月（$P<0.001$）。

（二）其他可选方案

1. 曲妥珠单抗+换用其他化疗药物　HERMINE研究证实，一线使用曲妥珠单抗进展后的患者继续使用曲妥珠单抗仍有效。随后的GBG26研究显示，二线接受曲妥珠单抗联合卡培他滨治疗与对照组比较，PFS可达8.2个月和5.6个月（$HR=0.69$，双侧秩和检验$P=0.0338$，单侧秩和检验$P=0.0169$），因此奠定了曲妥珠单抗在二线治疗中的地位。

2. 拉帕替尼+卡培他滨　拉帕替尼是小分子TKI，较大分子抗体类药物具有不同的特点，如特异性更低，在明显异质性肿瘤中可能有更好的疗效，更易透过血脑屏障，可使用不间断的给药模式，可口服给药，心脏毒性更低等。拉帕替尼也是第1个抗HER-2的TKI，属于可逆的HER-1和HER-2胞内结构域抑制药。EGF100151研究探讨拉帕替尼联合卡培他滨对比卡培他滨单药在既往接受过曲妥珠单抗等治疗患者中的疗效。结果发现，在OS方面，2组分别可达75周和64.7周

($HR=0.81$，$95\%CI$：$0.65\sim1.00$，$P=0.051$）。

3. 曲妥珠单抗+拉帕替尼　EGF104900 研究评估了拉帕替尼+曲妥珠单抗对比拉帕替尼治疗既往以曲妥珠单抗治疗为主进展的 HER-2 阳性 MBC 的疗效。结果提示，2 组中位 PFS 分别为 11.1 周和 8.1 周（$HR=0.74$，$95\%CI$：$0.58\sim0.94$，$P=0.011$）。

4. 吡咯替尼+卡培他滨　动物研究显示，吡咯替尼抗肿瘤活性优于拉帕替尼。在 I 期临床研究中，共入组 38 例患者，吡咯替尼单药对于 HER-2 阳性 MBC 患者的总有效率为 50%，临床获益率（完全缓解+部分缓解+疾病稳定≥24 周）为 61.1%，中位 PFS 为 35.4 周，总有效率在曲妥珠单抗未治和经治的患者中分别为 83.3% 和 33.3%。剂量限制性毒性为 3 级腹泻，发生于接受 480 mg 剂量的 2 例患者中，最大耐受剂量为 400 mg。吡咯替尼最常见的不良事件包括腹泻（44.7%）、恶心（13.2%）、口腔溃疡（13.2%）、乏力（10.5%）和白细胞减少（10.5%），唯一的 3 级不良事件是腹泻。进一步的 II 期研究评估吡咯替尼联合卡培他滨方案对比拉帕替尼联合卡培他滨方案治疗 HER-2 阳性转移性乳腺癌的安全性和有效性，共纳入 128 例患者，吡咯替尼联合卡培他滨方案对比对照组，主要研究终点为 ORR，2 组分别为 78.5%、57.1%。另外，研究者评估的中位 PFS 分别为 18.1 个月、7.0 个月（$P=0.01$），吡咯替尼的不良事件与 I 期研究一致，最常见的是胃肠道反应，包括腹泻（96.9%）、呕吐（46.2%）、恶心（38.5%）。2019 年，ASCO 公布了 1 项 III 期研究数据，此研究对比吡咯替尼联合卡培他滨和安慰剂联合卡培他滨在既往使用过曲妥珠单抗的 HER-2 阳性 MBC 患者中的疗效。主要研究终点中心评估的中位 PFS 分别为 11.1 个月和 4.1 个月（$HR=0.18$，$95\%CI$：$0.13\sim0.26$，$P<0.001$）。此外，有关于吡咯替尼联合卡培他滨对比拉帕替尼联合卡培他滨在既往使用过曲妥珠单抗的 HER-2 阳性 MBC 患者中的 III 期研究正在进行中（NCT03080805）。

（三）探索性研究

1. 其他一些小分子 TKI 的研究　Burstein 等报道 1 项研究提示，在 66 例既往使用过曲妥珠单抗的患者中，使用来那替尼的中位 PFS 为 22.3 周，ORR 为 24%；在剩余 70 例既往未使用过曲妥珠单抗的患者中，使用来那替尼的中位 PFS 为 39.6 周，ORR 为 56%。然而，和拉帕替尼类似，腹泻是来那替尼最主要的不良事件，必须尽早干预控制以保证给药的剂量及持续性。来那替尼也在晚期二线治疗中进行了探索，NALA 研究在二线及以上抗 HER-2 治疗的患者中，比较来那替尼+卡培他滨与拉帕替尼+卡培他滨的疗效。2019 年，ASCO 年会公布了该研究的最新数据，与拉帕替尼+卡培他滨相比，来那替尼+卡培他滨治疗的疾病进展或死亡风险降低 24%（$HR=0.76$，$95\%CI$：$0.63\sim0.93$，$P=0.006$）。来那替尼+卡培他滨和拉帕替尼+卡培他滨相比较，6 个月和 12 个月的 PFS 率分别为 47.2%、37.8% 及 28.8%、14.8%。因此，来那替尼+卡培他滨显著改善了 PFS，在 HER-2 阳性患者二线及后线治疗中具有一定的临床获益。

2. 大分子单克隆抗体不断探索的研究　PHEREXA 研究是 1 项曲妥珠单抗联合卡培他滨联合帕妥珠单抗对比曲妥珠单抗联合卡培他滨治疗在接受一线曲妥珠单抗为基础的治疗期间或治疗后进展的 HER-2 阳性 MBC 患者的疗效。结果提示，2 组 PFS 分别为 11.8 个月、9.0 个月（$HR=0.83$，$95\%CI$：$0.68\sim1.02$），曲妥珠单抗联合卡培他滨联合帕妥珠单抗组的 PFS 延长 2.8 个月。

三、抗 HER-2 的后线治疗

T-DM1 在晚期后线治疗中的探索是 TH3RESA 研究，其对比了 T-DM1 与医师选择的治疗方案在既往多线治疗后的 HER-2 阳性 MBC 患者中的疗效。结果提示，2 组中位 PFS 分别延长至 6.2 个月、3.3个月（$P<0.001$）。

margetuximab是1种Fc片段优化的靶向HER-2的单克隆抗体药物，其可提升与CD16A的亲和力。CD16A是对抗肿瘤细胞抗体依赖性细胞介导的细胞毒性（ADCC）重要的Fc受体。1项I期研究证实，在超过50%（18/23，78%）的可评估患有HER-2阳性MBC患者（包括持续应答者>30周）中观察到肿瘤变小，同时margetuximab耐受性良好，具有良好的单药活性。进一步的SOPHIA研究作为国际多中心研究，200多家试验点遍布北美、欧洲和亚洲。该研究旨在评估margetuximab联合化疗相较于trastuzumab+化疗治疗复发/难治性HER-2阳性转移性乳腺癌的疗效。2019年ASCO报道了该研究的最新结果，提示在晚期二线至四线的治疗中，与曲妥珠单抗+化疗相比，margetuximab+化疗显著改善PFS（$HR=0.76$，95%CI：0.59~0.98，$P=0.033$），而这种PFS的获益在含有158F等位基因的$CD16A$基因型的患者中更为明显。

四、抗HER-2联合其他治疗

（一）联合抗血管生成药物

临床前基础研究显示，HER-2阳性乳腺癌中可见血管生成通路的活化，因此在临床患者中同时阻断血管内皮生长因子（vascular endothelial growth factor，VEGF）和HER-2 2条通路能否进一步增强疗效值得探索。1项在HER-2阳性晚期乳腺癌中进行的Ⅲ期临床研究（AVEREL）共入组424例患者。结果提示，在多西他赛+曲妥珠单抗的基础上加用贝伐珠单抗，疗效无显著差异。

（二）联合内分泌治疗药物

HER-2阳性乳腺癌中约50%的患者也显示ER阳性，在此类患者中同时使用内分泌药物和抗HER-2靶向药物是常用的联合方案。1项研究显示，使用曲妥珠单抗+来曲唑对比来曲唑单药治疗转移性三阳性乳腺癌患者，其中位PFS可由3.3个月延长至14.1个月。TANDEM研究是1项Ⅲ期随机对照试验，比较曲妥珠单抗+阿那曲唑和阿那曲唑单药治疗在转移性三阳性乳腺癌患者中的疗效。结果显示，中位PFS分别为4.8个月、2.4个月。拉帕替尼联合来曲唑对比来曲唑单药的Ⅲ期EGF30008研究显示中位PFS在联合用药组显著改善（8.2个月 vs. 3.0个月）。相关指南指出，内分泌治疗联合抗HER-2靶向药物的方案多用于低肿瘤负荷或无法耐受化疗的人群。

随着抗HER-2靶向治疗的发展，目前抗HER-2双靶向药物联合已成为治疗的趋势。PERTAIN是1项针对绝经后三阳性局部晚期或晚期乳腺癌患者的研究，探讨在一线使用AI（来曲唑或阿那曲唑）+曲妥珠单抗加或不加帕妥珠单抗的疗效。结果提示，加用帕妥珠单抗后显著降低患者35%的进展或死亡风险（$HR=0.65$，95%CI：0.48~0.89，$P=0.007$），中位持续反应时间为27.1个月和15.1个月（$HR=0.57$，95%CI：0.36~0.91，$P=0.02$）。另外，ALTERNATIVE研究是在既往接受过曲妥珠单抗和化疗的绝经后三阳性MBC患者中比较抗HER-2双靶向（拉帕替尼+曲妥珠单抗）+AI（甾体类或非甾体类）组与拉帕替尼+AI组和曲妥珠单抗+AI组之间的疗效。结果提示，抗HER-2双靶向（拉帕替尼+曲妥珠单抗）+AI可降低38%的疾病进展风险；主要研究终点提示，对于研究者评估的中位PFS，抗HER-2双靶向（拉帕替尼+曲妥珠单抗）+AI组和曲妥珠单抗+AI组分别为11个月、5.7个月（$HR=0.62$，95%CI：0.45~0.88，$P=0.0064$），抗HER-2双靶向（拉帕替尼+曲妥珠单抗）+AI组显著延长PFS。

近年来，CDK4/6抑制药在HR阳性乳腺癌中取得了很好的治疗效果。临床前研究显示，在小鼠模型中，加用CDK4/6抑制药可让既往对抗HER-2治疗耐药的患者重新恢复对抗HER-2药物的敏感性。在1项单臂Ⅰb/Ⅱ期研究中，CDK4/6抑制药ribociclib联合T-DM1（队列A）或曲妥珠单抗（队列B）治疗晚期难治性HER-2阳性乳腺癌。结果显示，CDK4/6抑制药联合曲妥珠单抗可能对既往接受轻度治疗的HER-2阳性MBC患者疗效更佳。另1项评估palbociclib+抗HER-2治疗+内分泌治疗对比抗HER-2治疗+内分泌治疗用于三阳性MBC患者诱导治疗后的疗效和安全性的随机、开放、Ⅲ期研究正在进行中。PATRICIA研究（NCT02448420）是1项Ⅱ期试验（Ⅰ阶段），探索曲妥珠单抗+palbociclib或来曲唑治疗在既往接受过二线至四线治疗的HER-2阳性MBC患者中的疗效。结果提示，palbociclib联合曲妥珠单抗治疗HER-2阳性乳腺癌安全、有效，尤其对于HR阳性的MBC患者。

（三）联合PI3K/AKT/mTOR药物

PI3K/AKT/mTOR通路可能与耐药相关，在大量HER-2阳性晚期乳腺癌中可见 *PI3KCA* 或 *PTEN* 基因突变活化。1项Ⅱ期临床研究探索同时使用依维莫司+曲妥珠单抗+紫杉醇或长春瑞滨，旨在同时阻断mTOR通路和HER-2通路。BOLERO-1研究（Ⅲ期）入组的患者均是接受晚期一线治疗的患者，整体人群未见PFS的改善，但在ER阴性、HER-2阳性患者中可见联合依维莫司后PFS由13.1个月延长至20.3个月。在另1项BOLERO-3研究中，入组的是既往曲妥珠单抗治疗进展的患者，联合依维莫司后PFS改善有显著的统计学差异（5.78个月 *vs.* 7.0个月，$HR=0.78$，$95\%CI：0.65\sim0.95$，$P=0.0067$），但最终OS无改善且联用依维莫司组毒性较大。因此，后续需进一步探索分析，找到疗效预测指标以提前筛选出获益人群。除依维莫司外，还有PI3K/AKT/mTOR通路的药物如buparlisib、pictilisib、pilaralisib、taselisib、alpelisib等，期待此类药物在HER-2阳性MBC患者中有更好的治疗作用。

（四）联合免疫治疗药物

免疫治疗被列为十大科学突破的首位。近年来，免疫治疗是肿瘤治疗领域的研究热点。在乳腺癌的治疗中，有一系列研究探索免疫检查点抑制药与抗HER-2靶向治疗药物联用的临床研究。PANACEA（KEYNOTE-014）研究是1项Ⅰb/Ⅱ期探索程序性死亡因子1（programmed death 1, PD-1）抑制药pemberolizumab联合曲妥珠单抗治疗HER-2阳性MBC的研究。结果提示，研究在程序性死亡因子配体（PD ligand 1, PD-L1）阳性队列中达到主要研究终点（ORR为15%，疾病控制率为25%）；在PD-L1阴性患者中没有观察到缓解，基质TILs水平与缓解率相关。另1种免疫抑制药为durvalumab。另1项研究也在晚期多线治疗后的HER-2阳性MBC患者中探索durvalumab+曲妥珠单抗的疗效和安全性。目前，免疫检查点抑制药与抗HER-2靶向治疗药物的在研研究多达15项，期待未来能进一步精准获益人群，提高治疗疗效。

目前的临床治疗仍有诸多的难点，例如，针对晚期乳腺癌患者全身系统治疗后取得完全缓解患者的治疗能否停药及治疗的时长？针对同为乳腺癌却又存在各自异质性的患者，如何进行精准的个体化诊疗？药物研发诸多，如何精准又经济，仍有很长的路需要走。

（中山大学附属肿瘤医院　洪若熙　王树森）

参考文献

[1] Slamon DJ, Leyland-Jones B, Shak S, et al. Use of chemotherapy plus a monoclonal antibody against HER2 for metastatic breast cancer that overexpresses HER2. N Engl J Med, 2001, 344（11）: 783-792.

[2] Swain SM, Kim SB, Cortés J, et al. Pertuzumab,

trastuzumab, and docetaxel for HER2-positive metastatic breast cancer (CLEOPATRA study): overall survival results from a randomised, double-blind, placebo-controlled, phase 3 study. Lancet Oncol, 2013, 14 (6): 461-471.

[3] J Perez EA, Barrios C, Eiermann W, et al. Trastuzumab Emtansine With or Without Pertuzumab Versus Trastuzumab Plus Taxane for Human Epidermal Growth Factor Receptor 2-Positive, Advanced Breast Cancer: Primary Results From the Phase III MARIANNE Study. Clin Oncol, 2017, 35 (2): 141-148.

[4] Extra JM, Antoine EC, Vincent-Salomon A, et al. Efficacy of trastuzumab in routine clinical practice and after progression for metastatic breast cancer patients: the observational Hermine study. Oncologist, 2010, 15 (8): 799-809.

[5] von Minckwitz G, du Bois A, Schmidt M, et al. Trastuzumab beyond progression in human epidermal growth factor receptor 2-positive advanced breast cancer: a german breast group 26/breast international group 03-05 study. J Clin Oncol, 2009, 27 (12): 1999-2006.

[6] Diéras V, Miles D, Verma S, et al, Trastuzumab emtansine versus capecitabine plus lapatinib in patients with previously treated HER2-positive advanced breast cancer (EMILIA): a descriptive analysis of final overall survival results from a randomised, open-label, phase 3 trial. The Lancet Oncology, 2017, 18 (6): 732-742.

[7] Cameron D, Casey M, Oliva C, et al. Lapatinib plus capecitabine in women with HER-2-positive advanced breast cancer: final survival analysis of a phase III randomized trial. Oncologist, 2010, 15 (9): 924-934.

[8] Blackwell KL, Burstein HJ, Storniolo AM, et al. Overall survival benefit with lapatinib in combination with trastuzumab for patients with human epidermal growth factor receptor 2-positive metastatic breast cancer: final results from the EGF104900 Study. J Clin Oncol, 2012, 30 (21): 2585-2592.

[9] Ma F, Li Q, Chen S, et al. Phase I Study and Biomarker Analysis of Pyrotinib, a Novel Irreversible Pan-ErbB Receptor Tyrosine Kinase Inhibitor, in Patients With Human Epidermal Growth Factor Receptor 2-Positive Metastatic Breast Cancer. J Clin Oncol, 2017, 35 (27): 3105-3112.

[10] Bang YJ, Giaccone G, Im SA, et al. First-in-human phase 1 study of margetuximab (MGAH22), an Fc-modified chimeric monoclonal antibody, in patients with HER2-positive advanced solid tumors. Ann Oncol, 2017, 28 (4): 855-861.

[11] Gianni L, Romieu GH, Lichinitser M, et al. AVEREL: a randomized phase III Trial evaluating bevacizumab in combination with docetaxel and trastuzumab as first-line therapy for HER2-positive locally recurrent/metastatic breast cancer. J Clin Oncol, 2013, 31 (14): 1719-1725.

[12] Huober J, Fasching PA, Barsoum M, et al. Higher efficacy of letrozole in combination with trastuzumab compared to letrozole monotherapy as first-line treatment in patients with HER2-positive, hormone-receptor-positive metastatic breast cancer-results of the eLEcTRA trial. Breast, 2012, 21: 27-33.

[13] Kaufman B, Mackey JR, Clemens MR, et al. Trastuzumab plus anastrozole versus anastrozole alone for the treatment of postmenopausal women with human epidermal growth factor receptor 2-positive, hormone receptor-positive metastatic breast cancer: results from the randomized phase III TAnDEM study. J Clin Oncol, 2009, 27 (33): 5529-5537.

[14] Johnston S, Pippen J Jr, Pivot X, et al. Lapatinib combined with letrozole versus letrozole and placebo as first-line therapy for postmenopausal hormone receptor-positive metastatic breast cancer. J Clin Oncol, 2009, 27 (33): 5538-5546.

[15] Rimawi M, Ferrero JM, de la Haba-Rodriguez J, et al. First-Line Trastuzumab Plus an Aromatase Inhibitor, With or Without Pertuzumab, in Human Epidermal Growth Factor Receptor 2-Positive and Hormone Receptor-Positive Metastatic or Locally Advanced Breast Cancer (PERTAIN): A Randomized, Open-Label Phase II Trial. J Clin Oncol, 2018, 36 (28): 2826-2835.

[16] Johnston SRD, Hegg R, Im SA, et al. Phase III, Randomized Study of Dual Human Epidermal Growth Factor Receptor 2 (HER2) Blockade With Lapatinib Plus Trastuzumab in Combination With an Aromatase Inhibitor in Postmenopausal Women With

HER2-Positive, Hormone Receptor-Positive Metastatic Breast Cancer: ALTERNATIVE. J Clin Oncol, 2018, 36 (8): 741-748.

[17] Hurvitz SA, Andre F, Jiang Z, et al. Combination of everolimus with trastuzumab plus paclitaxel as first-line treatment for patients with HER2-positive advanced breast cancer (BOLERO-1): a phase 3, randomised, double-blind, multicentre trial. Lancet Oncol, 2015, 16 (7): 816-829.

[18] André F, O'Regan R, Ozguroglu M, et al. Everolimus for women with trastuzumab-resistant, HER2-positive, advanced breast cancer (BOLERO-3): a randomised, double-blind, placebo-controlled phase 3 trial. Lancet Oncol, 2014, 15 (6): 580-591.

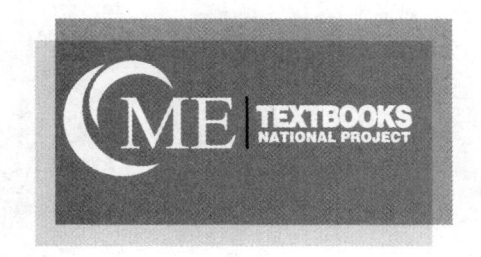

第六篇

乳腺癌免疫治疗研究进展

第16章 乳腺癌免疫治疗耐药机制及逆转策略

免疫检查点抑制药（immune checkpoint inhibitor，ICI）在乳腺癌，尤其是TNBC的治疗中起重要作用，相关研究为改变传统TNBC的治疗提供了更多证据。然而，在早期的ICI单药治疗的临床试验中，相当一部分患者疗效欠佳，提示乳腺癌对免疫治疗具有耐药性，由此引发了对免疫治疗耐药机制及可能的逆转策略的探讨。TNBC作为乳腺癌中免疫原性相对较高的肿瘤类型，免疫治疗与放疗、化疗、靶向治疗的联合或可成为其提高免疫治疗反应率及逆转免疫治疗耐药的新策略。更多的关于肿瘤微环境（tumor microenvironment，TMV）、纳米技术及免疫治疗的动物模型基础研究也将为探明免疫治疗耐药机制提供理论依据和技术支持。

一、乳腺癌免疫治疗

近年来，免疫治疗已经改变了多种肿瘤的传统治疗模式，显著提高了抗肿瘤治疗的反应率及OS。免疫治疗指任何调节或增强宿主免疫系统以抵抗肿瘤的治疗方式，按照作用机制可分为针对TMV的治疗、基于肿瘤相关抗原的免疫治疗、免疫治疗联合其他治疗方式，具体包括ICI、免疫共刺激分子激动药、免疫细胞治疗HER-2疫苗及溶瘤病毒等。

目前，ICI单药治疗在TNBC的临床试验中反应率低，一方面与乳腺癌免疫原性低有关，另一方面也说明了可能存在多种潜在的免疫治疗耐药机制。

免疫治疗的基础是完整的宿主免疫系统，具备免疫监视、免疫应答能力，依赖宿主自身对肿瘤细胞的识别及清除功能杀灭肿瘤细胞。宿主免疫系统识别并清除肿瘤细胞的能力取决于肿瘤细胞的异质性及肿瘤浸润淋巴细胞（tumor infiltrating lymphocytes，TILs）分布。肿瘤细胞异质性的基础是肿瘤细胞在突变过程中表达新抗原的能力，这些抗原在人体正常组织不表达，被宿主的免疫系统识别并介导免疫反应，因而更高的肿瘤突变负荷（tumor mutation burden，TMB）和肿瘤与ICI治疗反应相关，高TMB意味着患者对治疗获益更多。TILs分布和程序性死亡因子配体1（programmed death ligand 1，PD-L1）表达等对免疫治疗亦至关重要。乳腺癌高TILs水平提示肿瘤具有更高的侵袭性，但同样意味着肿瘤对化疗具有更好的反应性。TILs在TNBC中被认为是独立的良好预后指标，同样有证据表明更高水平的TILs与HER-2阳性乳腺癌预后良好相关。TILs能否在TMV中发挥作用与淋巴细胞的活化程度相关。TMV中多种机制参与乳腺癌细胞的免疫抑制，包括肿瘤细胞表达配体与ICI受体结合及肿瘤相关巨噬细胞（tumor-associated macrophages，TAM）促进肿瘤生长、抑制TILs功能、辅助肿瘤细胞免疫逃逸。不同类型肿瘤原有的免疫状态差异显著，表现在TMV免疫细胞、细胞因子及蛋白质表达情况，可以形象地按照肿瘤原有的免疫状态，分为

"炎症性"肿瘤及"非炎症性"肿瘤。"炎症性"肿瘤中具有更多TILs，更高PD-L1表达、CD8$^+$T细胞密度及Ⅰ型干扰素印迹，在免疫治疗中患者获益也更多。更多的临床证据表明，在这类"炎症性"肿瘤中，如非小细胞肺癌、黑色素瘤及肾细胞癌，针对PD-1/PD-L1通路的ICI疗效更佳。"非炎症性"肿瘤往往对单药免疫治疗效果不佳，可能与TMV中的免疫抑制状态相关，表现为TILs浸润程度低、PD-L1低表达及抗原呈递细胞低表达。肿瘤的"炎症性"是对TMV中免疫活化状态的形象描述，但没有明确的界定。

乳腺癌不同分子分型中的TMV也不尽相同，其中TNBC被称为"炎症性"肿瘤。TNBC具有更高的TILs水平，但缺少有效的治疗靶点，且具有很强的侵袭性，传统的放疗、化疗及手术治疗对其缺乏有效控制。随着肿瘤免疫治疗的飞速进展，目前大量研究关注于TNBC的免疫治疗，给这一难治亚型的治疗带来了希望。早期关于TNBC免疫治疗的临床研究主要关注PD-1/PD-L1抑制药的单药疗效。在KEYNOTE-012研究（Ⅰb期）中，帕博利珠单抗（pembrolizumab）在PD-L1阳性（该研究中定义为PD-L1≥1%）转移性TNBC中的总反应率为18.5%，达到疾病稳定状态患者占25.9%，CBR达44.4%。然而另1项临床研究的数据表明，PD-L1阴性（PD-L1<1%）TNBC患者对avelumab（抗PD-L1抗体）的ORR仅有2.6%。可见TNBC虽然作为免疫原性较高的一种乳腺癌分型，对免疫治疗反应仍存在很大异质性，由此需要进一步探讨免疫治疗耐药的可能机制和逆转策略。

二、免疫治疗耐药机制

ICI是指在肿瘤免疫应答过程中，作用于T细胞抑制性受体从而发挥抗肿瘤功能的因子，包括抗细胞毒T淋巴细胞相关抗原4（anti-cytotoxic T lymphocyte antigen 4，CTLA-4）和抗PD-1/PD-L1的单克隆抗体，2018年被批准用于多种不同肿瘤的治疗，也是近年来TNBC免疫治疗的热点。尽管ICI在临床治疗中获得巨大进展，但大多数接受ICI治疗的患者并没有从中获益，因而应进一步探索对免疫治疗反应具有预测意义的指标，以提升免疫治疗的精准性。此外，对免疫治疗耐药机制的研究将有助于解决部分患者对现有免疫治疗效果不佳的问题。下面将讨论肿瘤免疫治疗耐药的可能机制。

（一）TMV中浸润淋巴细胞

TMV中影响肿瘤对免疫治疗反应的细胞包括TILs、TAM、骨髓源性抑制细胞（myeloid-derived suppressor cells，MDSC）等，这些也是乳腺癌患者进行免疫治疗后潜在的疗效和预后预测指标。1项纳入3771例乳腺癌患者的研究探讨了TILs对预后的影响。结果显示，更高的TILs密度在乳腺癌所有的分子类型中与新辅助化疗的反应率呈正相关，并且在HER-2阳性及TNBC中与预后呈正相关。更高的TILs密度提示肿瘤具有更高的炎症性，更容易通过免疫治疗诱导免疫细胞活化，并杀灭肿瘤细胞。

PD-L1作为另1个潜在的乳腺癌免疫治疗预测指标，其预测价值颇有争议。有文献认为应将TILs与PD-L1相结合，而非使用单一指标作为预后的预测指标，并将肿瘤耐药机制依此分为靶缺失耐药、原发性耐药及获得性耐药，从而更好地理解部分乳腺癌患者对免疫治疗反应不佳的原因。抗原特异性T细胞是γ干扰素（interferon-γ，IFN-γ）产生的主要来源，IFN-γ上调TMV中的PD-L1，通过PD-1/PD-L1通路抑制细胞毒性T淋巴细胞作用，从而产生免疫逃逸，称为适应性抵抗。排除治疗因素的影响，肿瘤对宿主免疫适应性抵抗发生的前提是TMV中PD-L1表达及PD-1阳性TILs的存在。但是通过对黑色素瘤及肺癌的TMV研究发现，根据PD-L1与TILs的存在与否可以将TMV分为4型，1型为PD-L1阴性，无TILs；2型为PD-L1阳性，存在TILs；3型为PD-L1阴性，存在TILs；4型为PD-L1阳性，无TILs。由此可以预测2型（PD-L1阳性，存在TILs）将在抗PD治疗中反应良好，而其他3种类型由于缺少PD-L1或TILs导致靶缺失耐药。但在2型（PD-L1阳性，TILs存在）的TMV中，仍有45%~50%的患者产生耐药，称为原发性耐药。关于原发性耐药的机制有多种解释，具体如下：①现有研究将PD-L1≥1%或5%作为PD-L1阳性的指标，但未达成统一标准；②主要组织相容性复合体（major histocompatibility complex，MHC）Ⅰ类、Ⅱ类等影响抗原表达与呈递，由此可能影响免疫治疗效果；③免疫微环境中复杂的细胞、因子可能参与免疫治疗耐药机制，有待进一步研究。

（二）TMV中其他导致免疫治疗耐药的因素

TAM源于外周血单核细胞，并由肿瘤细胞诱导进入TMV中，并活化成为M1（经典型）或M2（变异型）。在TNBC中，TAM通过分泌抑制性细胞因子，降低TILs效应细胞功能，并促进调节性T细胞（regulatory T cells，Tregs）的功能，从而促进肿瘤细胞增生，抵抗肿瘤免疫。TAM能够直接或间接调节TMV中PD-1/PD-L1表达。由此，针对TAM的治疗用于抑制TAM募集，降低其数量，并将M2 TAM转化为具有抗肿瘤能力的M1型，这对于治疗TNBC具有重要意义，以调节TAM为中心的TNBC在逆转免疫治疗耐药方面具有广阔的前景。值得注意的是，TAM分泌多种细胞因子，包括IFN-γ、转化生长因子β（transforming growth factor-β，TGF-β）、肿瘤坏死因子α（tumor necrosis factor-α，TNF-α）及白介素6（interleukin-6，IL-6），在调控TNBC细胞PD-1/PD-L1表达中有重要意义。尤其是JAK/STAT3信号通路在IFN-γ诱导的PD-L1过表达中有重要作用。1项临床前乳腺癌研究表明，抑制STAT3信号通路能够降低肿瘤相关内皮血管新生，从而降低乳腺癌脑转移的发生率，并提升生存率。

三、逆转策略

（一）免疫治疗联合化疗

化疗是TNBC的辅助治疗方法，是转移性TNBC治疗的支柱。目前，TNBC辅助化疗的标准是以蒽环类和紫杉醇为基础的联合治疗，但是蒽环类及以铂类为基础的化疗需要患者具有完整健全的免疫系统功能作为基础。研究提示，蒽环类及奥沙利铂能够诱导免疫原性细胞死亡（immunogenic cell death，ICD），由此激活宿主免疫系统对肿瘤抗原的应答，进而抑制肿瘤生长。环磷酰胺和紫杉醇无法诱导ICD，但它们能够调控巨噬细胞功能。总体来说，化疗能够调控TNBC患者免疫微环境，将"冷环境"（低TILs水平）转变为"热环境"（高TILs水平）。

TONIC研究显示，患者先采用放疗或多柔比星、环磷酰胺、顺铂化疗诱导治疗，然后采用抗PD-1药物nivolumab 3 mg/kg治疗，与未处理直接免疫治疗相比，诱导组ORR达24%，中位PFS达3.4个月，中位疾病缓解时间（duration of response，DOR）达9个月；多柔比星诱导组的ORR最佳，达45%，其次为顺铂组，达33%；肿瘤组织中的CD8$^+$T淋巴细胞比例越高，免疫治疗的缓解率越高。阿特珠单抗（atezolizumab）联合白蛋白结合型紫杉醇治疗Ⅰb期TNBC的临床研究的结果显示，联合治疗的总ORR达42%，一线、二线和三线治疗的ORR分别为67%、25%、29%（NCT01633970），提示早期应用免疫治疗可得到更大获益。1项Ⅲ期临床研究（IMpassion 130）纳入902例未接受过治疗的转移性TNBC患者，所有患者按1:1比例随机分组，接受atezolizumab或安慰剂联合白蛋白结合型紫杉醇治疗。结果显示，atezolizumab联合治疗组的中位PFS为7.2个月，安慰剂组为 5.5 个月，atezolizumab 联合治疗组的疾病进展或死亡风险降低 20%；2 组的中位 OS 分别为 21.3 个月、17.6 个月，atezolizumab 联合治疗组的死亡风险降低 16%。亚组分析显示，在 PD-L1 阳性（肿瘤浸润性免疫细胞 PD-L1 表达率≥1%）的患者中，2 组中位 PFS 分别为 7.5 个月、5.0 个月，atezolizumab 联合治疗组的疾病进展或死亡风险降低 38%；2 组中位 OS 分别为 25.0 个月、15.5 个月，atezolizumab 联合治疗组的死亡风险降低 38%。与标准治疗（单独化疗）相比，该研究首次证实免疫治疗和化疗联合能够显著延长生存，这正在改变 TNBC 的治疗方式。pembrolizumab 联合化疗（白蛋白结合型紫杉醇、紫杉醇或吉西他滨/卡铂）一线治疗 TNBC 的Ⅲ期临床研究（KEYNOTE-355/NCT02819518）正在进行中。在 I-SPY 2 临床研究（新辅助治疗）中，pembrolizumab 联合标准化疗显着提高了 TNBC 患者的肿瘤反应率，与接受标准治疗的患者对比，pembrolizumab 联合治疗组的 pCR 率由 20% 提高到 60%。旨在探索 pembrolizumab 与化疗药物在新辅助治疗中的疗效和安全性的研究（Keynote 173 研究与 Keynote 522 研究）正在进行中。

（二）免疫治疗联合放疗

放疗能够诱导肿瘤抗原及损伤相关分子模式（damage-associated molecular pattern，DAMP）抗原的产生，从而激活内源性免疫反应，增强肿瘤细胞的免疫原性。放疗在增强三磷酸腺苷（adenosine triphosphate，ATP）功能、通过巨噬细胞抵抗 T 细胞排斥、增强效应 T 细胞活性方面起着重要作用。早期研究发现，放疗联合抗 PD 治疗在小鼠黑色素瘤、结直肠癌及乳腺癌模型中可显著抑制肿瘤生长。最近，在临床前黑色素瘤、胰腺癌小鼠模型中使用放疗联合抗 CTLA-4 及抗 PD-L1 治疗。结果发现，该方案在大多数小鼠中达到肿瘤完全缓解。在寡转移乳腺癌小鼠中使用立体定向全身放疗能诱导肿瘤释放抗原，从而逆转免疫治疗耐药。这些临床前研究改善免疫治疗耐药的效果显著，有待临床进一步验证。目前，TNBC 免疫治疗与放疗联合的临床研究正在开展，结果有待公布（NCT02730130、NCT02303366、NCT02303990）。

（三）免疫治疗联合靶向治疗

尽管 TNBC 缺乏明确的靶点，但在新辅助化疗后未达 pCR 的 TNBC 患者中，90% 患者的肿瘤通路发生了改变，这些改变有可能成为新药研发的靶点，包括 PARP 抑制药、PI3K 抑制药、促分裂素原活化蛋白激酶（mitogen-activated protein kinase，MEK）抑制药、Janus 相关激酶（Janus-associated kinase，JAK）抑制药、热休克蛋白 90（heat shock protein，HSP 90）抑制药和组蛋白脱乙酰基酶（histone deacetylase，HDAC）抑制药等。

在动物模型中观察到抗血管生成和免疫治疗具有非常好的协同作用。中山大学孙逸仙纪念医院乳腺肿瘤中心开展的旨在评估抗 PD-1 抗体卡瑞丽珠单抗（SHR1210）联合阿帕替尼治疗晚期 TNBC 的疗效和安全性的Ⅱ期临床研究的最新结果显示，卡瑞丽珠单抗（200 mg，每 2 周 1 次）联合阿帕替尼（250 mg）的客观反应率（肿瘤缩小的比率）为 47.4%（9/19），疾病控制率为 68.4%；最常见的不良事件仅为疲劳（65.0%）、手足综合征（63.3%）和肝功能异常（73.3%），耐受性良好，未出现与治疗相关的死亡。这是关于乳腺癌抗血管生成联合免疫治疗的首次报道，其疗效较免疫治疗单药有大幅提高，其安全性也让人满意。

动物体内研究表明，PARP 抑制药上调 PD-L1 表达并增强肿瘤相关的免疫抑制。PARP 抑制药使糖原合成酶激酶 3β（glycogen synthase kinase 3β，GSK3β）失活，从而增强 PARP 抑制药介导的 PD-L1 上调；阻断 PD-L1 通路使得经过 PARP 抑制药治疗的肿瘤细胞再次对 T 细胞的杀伤作用敏感。由此可知，PARP 抑制药能够诱导肿瘤相关的免疫抑制状态，并使患者能够通过 PD-L1 抑制药得到治疗。目前，在多种肿瘤类型中正在开展 PARP 抑制药［奥拉帕尼、尼拉帕利、pamiparib

（BGB-290）］联合 PD-L1 或 PD-1 的临床研究（NCT02484404、NCT02657889、NCT02660034），其中 TOPACIO/Keynote 162 研究（NCT02657889）给予转移性 TNBC 或卵巢癌患者 PARP 抑制药尼拉帕利（niraparib）联合 pembrolizumab。

其他一些靶向治疗与免疫治疗联合的 I 期临床研究正在进行中，如 pembrolizumab 联合 JAK 抑制药伊塔替尼（itacitinib）或鲁克索里尼（ruxolitinib）、MEK1/2 抑制药比尼米尼（binimetinib）、二那西利（dinaciclib）、CDK 小分子抑制药的 1 种（包括 CDK1、CDK 2、CDK5 和 CDK9 的组合）。epacadostat 是吲哚胺 2，3 双氧酶（indoleamine 2，3-dioxygenase，IDO）的抑制药，IDO1 是一种色氨酸分解代谢酶，通过 T 细胞抑制诱导免疫耐受。epacadostat 通过抑制 IDO1 和降低肿瘤细胞中的犬尿氨酸（kynurenine）水平，增加和恢复包括树突状细胞、NK 细胞、T 淋巴细胞在内的免疫细胞的增生，并减少 Tregs 细胞。epacadostat 联合 pemblizumab 策略目前正在 1 项 I / II 期研究中对包括 TNBC 在内的选定类型的癌症进行测试（Keynote037-ECHO 202，NCT 02178722）。

对于免疫联合治疗，未来的发展趋势是寻找与其他药物的最佳联合方案及最适用人群。在组合方案方面，IMpassion 130 研究采用免疫治疗联合化疗，同时还可以联合抗血管生成治疗，目前已初见成效，未来还可能有更多的联合治疗方式，包括与 PARP 抑制药或 CDK4/6 抑制药等的联合等，有望通过这样的组合改善这部分恶性程度最高、生存期最短的晚期乳腺癌患者的生存。

（四）其他相关研究

1 项研究表明，MDSC 由乳腺癌细胞招募并形成有利于肿瘤生长的微环境，抑制抗肿瘤免疫反应。MDSC 作用于 T 细胞和 NK 细胞，抑制机体免疫并通过 IL-6 促进乳腺癌发生。通过针对 MDSC 靶向免疫疗法，预防 MDSC 形成，消除 MDSC，减少 MDSC 产物，从而增强其他免疫治疗的效果。但 MDSC 促进乳腺癌转移的机制尚未明确，与乳腺癌患者预后关系的临床证据较少，有待进一步研究。

四、新技术在乳腺癌免疫治疗中的应用

（一）纳米技术

纳米技术在转移性乳腺癌中起到可视化转移灶并运载治疗因子作用于靶器官的作用，并且能够激活免疫细胞，逆转免疫治疗耐药。纳米技术由于其多能性、可控性及可追踪性，在乳腺癌治疗成像领域具有广阔空间。多个研究证实，硒（Se）纳米粒子系统作为免疫刺激因子具有抗肿瘤效应，可增强中性粒细胞功能，产生抗体并促进 T 淋巴细胞及 B 淋巴细胞对抗原的应答，以及促进 NK 细胞。现有纳米技术在免疫治疗中的结果大多基于动物研究，有待临床数据的支持。

（二）动物模型

现有用于检测免疫治疗效果的小鼠模型存在限制，无法完整模拟人免疫系统的复杂性。目前的研究方法包括：鼠源性的肿瘤细胞系接种于小鼠乳腺脂肪垫下，造模成功后应用鼠源性免疫治疗单抗给药；转基因小鼠自发瘤模型，应用鼠源性免疫治疗单抗给药；人造血干细胞移植形成人源性造血及免疫系统重建的接种人源性肿瘤细胞系形成荷瘤小鼠模型。了解小鼠模型在免疫治疗临床前研究中的限制性，选择合适的模型，对提高研究的准确性有重要意义。

五、总　　结

ICI 在多种肿瘤类型的治疗中已改变传统的治疗模式，为癌症患者带来新的希望。TNBC 作为乳腺癌中预后差、进展快且缺少特异性治疗手段的 1 种肿瘤类型，ICI 的使用成为其治疗的热点。早期临床研究显示，ICI 单药治疗在晚期 TNBC 患者中的反应率较差，多数患者出现免疫治疗耐药。由此作者从肿瘤本身的免疫原性及 TMV 等角度出发，对乳腺癌免疫治疗耐药展开讨论。目前，免疫治疗联合化疗、放疗及靶向治疗是逆转乳腺癌免疫治疗耐药的主流方向。对 TMV 的基础研究也为新的逆转策略提供思路，纳米技术、人源免疫系统小鼠模型等为提高临床前研究的准确率及临床转化率提供支持。

（上海交通大学医学院附属仁济医院　刘照南　张硕渊　陈天恩　徐迎春；
上海交通大学医学院附属苏州九龙医院　张凤春）

参考文献

[1] Nathan MR, Schmid P. The emerging world of breast cancer immunotherapy. Breast, 2018, 37: 200-206.

[2] 李颖, 刘强. 乳腺癌的免疫治疗进展. 临床外科杂志, 2019, 27 (3): 187-189.

[3] Havel JJ, Chowell D, Chan TA. The evolving landscape of biomarkers for checkpoint inhibitor immunotherapy. Nat Rev Cancer, 2019, 19 (3): 133-150.

[4] Bae SB, Cho HD, Oh MH, et al. Expression of Programmed Death Receptor Ligand 1 with High Tumor-Infiltrating Lymphocytes Is Associated with Better Prognosis in Breast Cancer. J Breast Cancer, 2016, 19 (3): 242-251.

[5] Cimino-Mathews A, Foote JB, Emens LA. Immune targeting in breast cancer. Oncology, 2015, 29 (5): 375-385.

[6] Santoni M, Romagnoli E, Saladino T, et al. Triple negative breast cancer: Key role of Tumor-Associated Macrophages in regulating the activity of anti-PD-1/PD-L1 agents. Biochim Biophys Acta Rev Cancer, 2018, 1869 (1): 78-84.

[7] Woo SR, Corrales L, Gajewski TF. The STING pathway and the T cell-inflamed tumor microenvironment. Trends Immunol, 2015, 36 (4): 250-256.

[8] Brahmer JR, Hammers H, Lipson EJ. Nivolumab: targeting PD-1 to bolster antitumor immunity. Future Oncology, 2015, 11 (9): 1307-1326.

[9] Chen DS, Mellman I. Elements of cancer immunity and the cancer-immune set point. Nature, 2017, 541 (7637): 321-330.

[10] Stanton SE, Adams S, Disis ML. Variation in the Incidence and Magnitude of Tumor-Infiltrating Lymphocytes in Breast Cancer Subtypes: A Systematic Review. JAMA Oncol, 2016, 2 (10): 1354-1360.

[11] Kaplan HG, Malmgren JA. Impact of triple negative phenotype on breast cancer prognosis. Breast, 2008, 14 (5): 456-463.

[12] Costa R, Shah AN, Santa-Maria CA, et al. Targeting Epidermal Growth Factor Receptor in triple negative breast cancer: New discoveries and practical insights for drug development. Cancer Treatment Reviews, 2017, 53: 111-119.

[13] Jia H, Truica CI, Wang B, et al. Immunotherapy for triple-negative breast cancer: Existing challenges and exciting prospects. Drug Resist Updat, 2017, 32: 1-15.

[14] Nanda R, Chow LQ, Dees EC, et al. Pembrolizumab in Patients With Advanced Triple-Negative Breast Cancer: Phase Ib KEYNOTE-012 Study. Clin Oncol, 2016, 34 (21): 2460-2467.

[15] Dirix LY, Takacs I, Jerusalem G, et al. Avelumab, an anti-PD-L1 antibody, in patients with locally advanced or metastatic breast cancer: a phase 1b JAVELIN Solid Tumor study. Breast

[16] Gong J, Chehrazi-Raffle A, Reddi S, et al. Development of PD-1 and PD-L1 inhibitors as a form of cancer immunotherapy: a comprehensive review of registration trials and future considerations. J Immunother Cancer, 2018, 6 (1): 8.

[17] Shou D, Wen L, Song Z, et al. Suppressive role of myeloid-derived suppressor cells (MDSCs) in the microenvironment of breast cancer and targeted immunotherapies. Oncotarget, 2016, 7 (39): 64505-64511.

[18] Denkert C, Von Minckwitz G, Darb-Esfahani S, et al. Tumour-infiltrating lymphocytes and prognosis in different subtypes of breast cancer: a pooled analysis of 3771 patients treated with neoadjuvant therapy. The Lancet Oncology, 2018, 19 (1): 40-50.

[19] Kim TK, Herbst RS, Chen L. Defining and Understanding Adaptive Resistance in Cancer Immunotherapy. Trends Immunol, 2018, 39 (8): 624-631.

[20] Dong H, Strome SE, Salomao DR, et al. Tumor-associated B7-H1 promotes T-cell apoptosis: a potential mechanism of immune evasion. Nature Medicine, 2002, 8 (8): 793-800.

[21] Taube JM, Anders RA, Young GD, et al. Colocalization of inflammatory response with B7-h1 expression in human melanocytic lesions supports an adaptive resistance mechanism of immune escape. Science Translational Medicine, 2012, 4 (127): 127-137.

[22] Schalper KA, Carvajal-Hausdorf D, McLaughlin J, et al. Differential Expression and Significance of PD-L1, IDO-1, and B7-H4 in Human Lung Cancer. Clin Cancer Res, 2017, 23 (2): 370-378.

[23] Zhang X, Zeng Y, Qu Q, et al. PD-L1 induced by IFN-gamma from tumor-associated macrophages via the JAK/STAT3 and PI3K/AKT signaling pathways promoted progression of lung cancer. In Clin Oncol, 2017, 22 (6): 1026-1033.

[24] Panaretakis T, Kepp O, Brockmeier U, et al. Mechanisms of pre-apoptotic calreticulin exposure in immunogenic cell death. EMBO, 2009, 28 (5): 578-590.

[25] Cox K, Alford B, Soliman H. Emerging Therapeutic Strategies in Breast Cancer. South Med, 2017, 110 (10): 632-637.

[26] Adams S, Diamond JR, Hamilton E, et al. Atezolizumab Plus nab-Paclitaxel in the Treatment of Metastatic Triple-Negative Breast Cancer With 2-Year Survival Follow-up: A Phase 1b Clinical Trial. JAMA Oncol, 2018, 19: 5152.

[27] Schmid P, Adams S, Rugo HS, et al. Atezolizumab and Nab-Paclitaxel in Advanced Triple-Negative Breast Cancer. The New England Journal of Medicine, 2018, 379 (22): 2108-2121.

[28] Carey LA, Winer EP. I-SPY 2-Toward More Rapid Progress in Breast Cancer Treatment. The New England Journal of Medicine, 2016, 375 (1): 83-84.

[29] Deng L, Liang H, Xu M, et al. STING-Dependent Cytosolic DNA Sensing Promotes Radiation-Induced Type I Interferon-Dependent Antitumor Immunity in Immunogenic Tumors. Immunity, 2014, 41 (5): 843-852.

[30] Dovedi SJ, Adlard AL, Lipowska-Bhalla G, et al. Acquired resistance to fractionated radiotherapy can be overcome by concurrent PD-L1 blockade. Cancer Research, 2014, 74 (19): 5458-5468.

[31] Twyman-Saint Victor C, Rech AJ, Maity A, et al. Radiation and dual checkpoint blockade activate non-redundant immune mechanisms in cancer. Nature, 2015, 520 (7547): 373-377.

[32] Muraro E, Furlan C, Avanzo M, et al. Local High-Dose Radiotherapy Induces Systemic Immunomodulating Effects of Potential Therapeutic Relevance in Oligometastatic Breast Cancer. Front Immunol, 2017, 8: 1476.

[33] Jiao S, Xia W, Yamaguchi H, et al. PARP Inhibitor Upregulates PD-L1 Expression and Enhances Cancer-Associated Immunosuppression. Clin Cancer Res, 2017, 23 (14): 3711-3720.

[34] Mu Q, Wang H, Zhang M. Nanoparticles for imaging and treatment of metastatic breast cancer. Expert Opin Drug Deliv, 2017, 14 (1): 123-136.

[35] Faghfuri E, Yazdi MH, Mahdavi M, et al. Dose-response relationship study of selenium nanoparticles as an immunostimulatory agent in

cancer-bearing mice. Archives of Medical Research, 2015, 46 (1): 31-37.

[36] Sanmamed MF, Chester C, Melero I, et al. Defining the optimal murine models to investigate immune checkpoint blockers and their combination with other immunotherapies. Ann Oncol, 2016, 27 (7): 1190-1198.

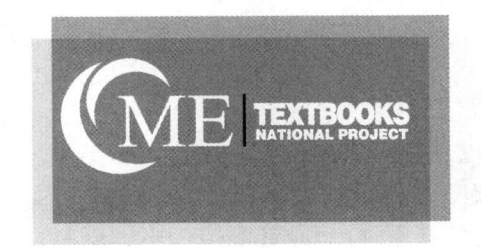

乳腺癌免疫治疗研究现状及新进展

第 17 章

乳腺癌是我国女性最常见的恶性肿瘤之一，严重威胁女性健康。尽管在过去30年中，乳腺癌早期诊断、早期治疗及综合治疗取得了很大发展，但仍有15%的乳腺癌患者诊断时已经发生转移，导致死亡。近5年，肿瘤免疫学治疗理论和免疫治疗技术取得了巨大进展，免疫治疗已成为癌症治疗最有发展前途的手段之一。美国FDA已批准多种免疫治疗，包括过继性细胞治疗、疫苗、溶瘤病毒和取得显著疗效的ICI。2018年，ESMO公布了IMpassion130研究的结果，这是首个证实转移性TNBC能够从抗PD-1抗体免疫治疗中获益的Ⅲ期临床研究。2019年3月，美国FDA首次批准阿特珠单抗（atezolizumab）联合白蛋白结合型紫杉醇用于治疗转移性TNBC。乳腺癌的免疫治疗正在逐渐成为除手术、化疗、放疗、内分泌治疗和靶向治疗以外一种新的有效治疗手段。乳腺癌正式进入免疫治疗的新时代。据统计，目前已经开展超过290项乳腺癌免疫治疗的相关临床研究，本章主要针对乳腺癌免疫治疗的理论基础和临床治疗进展做综述，并对目前乳腺癌免疫治疗存在的问题和前景进行展望。

一、乳腺癌免疫治疗的理论基础

（一）肿瘤浸润淋巴细胞

肿瘤浸润淋巴细胞（TILs）是指浸润于实体瘤内和周围淋巴结中，已经被肿瘤抗原致敏而具有特异性抗肿瘤作用的淋巴细胞。乳腺癌组织中的TILs主要是T淋巴细胞浸润。淋巴细胞浸润与乳腺癌的预后改善明显相关。TILs是乳腺癌的有利预后评估因素，并且也可以与化疗和ICI协同改善临床反应。1项纳入15个研究的荟萃分析显示，5%~26%的乳腺癌显示淋巴细胞浸润（≥50%或≥60%），TNBC最高（4%~37%，平均20%），HER-2阳性和HR阳性或阴性次之（11%~24%，平均16%），HR阳性、HER-2阴性乳腺癌最低（3%~12%，平均6%）。在辅助化疗的研究中，TNBC肿瘤内或间质淋巴细胞浸润每增加10%，复发风险（肿瘤内TILs为17%）和病死率降低（肿瘤内TILs降低27%）。有报道显示，存在淋巴细胞浸润的乳腺癌的pCR率显著高于低TILs乳腺癌（40%vs.5%）。但TRYPHAENA研究最近报道，给予成红细胞白血病病毒同源癌基因2（erythroblastic leukemia viral oncogene homolog 2，ERBB2）阳性乳腺癌患者以曲妥珠单抗/帕妥珠单抗为基础的化疗方案。结果显示，TILs与改善无事件生存相关，但不改善pCR。最近证实，新辅助化疗后肿瘤中残留的CD8$^+$ TILs和CD8/叉头蛋白3（forkheadbox protein 3，FOXP3）比值较高能准确预测TNBC患者预后的改善。与Tregs浸润性低的患者相比，化疗前肿瘤内浸润性高的Tregs患者的OS明显缩短。

（二）乳腺癌组织微环境

淋巴细胞浸润的程度不是调节疾病进展的唯一因素，淋巴细胞的表型也可能决定临床结果。肿瘤微环境包括增生的肿瘤细胞及肿瘤中存在的各种非癌细胞，包括成纤维细胞、免疫细胞、内皮细胞、浸润性炎症细胞、脂肪细胞，以及信号分子和细胞外基质（extracellular matrix，ECM）成分。这是一个随着时间和肿瘤进展而不断变化的环境，并且也可能在乳腺癌类型（如基底肿瘤和腔内肿瘤）之间发生变化。基质细胞通过分泌一系列ECM蛋白、趋化因子、细胞因子和生长因子来影响上皮细胞行为。基质与细胞间的这些相互作用支持肿瘤破坏所需的$CD8^+$T细胞的繁殖。$CD4^+$辅助性T细胞1（T helper cell 1，TH1）分泌细胞因子、肿瘤坏死因子和IFN-γ，激活固有免疫细胞呈递抗原给T细胞，促进细胞的激活和增生。$CD4^+$辅助性T细胞2（TH2）分泌IL-5，支持IL-6的IL-6B淋巴细胞的增生和原发性的抗体反应。

二、乳腺癌免疫治疗的现状

研究者检索Clinical Trials Gov和Pubmed数据库发现，ICI是乳腺癌中研究最多的免疫治疗形式。使用ICI单药，乳腺癌患者可以达到客观缓解，越早运用，ORR越高。目前，临床研究多以ICI与化疗、靶向治疗、疫苗、局部消融治疗联合以提高缓解率。以下主要阐述ICI单药治疗和联合治疗。

（一）免疫抑制药单药治疗

PD-1/PD-L1通路是免疫抑制性通路，PD-1表达于激活的T细胞表面，与配体PD-L1/PD-L2结合后传递抑制性信号，阻断T细胞的激活。一些肿瘤细胞高表达PD-L1，应用抗PD-1/PD-L1抗体能阻断两者的结合，解除其对T细胞活化的抑制作用。乳腺癌细胞表达PD-L1，数据库的分析显示，TNBC相对于非TNBC，具有更高的mRNA表达水平。20%～30%的TNBC表达PD-L1，但是主要表达于TILs。

KEYNOTE-012研究是1项多中心、非随机的Ⅰb期试验，给予晚期PD-L1阳性患者（基质中或1%肿瘤细胞免疫组织化学表达）pembrolizumab单药治疗，每2周静脉注射10 mg/kg。TNBC患者的结果显示，疾病控制率［即24周内完全缓解（complete remission，CR）、部分缓解（partial remission，PR）或疾病稳定（stable disease，SD）反应最佳的患者百分比］为25.9%；37.5%的患者肿瘤负荷降低；27例患者中，ORR为18.5%，3.7%达CR，14.8%达PR，25.9%达SD，48.1%达疾病进展（progression of disease，PD）。SD的中位持续时间为17.0周（7.1～32.1周），2例SD持续时间为24周。因此认为，pembrolizumab单药治疗在一部分难治性PD-L1阳性转移性TNBC患者中具有持久的抗肿瘤活性和可控的安全性。

KEYNOTE-086研究（Ⅱ期）评估了pembrolizumab对PD-L1阳性转移性TNBC患者一线治疗的疗效。结果显示，入组的84例女性患者中，73例（86.9%）接受过新辅助治疗，53例（63.1%）有治疗相关的不良事件；客观反应率为21.4%，11例SD患者中1例SD≥24周；8例有反应，且反应中位期为10.4个月（4.2～9.0个月），PFS 2.1个月，中位OS 18.0个月。因此认为，pembrolizumab单药作为PD-L1阳性转移性TNBC患者的一线治疗，具有可控的安全性，并且显示出持久的抗肿瘤活性。

有研究显示，接受atezolizumab作为一线治疗的患者的ORR为24%，接受作为二线治疗及以上治疗的患者的 ORR 为 6%。因此认为，atezolizumab 治疗可以提供持久的临床疗效。

JAVELIN（NCT01772004）研究显示，在 46 例可有效评估的 TNBC 患者中，21 例肿瘤体积缩小，10 例患者缩小体积≥30%；在具有可评估的 PD-L1 阳性或 PD-L1 阴性肿瘤相关免疫细胞的患者（10%染色阈值）中，ORR 为 16.7%（2/12），而整体组为 1.6%（2/124）；TNBC 患者的 ORR 为 22.2%（2/9），非 TNBC 患者的 ORR 为 2.6%（1/39）。

在转移性环境中正在进行的其他几项Ⅲ期 ICI 单药治疗研究正在进行中。国际癌症研究所（International Agency for Research on Cancer，IARC）赞助的辅助治疗试验 NCT02954874 也正在进行中，以评估 pembrolizumab 单药对新辅助化疗后残余 TNBC 患者的疗效。

（二）免疫抑制药联合治疗

1. ICI 联合化疗

（1）ICI 联合新辅助化疗治疗早期乳腺癌：在 I-SPY2 研究中，69 例 ERBB2 阴性乳腺癌患者（40 例 HR 阳性和 29 例 HR 阴性）接受 pembrolizumab 和紫杉醇治疗，180 例患者（95 例 HR 阳性/ERBB2 阴性和 85 例三阴性）接受紫杉醇单药治疗，之后所有患者接受多柔比星+环磷酰胺治疗。结果显示，在 TNBC 亚组中，pCR 率分别为 60%、20%；在 HR 阳性/ERBB2 阴性亚组中，pCR 率分别为 34%、13%，说明接受 pembrolizumab 治疗的患者获益更大，并且在 TNBC 患者获益最大。

在 GeparNuevo 研究中，pCR 率通过序贯治疗而发生变化。结果发现，先给予短程免疫治疗（durvalumab），随后给予化疗联合免疫治疗，反应效率更高。在整个研究人群中，随机分组的患者接受 durvalumab 治疗的 pCR 率为 53.4%（安慰剂组为 44%）。

（2）ICI 联合辅助化疗治疗晚期乳腺癌：*The New England Journal of Medicine* 发表的 1 项研究表明，化疗联合免疫疗法（PD-L1）抑制药 atezolizumab 延长了转移性 TNBC 患者的 PFS。902 例未经治疗的转移性 TNBC 患者被随机分配接受 atezolizumab 联合白蛋白结合型紫杉醇或安慰剂联合白蛋白结合型紫杉醇。参与者持续接受治疗直至其癌症进展或不可耐受毒性反应，atezolizumab+白蛋白结合型紫杉醇组治疗 21.3 个月，安慰剂+白蛋白结合型紫杉醇组治疗 17.6 个月。结果发现，PD-L1 阳性乳腺癌患者在标准化疗中加 atezolizumab 后获益最大。在转移性 TNBC 的Ⅰb 期研究中，atezolizumab+白蛋白结合型紫杉醇组所有患者的 ORR 为 71%；在三线治疗的患者中，ORR 为 43%。

KEYNOTE-355 研究（NCT02819518）是 1 项入组转移性 TNBC 患者的Ⅲ期试验，评估 pembrolizumab 与 3 种不同化疗方案（白蛋白结合型紫杉醇、吉西他滨、铂类）在一线治疗中的安全性和有效性。临床试验仍在进行，结果未公布。

IMpassion130（NCT02425891）研究入组转移性或不可手术的局部晚期 TNBC 患者。最新的报道显示，中位随访 18 个月，atezolizumab 联合白蛋白结合型紫杉醇组的中位 OS 为 21.0 个月，安慰剂联合白蛋白结合型紫杉醇组的中位 OS 为 18.7 个月；2 组在 PD-L1 阳性患者中的 OS 分别为 25 个月、18 个月；PD-L1 阳性患者生存获益明显，免疫治疗在乳腺癌治疗中开启了新时代。在安全性方面，3~4 级治疗相关不良事件在 atezolizumab 联合白蛋白结合型紫杉醇组与安慰剂联合白蛋白结合型紫杉醇组的发生率分别为 40%、30%，前者发生率较高，但发生率≥5%的患者仅有皮疹和甲状腺功能减退，其余甲状腺功能亢进、肺炎、肝炎、肠炎发生率都低，绝大多数免疫相关不良事件都可以恢复。

2. ICI 联合靶向治疗（曲妥珠单抗、CDK4/6 抑制药、PARP 抑制药等） 现已证明，曲妥珠单抗、CDK4/6 抑制药可增强抗肿瘤免疫力，因此有望与 ICI 联合治疗。

曲妥珠单抗部分通过抗体依赖性细胞介导的细胞毒作用促进抗原交叉呈递。接受曲妥珠单抗治疗的患者显示出血液循环中抗 ERBB2 CD4 阳性细胞的增加及抗 ERBB2 抗体反应性增强，这为曲妥珠单抗联合免疫治疗提供了理论基础。PANACEA 研究给予曲妥珠单抗耐药的 ERBB2 阳性进展期乳腺癌患者曲妥珠单抗+pembrolizumab 治疗。结果显示，在 PD-L1 阳性队列中，ORR 为 15.2%；在 PD-L1 阴性队列中，该治疗没有反应。

临床前模型显示 CDK4/6 抑制药激活 IFN-γ 信号传导，使抗原呈递增强，增加效应性 T 细胞浸润，增加抗原加工和呈递基因的表达，并抑制调节性 T 细胞增生。

临床前模型还显示 PARP 抑制药和抗 PD-1 抗体协同的抗肿瘤活性，并且与 *BRCA* 基因突变状态和 PD-L1 表达无关。1 项正在进行的Ⅰb 期研究的初步结果显示，pembrolizumab 联合 abemaciclib 的 ORR 为 14.3%，提示临床获益。

TOPACIO 是 1 项多中心、开放、Ⅱ期临床研究，Ⅰ期评估了 niraparib 和 pembrolizumab 联合治疗转移性 TNBC 患者的安全性和有效性。TOPACIO/KEYNOTE-162 研究中的乳腺癌部分共纳入了 55 例 TNBC 患者，使用 PAPP 抑制药 niraparib 和抗 PD-1 抗体 pembrolizumab 治疗，随访 12.4 个月。结果显示，5 例 PR、13 例 SD、24 例 PD。在 47 例可以评估疗效的患者中，ORR 为 21%，疾病控制率（disease control rate，DCR）为 49%。因此认为，niraparib+pembrolizumab 联合治疗对晚期或转移性 TNBC 患者是一种安全有效的治疗方法。

3. ICB 联合局部消融　传统的局部治疗方法，如放疗，可以诱导抗原释放，促进肿瘤特异性免疫反应。临床前研究表明，放疗与免疫调节治疗具有系统性的协同作用。几项评估乳腺癌放疗联合免疫调节治疗的研究正在进行中，其中包括 pembrolizumab 联合放疗治疗 HR 阳性乳腺癌和 TNBC（NCT02303366、NCT02608385、NCT02730130 和 NCT03051672），以及 tremelimumab（抗 CTLA-4）联合脑放疗加或不加曲妥珠单抗治疗 ERBB2 阳性乳腺癌（NCT02563925）。鉴于在转移性环境中的反应，早期 TNBC 结合术前放疗和 ICI 治疗的研究也正在进行中（NCT03872505）。

三、乳腺癌免疫治疗的挑战与前景展望

目前，免疫治疗正在快速发展，我们应期望获得更多的临床前研究和临床研究数据，并掌握免疫治疗的反应模式，研究联合治疗的疗效及安全性，确定可靠的免疫标志物。

四、结　　语

虽然免疫治疗在乳腺癌领域尚未充分发挥其应有的潜力，但临床前研究和最近的临床研究结果值得我们对其持乐观态度。在制订免疫治疗策略时，我们需要准确掌握肿瘤免疫、肿瘤微环境和宿主因素这 3 个方面的内容。IMpassion130 研究的最新结果表明，atezolizumab 联合白蛋白结合型紫杉醇的反应需要 PD-L1 在浸润性免疫细胞上表达。因此，检测免疫标志物也为临床免疫治疗提供了支持。TILs 在探索性分析中发现了一些有希望的预测性生物标志物，但需要更多的数据进行确认。正在进行的和未来研究中的 TILs 评估应根据相关国际共识指南施行。

（上海交通大学医学院附属仁济医院　李青丽　涂水平）

参考文献

[1] Bertucci F, Gonçalves A. Immunotherapy in Breast Cancer: the Emerging Role of PD-1 and PD-L1.

Current Oncology Reports, 2017, 19 (10): 64.

[2] Stanton SE, Adams S, Disis ML. Variation in the Incidence and Magnitude of Tumor-Infiltrating Lymphocytes in Breast Cancer Subtypes. JAMA Oncology, 2016, 2 (10): 1354-1360.

[3] Loi S, Sirtaine N, Piette F, et al. Prognostic and predictive value of tumor-infiltrating lymphocytes in a phase Ⅲ randomized adjuvant breast cancer trial in node-positive breast cancer comparing the addition of docetaxel to doxorubicin with doxorubicin-based chemotherapy: BIG 02-98. Journal of Clinical Oncology, 2013, 31 (7): 860-867.

[4] Salgado R, Denkert C, Campbell C, et al. Tumor-Infiltrating Lymphocytes and Associations With Pathological Complete Response and Event-Free Survival in HER2-Positive Early-Stage Breast Cancer Treated With Lapatinib and Trastuzumab: A Secondary Analysis of the NeoALTTO Trial. Jama Oncol, 2015, 1 (4): 448-454.

[5] IgnatiadisM, Van de G, Salgado R, et al. Tumor infiltrating lymphocytes in patients receiving trastuzumab/pertuzumab-based chemotherapy: A TRYPHAENA substudy. European Journal of Cancer, 2018, 92: 15.

[6] Miyashita M, Sasano H, Tamaki K, et al. Prognostic significance of tumor-infiltrating CD8 + and FOXP3 + lymphocytes in residual tumors and alterations in these parameters after neoadjuvant chemotherapy in triple-negative breast cancer: a retrospective multicenter study. Breast Cancer Research Bcr, 2015, 17 (1): 124.

[7] Demir L, Yigit S, Ellidokuz H, et al. Predictive and prognostic factors in locally advanced breast cancer: effect of intratumoral FOXP3 + Tregs. Clinical & Experimental Metastasis, 2013, 30 (8): 1047-1062.

[8] Hanahan D, Coussens LM. Accessories to the crime: functions of cells recruited to the tumor microenvironment. Cancer Cell, 2012, 21 (3): 309-322.

[9] Adams S, Gatti-Mays ME, Kalinsky K, et al. Current Landscape of Immunotherapy in Breast Cancer: A Review. [2019-06-20]. https://jamanetwork.com/journals/jamaoncology/newonline.

[10] Taneja SS. Re: Safety, activity, and immune correlates of anti-PD-1 antibody in cancer. Urol, 2015, 67 (4): 816-817.

[11] Mittendorf EA, Philips AV, Meric-Bernstam F, et al. PD-L1 Expression in Triple-Negative Breast Cancer. Cancer Immunology Research, 2015, 2 (4): 361-370.

[12] Nanda R, Chow LQM, Dees EC, et al. Pembrolizumab in Patients With Advanced Triple-Negative Breast Cancer: Phase Ib KEYNOTE-012 Study. Journal of Clinical Oncology, 2016, 34 (21): 2460-2467.

[13] Adams S, Loi S, Toppmeyer DL, et al. KEYNOTE-086 cohort B: Pembrolizumab monotherapy for PD-L1-positive, previously untreated, metastatic triple-negative breast cancer (mTNBC). Cancer Research, 2018, 78 (4 suppl): 6-10.

[14] Schmid P, Cruz C, Braiteh FS, et al. Atezolizumab in metastatic TNBC (mTNBC): Long-term clinical outcomes and biomarker analyses. Cancer Research, 2017, 77 (13 suppl): 2986.

[15] Dirix LY, Takacs I, Jerusalem G, et al. Avelumab, an anti-PD-L1 antibody, in patients with locally advanced or metastatic breast cancer: a phase 1b JAVELIN Solid Tumor study. Breast Cancer Research and Treatment, 2017, 167 (3): 671-686.

[16] Nanda R, Liu MC, Yau C, et al. Pembrolizumab plus standard neoadjuvant therapy for high-risk breast cancer (BC): results from ISPY2. Journal of Clinical Oncology, 2017, 35 (15 suppl): 506.

[17] Loibl S, Untch M, Burchardi N, et al. Randomized phase Ⅱ neoadjuvant study (GeparNuevo) to investigate the addition of durvalumab to ataxane-anthracycline containing chemotherapy in triple negative breast cancer (TNBC). J Clin Oncol. 2018, 36 (15 suppl): 104.

[18] Adams S, Diamond JR, Hamilton EP, et al. Phase Ib trial of atezolizumab in combination with nab-paclitaxel in patients with metastatic triple negative breast cancer (mTNBC). J Clin Oncol, 2016, 34 (suppl): 1009.

[19] Knutson KL, Clynes R, Shreeder B, et al. Improved survival of HER2 + breast cancer patients treated with trastuzumab and chemotherapy is associated with host antibody immunity against the

[20] Taylor C, Hershman D, Shah N, et al. Augmented HER-2-Specific Immunity during Treatment with Trastuzumab and Chemotherapy. Clinical Cancer Research, 2007, 13 (17): 5133-5143.

[21] Loi S, Giobbie-Hurder A, Gombos A, et al. International Breast Cancer Study Group and the Breast International Group. Pembrolizumab plus trastuzumab in trastuzumab-resistant, advanced, HER2-positive breast cancer (PANACEA): a single arm, multicentre, phase 1b-2 trial. Lancet Oncol, 2019, 20 (3): 371-382.

[22] Goel S, Decristo MJ, Watt AC, et al. CDK4/6 inhibition triggers anti-tumor immunity. Nature, 2017, 548 (7668): 471-475.

[23] Deng J, Wang ES, Jenkins RW, et al. CDK4/6 Inhibition Augments Anti-Tumor Immunity by Enhancing T Cell Activation. Cancer Discovery, 2017, 8 (2): 915.

[24] Jiao S, Xia W, Yamaguchi H, et al. PARP Inhibitor Upregulates PD-L1 Expression and Enhances Cancer-Associated Immunosuppression. Clinical Cancer Research, 2017, 23 (14): 3711-3720.

[25] Wang S, Sun K, Xiao Y, et al. Evaluation of niraparib in combination with antiPD1/antiPD-L1 in preclinical models. Cancer Res, 2018, 78 (13 suppl): 1724.

[26] Drew Y, De JM, Hong SH, et al. An open-label, phase II basket study of olaparib and durvalumab (MEDIOLA): Results in germline, BRCA-mutated (gBRCAm) platinum-sensitive relapsed (PSR) ovarian cancer (OC). Gynecologic Oncology, 2018, 149: 246-247.

[27] Vinayak S, Tolaney SM, Schwartzberg L, et al. Open-Label Clinical Trial of Niraparib Combined With Pembrolizumab for Treatment of Advanced or Metastatic Triple-Negative Breast Cancer. JAMA Oncol, 2019, 13: 1029.

[28] Demaria S, Golden EB, Formenti SC. Role of Local Radiation Therapy in Cancer Immunotherapy. JAMA Oncol, 2015, 1 (9): 1325-1332.

[29] Formenti SC, Demaria S. Combining Radiotherapy and Cancer Immunotherapy: A Paradigm Shift. Journal of the National Cancer Institute, 2013, 105 (4): 256-265.

[30] Deng L, Liang H, Burnette B, et al. Irradiation and anti-PD-L1 treatment synergistically promote antitumor immunity in mice. J Clin Invest, 2014, 124 (2): 687-695.

[31] Demaria S, Kawashima N, Yang AM, et al. Immune-mediated inhibition of metastases after treatment with local radiation and CTLA-4 blockade in a mouse model of breast cancer. Clinical Cancer Research, 2005, 11 (2 Pt 1): 728-734.

[32] McArthur HL, Barker CA, Gucalp A, et al. A phase II, single arm study assessing the efficacy of pembrolizumab (Pembro) plus radiotherapy (RT) in metastatic triple negative breast cancer (mTNBC). J Clin Oncol, 2018, 36 (15 suppl): 1017.

[33] McArthur H, Beal K, Halpenny D, et al. CTLA4 blockade with HER2-directed therapy (H) yields clinical benefit in women undergoing radiation therapy (RT) for HER2 positive (HER2+) breast cancer brain metastases (BCBM). Cancer Res, 2017, 77 (13 suppl): 4705.

第七篇

三阴性乳腺癌及抗血管新生治疗研究进展

第18章 晚期三阴性乳腺癌内科治疗进展

乳腺癌是女性最常见的恶性肿瘤之一。2018年,GLOBOCAN报道在世界范围内乳腺癌新发病人数为208.88万(占所有肿瘤患者的11.6%),乳腺癌死亡人数为62.67万(占所有肿瘤死亡总数的6.6%)。2019年,我国最新公布的癌症报告显示,每年新发病人数约27.9万,占女性所有肿瘤的16.5%;乳腺癌发病地区由高到低依次为东部、中部、西部。

根据2017年《St. Gallen早期乳腺癌初始治疗国际专家共识》,可将乳腺癌分为Luminal A型、Luminal B型、HER-2阳性型和TNBC。TNBC占所有乳腺癌的12%~17%。根据其基因特征,TNBC又可分为基底样免疫抑制型、免疫调节型、腔面雄激素受体型、间质型。与乳腺癌的其他类型相比,TNBC更容易发生内脏转移,尤其是肺和脑,且晚期TNBC会更快出现耐药,复发后的生存期也更短,中位生存期约为9.6个月。在内科治疗方面,TNBC很长时间以来都只有化疗这1种途径,直至2018年1月12日,美国FDA终于批准了第1个用于晚期TNBC的靶向药物,PARP抑制药奥拉帕尼(olaparib)。也正是因为晚期TNBC的治疗方法有限,临床缺口较大,使其成为乳腺癌领域基础研究和新药开发的重点课题。

一、化 疗

化疗是转移性TNBC治疗的基石,《中国临床肿瘤学会(Chinese Society of Clinical Oncology, CSCO)乳腺癌诊疗指南(2018. V1)》推荐的治疗方案包括单药方案[如紫杉醇(T)、卡培他滨(X)、吉西他滨(G)、长春瑞滨(N)、铂类(P)等]及联合方案(如GT、GP、XT、XP等)。JHQG研究显示,对于蒽环类药物治疗后复发的患者,GT方案相对于紫杉醇单药,显著延长OS($HR=0.82$, $P=0.0489$)和肿瘤进展时间(time to progress, TTP)($HR=0.70$, $P=0.0002$)。CBCSG006研究(1项GP与GT的非劣效性研究)证实,GP方案非劣于、甚至优于GT方案,ORR(67.9% vs. 50.4%)和PFS(7.73个月 vs. 6.47个月)均有获益;在1~4级不良事件方面,脱发(12例 vs. 42例)、外周神经毒性(27例 vs. 60例)GP组较GT组少,厌食(33例 vs. 10例)、便秘(29例 vs. 11例)、低镁血症(27例 vs. 4例)、低钾血症(10例 vs. 2例)GP组较GT组多。

维持治疗(指接受规范的一线化疗后达到疾病控制的患者,通过延长药物治疗时间,控制肿瘤进展,达到缓解症状、改善生活质量、提高PFS的目的)概念的提出,使针对化疗的研究又有了新的方向。研究表明,与其他方案相比,卡培他滨单药维持治疗可显著改善PFS,且单药口服便利,改善患者的生活质量。在KCSG-BR0702研究中,GT维持治疗相对于观察组,PFS($HR=$

0.73，$P=0.026$）和 OS（$HR=0.65$，$P=0.048$）都显著提高。

二、PARP 抑制药

BRCA1/2 是 2 种抑制恶性肿瘤发生的基因，在调节人体细胞增生、DNA 损伤修复、细胞的正常生长方面具有重要作用。拥有 BRCA 基因突变的患者具有较高的乳腺癌发生率。约 70% 的 BRCA1 基因突变乳腺癌患者都是 TNBC；且在所有 TNBC 患者中，约 20% 可检测出 BRCA1 突变。BRCA1/2 突变的患者对铂类药物更加敏感。在 TNT 研究中，对于 BCRA1/2 基因突变的患者，卡铂组的 ORR 显著优于多西他赛组（68.0% vs. 33.3%，$P=0.01$），卡铂组的 PFS 为 6.8 个月（95% CI：4.4~8.1，$P=0.03$）；而在无 BRCA1/2 突变的患者中，2 组 ORR 相近（28.1% vs. 36.6%）。

DNA 修复对于抵御癌症是非常重要的功能，存在多种信号通路，当 2 个非致死基因单独发生突变时，细胞并不发生损伤或死亡；而 2 个非致死基因同时发生突变时，就可以引起细胞死亡，即存在杀死效应。PARP 是 DNA 修复酶，在 DNA 损伤修复和细胞凋亡中发挥重要作用。当 BRCA1/2 基因突变单独发生时，不能引起细胞死亡，若同时使用 PARP 抑制药，则可杀死肿瘤细胞。目前，有多项乳腺癌的临床研究正在进行 PARP 抑制药的研究（表 18-1），其中 olaparib 已被批准用于 BRCA1/2 阳性、HER-2 阴性乳腺癌的二线及以上治疗。在 OlympiAD 研究中，与医师选择的化疗方案（卡培他滨、艾日布林、长春瑞滨）相比，olaparib（300 mg，每日 2 次）显著改善了患者的 PFS（7.0 个月 vs. 4.2 个月，$HR=0.58$，$P=0.0009$）；olaparib 组的 3 级及以上不良事件相对于对照组更低，分别是 36.6% 和 50.5%，主要的 3 级及以上不良事件是贫血（发生率 7.8%）。

talazoparib 是一种强效 PARP 抑制药。在 ABRAZO 研究（Ⅱ期）中，队列 1 入组的患者为最后一次使用含铂类药物方案治疗后疗效评估为 PR 或 CR 且超过 8 周的患者，队列 2 入组的患者为三线或以上治疗且既往使用不含铂类药物方案治疗的患者，2 组患者的 ORR 分别为 21% 和 37%；3 级及以上不良事件主要为贫血，2 组发生率分别为 33.3% 和 37.1%。EMBRACA 研究（Ⅲ期）入组了 HER-2 阴性转移性乳腺癌患者，包括 TNBC 和 HR 阳性患者；talazoprib 相对于医师选择的治疗方案，PFS 显著获益（8.6 个月 vs. 5.6 个月，$HR=0.54$，$P<0.0001$），但中期 OS 没有统计学差异。其他研究显示，尼拉帕尼（niraparib）和 veliparib 也已进入Ⅲ期临床阶段。

表 18-1 PARP 抑制药

药物	状态（相关研究）	治疗领域
olaparib	2014 获批（NCT01078662）	卵巢癌：gBRCA1/2 阳性，复发，≥三线
	2018 获批（OlympiAD）	转移性乳腺癌：gBRCA1/2 阳性，HER-2 阴性，≥二线
rucaparib	2016 获批（ARIEL2）	卵巢癌：体细胞或 gBRCA1/2 阳性，复发，≥二线
	乳腺癌Ⅱ期进行中（RUBY）	转移性乳腺癌：gBRCA1/2 阳性，HER-2 阴性，≥二线
niraparib	2017 获批（NOVA）	卵巢癌：复发，铂类药物敏感患者维持治疗
	乳腺癌Ⅲ期进行中（BRAVO）	转移性乳腺癌：gBRCA1/2 阳性，HER-2 阴性，≥三线
veliparib	乳腺癌Ⅲ期进行中（BROCADE3）	转移性乳腺癌：gBRCA1/2 阳性，HER-2 阴性，联合卡铂/紫杉醇，≤三线
talazoparib	报道结果（EMBRACA）	转移性乳腺癌：gBRCA1/2 阳性，HER-2 阴性，≤三线

三、免疫检查点抑制药

免疫检查点抑制药（ICI）的出现使肿瘤免疫治疗有了突飞猛进的发展，成为肿瘤治疗领域的研究热点。最近3年，已有5种ICI药物、数十种适应证获得美国FDA批准，正在研产中的药物及临床研究更是数不胜数。长久以来，乳腺癌被认为是低免疫原性肿瘤，但越来越多的研究发现，在一些乳腺癌亚型中，尤其是在TNBC中，肿瘤微环境富含TILs，其是适应性免疫应答的标志。这些发现使得ICI在晚期TNBC的研究中备受关注。

很多ICI用于转移性TNBC的研究都是从单药治疗开始的。在KEYNOTE-012研究（Ⅰb期）中，32例PD-L1阳性（定义为PD-L1在基质或≥1%的肿瘤细胞中表达）TNBC患者接受了帕博利珠单抗（pembrolizumab）单药治疗。中位前期系统治疗至二线，46.9%的患者至少接受了三线治疗，25%的患者至少接受了五线治疗。中位治疗次数是5，中位治疗持续时间是59.5天（1~530天）。常见不良事件较轻，5例出现≥3级毒性，1例治疗相关死亡。在27例接受评估的患者中，ORR达18.5%，中位缓解时间为17.9周，1例CR，4例PR，7例SD。

另1项Ⅰ期研究使用atezolizumab单药治疗PD-L1阳性转移性TNBC患者（$n=27$）。结果显示，atezolizumab耐受良好，主要不良事件为疲劳、发热、恶心、厌食和乏力，3例患者出现≥3级不良事件；在21例接受有效性评估的患者中，ORR为19%，2例CR，3例PR。在扩大队列的研究中，共入组115例转移性TNBC患者，其中2/3的患者肿瘤高表达PD-L1（在免疫浸润细胞中PD-L1阳性率≥5%）。结果显示，ORR为10%，其中PD-L1阳性患者为13%，PD-L1阴性患者为5%。并且，atezolizumab用于一线治疗的缓解率（26%）大于后线治疗（<10%）。

KEYNOTE-086研究（Ⅱ期）报道，队列A（$n=170$）为接受过一线及以上系统治疗后进展的患者，PD-L1表达情况任意；队列B（$n=84$）为未接受针对转移性疾病系统治疗的患者，PD-L1阳性。结果显示，队列A的ORR为7.6%，PD-L1表达阳性和阴性的结果无统计学差异，分别为9.5%、4.7%；有12%的患者出现了3~4级不良事件；有19%的患者出现任意级别的免疫相关不良事件，其中1.2%为3~4级。在队列B中，对52例患者进行分析，ORR为23.1%，中位应答持续时间为8.4个月（2.1~8.4个月）。

除了ICI单药治疗，也有使用2种药物联合治疗的研究公布了结果。atezolizumab联合白蛋白结合型紫杉醇的Ⅰb期研究入组了32例转移性TNBC患者，前期最多至二线治疗，ORR为38%（95% CI：21%~56%）。pembrolizumab联合艾日布林的Ⅰb/Ⅱ期研究入组了89例转移性TNBC患者，对39例患者的分析显示，ORR为33.3%（95% CI：19.5%~48.1%）；PD-L1表达阳性（$n=17$，ORR=29.4%）和阴性（$n=18$，ORR=33.3%）的患者没有区别。

IMpassion130研究是首次基于TNBC进行的Ⅲ期免疫治疗研究，入组了902例患者（其中atezolizumab+白蛋白结合型紫杉醇联合治疗组451例，安慰剂+白蛋白结合型紫杉醇组451例），主要研究终点为PFS和OS，并且对所有意向治疗人群和PD-L1阳性人群进行分层分析。在2018年公布的生存分析中，患者的中位随访时间为12.9个月，有389例出现截点数据。在意向治疗人群中，atezolizumab联合白蛋白结合型紫杉醇组的中位OS为21.3个月，安慰剂联合白蛋白结合型紫杉醇组为17.6个月（$HR=0.84$，95% CI：0.69~1.02，$P=0.08$），2年OS率分别为42%、40%；在PD-L1阳性人群中，OS获益更为明显，atezolizumab联合白蛋白结合型紫杉醇组的OS为25个月，安慰剂联合白蛋白结合型紫杉醇组的OS为15.5个月（$HR=0.62$，95% CI：0.45~0.86），2年OS率分别为54%和37%。同时研究显示，在意向治疗人群和PD-L1阳性人群中，与安慰剂联合白蛋白结合型紫杉醇组相比，atezolizumab联合白蛋白结合型紫杉醇组明显提高了患者的PFS；

在PD-L1阳性人群中，联合治疗能明显改善患者的OS。2019年，ASCO报道了IMpassion 130研究的Ⅱ期成果，患者的中位随访时间为18个月，其中死亡534例。结果显示，在意向治疗人群中，atezolizumab联合白蛋白结合型紫杉醇组中位的OS为21个月，安慰剂联合白蛋白结合型紫杉醇组的OS为18.7个月（$HR=0.86$，95% CI：0.72~1.02），2年OS率分别为42%、39%；在PD-L1阳性患者中，OS分别为25个月、18个月（$HR=0.71$，95% CI：0.54~0.93），2年OS率为51%、37%，进一步支持atezolizumab联合白蛋白结合型紫杉醇在PD-L1阳性人群中的确切疗效。同时，该治疗相关的不良事件，在atezolizumab联合白蛋白结合型紫杉醇组和安慰剂联合白蛋白结合型紫杉醇组中，具体为皮疹（34% vs. 26%）、甲状腺功能减退（18% vs. 5%）、甲状腺功能亢进（5% vs. 1%）、肺炎（4% vs. 0）、肝炎（2% vs. 2%）、结肠炎（1% vs. 1%）。同时也对IMpassion130研究中患者健康相关的生活质量（health-related quality of life，HRQoL）进行统计分析。结果发现，在意向治疗人群中，atezolizumab联合白蛋白结合型紫杉醇组与安慰剂联合白蛋白结合型紫杉醇组HRQoL无差异（$HR=0.97$，95% CI：0.80~1.18，$P=0.77$）；在PD-L1阳性人群中，2组HRQoL无差异（$HR=0.94$，95% CI：0.69~1.28，$P=0.71$）。

另1项多中心、随机、Ⅲ期IMpassion131研究采取了2∶1比例随机给予患者一线atezolizumab联合紫杉醇对比安慰剂联合紫杉醇治疗，主要研究终点为PFS，该研究正在进行中，结果尚未公布。此外，正在研究中的IMpassoion132研究，主要终点是意向治疗人群的OS；IMpassion030、IMpassion031等研究均是关于晚期TNBC免疫治疗的研究。

2019年，ASCO报道了1项由宋尔卫、刘强等共同承担的Ⅱ期临床研究，目的为证实抗PD-1抗体卡瑞丽珠单抗（SHR1210）联合阿帕替尼治疗晚期TNBC的疗效及安全性。结果显示，接受卡瑞丽珠单抗（200 mg，每2周1次）联合阿帕替尼（250 mg，第1~14天）治疗的患者，肿瘤缩小比率为47.4%，疾病控制率为68.4%，常见的药物不良事件为疲劳（65.0%）、手足综合征（63.3%）和肝功能异常（73.3%），过程中未出现治疗相关死亡事件。以上研究印证了ICI在转移性TNBC中的应用优势。

四、抗体-药物偶联物

抗体-药物偶联物（antibody-drug conjugate，ADC）是通过一个化学链接将具有生物活性的小分子药物连接到单抗上，单抗作为载体将小分子药物靶向运输到目标细胞中。目前，正在研究中的3个用于TNBC的ADC有sacituzumab govitecan（IMMU-132，靶点为Trop2）、glembatumumab vedotin（CDX-011，靶点为gpNMB）和ladiratuzumab vedotin（SGN-LIV1A，靶点为LIV-1）。在IMMU-132研究用于TNBC的Ⅰ/Ⅱ期研究中，ORR为34%，CBR为45%，中位PFS为5.5个月，中位OS为12.7个月。Ⅲ期研究ASCENT也已开展（NCT02574455）。CDX-011单药治疗研究的ORR为37%。Ⅲ期METRIC研究正在进行。在SGN-LIV1A研究（用于TNBC的Ⅰ/Ⅱ期研究）中，ORR为30%。总体来说，3个ADC可显著改善转移性TNBC的治疗现状。

五、PI3K/AKT/mTOR抑制药

PI3K/AKT/mTOR（PAM）是调节细胞增生、存活、代谢和运动的代表性通路，而且在乳腺癌的各种亚型中都经常具有较高活性。在TNBC中，PAM因上游调节因子（如EGFR）过表达而被激活，从而激活PI3K催化亚基α（PIK3CA）的突变，使PTEN和PIPP失活或表达减少。然而，PAM同源通路MAPK和RAS在TNBC中的突变相对较少。

ipatasertib 是 AKT 的抑制药。在近期发表的 LOTUS 研究中，124 例未经治疗的转移性 TNBC 患者随机分为紫杉醇（80 mg/m², 第 1、8、15 天）联合 ipatasertib（400 mg，口服）组或联合安慰剂组（第 1~21 天，每 28 天为 1 个疗程）。结果显示，与联合安慰剂组相比，ipatasertib 组的中位 PFS 显著增高（6.2 个月 vs. 4.9 个月，$HR=0.6$，$P=0.037$）。主要的 3~4 级不良事件有腹泻（23%）、中性粒细胞减少（10%）和口腔炎（2%）。并且，相对于紫杉醇单药，紫杉醇联合 ipatasertib 3 级以上的不良事件仅轻微增加（54% vs. 42%）。通过二代测序，在 PIK3CA/AKT1/PTEN 突变的亚组中，PFS 的获益更明显（$HR=0.44$，$P=0.041$）。目前，还有其他正在研究中的 AKT 抑制药（如 AZD5363、MK-2206），单药或联合化疗或联合靶向治疗用于转移性乳腺癌，包括 TNBC。

六、雄激素受体拮抗药

乳腺癌是一种激素依赖性肿瘤，肿瘤的生长受多种激素的调控。在 TNBC 中，雄激素受体（androgen receptor，AR）被认为是一个潜在的治疗靶点。AR、ER 及 PR 都属于甾体类激素家族受体。在恩杂鲁胺（enzalutamide）用于 AR 阳性转移性 TNBC 的研究（MDV3100-11）中，预测 AR 阳性患者的中位 PFS（3.7 个月）明显高于预测 AR 阴性患者（1.8 个月），尤其是前期仅接受不超过一线治疗的患者，中位 PFS 为 9.3 个月对比 2.0 个月。在 UCBG12-1 研究中，阿比特龙（abiraterone）用于 AR 阳性转移性 TNBC 患者。结果显示，CBR 为 20%，ORR 为 6.7%，中位 PFS 为 2.8 个月。

七、溶瘤病毒治疗

Adel Samson 等的研究结果表明，静脉注射溶瘤呼肠孤病毒促进 T 细胞向肿瘤的募集，并导致肿瘤细胞对 PD-L1 的上调，Maraba 病毒也诱导 PD-L1 表达，此研究为联合免疫治疗提供可能。另外，1 项小鼠动物实验证实，Maraba 与 ICI 联合能够治疗乳腺癌。基于溶瘤病毒的多项临床研究（如 NCT02285816 和 NCT02879760）正在开展中。

Talimogene laherparepvec（TVEC）是一种改良的溶瘤性单纯疱疹病毒，优先溶解正常组织中的肿瘤细胞，释放肿瘤相关抗原，产生粒细胞巨噬细胞刺激因子（granulocyte-macrophage colony-stimulating factor，GM-CSF）激活树突状细胞，并刺激 T 细胞浸润肿瘤。2019 年，美国癌症研究协会（American Association for Cancer Research，AACR）报道了 1 项来自 Moffitt 癌症中心的 I 期临床研究，共纳入 9 例患者，其中 II 期 6 例，III 期 3 例。结果显示，9 例中有 5 例获得 pCR，4 例仅残留小病灶，且经治疗后，患者 CD45R0⁺T 细胞显著增加（$P=0.0048$）。

八、新型疫苗免疫治疗

1 项由 Hickerson 主持的 IIb 期临床研究共筛查 26 个中心的 589 例患者，最终纳入 275 例，被随机分入安慰剂+GM-CSF 组（对照组，CG 组 139 例）或 NPS+GM-CSF 组（疫苗组，VG 组 136 例）。结果显示，VG 组和 CG 组 DFS 无统计学差异；但数据分层分析显示，在 TNBC 患者中，VG 组相比于 CG 组表现出了更高的 DFS（$HR=0.26$，$95\%CI$：$0.08~0.81$，$P=0.013$）。

TNBC 是乳腺癌中最具基因多样性的一种亚型，恶性程度高，复发转移快，治疗手段有限。目前，已开展了大量针对 TNBC 的临床研究，并有多种免疫药物获批（如 olaparib、atezolizumab 等），以及多种治疗手段的联合应用，使研究人员和患者看到了希望。除了上述较为热门的靶点，还有很多处于研发初期的新兴靶点值得关注。例如，G4 DNA 结构稳定药 CX5461 和 CX3543，通过合成致死机制有可能对存在 BRCA1/2 或非同源性末端接合（non-homologous end joining，NHEJ）缺乏的患者有效，目前已进入Ⅰ/Ⅱ期临床研究阶段。随着免疫治疗的兴起、新靶点的探索及新剂型的开发，相信 TNBC 患者的预后会越来越好。

（中国医学科学院肿瘤医院　袁　芃）

参考文献

[1] Bray F, Ferlay J, Soerjomataram I, et al. Global cancer statistics 2018：GLOBOCAN estimates of incidence and mortality worldwide for 36 cancers in 185 countries. CA Cancer J Clin, 2018, 68（6）：394-424.

[2] Chen W, Zheng R, Baade PD, et al. Cancer statistics in China, 2015. CA Cancer J Clin, 2016, 66（2）：115-132.

[3] 郑荣寿, 孙可欣, 张思维, 等. 2015 年中国恶性肿瘤流行情况分析. 中华肿瘤杂志, 2019, 41（1）：19-28.

[4] Siegel RL, Miller KD, Jemal A. Cancer statistics, 2018. CA Cancer J Clin, 2018, 68（1）：7-30.

[5] Curigliano G, Burstein HJ, P Winer E, et al. De-escalating and escalating treatments for early-stage breast cancer：the St. Gallen International Expert Consensus Conference on the Primary Therapy of Early Breast Cancer 2017. Ann Oncol, 2017, 28（8）：1700-1712.

[6] Minhong Shen, Yi-Zhou Jiang, Yong Wei, et al. Tinagl Suppresses Triple-Negative Breast Cancer Progression and Metastasis by Simultaneously Inhibiting Integrin/FAK and EGFR Signaling. Cancer cell, 2019, 35：64-80.

[7] Foulkes WD, Smith IE, Reis-Filho JS. Triple-negative breast cancer, N Engl J Med, 2010, 363（20）：1938-1948.

[8] Albain KS, Nag SM, Calderillo-Ruiz G, et al. Gemcitabine plus Paclitaxel versus Paclitaxel monotherapy in patients with metastatic breast cancer and prior anthracycline treatment. J Clin Oncol, 2008, 26（24）：3950-3957.

[9] Hu XC, Zhang J, Xu BH, et al. Cisplatin plus gemcitabine versus paclitaxel plus gemcitabine as first-line therapy for metastatic triple-negative breast cancer（CBCSG006）：a randomised, open-label, multicentre, phase 3 trial. Lancet Oncol, 2015, 16（4）：436-446.

[10] Park YH, Jung KH, Im SA, et al. Phase Ⅲ, multicenter, randomized trial of maintenance chemotherapy versus observation in patients with metastatic breast cancer after achieving disease control with six cycles of gemcitabine plus paclitaxel as first-line chemotherapy：KCSG-BR07-02. J Clin Oncol, 2013, 31（14）：1732-1739.

[11] Mavaddat N, Barrowdale D, Andrulis I L, et al. Pathology of breast and ovarian cancers among BRCA1 and BRCA2 mutation carriers：results from the Consortium of Investigators of Modifiers of BRCA1/2（CIMBA）. Cancer Epidemiol Biomarkers Prev, 2012, 21（1）：134-147.

[12] Greenup R, Buchanan A, Lorizio W, et al. Prevalence of BRCA mutations among women with triple-negative breast cancer（TNBC）in a genetic counseling cohort. Ann Surg Oncol, 2013, 20（10）：3254-3258.

[13] Andrew Tutt, Paul Ellis, Lucy Kilburn, et al. Abstract S3-01：The TNT trial：A randomized phase Ⅲ trial of carboplatin（C）compared with docetaxel（D）for patients with metastatic or recurrent locally advanced triple negative or BRCA1/2 breast cancer（CRUK/07/012）. Cancer Research, 2015, 75（9 suppl）：S3.

[14] Robson M, Im SA, Senkus E, et al. Olaparib for Metastatic Breast Cancer in Patients with a Germline BRCA Mutation. N Engl J Med, 2017, 377（6）：523-533.

[15] Litton J, Rugo HS, Ettl J, et al. Abstract GS6-07：EMBRACA：A phase 3 trial comparing talazoparib, an oral PARP inhibitor, to physican's choice of therapy in patients with advanced breast cancer and a germline BRCA mutation. Cancer

Research, 2018, 78 (4 suppl): 7.

[16] Yu X, Zhang Z, Wang Z, et al. Prognostic and predictive value of tumor-infiltrating lymphocytes in breast cancer: a systematic review and meta-analysis. Clin Transl Oncol, 2016, 18 (5): 497-506.

[17] Nanda R, Chow L Q, Dees E C, et al. Pembrolizumab in Patients With Advanced Triple-Negative Breast Cancer: Phase Ib KEYNOTE-012 Study. J Clin Oncol, 2016, 34 (21): 2460-2467.

[18] Peter Schmid, Cristina Cruz, Fadi S, et al. Abstract 2986: Atezolizumab in metastatic TNBC (mTNBC): long-term clinical outcomes and biomarker analyses. Cancer Res, 2017, 77 (13 suppl): 2986.

[19] Adams S, Card D, Zhao J, et al. Abstract OT1-03-20: A phase 2 study of pembrolizumab (MK-3475) monotherapy for metastatic triple-negative breast cancer (mTNBC): KEYNOTE-086. J Clin Oncol, 2017, 5 (15 suppl): 1088.

[20] Sylvia A. Phase Ⅰb trial of atezolizumab in combination with nab-paclitaxel in patients with metastatic triple-negative breast cancer (mTNBC). J Clin Oncol, 2016, 34 (15 suppl): 1009.

[21] Sara M Tolaney, Savulsky C, Aktan G, et al. Phase 1b/2 study to evaluate eribulin mesylate in combination with pembrolizumab in patients with metastatic triple-negative breast cancer. Cancer Res, 2017, 77 (4 suppl): 5-15.

[22] Peter Schmid, Sylvia Adams, Hope S Rugo, et al. Atezolizumab and Nab-Paclitaxel in Advanced Triple-Negative Breast Cancer. New England Journal of Medicine, 2018, 379: 2108-2121.

[23] Javier Cortés, Fabrice André, Anthony Gonçalves, et al. IMpassion132 Phase Ⅲ trial: atezolizumab and chemotherapy in early relapsing metastatic triple-negative breast cancer. Future Onology, 2019, 12 (4): 59.

[24] Bardia A, Mayer IA, Diamond JR, et al. Efficacy and Safety of Anti-Trop-2 Antibody Drug Conjugate Sacituzumab Govitecan (IMMU-132) in Heavily Pretreated Patients With Metastatic Triple-Negative Breast Cancer. J Clin Oncol, 2017, 35 (19): 2141-2148.

[25] Vaklavas C, Forero A. Management of metastatic breast cancer with second-generation antibody-drug conjugates: focus on glembatumumab vedotin (CDX-011, CR011-vcMMAE). Bio Drugs, 2014, 28 (3): 253-263.

[26] Modi S, Pusztai L, Forero A, et al. Abstract PD3-14: Phase Ⅰ study of the antibody-drug conjugate SGN-LIV1A in patients with heavlily pretreated mTNBC. Cancer Res, 2018, 78 (4 suppl): 14.

[27] Cossu-Rocca P, Orru S, Muroni MR, et al. Analysis of PIK3CA Mutations and Activation Pathways in Triple Negative Breast Cancer. PLoS One, 2015, 10 (11): e141763.

[28] Cancer Genome Atlas Network. Comprehensive molecular portraits of human breast tumours. Nature, 2012, 490 (7418): 61-70.

[29] Kim SB, Dent R, Im SA, et al. Ipatasertib plus paclitaxel versus placebo plus paclitaxel as first-line therapy for metastatic triple-negative breast cancer (LOTUS): a multicentre, randomised, double-blind, placebo-controlled, phase 2 trial. Lancet Oncol, 2017, 18 (10): 1360-1372.

[30] Traina TA, Miller K, Yardley DA, et al. Enzalutamide for the Treatment of Androgen Receptor-Expressing Triple-Negative Breast Cancer. J Clin Oncol, 2018, 36 (9): 884-890.

[31] Bonnefoi H, Grellety T, Tredan O, et al. A phase Ⅱ trial of abiraterone acetate plus prednisone in patients with triple-negative androgen receptor positive locally advanced or metastatic breast cancer (UCBG 12-1). Ann Oncol, 2016, 27 (5): 812-818.

[32] Samson A, Scott KJ, Taggart D, et al. Intravenous delivery of oncolytic reovirus to brain tumor patients immunologically primes for subsequent checkpoint blockade. Science Translational Medicine, 2018, 10 (422): 7577.

[33] Bourgeois-Daigneault MC, Roy DG, Aitken AS, et al. Neoadjuvant oncolytic virotherapy before surgery sensitizes triple-negative breast cancer to immune checkpoint therapy. Science Translational Medicine, 2018, 10 (422): 1641.

[34] Pol JG, Acuna SA, Yadollahi B, et al. Preclinical evaluation of a MAGE-A3 vaccination utilizing the oncolytic Maraba virus currently in first-in-human trials. Oncoimmunology, 2018, 8 (1): 1-15.

[35] Annelies Hickerson. Final analysis of Nelipepimut-S plus GM-CSF with trastuzumab versus trastuzumab alone to prevent recurrences in high-risk, HER2 low-expressing breast cancer: A prospective, randomized, blinded, multicenter phase Ⅱb trial. J Clin Oncol, 2019, 37 (8 suppl): 1.

[36] Xu H, Di Antonio M, Mckinney S, et al. CX-5461 is a DNA G-quadruplex stabilizer with selective lethality in BRCA1/2 deficient tumours. Nat Commun, 2017, 8: 14432.

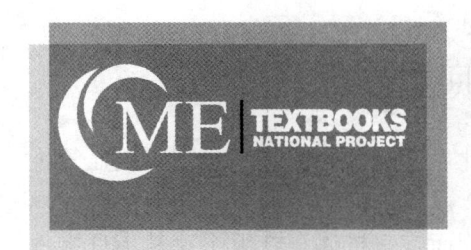

第19章 乳腺癌血管新生靶向治疗进展

乳腺癌是女性最常见的恶性肿瘤之一。在过去几十年中，东亚地区乳腺癌的发病率迅速上升，目前在许多国家已成女性恶性肿瘤之首。2018年，GLOBOCAN报道东亚地区乳腺癌的发病率为0.039%，东南亚地区为0.038%。肿瘤血管新生是导致肿瘤浸润和转移的重要机制，浸润和转移也是导致乳腺癌患者死亡的常见原因。实体肿瘤的生长、转移都依赖于肿瘤血管新生，抗血管生成是指防止新生血管萌芽形成肿瘤早期的浸润和转移。因此，肿瘤血管新生靶向治疗已成为肿瘤治疗的研究热点。本章将对乳腺癌血管新生靶向治疗进展做综述。

一、乳腺癌血管新生

血管新生是肿瘤进展的关键因素。肿瘤分泌肿瘤血管生成因子（tumor angiogenesis factor，TAF）发动血管生成，抗血管新生治疗将成为癌症治疗的策略之一。各种血管生成因子，包括血管内皮生长因子（vascular endothelial growth factor，VEGF）、成纤维细胞生长因子（fibroblast growth factor，FGF）、血小板衍生生长因子（platelet-derived growth factor，PDGF）、胰岛素样生长因子（insulin-like growth factor，IGF）、肝细胞生长因子（hepatocyte growth factor，HGF）、TGF-β、血管生成素（angiopoietein，Ang）和TNF-α，经常在肿瘤中高表达。VEGF又称血管渗透因子，主要通过酪氨酸激酶受体[VEGF受体（VEGFR）-1、VEGFR-2、VEGFR-3]特异性地作用于血管内皮细胞，启动细胞内信号转导通路介导的血管形成，增加血管的通透性。VEGFR-1参与基质金属蛋白酶（matrix metalloproteinase，MMP）的诱导产生和内皮细胞生长因子（endothelial cell growth factor，ECGF）的旁分泌释放。MMP能降解细胞外基质（extracellular matrix，ECM）中的各种蛋白成分，破坏肿瘤细胞侵袭的组织学屏障，使得血管内皮细胞出芽形成肿瘤新生血管，在肿瘤的侵袭、转移中起关键性作用。异常的新生血管导致肿瘤供氧不足，而缺氧环境可进一步提高血管生成因子的表达水平。

临床研究表明，乳腺癌的浸润和转移与肿瘤血管新生有相关性。VEGF是目前发现最重要的直接作用于血管内皮的生长因子。VEGF-C和VEGFR-1的mRNA过度表达被证明对接受辅助化疗的高风险早期乳腺癌患者具有预测预后的价值。还有研究表明，转移性乳腺癌患者的血浆VEGF浓度高于乳腺良性疾病患者和局限性乳腺癌患者，且治疗后缓解期的转移性乳腺癌患者的血浆VEGF浓度仍高于乳腺良性疾病患者和局限性乳腺癌患者。

二、乳腺癌血管新生靶向治疗

Judah Folkman 提出抗血管生成是治疗癌症的潜在策略。此后，众多研究进一步证明抗血管生成是针对癌症的有效策略。在这方面，VEGF 通路和 Ang/Tie2 通路是最常见的靶向通路。乳腺癌抗血管生成药物直接针对肿瘤细胞本身，相对于传统化疗药物而言，机体正常组织对其不良事件较少，从而使其成为基础研究和临床研究的热点。

（一）单克隆抗体

贝伐珠单抗（bevacizumab）为人类免疫球蛋白 IgG1 的单克隆抗体，通过抑制 VEGF 的活性阻断血管的分化通路和新血管的生成。2008 年，美国 FDA 批准将贝伐珠单抗与紫杉醇联合用于 HER-2 阴性转移性乳腺癌的一线治疗。然而，由于随机临床研究中的安全性问题和 OS 缺乏改善，仅有缓解率和 PFS 改善，该批准于 2010 年被撤销。在新辅助治疗方面，NSABP B-40 研究（1 项随机对照试验）发现，在可手术的 HER-2 阴性非转移性浸润性乳腺癌患者中，将贝伐珠单抗加入新辅助化疗方案显著提高了 OS（$P=0.004$），但没有显著提高 PFS（$P=0.06$）。在辅助治疗方面，BEATRICE 研究（1 项随机Ⅲ期试验）发现，在可手术的早期原发性浸润性 TNBC 患者中，将贝伐珠单抗加入辅助化疗方案，最终 OS 没有显著获益。在内分泌治疗方面，2016 年 ASCO 报道，在一线来曲唑治疗中加入贝伐珠单抗可改善 HR 阳性转移性乳腺癌患者的 PFS，但同时伴随 3~4 级毒性反应显著增加。

雷莫卢单抗（ramucirumab）也是一种人免疫球蛋白 IgG1 抗体，可结合 VEGFR-2 并阻断配体刺激的激活。ROSE/TRIO-012 研究评估了 ramucirumab+多西他赛在不可切除、局部复发或转移性乳腺癌中的作用。结果发现，多西他赛+ramucirumab 治疗 HER-2 阴性晚期乳腺癌并未显著改善 PFS 和 OS。

TTAC-0001 是一种针对 VEGFR-2/激酶插入结构域受体（kinase domain region receptor，KDR）的完全人源化抗体。帕博利珠单抗（pembrolizumab）是一种针对程序性死亡因子 1（PD-1）的人源化单克隆抗体。目前，1 项结合 TTAC-0001 和抗 PD-1 药物 pembrolizumab 治疗转移性 TNBC 的临床研究正在进行中（NCT03720431）。

（二）小分子酪氨酸激酶抑制药

VEGFR 酪氨酸激酶抑制药（tyrosine kinases inhibitor，TKI）能抑制酪氨酸激酶，包括 PDGF 受体（PDGF receptor，PDGFR）等，从而达到抑制血管生成的目的。

索拉非尼（sorafenib）是一种小分子多激酶抑制药（multi-kinase inhibitor，MKI），靶向受体酪氨酸激酶（如 VEGFR 和 PDGFR）和丝氨酸/苏氨酸激酶。1 项使用 sorafenib 联合卡培他滨的Ⅱ期临床研究显示，联合用药组的 PFS 明显提高（6.4 个月 vs. 4.1 个月），但未提高 OS 和总缓解率（overall response，OR），联合用药组患者的不良事件也明显增加，导致停药的比例大大增加（20% vs. 9%）。1 项随机双盲安慰剂对照的Ⅱb 期临床研究发现，在使用贝伐珠单抗期间或之后疾病进展的 HER-2 阴性晚期乳腺癌患者的治疗中添加 sorafenib 至吉西他滨/卡培他滨能提供临床上小但具有统计学意义的 PFS 益处。

舒尼替尼（sunitinib）一种多靶点 VEGFR、PDGFR 和其他多种受体的 TKI。sunitinib 单药治疗晚期 TNBC 患者的疗效并未优于标准单药化疗。sunitinib 联合卡培他滨治疗乳腺癌脑转移并未显示显著疗效。在新辅助治疗方面，紫杉醇、卡铂和 sunitinib 的组合由于骨髓抑制等毒性不可行，并且该方案没有表明在 TNBC 患者中具有增加疗效的作用。Bergh J 等的研究表明，sunitinib+多西他赛治疗晚期 TNBC，改善了 ORR，但与单独的多西他赛相比没有延长 PFS 或 OS。

阿帕替尼（apatinib）是一种靶向 VEGFR-2 的小分子多靶点 TKI。在转移性 TNBC 中，1 项 Ⅱ 期研究表明，使用 apatinib 患者的 OR 和 CBR 分别为 10.7%、25.0%，中位 PFS 和 OS 分别为 3.3 个月、10.6 个月。在转移性非 TNBC 中，1 项 Ⅱ 期研究表明，使用 apatinib 患者的中位 PFS 为 4.0 个月，中位 OS 为 10.3 个月，ORR 为 16.7%，DCR 为 66.7%，提示 apatinib 具有可控毒性的客观疗效。在联合化疗方面，1 项联合 apatinib 和长春瑞滨（vinorelbine）治疗 HER-2 阴性转移性乳腺癌的 Ⅱ 期临床研究显示，在 TNBC 和非 TNBC 患者中，中位 PFS 和中位 OS 分别为 3.3~4.0 个月、10.3~10.6 个月（TPS1123）。2019 年，ASCO 报道了 1 项 apatinib 联合口服依托泊苷（etoposide）治疗先前接受过治疗的 HER-2 阴性转移性乳腺癌的 Ⅱ 期单臂临床研究。结果显示，中位 PFS 达 5.6 个月，中位 OS 达 11.2 个月，ORR 和 DCR 分别为 20% 和 70%（NCT03535961）。在联合免疫治疗方面，2019 年 ASCO 报道了 1 项使用卡瑞丽珠单抗（SHR-1210/camrelizumab）联合 apatinib 治疗晚期 TNBC 的 Ⅱ 期临床研究。结果显示，联合组的 ORR 为 47.4%，DCR 为 68.4%，疗效和耐受性良好（NCT03394287）。

安罗替尼（anotinib）是一种新型小分子多靶点 TKI，能有效抑制 VEGFR、PDGFR、FGFR、c-Kit 等激酶。1 项 Ⅰb 期临床研究正在进行中，评估 TQB2450 [针对程序性死亡因子配体 1（PD ligand，PD-L1）的新型人源化 IgG1 抗体] 注射液联合盐酸安罗替尼胶囊治疗晚期 TNBC 的安全性和初步疗效（CTR20190370）。

仑伐替尼（lenvatinib）是一种多靶点受体 TKI，可以阻滞肿瘤细胞内的一系列调节因子，包括 VEGFR-1、VEGFR-2、VEGFR-3、FGFR-1、FGFR-2、FGFR-3、FGFR-4、PDGFR-α、KIT、RET。2019 年，ASCO 报道了 1 项 lenvatinib 联合来曲唑治疗绝经后 HR 阳性乳腺癌的 Ⅰb/Ⅱ 期研究。结果显示，lenvatinib 单药治疗 2 周后，再联合 lenvatinib+来曲唑治疗 12 周，DCR 为 93.8%（50%PR，43.8%SD），其中疾病控制>12 周的患者 DCR 达 91.7%（NCT02562118）。

rebastinib 是一种激酶开关控制抑制药，选择性靶向内膜内皮细胞激酶（Tie2）。Tie2 主要表达于内皮细胞，在血管生成中起关键作用。rebastinib 对血管生成素 Ang/Tie2 信号传导的抑制损害了由原始 Tie2+巨噬细胞介导的肿瘤进展中的多种途径，包括肿瘤微环境依赖性传播和 Ang/Tie2 依赖性血管生成，减少了转移性乳腺癌原位小鼠模型中的肿瘤生长和转移。2019 年，ASCO 报道了 1 项正在进行中的 rebastinib（DCC-2036）联合卡铂的多中心、开放 Ⅰ/Ⅱb 期研究，评估晚期或转移性实体瘤（包括乳腺癌）患者的安全性、耐受性和药物动力学（NCT03717415）。

（三）基质金属蛋白酶抑制药

金属蛋白酶组织抑制因子-3（tissue inhibitor of metalloproteinases 3，TIMP-3）是一种有效的血管生成抑制药，通过与 VEGF-A 竞争结合 VEGFR-2 发挥其活性。金属蛋白酶组织抑制药能够通过抑制 MMP，进而抑制基质降解。广谱 MMP 抑制药 marimastat 在晚期乳腺癌患者中的研究结果为不会延长 PFS。1 项临床前研究发现，在侵袭性乳腺癌小鼠模型中使用 SD-7300（一种 MMP-2、MMP-9 和 MMP-13 的口服抑制药）能抑制 70%~80% 的肿瘤相关 MMP 活性，转移数量和转移负荷减少 50%~60%，且存活率增加，提示选择性 MMP 抑制药治疗早期浸润性乳腺癌可降低复发风险并增加长期 DFS 率。有研究发现，plantamajoside（一种中草药植物皂苷）是一种有前途的抗癌药物，细胞核小鼠实验的结果表明，其可能通过抑制 MMP-9 和 MMP-2 的活性来抑制乳腺癌的生长和转移。

（四）血管内皮抑制素

血管内皮抑制素具有明显抑制血管内皮细胞增生和迁移的作用，并且能够引起血管内皮细胞的细胞生长周期阻滞和凋亡。内皮抑制素抑制肿瘤生长和血管生成的能力已在动物模型中得到广泛证实。1项Ⅱ期研究通过动态对比增强MRI进行评估，发现在先前未接受治疗的局部晚期乳腺癌患者中，新辅助化疗+重组人内皮抑制素（Rh-内皮抑制素）可显著抑制局部晚期乳腺癌血管生成，协同增强新辅助化疗的抗肿瘤作用。1项Ⅲ期多中心前瞻性随机对照临床研究发现，接受新辅助多西他赛+表柔比星或表柔比星+Rh-内皮抑制素治疗的患者符合研究要求，表柔比星+Rh-内皮制抑素组和多西他赛+表柔比星组的ORR分别为91.0%、77.9%（$P<0.001$），化疗和Rh-内皮抑制素的组合比单独化疗获得了更好的结果，故可以被认为是有希望的乳腺癌治疗策略。

（五）人脐静脉内皮细胞疫苗

人脐静脉内皮细胞（human umbilical vein endothelial cells，HUVEC）疫苗是一种很有前途的抗血管生成疗法。将多西他赛（DOC）与HUVEC疫苗组合成HUVEC-DOC治疗方案，与任一单药治疗相比，HUVEC-DOC治疗在小鼠体内表现出更有利的抗上皮间质转化（epithelial-mesenchymal transition，EMT）-6小鼠乳腺癌作用，给药后血管密度显著降低。因此认为，将DOC与HUVEC疫苗结合可产生协同抗乳腺癌活性作用。

三、乳腺癌血管新生靶向治疗中的生物标志物

抗血管生成治疗缺乏可靠的生物标志物，疗效预测因子的缺乏是血管新生靶向治疗在乳腺癌中受限的原因之一。研究发现，血浆VEGF及VEGFR水平可能与肿瘤治疗的疗效及预后有关。1项探索apatinib治疗晚期乳腺癌中VEGF依赖性的潜在生物标志物研究得出，较高的肿瘤磷酸化VEGFR-2（p-VEGFR2）表达、较高的基线血清可溶性VEGFR-2、高血压和手足皮肤反应（hand-foot skin reaction，HFSR）与较长的PFS显著相关，但pVEGFR和VEGFR的表达均与OS无关。1项Ⅲ期双盲安慰剂对照随机研究使用贝伐珠单抗+紫杉醇与安慰剂+紫杉醇作为HER-2阴性转移性乳腺癌的一线治疗，前瞻性地评估了pVEGF-A是否可作为贝伐珠单抗在转移性乳腺癌中预测功效的生物标志物。结果显示，不支持使用基线pVEGF-A来鉴定从贝伐珠单抗中获益最多的患者。在sunitinib单药治疗的转移性乳腺癌患者中，发现可溶性c-kit受体（soluble c-kit receptor，s-kit）变化较大者的TTP和OS明显延长；随着VEGF-A水平变化增大，OS明显延长。有研究探索了DNA甲基化模式对贝伐珠单抗疗效的影响。结果显示，9基因和3基因甲基化标志可以区分使用基于贝伐珠单抗治疗的转移性乳腺癌应答者和无应答者，可以帮助筛选从贝伐珠单抗中获益（PFS）更大的患者。

综上所述，现有乳腺癌血管新生靶向治疗对于患者OS的获益还有限，目前也缺乏明确可靠的生物标志物来指导乳腺癌抗血管生成的治疗。抗血管生成物也可能以剂量和时间依赖的方式过度修剪肿瘤血管，从而诱导缺氧和免疫抑制。增加免疫检查点PD-L1的表达及抗血管生成和免疫疗法的结合也是可以研究的策略。目前，乳腺癌血管新生靶向治疗还有很多未知值得探索。

（上海交通大学医学院附属仁济医院　姜文溢　马　越　徐迎春；
上海交通大学医学院附属苏州九龙医院　张凤春）

参考文献

[1] Yap YS, Lu YS, Tamura K, et al. Insights Into Breast Cancer in the East vs the West: A Review. JAMA Oncol, 2019, 5: 16.

[2] Folkman J. Tumor angiogenesis: therapeutic implications. New England Journal of Medicine, 1971, 285 (21): 1182-1186.

[3] Ferrara N, Kerbel RS. Angiogenesis as a therapeutic target. Nature, 2005, 438 (7070): 967-974.

[4] 艾婷, 周军, 陈爱军. 乳腺癌血管生成靶向治疗策略的研究进展. 广东医学, 2013, 4 (9): 1457-1459.

[5] Jain RK. Normalization of tumor vasculature: an emerging concept in antiangiogenic therapy. Science, 2005, 307 (5706): 58-62.

[6] McNeish IA, Bell SJ, Lemoine NR. Gene therapy progress and prospects: cancer gene therapy using tumour suppressor genes. Gene Ther, 2004, 11 (6): 497-503.

[7] Linardou H, Kalogeras KT, Kronenwett R, et al. Prognostic Significance of VEGFC and VEGFR1 mRNA Expression According to HER2 Status in Breast Cancer: A Study of Primary Tumors from Patients with High-risk Early Breast Cancer Participating in a Randomized Hellenic Cooperative Oncology Group Trial. Anticancer Research, 2015, 35 (7): 4023-4036.

[8] Adams J, Carder PJ, Downey S, et al. Vascular endothelial growth factor (VEGF) in breast cancer: comparison of plasma, serum, and tissue VEGF and microvessel density and effects of tamoxifen. Cancer Research, 2000, 60 (11): 2898-2905.

[9] Zhou Z, Yao H, Hu H. Disrupting Tumor Angiogenesis and "the Hunger Games" for Breast Cancer. Advances in Experimental Medicine and Biology, 2017, 1026: 171-195.

[10] Miller KD, Chap LI, Holmes FA, et al. Randomized phase III trial of capecitabine compared with bevacizumab plus capecitabine in patients with previously treated metastatic breast cancer. Journal of Clinical Oncology, 2005, 23 (4): 792-799.

[11] Varella L, Abraham J, Kruse M. Revisiting the Role of Bevacizumab in the Treatment of Breast Cancer. Seminars Oncol, 2017, 44 (4): 273-285.

[12] Bear HD, Tang G, Rastogi P, et al. Neoadjuvant plus adjuvant bevacizumab in early breast cancer [NSABP B-40 (NRG Oncology)]: secondary outcomes of a phase 3, randomised controlled trial. Lancet Oncol, 2015, 16 (9): 1037-1048.

[13] Bell R, Brown J, Parmar M, et al. Final efficacy and updated safety results of the randomized phase III BEATRICE trial evaluating adjuvant bevacizumab-containing therapy in triple-negative early breast cancer. Ann Oncol, 2017, 28 (4): 754-760.

[14] Dickler MN, Barry WT, Cirrincione CT, et al. Phase III Trial Evaluating Letrozole As First-Line Endocrine Therapy With or Without Bevacizumab for the Treatment of Postmenopausal Women With Hormone Receptor-Positive Advanced-Stage Breast Cancer: CALGB 40503 (Alliance). Journal of Clinical Oncology, 2016, 34 (22): 2602-2609.

[15] Mackey JR, Ramos-Vazquez M, Lipatov O, et al. Primary results of ROSE/TRIO-12, a randomized placebo-controlled phase III trial evaluating the addition of ramucirumab to first-line docetaxel chemotherapy in metastatic breast cancer. Journal of Clinical Oncology, 2015, 33 (2): 141-148.

[16] Wehland M, Bauer J, Infanger M, et al. Target-based anti-angiogenic therapy in breast cancer. Current Pharmaceutical Design, 2012, 18 (27): 4244-4257.

[17] Baselga J, Segalla JG, Roché H, et al. Sorafenib in combination with capecitabine: an oral regimen for patients with HER2-negative locally advanced or metastatic breast cancer. Journal of Clinical Oncology, 2012, 30 (13): 1484-1491.

[18] Schwartzberg LS, Tauer KW, Hermann RC, et al. Sorafenib or placebo with either gemcitabine or capecitabine in patients with HER-2-negative advanced breast cancer that progressed during or after bevacizumab. Clinical Cancer Research, 2013, 19 (10): 2745-2754.

[19] Curigliano G, Pivot X, Cortés J, et al. Randomized phase II study of sunitinib versus standard of care for patients with previously treated advanced triple-negative breast cancer. Breast, 2013, 22 (5): 650-656.

[20] Niravath P, Tham YL, Wang T, et al. A phase II trial of capecitabine concomitantly with whole-brain radiotherapy followed by capecitabine and sunitinib for brain metastases from breast cancer. The Oncologist, 2015, 20 (1): 13.

[21] Yardley DA, Shipley DL, Peacock NW, et al. Phase I/II trial of neoadjuvant sunitinib administered with weekly paclitaxel/carboplatin in patients with locally advanced triple-negative breast cancer. Breast Cancer Research and Treatment, 2015, 152 (3): 557-567.

[22] Bergh J, Bondarenko IM, Lichinitser MR, et al. First-line treatment of advanced breast cancer with sunitinib in combination with docetaxel versus docetaxel alone: results of a prospective, randomized phase III study. Journal of Clinical Oncology, 2012, 30 (9): 921-929.

[23] Hu X, Zhang J, Xu B, et al. Multicenter phase II study of apatinib, a novel VEGFR inhibitor in heavily pretreated patients with metastatic triple-negative breast cancer. International Journal of Cancer, 2014, 135 (8): 1961-1969.

[24] Hu X, Cao J, Hu W, et al. Multicenter phase II study of apatinib in non-triple-negative metastatic breast cancer. BMC Cancer, 2014, 14: 820.

[25] Harney AS, Karagiannis GS, Pignatelli J, et al. The Selective Tie2 Inhibitor Rebastinib Blocks Recruitment and Function of Tie2 Macrophages in Breast Cancer and Pancreatic Neuroendocrine Tumors. Molecular Cancer Therapeutics, 2017, 16 (11): 2486-2501.

[26] Rother S, Samsonov SA, Moeller S, et al. Sulfated Hyaluronan Alters Endothelial Cell Activation in Vitro by Controlling the Biological Activity of the Angiogenic Factors Vascular Endothelial Growth Factor-A and Tissue Inhibitor of Metalloproteinase-3. ACS Applied Materials & Interfaces, 2017, 9 (11): 9539-9550.

[27] Murphy G. Tissue inhibitors of metalloproteinases. Genome Biology, 2011, 12 (11): 233.

[28] Sparano JA, Bernardo P, Stephenson P, et al. Randomized phase III trial of marimastat versus placebo in patients with metastatic breast cancer who have responding or stable disease after first-line chemotherapy: Eastern Cooperative Oncology Group trial E2196. Journal of Clinical Oncology, 2004, 22 (23): 4683-4690.

[29] Radisky ES, Raeeszadeh-Sarmazdeh M, Radisky DC. Therapeutic Potential of Matrix Metalloproteinase Inhibition in Breast Cancer. Journal of Cellular Biochemistry, 2017, 118 (11): 3531-3548.

[30] Winer A, Janosky M, Harrison B, et al. Inhibition of Breast Cancer Metastasis by Presurgical Treatment with an Oral Matrix Metalloproteinase Inhibitor: A Preclinical Proof-of-Principle Study. Molecular Cancer Therapeutics, 2016, 15 (10): 2370-2377.

[31] Pei S, Yang X, Wang H, et al. Plantamajoside, a potential anti-tumor herbal medicine inhibits breast cancer growth and pulmonary metastasis by decreasing the activity of matrix metalloproteinase-9 and-2. BMC Cancer, 2015, 15: 965.

[32] Abdollahi A, Hahnfeldt P, Maercker C, et al. Endostatin's antiangiogenic signaling network. Molecular Cell, 2004, 13 (5): 649-663.

[33] Jia Q, Xu J, Jiang W, et al. Dynamic contrast-enhanced MR imaging in a phase II study on neoadjuvant chemotherapy combining Rh-endostatin with docetaxel and epirubicin for locally advanced breast cancer. International Journal of Medical Sciences, 2013, 10 (2): 110-118.

[34] Chen J, Yao Q, Huang M, et al. A randomized Phase III trial of neoadjuvant recombinant human endostatin, docetaxel and epirubicin as first-line therapy for patients with breast cancer (CBCRT01). International Journal of Cancer, 2018, 142 (10): 2130-2138.

[35] Lu M, Yao Q, Liu H, et al. Combination of Human Umbilical Vein Endothelial Cell Vaccine and Docetaxel Generates Synergistic Anti-Breast Cancer Effects. Cancer Biotherapy & Radiopharmaceuticals, 2019, 4: 2721.

[36] 胡南林, 袁芃. 小分子抗血管生成药物在乳腺癌中的研究进展. 癌症进展, 2017, 15 (12): 1535.

[37] Fan M, Zhang J, Wang Z, et al. Phosphorylated VEGFR2 and hypertension: potential biomarkers to

indicate VEGF-dependency of advanced breast cancer in anti-angiogenic therapy. Breast Cancer Research and Treatment, 2014, 143 (1): 141-151.

[38] Miles D, Cameron D, Bondarenko I, et al. Bevacizumab plus paclitaxel versus placebo plus paclitaxel as first-line therapy for HER2-negative metastatic breast cancer (MERiDiAN): A double-blind placebo-controlled randomised phase III trial with prospective biomarker evaluation. European Journal of Cancer, 2017, 70: 146-155.

[39] Keyvanjah K, DePrimo SE, Harmon CS, et al. Soluble KIT correlates with clinical outcome in patients with metastatic breast cancer treated with sunitinib. Journal of Translational Medicine, 2012, 10: 165.

[40] Gampenrieder SP, Rinnerthaler G, Hackl H, et al. DNA Methylation Signatures Predicting Bevacizumab Efficacy in Metastatic Breast Cancer. Theranostics, 2018, 8 (8): 2278-2288.

[41] Ramjiawan RR, Griffioen AW, Duda DG. Anti-angiogenesis for cancer revisited: Is there a role for combinations with immunotherapy? Angiogenesis, 2017, 20 (2): 185-204.

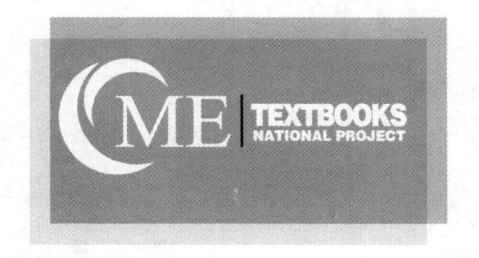

第八篇

乳腺癌指南、共识解读与乳腺癌治疗策略研究进展

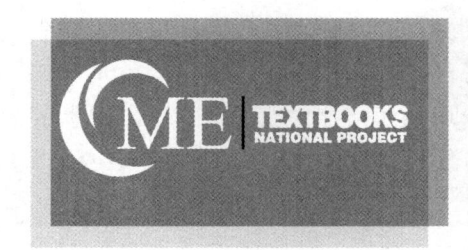

第20章 美国 NCCN 指南之内科治疗更新解读

美国 NCCN 是一个非营利组织，每年其都会考量肿瘤领域的研究进展，并在上一版的基础上撰写最新的诊疗规范与指南，每年更新次数不定，但是每一次更新都值得临床医师深入学习并掌握。在乳腺癌的国际指南中，美国 NCCN《乳腺癌临床实践指南》是广泛应用于国内外的权威指南之一。2019 年 3 月 14 日，美国 NCCN 将《乳腺癌临床实践指南》（以下简称"美国 NCCN 指南"）更新至 2019 年第 1 版。这一次的更新幅度较大，如何将新内容理解透彻，并在结合国内现状的基础上进行应用，是每一位临床医师值得思考的问题。本章将对 2019 年美国 NCCN 指南的内科治疗部分的更新进行解读，内容包括乳腺癌的新辅助治疗、辅助治疗及晚期治疗。

一、乳腺癌的新辅助治疗

（一）新辅助治疗原则

以前乳腺癌的新辅助治疗主要针对肿瘤过大需要降期后手术或降期后保乳的患者，而现在越来越多的观点认为，需要辅助治疗的患者均可纳入新辅助治疗的范畴中。在最新版本的美国 NCCN 指南中，新辅助治疗适用于分期为 $T_{0\sim4}N_{1\sim3}M_0$、$T_{2\sim4}N_0M_0$ 的患者，包括初始可手术（$T_{1\sim3}$ 和 N_1）及不可手术的患者（$N_{2\sim3}$ 和 T_4）；明确了新辅助治疗的意义不仅在于将不可手术的患者变为可手术的患者及增加保乳率，更可以减少腋窝手术的范围，并提供观察患者对治疗反应的机会，从而基于疗效指导系统治疗策略。同时，美国 NCCN 指南认为，在长期生存方面，对于同一种治疗方案，术前新辅助治疗与术后辅助治疗的获益是相似的。由此可见，美国 NCCN 指南给予了新辅助治疗较高的地位和评价。

有数据证实，新辅助治疗与辅助治疗给予同样方案，患者的长期生存结局并无差异。部分研究报道，术前化疗较术后化疗增加局部和淋巴引流区复发的风险。2019 年美国 NCCN 指南（第 1 版）指出，这些被纳入分析的研究所用的化疗方案并不标准，且未包括靶向治疗，也未采用现代影像学技术来评估病情，有些使用了不标准的局部和淋巴引流区管理方法，故认为目前证据不足以支持术前化疗增加局部和淋巴结引流区复发风险的说法。

（二）未达 pCR 患者的术后治疗

对于新辅助治疗后未达 pCR 的患者，术后是否可使用辅助治疗一直存在争议。

对于 TNBC 患者，CREATE-X 研究纳入 910 例接受蒽环类或紫杉醇或联合新辅助化疗而未达到

pCR 的 HER-2 阴性乳腺癌患者，术后随机给予标准 8 个疗程卡培他滨治疗。生存数据显示，加或不加卡培他滨组患者的 2 年 DFS 率分别为 82.8%、74.0%，估算 5 年 DFS 率分别为 74.1%、67.7%（$P=0.005$）；DFS 亚组分析结果表明，TNBC 患者从卡培他滨治疗中获益较 HR 阳性患者更多（$HR=0.81$）。需要注意的是，该研究允许同步放疗及内分泌治疗，故对于生存数据应当谨慎解读。

对于 HER-2 阳性乳腺癌患者，KATHERINE 研究（1 项Ⅲ期、随机、开放的临床试验）纳入了 1486 例在新辅助治疗中使用含紫杉类药物及曲妥珠单抗方案未达 pCR 的患者，随机给予辅助 T-DM1 或曲妥珠单抗治疗 14 个疗程。中期结果显示，预期的 3 年 iDFS 率 T-DM1 组为 88.3%，曲妥珠单抗组为 77%，T-DM1 组显著优于曲妥珠单抗组（$P<0.001$），但 T-DM1 的不良事件更多。对比曲妥珠单抗，使用 T-DM1 辅助治疗可使患者的疾病复发或死亡风险降低 50% 以上。ExteNET 研究表明，对于完成新辅助和辅助化疗+曲妥珠单抗治疗的 HER-2 阳性乳腺癌患者，使用来那替尼维持治疗可显著改善 DFS，绝对获益达 2.5%。来那替尼也成为可选的双靶向药物之一。但同时需要注意的是，发生 3 级以上腹泻的患者占用药患者的 40%。2019 年美国 NCCN 指南（第 1 版）明确允许残留病变的 HER-2 阳性和 TNBC 患者调整或加入强化辅助治疗方案，也给予了这部分患者更多的治疗机会。

二、乳腺癌的辅助治疗

（一）21 基因检测

对于淋巴结阴性、HR 阳性、HER-2 阴性、T_{1-2} 期的患者，是否需要行辅助化疗一直存在争议。而 21 基因检测是解答这一问题的关键线索，也是乳腺癌进入个体化治疗的重要里程碑。21 基因检测通过对乳腺癌患者肿瘤组织中的 21 个特异性基因表达水平进行定量测定和公式计算，并最终以评分的方式为乳腺癌患者的复发风险、预后及治疗提供指导信息。2019 年美国 NCCN 指南（第 1 版）将 21 基因检测列为Ⅰ类证据。

21 基因复发风险评分（recurrence score，RS）最初通过 NSABP B-20 研究进行测序，并由 NSABP B-14 研究进行验证，RS<18 分为低风险，此类患者化疗获益小；18~30 分为中风险，此类患者化疗获益中等，可联合患者临床指标（如年龄、治疗意愿等）辅助判断；≥31 分为高风险，此类患者辅助化疗获益较大。NSABP B-14 研究的结果显示，10 年低风险、中风险和高风险患者的复发率分别为 6.8%、14.3%、30.5%，显示出 RS 对预后预测的重要价值。

然而，RS 为中风险的患者依然无法抉择是否化疗。TAILORx 研究纳入 9719 例 HR 阳性、HER-2 阴性、腋窝淋巴结阴性的乳腺癌患者，共 6711 例 RS 位于中间范围（该研究采用 11~25 分）的患者随机分组，接受化疗+内分泌治疗或单独内分泌治疗。结果显示，2 组患者的 9 年 DFS（83.3% vs. 84.3%）、远处转移率（94.5% vs. 95%）、OS（93.9% vs. 93.8%）均相似，化疗联合内分泌治疗并没有增加患者获益。同时也发现，化疗使 RS 为 16~25 分、年龄<50 岁的乳腺癌患者获益增加。该研究提示，50 岁以上、RS 25 分以下的患者，以及 50 岁以下、RS≤15 分的患者可以规避辅助化疗。

对于淋巴结阳性的患者是否可行 21 基因检测判断预后，目前未达成共识。1 项前瞻性研究的二次分析显示，HR 阳性、HER-2 阴性、淋巴结阳性、RS<18 分的患者单用内分泌辅助治疗，5 年的复发转移风险为 2.7%。在 WSG PlanB 研究中，110 例 HR 阳性、HER-2 阴性、淋巴结阳性、RS<11 分的患者使用内分泌单药治疗，5 年的 DFS 率为 94.4%。SWOG8814 研究显示，HR 阳性、

HER-2 阳性、淋巴结阳性、RS≥31 的患者可从辅助化疗中获益。

尽管 21 基因检测的作用得到了普遍认可，但目前由于国内缺乏标准化的检测流程及质控，容易出现误判，甚至出现多次检测结果不同的情况，在临床上使用和参考需要谨慎。

（二）辅助内分泌治疗

绝经前乳腺癌患者接受 5 年他莫昔芬辅助治疗可以显著降低复发风险，若延长他莫昔芬治疗至 10 年，可以观察到进一步改善患者的预后。然而，内分泌治疗联合 OFS 的疗效仍不确切。2018 年，SOFT&TEXT 联合分析的数据显示，绝经前患者使用他莫昔芬联合 OFS 或依西美坦联合 OFS 对比他莫昔芬单药，可以进一步降低复发风险，其中他莫昔芬联合 OFS 较他莫昔芬单药 8 年的 DFS 差值为 4.2%，依西美坦联合 OFS 较他莫昔芬单药 8 年的 DFS 差值为 7.0%。OFS 联合他莫昔芬或依西美坦 2 组间的生存无显著差异。因此，美国 NCCN 指南推荐复发风险较高（年轻、肿瘤分级高、淋巴结阳性）的绝经前患者考虑 AI 或他莫昔芬 5 年+OFS 的辅助内分泌治疗方案。

三、乳腺癌的晚期治疗

（一）双靶向联合内分泌治疗

对于 HR 阳性、HER-2 阳性转移性乳腺癌患者，抗 HER-2 治疗联合内分泌治疗相比于单纯内分泌治疗可以显著提高疗效。多项研究证实，曲妥珠单抗+帕妥珠单抗和+化疗的双靶向抗 HER-2 治疗方案优于单靶向+化疗的方案。那么双靶向抗 HER-2 治疗联合内分泌治疗能否进一步提高疗效呢？PERTAIN 研究纳入了 258 例 HR 阳性、HER-2 阳性晚期乳腺癌患者，随机给予帕妥珠单抗+曲妥珠单抗+AI（阿那曲唑或来曲唑）或曲妥珠单抗+AI 治疗，允许患者接受 18~24 周的诱导化疗。结果显示，帕妥珠单抗+曲妥珠单抗+AI 组相比于曲妥珠单抗+AI 组显著延长 PFS，中位 PFS 分别为 18.89 个月、15.8 个月（$HR=0.65$，95% CI：0.48~0.89，$P=0.007$）；亚组分析显示，加入帕妥珠单抗的各个亚组均有获益。2019 年美国 NCCN 指南（第 1 版）中加入了内分泌治疗联合双靶向抗 HER-2 治疗的维持治疗方案。

（二）TNBC 的晚期治疗

铂类药物在 TNBC 中的应用日益广泛，但如何筛选出更适合铂类药物治疗的患者仍然有待验证。CBCSG006 研究的生物标志物分析结果显示，*BRCA1/2* 和胚系 *HRD* 基因突变是 TNBC 一线选择含铂类药物治疗的有效标志物，也验证了 TNT 研究中对于 *BRCA1/2* 基因突变患者铂类药物疗效预测的结果。2019 年美国 NCCN 指南（第 1 版）在 HER-2 阴性患者的推荐方案中新增了铂类（适用于 TNBC 和生殖细胞 *BRCA1/2* 基因突变患者）。

由于治疗靶点的缺失，TNBC 的治疗通常以化疗为主。但近来，研究者们在 TNBC 的靶向治疗和免疫治疗上均有所突破。

OlympiAD 研究是 1 项随机、开放、多中心的Ⅲ期试验，旨在评估奥拉帕尼片剂（300 mg，每日 2 次）对照"医师选择"的化疗方案（卡培他滨、长春瑞滨或艾日布林）治疗 HER-2 阴性转移性乳腺癌伴有胚系 *BRCA1* 或 *BRCA2* 基因突变患者的疗效和安全性，共纳入了 302 例患者。152 例为 ER 和（或）PR 阳性，150 例为 TNBC。结果显示，对于携带 *BRCA1/2* 基因胚系突变的乳腺癌患者，奥拉帕尼单药的疗效优于化疗，中位 PFS 分别为 7.0 个月、4.2 个月（$P=0.0009$），OS 没有统计学差异。2019 年美国 NCCN 指南（第 1 版）加入了 PARP 抑制药单药疗法作为 HER-2 阴性乳腺癌和生殖细胞 BRCA1/2 基因突变患者的选择之一。

atezolizumab 是首个被批准用于癌症治疗的 PD-L1 抑制药，可靶向作用于 PD-L1，阻断其与 PD-1 受体及 B7-1 的相互作用，从而消除其对 T 细胞的免疫抑制。IMpassion130 研究纳入了晚期未经治疗的 TNBC 患者 451 例，随机接受 atezolizumab 联合白蛋白结合型紫杉醇或安慰剂联合白蛋白结合型紫杉醇。结果表明，联合治疗组和单药组的中位 PFS 分别为 7.2 个月、5.5 个月（$HR=0.80$，$P=0.002$）；2 组的中位 OS 分别为 21.3 个月、17.6 个月（$HR=0.84$，$P=0.08$）。在 PD-L1 阳性患者中，联合组中位 PFS 为 7.5 个月、中位 OS 为 25.0 个月，而单药组中位 PFS 为 5.0 个月、OS 为 15.5 个月（$HR=0.62$），联合组获益更明显。该研究证实了使用 atezolizumab+白蛋白结合型紫杉醇治疗 TNBC 可有效延长患者的 PFS，且 PD-L1 阳性表达者获益更高。2019 年美国 NCCN 指南（第 1 版）也在 TNBC 的推荐方案中加入了 atezolizumab+白蛋白结合型紫杉醇方案（适用于 PD-L1 阳性 TNBC）。目前，atezolizumab 尚未在中国上市。

（三）晚期全身治疗线数

以往美国 NCCN 指南建议，晚期乳腺癌化疗无获益三线以上或 ECOG 评分≥3 分时考虑终止化疗，但是 2019 年美国 NCCN 指南（第 1 版）删除了这段话，并更换为"大多数患者有指征进行多线全身治疗以缓解晚期乳腺癌，每次重新评定时，临床医师应该通过医患共同决策流程，评定现行治疗的意义、更换化疗方案的风险和获益、患者的体力状态及患者的个人偏好"。从这里也不难看出，评定化疗的耐受性和意义更多地需要结合每个患者的具体情况，而不是一刀切地终止化疗，在为患者进行后线治疗的决策时，如何实现更好的个体化治疗是每位临床医师需要考虑的重要问题。

四、结　　语

本章大致介绍了 2019 年美国 NCCN《乳腺癌临床实践指南》的内科部分更新内容。在目前这个诊疗方法推陈出新的时代，我们要意识到在临床工作中需要结合药物可及性及中国国情才能更好地将新成果应用于患者。同时，我们也期待着能有更多中国的研究能够被国际指南认可和接受，从中国走向世界。

（复旦大学附属肿瘤医院　谢一兆　赵燕南　王碧芸）

参考文献

[1] National Comprehensive Cancer Network. NCCN Clinical practice guidelines in oncology：breast cancer. version 1. 2019. [2019-06-20]. http：//www.nccn.org.

[2] Early Breast Cancer Trialists' Collaborative Group. Long-term outcomes for neoadjuvant versus adjuvant chemotherapy in early breast cancer：metaanalysis of individual patient data from ten randomised trials. Lancet Oncol, 2018, 19：27-39.

[3] Masuda N, Lee SJ, Ohtani S, et al. Adjuvant Capecitabine for Breast Cancer after Preoperative Chemotherapy. N Engl J Med, 2017, 376（22）：2147-2159.

[4] Von Minckwitz G, Huang CS, Mano MS, et al. Trastuzwnab emtansine for residual invasive HER2-positive treast cancer. N Engl J Med, 2019, 380：617-628.

[5] Martin M, Holmes FA, Ejlertsen B, et al. Neratinib after trastuzumab-based adjuvant therapy in HER2-positive breast cancer（ExteNET）：5-year analysis of a randomised, double-blind, placebo-controlled, phase 3 trial. Lancet Oncol, 2017, 18：

1688-1700.

[6] Fisher B, Dignm J, Bryant J, et al. Five versus more than five years of Tamoxifen therapy for breast cancer patients with negative lymph nodes and estrogen receptor-positive tumors. J Natl Cancer Inst, 1996, 88 (21): 1529-1542.

[7] Paik S, Shak S, Tang G, et al. A multigene assay to predict recurrence of tamoxifen-treated, node-negative breast cancer. N Engl J Med, 2004, 351 (27): 2817-2826.

[8] Stemmer SM, Steiner M, Rizel S, et al. Clinical outcomes in ER+HER2-node-positive breast cancer patients who were treated according to the Recurrence Score results: evidence from a large prospectively designed registry. NPJ Breast Cancer, 2017, 3: 32

[9] Filipits M, Rudas M, Jakesz R, et al. A new molecular predictor of distant recurrence in ER-positive, HER2-negative breast cancer adds independent information to conventional clinical risk factors. Clin Cancer Res, 2011, 17: 6012-6020.

[10] Albain KS, Barlow WE, Shak S, et al. Prognostic and predictive value of the 21-gene recurrence score assay in postmenopausal women with node-positive, oestrogen-receptor-positive breast cancer on chemotherapy: a retrospective analysis of a randomised trial. Lancet Oncol, 2010, 11: 55-65.

[11] Francis PA, Pagani O, Fleming GF, et al. Tailoring Adjuvant Endocrine Therapy for Premenopausal Breast Cancer. N Engl J Med, 2018, 379 (2): 122-137.

[12] Rimawi M, Ferrero JM, De la Haba-Rodriguez J, et al. First-Line Trastuzumab Plus an Aromatase Inhibitor, With or Without Pertuzumab, in Human Epidermal Growth Factor Receptor 2-Positive and Hormone Receptor-Positive Metastatic or Locally Advanced Breast Cancer (PERTAIN): A Randomized, Open-Label Phase Ⅱ Trial. J Clin Oncol, 2018, 8: 14.

[13] Zhang J, Lin Y, Sun XJ, et al. Biomarker assessment of the CBCSG006 trial: a randomized phase Ⅲ trial of cisplatin plus gemcitabine compared with paclitaxel plus gemcitabine as first-line therapy for patients with metastatic triple-negative breast cancer. Ann Oncol, 2018, 29 (8): 1741-1747.

[14] Andrew Tutt, Holly Tovey, Judith M Bliss, et al. Carboplatin in BRCA1/2-mutated and triple-negative breast cancer BRCAness subgroups: the TNT Trial. Nature Medicine, 2018, 24 (5): 628-637.

[15] Robson ME, Domchek SM, Tung N, et al. Further efficacy and health-related quality-of-life outcomes for olaparib monotherapy versus standard single-agent chemotherapy treatment of physician's choice (TPC) in patients with HER2-negative metastatic breast cancer and a germline BRCA mutation. The Lancet Oncology, 2018, 8: 1126-1134.

[16] Schmid P, Adams S, Rugo HS, et al. Atezolizumab and Nab-Paclitaxel in Advanced Triple-Negative Breast Cancer. N Engl J Med, 2018, 379 (22): 2108-2121.

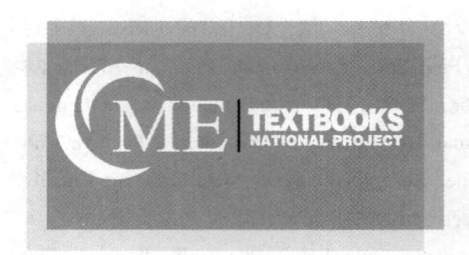

《湖南省年轻女性乳腺癌患者生育力保存实施方案专家共识》解读

第 21 章

　　乳腺癌已经成为中国女性发病率最高的恶性肿瘤,且年轻患者(≤40岁)的比例近20%。近年来,随着乳腺癌综合治疗的发展,患者的长期生存率逐步提高,年轻患者的生育需求日益凸显,然而乳腺癌患者治疗后的妊娠率不容乐观,且患者治疗后的生育涉及多个学科,故在面对年轻乳腺癌患者的生育需求时,大多数医务人员依然比较困惑,甚至对患者能否生育存在误解。因此,为更好地给患者提供科学有效的生育力保存医疗服务,湖南乳腺癌患者生育力保存专家协作组组织来自乳腺科、生殖科、遗传科的专家,汇总国内外相关重要研究结果和指南,结合临床实践经验,通过充分讨论后,于2018年11月在《中国普通外科杂志》上发表了《湖南省年轻女性乳腺癌患者生育力保存实施方案专家共识》(以下简称《共识》)。本章对《共识》的重点内容进行解读。

一、乳腺癌诊治与生育之间的关系

　　乳腺癌综合治疗可能对生育产生影响,化疗方案中使用的大多数细胞毒性药物可造成生殖细胞的凋亡和间质血管损伤,进而导致卵巢功能损伤。对于有生育要求的年轻乳腺癌患者,化疗导致的卵巢损伤是确切存在且不可逆的;放疗可以导致卵巢的萎缩和原始卵泡储备减少,建议乳腺癌患者避开在放疗期间妊娠或体外收获卵子;年轻乳腺癌患者的内分泌治疗以 ER 拮抗药或 ER 拮抗药/AI 联合 OFS 为主。闭经的发生和持续时间与内分泌治疗相关,但通常在停药后恢复。然而来自动物实验和临床回顾性研究的结果显示,他莫昔芬治疗期间的妊娠导致胎儿严重先天性异常的发生率较高,考虑到药物代谢产物的半衰期相当长(至少2个月),建议患者在服用期间及停药3个月之内不宜妊娠。目前的指南建议内分泌治疗的时间为5~10年,这使得患者生育年龄不得不推迟,需要考虑的是在这一等待时期,女性由于年龄增长造成的卵子数目、质量不可逆的下降,直接影响了可能的生育结局。

　　从遗传因素对生育的影响来看,许多基因的胚系突变与乳腺癌的易感明确相关。总体来说,先天性遗传风险在乳腺癌发生中的比例高达10%。乳腺癌易感基因突变携带者有50%的概率将突变传递给后代,故如果遗传学家认为有必要,也可以增加其他基因的检测。

　　从乳腺癌妊娠与乳腺癌复发的关系来看,目前来自于多中心乳腺癌患者妊娠的长期随访研究表明,不论 ER、PR 为阳性或阴性,妊娠对患者的 DFS 率和 OS 率未见不利影响。各类权威指南中也对患者妊娠给予了支持,故妊娠并不是乳腺癌患者的禁忌。

二、生育力保存方法及后续生育策略

《共识》详细分析了目前各种保护年轻乳腺癌患者卵巢功能的方法及其优势和弊端。

从生育力保存的方法来看，运用得比较成熟的是胚胎冷冻和成熟卵母细胞冷冻。腺癌患者促排卵可用拮抗药或微刺激方案，使用或加用 AI 可以避免在卵巢刺激过程中因雌激素水平过度升高导致的乳腺癌细胞增生。建议促排卵方案实施前行乳腺癌手术切除病灶以降低肿瘤负荷，可能对患者更有利。另外随着技术的发展，卵巢组织冷冻不再停留于实验阶段，已经作为一种有效且合理的生育力保存手段。截至 2017 年，在实施了卵巢组织冷冻的癌症妇女中，已报道 130 例通过冷冻卵巢组织回移后的婴儿出生。该方案适用于需要化疗、癌细胞卵巢组织转移风险低的患者，由于不需要使用促排卵药物，在乳腺癌患者中有着很好的适用性。目前，促性腺激素释放激素（gonadotropin-releasing hormone，GnRH）方案运用于生育力保存的效果并无统一结论，一些指南认为 OFS 作为生育力保存方法的有效性暂缺足够的证据，不能依赖这类药物保存生育功能；另一些指南则认为 GnRH 似乎可以在女性化疗时保留卵巢功能，降低早期闭经风险，提高未来的生育机会。1 项荟萃研究表明，绝经前早期乳腺癌患者术后卵巢 GnRH 保护有助于减少术后卵巢早衰率约 15%，提高生育率约 10%，且生育对患者的 OS 率和 DFS 率无不利影响。但总体来说，该方案对于有生育要求的患者自然妊娠率缺乏大样本数据。考虑化疗时联用 GnRH 简单易行、未对化疗疗效产生影响且存在可能减轻化疗导致的卵巢损伤，建议 GnRH 可作为所有乳腺癌分型、需接受化疗、有意愿保存生育和（或）卵巢功能的女性患者的一种选择，并可以与其他生育力保存方法同时使用。

从患者生育策略来看，第一是妊娠时间的选择。根据最新的文献和指南，乳腺癌患者的生育方案建议为：乳腺原位癌患者手术和放疗结束后；淋巴结阴性乳腺浸润性癌患者手术后 2 年；淋巴结阳性乳腺浸润性癌患者手术后 5 年；需要辅助内分泌治疗的患者在受孕前 3 个月停止内分泌治疗，如戈舍瑞林、他莫昔芬或其他选择性 ER 调节药（selective ER modulators，SERMs），直至生育后哺乳结束，再继续内分泌治疗。第二是生育力保存患者妊娠策略的选择。使用 GnRH 保护卵巢的患者可在停止治疗 3 个月后接受生育力评估和追踪，尝试自然妊娠。接受卵巢组织冷冻的患者应根据卵巢组织回移相关指南，在乳腺、内分泌、生殖专家的指导下，选择合适的回移时机。若进行原位移植，则有机会尝试自然妊娠，卵巢组织回移后恢复卵巢功能及卵巢功能维持的时间存在个体差异，主要依赖于卵巢组织冷冻时卵泡的密度。据报道，卵巢组织回移后恢复内分泌所需的时间在 6 周至 9 个月，卵巢功能维持时间平均在 4~5 年。上述 2 种情况下，若尝试期>6 个月未能妊娠，建议在辅助生殖技术的帮助下妊娠。辅助生殖技术妊娠根据不育人群现有数据，35 岁以下不育妇女解冻胚胎的活产率为 38.7%，卵母细胞冻存活产率约为 34%，胚胎冷冻时间不影响活产率。乳腺癌患者卵子/胚胎冷冻后，采用辅助生殖技术可获得与不育女性相似的活产率。卵巢组织回移妊娠率约 30%，活产率约 25%。对于年龄<35 岁且卵巢功能较好的癌症患者，如果采取卵子/胚胎冷冻联合卵巢组织冷冻，累积活产率有望提高到 50%~60%；具有遗传性乳腺癌的生殖干预 *BRCA*1/2 基因突变（或其他致病基因突变）的患者及家族中的突变携带者应在妊娠时与生殖遗传医师讨论生育方案。目前，在辅助生殖技术的基础上，采用胚胎植入前遗传学检测能够有效筛选胚胎，从而避免遗传学缺陷向子代传递，真正实现孕前优生。该技术的首次成功应用在 1990 年，2001 年出生了世界首例排除肿瘤易感基因突变的婴儿，在伦理上也已经被广泛认可。近年来，我国在该领域发展迅猛，其应用在已经走在了世界前列。2015，年我国首例排除癌症易感基因突变的"无癌宝宝"出生。

三、乳腺癌生育力保存的介入时机

《共识》建议医务人员尽可能早地了解年轻乳腺癌患者（≤40岁）的生育需求，在充分评估预后且经患者知情同意下考虑实施生育力保存，并推荐患者至生殖科进行后续的生育评估和讨论可能的方案及获益。在实施过程中，建议区域内应设专业的生育力保存医务小组来实现患者在不同科室间的快速转诊、记录、沟通和追踪。患者进行生育力保存及卵巢功能保护的初筛标准如下：①年龄≤40岁（可视卵巢储备和个人情况适当放宽），卵巢储备功能评级次低反应及以上（低反应慎重考虑）；②低至中度复发风险患者（高风险慎重考虑）；③乳腺癌治疗方案，有造成卵巢衰竭风险或对生育有不利影响；④患者能够耐受辅助生殖技术或卵巢组织活检手术；⑤距化疗开始有1~3周时间窗口（参见特殊病情）；⑥患者本人或其监护人的知情同意。有以下禁忌证：①肿瘤远处转移；②患者预后和远期生存率差（相对禁忌）；③存在辅助生殖技术的禁忌证。而风险具体包括以下几点：①BRCA1/2胚系基因突变患者由于存在卵巢癌易感性，卵巢组织冷冻回移存在风险；②因为患者的生育还受到多方面的影响，任何生育力保存方法并不能保证正常健康生育；③前期临床研究和相关指南中都提到AI的使用是乳腺癌患者可以使用的较安全、有效的促排卵方法，但仍不可避免的导致患者雌、孕激素水平短期升高。

四、实施跨学科就诊的临床流程

实施跨学科就诊的临床流程包括患者初筛、形成初步生育力保存意见、方案确认及方案实施4个步骤：①患者初筛，推荐有生育需求、低至中度复发风险、卵巢转移风险低且疾病预后较好的患者转诊至生殖科，并通知区域内生育力保存医疗小组记录和追踪。尽管在实际操作过程中无法在治疗前就获取患者所有的临床资料，但考虑到尽早转诊可为患者争取更多的时间，并且可在后续的方案制订中进一步复核患者病情，故治疗开始前的转诊仍旧是推荐的。乳腺肿瘤切除的手术时间不应受到影响，但放化疗开始前需要充分考虑对生育力保存的影响。②形成初步生育力保存意见，生殖科在沟通后给予合适的生育力保存方法建议，预计所需要的时间、药物、手术等，并记录情况及时反馈给乳腺科。③生育力保存方案确认，乳腺科综合考虑生育力保存方案对于治疗的影响，与患者及家属进行充分的沟通，配合需求调整化疗时间。研究显示，>91天的化疗推迟将影响患者的生存率，>61天以上的推迟可能影响Ⅱ~Ⅲ期及TNBC患者的生存率，<61天的化疗推迟各组患者间未见统计学差异。复杂病例建议进行相关多学科会诊，共同确定方案。④生育力保存方案的实施，GnRH用药方案由乳腺科医师制订和实施，其他生育力保存方法由生殖科医师实施。患者及家属签署知情同意是非常重要的。无论患者最终是否实施生育力保存或尝试妊娠，生育力保存医务小组均应给予长期的追踪和记录。

对特殊病情的建议如下：①患者已经经历≤2次化疗，再要求生育力保存，可考虑重新进行生育力评估；若生育力尚可，在第3次化疗开始之前行卵巢组织冷冻；不推荐冻卵、冻胚；②患者为特殊类型乳腺癌（妊娠期乳腺癌），建议妇产科、生殖科与乳腺科医师针对个案进行多学科会诊；③患者若携带BRCA1/2基因胚系突变，首选冻卵/冻胚，因为卵巢组织冷冻回移存在卵巢癌发生的风险；④患者已经接受CT检查、骨扫描，仅建议行卵巢组织冷冻，不推荐冻卵、冻胚。

近年来，肿瘤患者的治疗已经远远不再满足于生存。对于乳腺癌这类预后良好的恶性肿瘤，在谋求患者获得更长生存期的同时，也需要关注其对于生育的要求。此共识希望通过形成跨学科的临床诊疗指导方案和流程，建立患者快速的转诊途径，为年轻乳腺癌患者生育力保存提供解决方案。

（湖南省肿瘤医院　欧阳取长）

参考文献

[1] 湖南乳腺癌患者生育力保存专家协作组. 湖南省年轻女性乳腺癌患者生育力保存实施方案专家共识. 中国普通外科杂志，2018，27（11）：1361-1369.

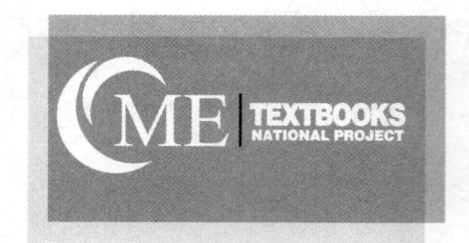

基因检测对乳腺癌治疗策略的影响

第22章

美国国立癌症研究所（NCI）于2011年首次提出"精准医学"这一概念，并迅速受到广泛认可。以前医师只能通过疗效评估来判断自己的临床决策是否正确，是否给予患者合适的治疗，但这种诊疗方式是回顾性的，存在很大局限性和不确定性。肿瘤是一种异质性很强的疾病，需要分类治之。乳腺癌分子分型的提出具有划时代的意义，通过分子分型进行治疗，真正改善了乳腺癌患者的预后。目前，随着高通量测序技术的进步，基因检测也逐渐进入乳腺癌的临床诊疗。基因检测可用于筛选对辅助化疗获益的人群，避免复发风险低的患者接受不必要的治疗。基因检测还可用于寻找治疗靶点，引领乳腺癌进入靶向治疗的时代；一些基因虽不能作为有效的治疗靶点，但仍可用于预测疗效。因此，基因检测拥有广泛的发展空间。本章作者结合目前临床关注的热点，对乳腺癌的基因检测做如下探讨。

一、雌激素受体阳性早期乳腺癌的基因检测

ER阳性早期乳腺癌患者常规需要术后辅助内分泌治疗，但并非所有的患者都需要接受术后辅助化疗。过去认为，肿块>1.0 cm或淋巴结阳性是接受辅助化疗的指征，但这一观点备受"过度治疗"的诟病，故发现预测因子或预测工具以区分出真正能从辅助化疗中获益的人群、合理进行加减法是非常重要的。目前，常用的预测因子如肿块大小、淋巴结转移状态、组织学分级、Ki-67指数、HR表达水平等对临床决策的指导仍非常重要，不能完全摒弃，但作为更精准的补充手段，基因检测能够锦上添花。

21基因复发评分系统（Oncotype DX）可用于帮助ER阳性、淋巴结阴性乳腺癌患者确定术后是否需要化疗。Oncotype DX通过定量反转录-聚合酶链反应（reverse transcription-polymerase chain reaction，RT-PCR）技术检测石蜡包埋样本中21个特定基因的表达量。这21个基因包含增生相关基因、侵袭相关基因、雌激素相关基因、HER-2相关基因及用于质控的参考基因。测定这21个特定基因的表达情况后计算出RS，并区分为低风险组（0~10分）、中风险组（11~25分）、高风险组（26~100分）。低风险组仅需接受内分泌治疗，高风险组需接受化疗联合内分泌治疗，而中风险组是否需要化疗需要进一步探讨。TAILORx大型临床研究入组近10 000例ER阳性、HER-2阴性、$T_{1\sim2}N_0M_0$、RS中风险组的乳腺癌患者。2018年报道的结果显示，RS中风险组患者单纯内分泌治疗不劣于内分泌联合化疗。但需要注意的是，亚组分析发现，年龄<50岁的RS中风险组患者仍能从化疗中获益，而这一获益是否来源于化疗所致的OFS仍有待研究。据此，研究者审慎推荐ER阳性、HER-2阴性、淋巴结阴性早期乳腺癌患者满足以下条件，可以省去化疗：①年龄>50

岁，RS 为 0~25 分；②年龄≤50 岁，RS 为 0~15 分。但是临床预测因子并不能完全摒弃，2019 年该试验最新的结果显示，将临床风险（肿瘤大小、组织学分级）与 RS 相结合，能够更好地预测此类乳腺癌患者的远处复发风险并指导辅助化疗。

70 基因标记检测（MammaPrint）通过检测与细胞增生、侵袭、转移、血管新生等相关的 70 个基因，来预测患者的远期复发风险，以指导个体化治疗。大型临床研究 MINDACT 入组 6000 多例乳腺癌患者，与 TALORx 临床研究不同，MINDACT 的入组人群包含了 $pT_{1~2}$ 及可手术的 pT_3、淋巴结阳性或阴性、ER 阳性或阴性的患者，涵盖的人群更加广泛。根据传统病理风险评级和 MammaPrint 评级将人群分为 4 组，即基因高风险/临床高风险、基因高风险/临床低风险、基因低风险/临床高风险、基因低风险/临床低风险。对基因高风险/临床高风险组给予化疗联合内分泌治疗，对基因低风险/临床低风险组仅给予内分泌治疗，而对临床评级与基因评级结果不一致的患者，随机分配接受或不接受化疗。结果证明，基因高风险/临床低风险组与基因低风险/临床高风险组都不能从辅助化疗中获益。换言之，原本评估为临床高风险组的患者若基因检测风险低则可避免化疗，付出的代价可能仅是统计学上 5 年增加 1.5% 的复发风险。除此之外，ASCO 指南同样推荐 7 基因检测（Breast Cancer Index）、12 基因检测（EndoPredict）、50 基因检测（PAM 50）用于指导 ER 阳性、淋巴结阴性早期乳腺癌患者辅助化疗方案的制订。与上文提及的 2 种预测工具不同的是，它们基于小样本的回顾性研究，证据级别较低。

值得注意的是，基因检测除了用于指导术后辅助化疗，还可以用于指导术后辅助内分泌治疗的时长，对于复发风险低的患者，标准的 5 年内分泌治疗后不用再延长。2019 年，ASCO 大会上公布的 Trans-aTTom 研究的结果首次验证了 7 基因检测对延长内分泌治疗疗效的预测价值，高风险组患者延长他莫昔芬治疗至 10 年可以增加 9.8% 的无复发间隔。

ASCO 指南也强调了乳腺癌多基因检测的重要意义，上述 5 种多基因检测技术都受到了推荐，并将 Oncotype DX 作为 I 类证据加以推荐，肯定了多基因分析在乳腺癌诊疗中越来越重要的价值。基因分析与临床风险评估相辅相成，能更好地帮助临床医师制订辅助治疗方案。但还应认识到目前基于中国人群多基因检测的相关研究较少，国外指南的评分标准可能并不适用于中国人群，故国内指南还未做常规推荐。

二、晚期乳腺癌的基因检测

ER 阳性乳腺癌患者在接受 AI 后，一部分会出现体细胞中 *ESR1* 的突变，而这种突变在初诊 ER 阳性的患者中较少出现。*ESR1* 基因突变可以导致 ER 非配体依赖性地持续激活，从而产生对 AI 的耐药。那么 *ESR1* 基因突变是否可以用于指导临床实践呢？是否可以通过检测 *ESR1* 基因来预测患者对 AI 的耐药，从而及早换药？研究显示，同过检测 ctDNA，*ESR1* 基因突变的患者会产生 AI 耐药，而换用氟维司群则可显著改善 PFS 和 OS。因此，可通过外周血检测 ctDNA，若发现患者 *ESR1* 基因突变，及时更改治疗方案，不再使用以 AI 为基础的内分泌治疗方案。除 *ESR1* 基因突变外，*PIK3CA* 基因突变在 ER 阳性乳腺癌患者中也是较为常见的。*PIK3CA* 基因突变将通过 PI3K/AKT1/mTOR 通路使得下游的信号通路持续激活，从而调控肿瘤的活动及进展，联合 PI3K 抑制药后可以取得较好的疗效。SOLAR-1 研究（Ⅲ期）提示，存在 *PIK3CA* 基因突变的患者使用 PI3K 抑制药 alpelisib 联合氟维司群相比氟维司群单药延长了近 2 倍的 PFS，故在 ER 阳性晚期乳腺癌中进行 *PIK3CA* 基因检测具有一定的临床意义。值得注意的是，乳腺癌原发灶和转移灶的 *PIK3CA* 基因突变的一致性较好，对于转移灶活检困难的患者进行原发灶的基因检测即可。此外，CDK4/6 抑制药在 ER 阳性乳腺癌患者中表现出明显的疗效，但由于其白细胞减少的不良事件较为严重，使得如何从患者中挑选出能够从CDK4/6抑制药中获益的人群成为近期研究的热点。2019年，ASCO大会上有研究提示，CCND1、IGF1R、ERBB3高表达的人群CDK4/6抑制药获益更为明显，但其是否能应用于临床实践还需要更多的临床试验进行验证。

TNBC缺乏内分泌及抗HER-2治疗的靶点，治疗方法有限，化疗仍为其主要的全身综合治疗手段，但疗效不佳。近年来，通过基因检测发现可行的治疗靶点并应用相应的靶向药物已成为TNBC治疗研究的焦点。BRCA突变是TNBC患者较为常见的基因突变，但值得指出的是，TNBC常见的基因突变为BRCA1突变，而BRCA2突变则多见于Luminal型乳腺癌。BRCA基因为抑癌基因，其编码的蛋白通过同源重组促进DNA双链的损伤修复，而BRCA基因突变后会出现同源重组修复功能缺陷，因而可能对铂类或PARP抑制药等致DNA损伤的药物更为敏感。大型Ⅲ期临床研究OlympiAD及EMBRACA都入组了HER-2阴性且BRCA基因突变的转移性乳腺癌患者，随机分组接受PARP抑制药或医师选择的化疗，结果都提示BRCA基因突变的患者接受PARP抑制药的疗效优于医师选择的化疗，故伴有BRCA基因突变的晚期乳腺癌患者可选择PARP抑制药作为化疗的替代方案。进行BRCA基因检测时有以下几点需要注意。BRCA基因突变分为胚系突变和体细胞突变，当肿瘤组织检测到BRCA基因突变时，应进一步验证其是否为胚系突变，以便进行遗传管理。晚期乳腺癌BRCA基因的胚系突变是使用PARP抑制药或铂类化疗的适应证，而BRCA基因的体细胞突变是否对PARP抑制药敏感目前尚未明确。同时，现行的基因检测技术不易检测到结构变异，故还应进行大片段重排检测。此外，体细胞突变又可分为驱动突变和乘客突变。单核苷酸变异中的同义变异就是典型的乘客突变，单个碱基的替换只改变了mRNA上特定的密码子，但由于密码子的简并性，并不影响翻译时氨基酸的正常编码。而插入、缺失、无义突变等一般为驱动突变。临床医师应正确解读BRCA基因的检测结果，区分出促进癌症发生、发展的驱动突变，并鉴别出偶然发生的、无害的乘客突变，以更好地指导临床实践。TNBC中除BRCA基因突变较为常见外，还常因错配修复功能缺陷而引起微卫星不稳定性，可以累积数千个突变。这种高突变负荷使得肿瘤细胞具有免疫原性，可通过细胞毒性T细胞产生抗肿瘤效应，对以PD-1及其配体（PD-L1）为靶点的单克隆抗体PD-1/PD-L1抑制药较为敏感。因此，可通过检测微卫星不稳定性来区分出对免疫治疗敏感的人群。

HER-2阳性乳腺癌的基因检测早已应用广泛，如应用原位杂交法检测HER-2基因扩增水平。对于HER-2基因扩增的患者，抗HER-2靶向治疗是重要的治疗手段。但值得注意的是，原发灶HER-2基因扩增阴性的患者，转移灶HER-2基因扩增阳性是较为少见的情况，应当再次复查。当存在HER-2基因突变但不存在HER-2基因扩增时，不可逆小分子酪氨酸激酶抑制药来那替尼仍能取得较好的疗效。

值得提及的是，ctDNA在晚期乳腺癌患者的基因检测中占据越来越重要的地位。一部分肿瘤细胞坏死、凋亡后，其DNA片段释放进入血液循环成为ctDNA。ctDNA检测也称作"液体活检"，具有低创伤性、可重复性的优点，特别适用于在治疗之初未发生、治疗过程中获得的基因突变的检测，如上文提及的ESR1基因突变。此外，ctDNA也可应用于肿瘤负荷的监测及复发转移的预测等。然而，ctDNA检测作为一项新技术也存在一定的不足之处，如ctDNA的检测方法及结果处理缺乏统一的标准、肿瘤负荷较小时ctDNA的检测易产生假阴性结果等，但不可否认的是ctDNA检测具有较大的潜在应用价值。

三、乳腺癌易感基因胚系突变的检测

乳腺癌发病的两大主要因素为环境因素和遗传因素，虽环境因素占主导地位，但仍有5%～10%的发病与高显性乳腺癌易感基因的缺陷直接相关。目前，已知的乳腺癌易感基因有10余种。

除了熟悉的 BRCA1、BRCA2 基因突变外，P53 抑癌基因和第 10 号染色体同源丢失性磷酸酶-张力蛋白基因（phosphatase and tenson homologue deleted on chromosome 10, PTEN）的突变也显著增加患乳腺癌的风险。一旦检测到存在相关的易感基因，乳腺癌的预防（化学预防、预防性手术）和筛查就显得尤为重要。而对于已经发病的乳腺癌患者，遗传性 DNA 突变的检测有利于发现治疗靶点，如 BRCA 基因胚系突变的患者对于铂类药物及 PARP 抑制药较为敏感。

乳腺癌易感基因胚系突变的检测最初只是为了检出 BRCA 基因的突变，而随着二代测序技术的出现，目前已逐步进入多基因 panel 检测的时代，然而多基因 panel 检测的临床价值尚未得到证实，因为多基因 panel 检测到的一部分基因突变并没有明确的临床意义，相反可能会对患者产生误导。如何确定 panel 包含的基因范围值得进一步的研究。

四、总 结

乳腺癌的基因检测主要分为 3 类。其一是对乳腺癌易感基因的胚系突变的检测，是指来源于精子或卵母细胞的生殖细胞突变导致的机体所有细胞都带有突变，可以遗传给后代，最典型的为 BCRA1/2 基因突变。所有的晚期乳腺癌患者及有家族史的早期乳腺癌患者都可接受易感基因的胚系突变的检测。其二是肿瘤细胞突变基因的检测，又称获得性突变，是在肿瘤发生、发展过程中获得的突变，通常为肿瘤细胞特有的突变。可通过肿瘤组织或 ctDNA 进行检测。如 ESR1 基因突变通常出现在 AI 使用后，而初诊的患者一般不存在 ESR1 基因突变。其三是肿瘤基因表达量的检测，通常用于 HR 阳性早期乳腺癌患者，以决定是否需要辅助化疗。近年来，肿瘤的诊疗越来越强调"精准治疗"，对特定的靶点采用特定的靶向治疗药物才能做到"有的放矢"。因此，通过基因检测以指导个体化治疗是今后临床实践中非常重要的一环。

（复旦大学附属肿瘤医院　林明曦　张　剑）

参考文献

[1] Sparano JA, Gray RJ, Makower DF, et al. Adjuvant chemotherapy guided by a 21-gene expression assay in breast cancer. N Engl J Med, 2018, 379: 111-121.

[2] Sparano JA, Gray RJ, Ravdin PM, et al. Clinical and Genomic Risk to Guide the Use of Adjuvant Therapy for Breast Cancer. N Engl J Med, 2019, 380 (23): 1.

[3] Cardoso F, Van't Veer LJ, Bogaerts J, et al. MINDACT Investigators. 70-gene signature as an aid to treatment decisions in early-stage breast cancer. N Engl J Med, 2016, 375: 717-729.

[4] John B, Dennis S, Kai T, et al. Trans-aTTom: Breast Cancer Index for prediction of endocrine benefit and late distant recurrence (DR) in patients with HR + breast cancer treated in the adjuvant tamoxifen—To offer more? (aTTom) trial. Journal of Clinical Oncology, 2019, 37 (15 suppl): 505.

[5] Fribbens C, O'Leary B, Kilburn L, et al. Plasma ESR1 mutations and the treatment of estrogen receptor-positive advanced breast cancer. J Clin Oncol, 2016, 34: 2961-2968.

[6] Andre F. Alpelisib (ALP) + fulvestrant (FUL) for advanced breast cancer (ABC): results of the Phase 3 SOLAR-1 trial. Annals of Oncology, 2018, 29 (8 suppl): 442.

[7] Robson M, Im SA, Senkus E, et al. Olaparib for metastatic breast cancer in patients with a germline BRCA mutation. N Engl J Med, 2017, 377: 523-533.

[8] Litton JK, Rugo HS, Ettl J, et al. Talazoparib in patients with advanced breast cancer and a germline BRCA mutation. N Engl J Med, 2018, 379: 753-763.

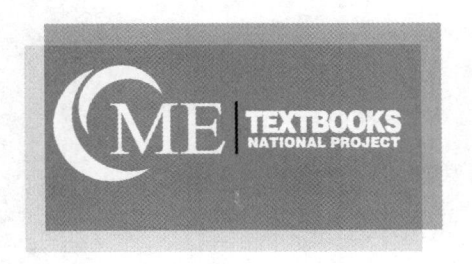

第二部分

乳腺癌重点临床试验及其解读

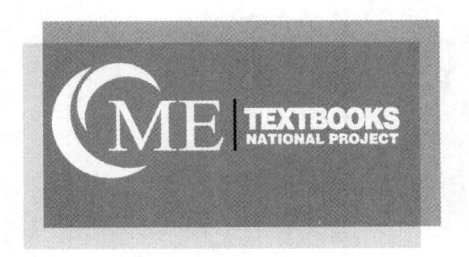

第九篇

乳腺癌预防和手术相关重点临床试验及其解读

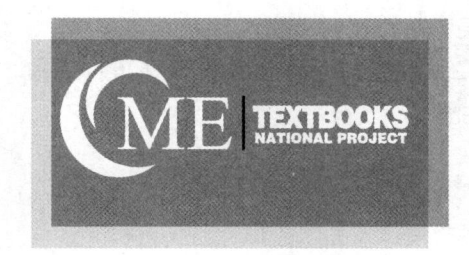

第23章 Tam01研究：低剂量他莫昔芬预防乳腺上皮内瘤变复发的随机、安慰剂对照试验

一、概　　述

【文献来源】

De Censi A, Puntoni M, Guerrieri-Gonzaga A, et al. Randomized Placebo Controlled Trial of Low-Dose Tamoxifen to Prevent Local and Contralateral Recurrence in Breast Intraepithelial Neoplasia. J Clin Oncol, 2019, 37 (19): 1629-1637.

【研究背景】

他莫昔芬以20 mg/d的标准剂量给药5年对乳腺癌的治疗和预防有效，但毒性限制了其广泛使用。本研究旨在探讨较短时间内给予较低剂量他莫昔芬是否可有效预防HR阳性或HR未知的乳腺上皮内瘤变患者的复发，且毒性低于标准剂量。

【入组条件】

（一）纳入标准

1. ≤75岁，组织学确诊的乳腺上皮内瘤变。
2. ER、PR阳性或未知。
3. ECOG评分0分或1分。

（二）排除标准

1. 既往癌症史。
2. 存在他莫昔芬禁忌证。

【试验设计】

1. 1项多中心、随机、双盲对照、Ⅲ期临床试验。
2. 主要研究终点为乳腺癌事件，包括浸润性乳腺癌或DCIS的发生率。按诊断时间（入组前12个月内 vs. 12~60个月）及病理类型［非典型导管增生（atypical ductal hyperplasia, ADH）+

DCIS vs. 小叶原位癌（lobular carcinoma in situ，LCIS）]分层，进行亚组分析。

3. 次要研究终点为 ADH 或 LCIS、子宫内膜癌、其他第二原发癌、深静脉血栓栓塞事件、冠状动脉粥样硬化性心脏病、骨折、白内障和更年期症状的发生率。

4. 采用意向治疗（intent-to-treat，ITT）分析。

【试验流程】

Tam01 研究试验流程见图 23-1。

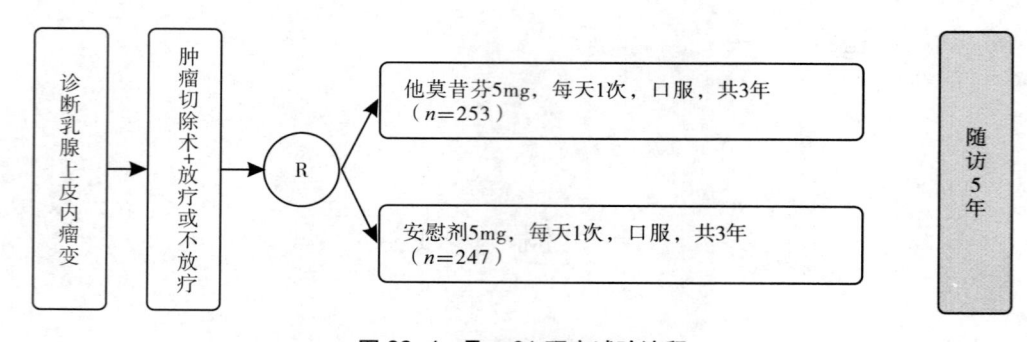

图 23-1 Tam01 研究试验流程

注：药物治疗期间每 6 个月随访 1 次，治疗之后连续 2 年每年随访复查 1 次

【结果】

1. 他莫昔芬组共有 253 例患者纳入 ITT 分析，249 例患者纳入安全性分析。安慰剂组共有 247 例患者纳入 ITT 分析，246 例患者纳入安全性分析。

2. 中位随访 5.1 年，他莫昔芬组和安慰剂组的乳腺癌事件（包括浸润性乳腺癌和 DCIS）分别为 14 例、28 例（$HR=0.48$，$95\%CI$：$0.26\sim0.92$，$P=0.02$）。对比安慰剂组，他莫昔芬对侧乳腺癌事件相对减少 75%（$HR=0.25$，$95\%CI$：$0.07\sim0.88$，$P=0.02$）。

3. 除了他莫昔芬组的每日潮热频率显示增加（$P=0.02$）外，患者报告的不良事件相关结果在 2 组间没有差异。他莫昔芬组有 12 例患者发生严重不良事件，安慰剂组有 16 例，其中他莫昔芬组的 1 例为深静脉血栓形成，1 例为子宫内膜癌，安慰剂组中 1 例为肺栓塞。ADH 和 LCIS 的发生率未提及。

【结论】

他莫昔芬 5 mg/d 使用 3 年可降低性 ER 阳性或 ER 未知的乳腺上皮内瘤变患者的 DCIS 和浸润性乳腺癌的发生，且毒性较低，这使得乳腺上皮内瘤变的预防有了新的治疗选择。

（上海交通大学医学院附属仁济医院　吴一凡　殷文瑾　陆劲松）

二、专家解读一

乳腺上皮内瘤变包括导管内 ADH、DCIS 及 LCIS 3 种，占乳腺癌的 15%~25%，与浸润性乳腺癌相比，乳腺上皮内瘤变预后较好，不需要辅助化疗。对于 HR 阳性 DCIS，在乳腺癌局部治疗后，建议给予标准剂量（20 mg/d）的他莫昔芬 5 年内分泌治疗。然而，由于 DCIS 的异质性，并非所有患者均可在他莫昔芬的治疗中获益。由于他莫昔芬长期应用存在深静脉血栓塞、子宫内膜癌等风险，如何对这种低风险乳腺癌术后辅助做降阶梯治疗引发了业界广泛思考。

Tam01 研究是由意大利学者发起的随机对照多中心Ⅲ期试验，他们根据体外试验他莫昔芬 5 mg 与 20 mg 在抑制乳腺癌细胞增生方面具有等效的研究结果，在临床上尝试应用低剂量（5 mg/d）他莫昔芬辅助治疗预防乳腺上皮内瘤变术后复发。研究入组 500 例 HR 阳性乳腺上皮内瘤变术后患者，随机分为低剂量（5 mg/d）他莫昔芬治疗 3 年与安慰剂治疗 3 年。中位随访 5.1 年，低剂量（5 mg/d）他莫昔芬减少了 52% 的乳腺癌复发事件（$HR = 0.48$，$P = 0.02$），降低了 75% 的对侧乳腺癌发生风险（$HR = 0.25$，$P = 0.02$），除了潮热发生率略高，深静脉血栓和子宫内膜癌的风险未增加，治疗的获益风险比在 10 倍以上（218∶22）。本研究的最大亮点是研究者突破了以往的传统观念，实现了对低风险乳腺癌的个体化治疗。尽管降低他莫昔芬剂量并缩短应用时长，与既往标准剂量他莫昔芬的 NSABP B24 同类研究相比，乳腺癌复发事件并无明显差别（NSABP B24 研究中 HR 阳性亚组 $HR = 0.60$，$P = 0.003$；Tam01 $HR = 0.48$，$P = 0.02$）。此外，由于降低他莫昔芬剂量，与同类标准剂量他莫昔芬化学预防研究相比，降低了 2.5 倍的肺动脉血栓和子宫内膜癌的风险，提高了患者长期治疗的依从性和安全性。

他莫昔芬化学预防的最大问题是获益风险比，因为肿瘤的异质性，并非所有的乳腺上皮内瘤变会进展为浸润性乳腺癌，是否所有的患者都需要给予标准剂量长疗程的他莫昔芬治疗值得思考。该研究属于乳腺癌化学预防的里程碑式研究，它通过降低剂量并缩短时长实现对低风险乳腺癌的个体化治疗。但由于入组病例数偏少，研究发生的事件数低于预期计划人数，不免对研究结果产生一定影响。此外，入组患者多为 DCIS 和 LCIS，对于乳腺癌高风险健康人群是否可以尝试低剂量他莫昔芬预防需要进一步研究，目前他莫昔芬的标准剂型是 10 mg，无低剂量剂型，未来需要他莫昔芬新剂型的研制以方便未来在临床广泛应用。

（中国医科大学附属第一医院　滕月娥）

三、专家解读二

乳腺上皮内瘤变是指一系列非浸润性的乳腺疾病，包括 ADH、LCIS 和 DCIS。与一般人相比，乳腺上皮内瘤变的人群患浸润性乳腺癌的风险高 5～10 倍。他莫昔芬作为 ER 调节剂，对乳腺癌的预防有效，但其不良事件，如更年期症状、子宫内膜癌、深静脉形成和肺栓塞限制了它的广泛应用。因此，"治疗降级"的想法应运而生。根据既往研究，将 120 例 ER 阳性乳腺癌患者随机分配他莫昔芬 1、5、20 mg/d，持续 4 周，观察肿瘤增生标志物 Ki-67。结果显示，他莫昔芬低至 1 mg/d 的剂量在降低 Ki-67 方面不逊于 20 mg/d 的标准剂量。

Tam01 研究是 1 项多中心、随机的Ⅲ期临床试验，旨在检验较短时间内给予较低剂量他莫昔芬是否可有效预防 HR 阳性或 HR 未知的乳腺上皮内瘤变患者复发（本研究只统计 DCIS 和浸润性乳腺癌），且毒性低于标准剂量。结果显示，与安慰剂相比，他莫昔芬 5 mg/d 治疗 3 年，显著降低乳腺癌事件，且对侧乳腺癌事件相对减少 75%。2 组的临床反应率相似。安全性分析结果显示，除了他莫昔芬组的每日潮热频率略有增加外，患者报告的不良事件相关结果在 2 组间没有差异。

该研究将肿瘤治疗降级的思想融合在研究之中，首次在随机对照试验中探讨低剂量他莫昔芬对于预防乳腺上皮内瘤变复发的作用及毒性作用。而该研究的不足之处为低于计划的事件数量，以及他莫昔芬和安慰剂组的治疗依从性较低，故研究结果可能会低估他莫昔芬的真实获益。

在乳腺上皮内瘤变患者的预防性治疗中，类似研究还有 NSABP B-24 回顾性研究，评估他莫昔芬标准剂量（每天 2 次，每次 10 mg，共服用 5 年）对 HR 阳性 DCIS 患者是否有乳腺癌的预防作用。结果显示，在给予患者乳腺癌切除术和放疗后，他莫昔芬可将乳腺癌风险相对降低42%（$HR=0.58$，$95\%CI$：$0.42\sim0.81$，$P=0.01$）。2016年发表在 Int J Cancer 的1项观察性研究显示，对于HR阳性DCIS患者，相比于安慰剂，低剂量他莫昔芬（隔天10 mg或20 mg，持续5年）显著降低任何乳房事件（$HR=0.70$，$95\%CI$：$0.54\sim0.91$，$P=0.007$）和同侧DCIS复发（$HR=0.66$，$95\%CI$：$0.49\sim0.88$，$P=0.005$）。他莫昔芬组未观察到子宫内膜癌的增加。

另外，对于不同药物的预防效果也有研究。在2016年发表于 Lancet 的NSABP（B-35）研究中，比较他莫昔芬20 mg/d标准剂量和阿那曲唑1 mg/d对HR阳性DCIS患者的预防作用。结果显示，在乳腺癌切除术和放疗后，与他莫昔芬相比，阿那曲唑治疗使无乳腺癌间隔（BCFI，定义为自随机化至局部、远处、对侧乳腺癌复发的时间）显著改善（$HR=0.73$，$95\%CI$：$0.56\sim0.96$，$P=0.023$），主要发生在60岁以下的女性人群中。安全性分析方面，除了2者已知的不良事件，2个治疗组整体的不良事件没有显著差异。

综上所述，他莫昔芬5 mg/d使用3年可降低乳腺上皮内瘤变患者的复发，且毒性较低，这使得乳腺上皮内瘤变有了新的治疗选择。目前，对于一些"老药"很少对最低有效剂量进行深入研究，期待未来更多的类似临床研究，使得各种药物能在安全性和疗效间找到一个平衡点。

（上海交通大学医学院附属仁济医院　吴一凡　殷文瑾　陆劲松）

参考文献

[1] DeCensi A, Puntoni M, Guerrieri-Gonzaga A, et al. Randomized Placebo Controlled Trial of Low-Dose Tamoxifen to Prevent Local and Contralateral Recurrence in Breast Intraepithelial Neoplasia. J Clin Oncol, 2019, 37 (19): 1629-1637.

[2] Decensi A, Robertson C, Viale G, et al. A randomized trial of low-dose tamoxifen on breast cancer proliferation and blood estrogenic biomarkers. J Natl. Cancer Inst, 2003, 95 (11): 779-790.

[3] Allred DC, Anderson SJ, Paik S, et al. Adjuvant tamoxifen reduces subsequent breast cancer in women with estrogen receptor-positive ductal carcinoma in situ: a study based on NSABP protocol B-24. J Clin Oncol, 2012, 30 (12): 1268-1273.

[4] Guerrieri-Gonzaga A, Sestak I, Lazzeroni M, et al. Benefit of low-dose tamoxifen in a large observational cohort of high risk ER positive breast DCIS. Int J Cancer, 2016, 139 (9): 2127-2134.

[5] Margolese RG, Cecchini RS, Julian TB, et al. Anastrozole versus tamoxifen in postmenopausal women with ductal carcinoma in situ undergoing lumpectomy plus radiotherapy (NSABP B-35): a randomised, double-blind, phase 3 clinical trial. Lancet, 2016, 387 (10021): 849-856.

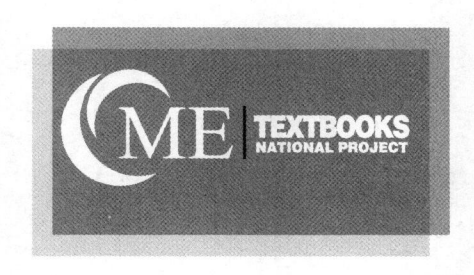

第 24 章 IBCSG 23-01 研究 10 年随访结果更新：乳腺癌前哨淋巴结微转移腋窝淋巴结清扫对比不清扫

一、概 述

【文献来源】

Galimberti V, Cole BF, Viale G, et al. Axillary dissection versus no axillary dissection in patients with breast cancer and sentinel-node micrometastases (IBCSG 23-01): 10-year follow-up of a randomized, controlled phase 3 trial. Lancet Oncol, 2018, 19 (10): 1385-1393.

【研究背景】

腋窝淋巴结清扫曾是乳腺癌根治术的重要组成部分，腋窝淋巴结清扫后腋窝复发率极低，但所带来的不良事件（淋巴结水肿、疼痛和运动受限）也不能忽视。前哨淋巴结活检，意为取出理论上最先转移的第一站淋巴结检查。如前哨淋巴结阴性，可避免腋窝淋巴结清扫，反之则应考虑行腋窝淋巴结清扫。根据 2003 年以后数项研究的结果，前哨淋巴结活检作为腋窝淋巴结的评估手段被广泛接受。随着病理技术的进步，带来了前哨淋巴结评估的细化——微转移和孤立肿瘤细胞。这 2 者对预后的影响不明确，在前哨淋巴结活检中发现这 2 者是否应行腋窝淋巴结清扫也缺少数据支持。IBCSG 23-01 研究由此发起，该研究的 5 年随访结果于 2013 年已发表在 *Lancet Oncology*，本次报道了带来 10 年随访的更新结果。

【入组条件】

（一）纳入标准

1. 任何年龄。
2. 肿瘤≤3 cm（开始入组 5 年后，即 2006 年修改为≤5 cm）。
3. 单中心病灶（开始入组 5 年后，即 2006 年修改为接受多中心/多灶病例）。
4. 前哨淋巴结 1 枚微转移 [≤2 mm，包括孤立肿瘤细胞（isolated tumor cell, ITC）；开始入组 5 年后，即 2006 年修改为 1 枚或多枚微转移]。
5. 乳房全切或保乳均可入组。

（二）排除标准

1. 原位癌。
2. 有可扪及的腋窝肿大淋巴结。

【试验设计】

1. 1项双臂、多中心、随机、非劣效性、Ⅲ期临床试验。
2. 主要研究终点为DFS。
3. 次要研究终点为OS、事件部位、腋窝淋巴结清扫后并发症。
4. 90%效力、单边α=0.10，$HR<1.25$（不腋窝淋巴结清扫 vs. 腋窝淋巴结清扫），计算得出需558个事件；假设腋下淋巴结清扫组5年DFS为70%，共需1960例病例。

【试验流程】

IBCSG 23-01 研究试验流程见图24-1。

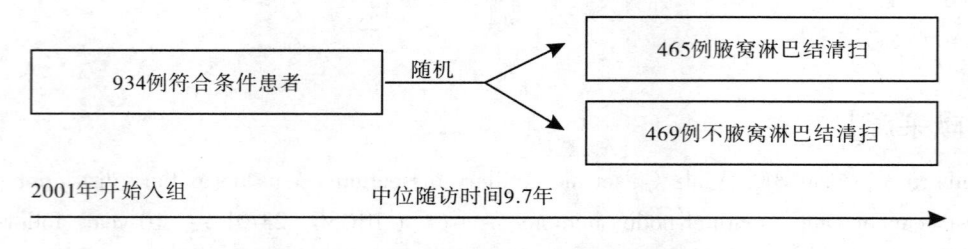

图24-1　IBCSG 23-01 研究试验流程

【结果】

1. 5年DFS　不腋窝淋巴结清扫组与腋窝淋巴结清扫组比较无统计学差异（87.8% vs. 84.4%，$HR=0.78$，log-rank $P=0.16$；非劣效性检验 $P=0.0042$）。

2. 10年DFS　不腋窝淋巴结清扫组与腋窝淋巴结清扫组比较无统计学差异（76.8% vs. 74.9%，$HR=0.85$，log-rank $P=0.24$；非劣效性检验 $P=0.0024$）。

3. 2组间区域复发部位　不腋窝淋巴结清扫组与腋窝淋巴结清扫组的构成相似，但不腋窝淋巴结清扫组的同侧腋窝复发高于腋窝淋巴结清扫组（表24-1）。

表24-1　腋窝淋巴结清扫组与不腋窝淋巴结清扫组同侧腋窝淋巴结复发事件比较

	5年不腋窝淋巴结清扫 vs. 腋窝淋巴结清扫（%）	10年不腋窝淋巴结清扫 vs. 腋窝淋巴结清扫（%）
局部复发	2 vs. 2	3 vs. 3
同侧腋窝淋巴结复发	1 vs. <1*	2 vs. <1*
对侧乳腺	2 vs. <1*	2 vs. 3#
远处转移	5 vs. 7#	9 vs. 10#
第二原发癌	1 vs. 4#	4 vs. 5#

注：*，事件腋窝淋巴结清扫组少于不腋窝淋巴结清扫组；#，事件不腋窝淋巴结清扫组少于腋窝淋巴结清扫组

4. 5年OS　不腋窝淋巴结清扫组与腋窝淋巴结清扫组比较无显著统计学差异（97.5% vs. 97.6%，$HR=1.12$，log-rank $P=0.73$）。

5. 10年OS　不腋窝淋巴结清扫组与腋窝淋巴结清扫组比较无显著统计学差异（90.8% vs. 88.2%，$HR=0.78$，log-rank $P=0.20$）。

【结论】

联合 ACOSOG Z0011 研究的结果，本研究支持在早期乳腺癌前哨淋巴结肿瘤负荷微小或适度时不做腋窝淋巴结清扫。

（上海交通大学医学院附属仁济医院　杨　凡　殷文瑾　陆劲松）

二、专家解读一

IBCSG 23-01 是 1 项随机对照、多中心、开放的非劣效性Ⅲ期临床试验，入组标准是肿瘤大小≤5 cm 且确诊 1~2 枚腋窝前哨淋巴结（SLN）微转移（≤2 mm）的患者，排除标准为合并其他肿瘤、单纯导管原位癌、既往接受过系统性治疗或预防性化疗的患者，所有入组患者在接受保乳或乳房切除手术之前随机按 1∶1 比例分为接受腋窝淋巴结清扫（ALND）组或不 ALND 组，分层因素包括研究中心和绝经状态，主要研究终点为 DFS（DFS 定义为自随机至出现任意部位复发、对侧第二原发癌、非乳腺癌的第二原发癌或死亡的时间，非劣效性终点定义为不 ALND 组 DFS 的 HR 为 1.15）；次要研究终点为 OS（OS 定义为自随机至任何原因死亡的时间）。

本研究共入组 934 例患者，其中 3 例因不符合入组标准或患者拒绝未纳入分析，最终 931 例患者纳入结果分析，其中 ALND 组患者 464 例，不 ALND 组患者 467 例，2 组患者的基线特征相似。

入组患者的中位随访时间为 9.7 年，不 ALND 组和 ALND 组的 10 年 DFS 率分别为 76.8%、74.9%（$HR=0.85$，95%CI：0.65~1.11，$P=0.24$；非劣效性 $P=0.0024$）。2 组患者局部复发率相似（表 24-1），2 组患者的 10 年乳腺癌事件累积发生率分别为 17.6%、17.3%（$HR=0.98$，95%CI：0.71~1.36，$P=0.92$）。在不 ALND 组，出现 45 例（10%）患者死亡，在 ALND 组出现 58 例（13%）患者死亡，2 组 10 年 OS 率分别为 90.8%、88.2%（$HR=0.78$，95%CI：0.53~1.14，$P=0.2$）。

不 ALND 患者的非乳腺癌事件出现得更少。然而，在不 ALND 患者中，出现区域复发事件和同侧腋窝事件的比例更高。在 845 例接受保乳手术的患者中，仅有 7 例（<1%）出现腋窝复发，然而在这 7 例腋窝复发的患者中，5 例（71%）接受了术中部分乳腺放疗（单次剂量电子线照射）。

对主要研究终点进一步进行分析。结果显示，根据患者的临床特征进行分层，各亚组患者未观察到显著的 DFS 差异。

术后长期不良事件（感觉神经病、淋巴水肿和运动神经病）的观察仅随访到第 5 年，结果与首次报道基本相似。安全性分析发现，3 级及以上不良事件发生率<1%，出现任意级别淋巴水肿的发生率在不 ALND 组和 ALND 组分别为 4%、13%，其中 2 组感觉神经异常的发生率分别为 13%、19%，运动神经异常的发生率分别为 3%、9%，1 例患者在 ALND 术后出现严重不良事件（术后感染和腋窝炎症）。

乳腺癌腋窝 SLNB 替代 ALND 成为临床 ALN 阴性患者的标准处理模式，这一腋窝局部处理策略使大部分乳腺癌患者避免了不必要的 ALND。ACOSOG Z0011 研究的 10 年随访结果再次证实腋窝 SLNB 确诊 1~2 枚腋窝 SLN 阳性的保乳术后患者可以避免 ALND，该研究结果进一步推动了腋窝局部处理策略的更新，也使更多乳腺癌患者豁免了 ALND。之后，IBCSG 23-01 研究的 10 年随访结果显示，对于肿瘤大小≤5 cm 接受保乳手术和系统治疗的乳腺癌患者，SLN 确诊 1~2 枚微转移（≤2 mm）不进行 ALND 是安全、可行的，该研究结果进一步扩大了避免 ALND 的循证医学证据，并改变了美国 NCCN 指南的相关推荐。广大乳腺外科医师对上述以上 2 项临床研究的结果都表示认可，并将豁免 ALND 作为早期乳腺癌患者的首选推荐。然后，在对上述 2 项临床研究进行仔细比对后，我们能够发现 2 者的最大区别在于使用的放疗技术，ACOSOG Z0011 研究强调保乳术后必须进行全乳放疗（whole breast irradiation，WBI），而 IBCSG 23-01 研究对接受保乳手术的患者并没有强调这一点，故 IBCSG 23-01 研究存在一些部分乳房放疗的情况。WBI 对保乳术后未行 ALND 的患者具有非常重要的腋窝控制作用。在 ACOSOG Z0011 研究中，ALND 组中 27.3%的患者存在非前哨淋巴结转移，这意味着在单纯 SLNB 组存在相似比例的非前哨淋巴结转移患者，而且这部分患者并未接受 ALND，如何对这部分患者的腋窝残留肿瘤病灶进行控制呢？WBI 的切线野靶区设计能够对腋窝施以实质性的照射，从而控制腋窝残留的肿瘤负荷。ACOSOG Z0011 研究显示，一部分患者接受了高切线野的靶区照射，这意味着腋窝淋巴结接受了更多处方剂量，故能够更好地控制腋窝残留肿瘤。

然而，在 IBCSG 23-01 研究中有 19%的患者仅接受（术中）部分乳腺放疗，（术中）部分乳腺放疗对腋窝残留肿瘤没有任何作用。在 IBCSG 23-01 研究的观察组（不 ALND）中，80 例（18.8%，80/425）患者接受保乳手术且仅进行术中部分乳房放疗，具体放疗方案为术中单次剂量电子线照射乳腺。IBCSG 23-01 研究的 10 年随访结果显示，5 例（6.3%，5/80）仅接受术中部分乳腺放疗的患者出现同侧腋窝复发，这也与 ACOSOG Z0011 研究中 SLNB+WBI 组 10 年随访仅有 0.9%腋窝复发存在较大的差异。在 IBCSG 23-01 研究的不 ALND 组中，接受保乳手术的患者中存在 12 例未行放疗，接受乳房切除的患者中存在 42 例未行 ALND。另外，有 333 例患者接受 WBI 或 ALND，我们将这部分患者划归为腋窝处理组。对重新划归的 2 组患者进行分析发现，2 组患者的总复发率为 1.7%（8/467），该复发率是可以接受的，但是分别计算各组的腋窝复发率时能够发现，在腋窝处理组的复发率为 0.6%（2/333），在腋窝无处理组的复发率为 4.5%（6/134），经过统计分析发现，腋窝无处理组的腋窝复发率显著高于腋窝处理组（$P=0.0024$）。那么，我们是否能够接受在腋窝前哨淋巴结微转移患者中出现接近 5%的腋窝复发率呢？

腋窝的残留肿瘤负荷是腋窝复发的高风险因素，值得我们高度关注。腋窝 SLN 微转移可能意味着较低的腋窝肿瘤负荷，但是这并不意味着不存在腋窝复发的可能。在 ACOSOG Z0011 研究中，10%的 SLN 微转移患者经过 ALND 后确诊仍存在非 SLN 的宏转移。因此，SLN 微转移的腋窝残留肿瘤负荷是值得引起极大关注的问题。在 AATRM 048/13/2000 研究中，13%（15/112）的 SLN 微转移的患者经过 ALND 后确诊存在其他阳性的 ALN。同样，IBCSG 23-01 研究也发现，SLN 微转移患者经过 ALND 后仍能够发现其他 ALN 存在转移。那么，对未行腋窝清扫的这部分患者，如何控制腋窝的残留肿瘤负荷呢？循证医学的证据显示，当 SLN 确诊转移并且不进行 ALND 时，保乳术后的患者接受 WBI（ACOSOG Z00111 研究、AATRM 研究）是控制腋窝残留肿瘤负荷的有效手段，另外，接受乳房切除/保乳手术的患者接受腋窝区域淋巴结照射（OTOASOR 研究、AMAROS 研究）也是能够控制腋窝残留肿瘤负荷的有效方法。

在乳腺癌分子分型指导辅助系统治疗的时代，系统治疗能够进一步降低肿瘤局部/区域复发的风险，并降低远处转移的风险，改善患者的预后。因此，通过分子分型确定合适的系统治疗方案能够有效控制 SLN 微转移且不行 ALND 患者的腋窝残留肿瘤负荷。然而，我们需要建立有效的预测模型来帮助临床医师判断哪些患者可以从辅助系统治疗中获益。目前，有3项正在开展的临床研究试图找寻哪些患者能够通过辅助系统治疗控制腋窝残留肿瘤负荷并豁免腋窝处理。POSNOC研究（NCT02401685）的主要目的是评估SLN确诊1~2枚宏转移的患者通过单纯系统治疗控制腋窝残留肿瘤负荷的疗效不劣于系统治疗联合腋窝处理（ALND/放疗）。SERC临床研究将SLN阳性的患者随机分为观察组和ALND组，该研究的主要目的是确定观察组的局部控制疗效不劣于ALND组。荷兰的BOOG 2013-07研究旨在探讨SLN阳性的接受乳房切除手术的患者是否能够豁免腋窝处理。这些临床研究结果的公布，有望改变目前腋窝局部处理的临床实践指南，并对这些临床研究数据进行综合分析后，有望在不进行腋窝处理的情况下确定获益患者的筛选预测模型。

在参照IBCSG 23-01研究进行腋窝处理决策时，我们需要考虑国内外治疗方案的差异。因为在IBCSG 23-01研究入组的患者中，约90%的患者接受保乳手术+WBI；而中国接受保乳手术患者的比例为20%~30%，约80%的患者选择乳房切除。在IBCSG 23-01研究中，90%的患者接受了保乳手术及WBI，相当于用放疗替代外科的腋窝清扫手术，从而获得了相似的区域控制和生存结果，故腋窝区域控制的结果一部分是受益于WBI，仅10%的患者接受乳房切除手术而不接受放疗，那么有可能会增加局域复发的风险。对IBCSG 23-01研究结果进一步分析显示，确诊SLN微转移的患者不做腋窝处理的局部区域复发率显著高于腋窝处理的患者。因此，在中国如果不考虑现实情况，盲目推广IBCSG 23-01研究的结果（不接受腋窝手术或放疗），会增加腋窝复发的风险。

我们还需要考虑国内外病理检查的差异。在IBCSG 23-01研究中，病理检查是严格按照ASCO指南推荐进行的，即每个淋巴结沿着长轴，每隔2 mm进行1个组织块的切除，每个组织块要间隔200~500 μm进行至少3个层面的检测。总体来说，每个淋巴结可能会检查10个左右的层面。这种非常细致的检查诊断出的微转移就是真正的、非常小的、肿瘤负荷非常低的转移病灶。而在中国病理检查的实际情况是，SLN可能只进行2个或3个层面的检测，这样检查到的微转移不一定是真正的微转移，有可能是宏转移的比较小的横断面降级诊断为微转移。基于这样的病理检测现状，在中国推广IBCSG 23-01研究的结果时，需要持非常谨慎的态度。正是基于这样的担忧，在《中国抗癌协会乳腺癌诊治指南与规范（2017版）》的更新中，专家们仍将SLN微转移的腋窝处理等同于腋窝SLN宏转移的处理，乳房切除的患者如果不进行ALND需要进行腋窝区域放疗，如果接受保乳手术，则行WBI。

总之，虽然IBCSG 23-01研究结果改变了乳腺癌临床实践指南，但是深度分析研究数据时仍能发现SLN微转移时腋窝不处理的区域复发率较高。因此，腋窝处理仍是SLN微转移患者的推荐选择（保乳手术患者术后行WBI，乳房切除患者需行腋窝区域照射或ALND）。

（山东省肿瘤医院　丛斌斌　王永胜）

三、专家解读二

乳腺癌手术范围由小到广，又由广返小。SLN逐渐替代腋窝淋巴结清扫成为临床未见肿大淋巴结的乳腺癌的首选术式。随之出现的是"SLN低肿瘤负荷的病例治疗是否可进一步降阶"的思考。

早于IBCSG 23-01研究2年的ACOSOG Z0011研究已开始入组，入组人群为早期乳腺癌（临床分期$T_{1-2}N_0$）≤2枚SLN转移的保乳术后患者。分为不腋窝淋巴结清扫组和腋窝淋巴结清扫组，首要研究终点为OS。该研究的10年随访结果于2017年发表于《JAMA》。结果显示，不腋窝淋巴结清扫组的OS率为86.3%，腋窝淋巴结清扫组的OS率为83.6%（$HR = 0.85$，非劣效性检验 $P = 0.02$）。根据这一结果，ACOSOG Z0011研究不建议早期乳腺癌≤2枚SLN转移的保乳术后患者施行腋窝淋巴结清扫。

AMAROS 研究与 IBCSG 23-01 研究同年开始入组，入组人群为早期乳腺癌（临床分期 $T_{1\sim2}N_0$）1 枚 SLN 转移的患者。分为放疗组和腋窝淋巴结清扫组，主要研究终点为 DFS，中位随访时间 6.1 年。结果显示，放疗组 5 年 DFS 率 82.7%，腋窝淋巴结清扫组为 86.9%（$HR=1.18$，$P=0.18$）。该研究认为，早期乳腺癌 1 枚 SLN 转移的患者放疗的疗效不劣于腋窝淋巴结清扫。

AATRM 研究与 IBCSG 23-01 研究同年开始入组，入组人群为早期乳腺癌前哨淋巴结微转移（不包括 ITC）的患者。分为不腋窝淋巴结清扫组和腋窝淋巴结清扫组，主要研究终点是 DFS，中位随访 62 个月。2 组间 DFS 无差异（$P=0.325$）。但该研究事件数较少（不腋窝淋巴结清扫组 3 例，腋窝淋巴结清扫组 1 例），结论有待后续随访结果证实。

IBCSG 23-01 研究与上述研究的目的类似，但入组人群不同。IBCSG 23-01 研究入组的是 SLN 微转移的患者，而 ACOSOG Z0011 研究及 AMAROS 研究入组的是宏转移的患者，相较后 2 个研究，IBCSG 23-01 研究在探索"前哨淋巴结阳性不腋窝淋巴结清扫"的可能性时更加保守，入组患者病情较轻，腋窝淋巴结清扫组与不腋窝淋巴结清扫组之间更易得出非劣效的结果。AATRM 研究与 IBCSG 23-01 研究的设计极为类似，但稍有不同，前者定义微转移为 0.2~2.0 mm，而后者将 ITC 也归入微转移，定义微转移为 ≤2 mm。

这次发表的 IBCSG 23-01 研究的 10 年随访结果与 5 年结果类似，不腋窝淋巴结清扫组和腋窝淋巴结清扫组的主要研究终点与次要研究终点均无统计学差异研究。IBCSG 23-01 研究着眼于 SLN 微转移，并入组一定数量的非保乳手术患者，填补了其他几项研究的空白。与这几项研究一起，IBCSG 23-01 研究为临床 SLN 转移较少时的临床实践提供了新的参考数据（表 24-2）。

表 24-2 类似临床前哨淋巴结转移研究对比

研究	入组人群	分组	放疗人群	首要研究终点	结论
IBCSG23-01	前哨淋巴结微转移（包括 ITC）	不腋窝淋巴结清扫 腋下淋巴结清扫	全部保乳患者，部分全切患者	DFS	阴性
Z0011	前哨淋巴结 1~2 枚阳性；保乳	不腋窝淋巴结清扫 腋下淋巴结清扫	全部	OS	阴性
AMAROS	前哨淋巴结阳性（不包括 ITC）	放疗腋窝淋巴结清扫	一臂	DFS	阴性
AATRM	前哨淋巴结微转移（不包括 ITC）	不腋窝淋巴结清扫 腋窝淋巴结清扫	保乳患者	DFS	阴性

但是需要注意的是，不论是 IBCSG 23-01 研究，还是 Z0011、AMAROS、AATRM 研究，放疗都在其中大部分甚至是全部入组人群中应用（表 24-2）。在没有腋窝淋巴结清扫的情况下，放疗在实际上替代腋窝淋巴结清扫完成了对局部病灶的控制。在 IBCSG 23-01 研究中仅有不足 10% 的患者未接受放疗。即便如此，从 2 组的事件分布来看，不腋窝淋巴结清扫组的同侧腋窝淋巴结复发仍高于腋窝淋巴结清扫组（8 例 vs. 2 例，2% vs. <1%）（表 24-1）。虽然 2 组的复发率都较低，但是如果不放疗的入组人数增加，这一差异有进一步拉大的可能，直至出现统计学差异。在我国，保乳手术的比例远低于西方，如后续不进行放疗，在前哨微转移时选择不腋窝淋巴结清扫需要非常谨慎。

另一方面，前哨淋巴结的诊断对病理检查的要求较高。在国内，许多医学中心无法对前哨淋巴结进行密集切片取样，可能只切取宏转移病灶的部分，从而误诊为微转移，从实际上低估了病情。这也是国内理解 IBCSG 23-01 研究成果时需要抱有谨慎态度的另一原因。

（上海交通大学医学院附属仁济医院　杨　凡　殷文瑾　陆劲松）

参考文献

[1] Galimberti V, Cole BF, Viale G, et al. Axillary dissection versus no axillary dissection in patients with breast cancer and sentinel-node micrometastases (IBCSG 23-01): 10-year follow-up of a randomised, controlled phase 3 trial. Lancet Oncol, 2018, 19: 1385-1393.

[2] Giuliano AE, Ballman KV, McCall L, et al. Effect of axillary dissection vs no axillary dissection on 10-year overall survival among women with invasive breast cancer and sentinel node metastasis: the ACOSOG Z0011 (Alliance) randomized clinical trial. JAMA, 2017, 318: 918-926.

[3] Gradishar WJ, Anderson BO, Balassanian R, et al. NCCN guidelines insights: breast cancer, version 1.2017. J Natl Compr Canc Netw, 2017, 15: 433-451.

[4] Morrow M. Management of the Node-Positive Axilla in Breast Cancer in 2017: Selecting the Right Option. JAMA Oncol, 2018, 4: 250-251.

[5] Jagsi R, Chadha M, Moni J, et al. Radiation field design in the ACOSOG Z0011 (Alliance) Trial. J Clin Oncol, 2014, 32: 3600-3606.

[6] Reznik J, Cicchetti MG, Degaspe B, et al. Analysis of axillary coverage during tangential radiation therapy to the breast. Int J Radiat Oncol Biol Phys, 2005, 61: 163-168.

[7] Galimberti V, Cole BF, Zurrida S, et al. Axillary dissection versus no axillary dissection in patients with sentinel-node micrometastasis (IBCSG 23-01): a phase 3 randomised controlled trial. Lancet Oncol, 2013, 14: 297-305.

[8] Solá M, Alberro JA, Fraile M, et al. Complete axillary lymph node dissection versus clinical follow-up in breast cancer patients with sentinel node micrometastasis: final results from the multicenter clinical trial AATRM 048/13/2000. Ann Surg Oncol, 2013, 20: 120-127.

[9] Sávolt Á, Péley G, Polgár C, et al. Eight-year follow up result of the OTOASOR trial: The Optimal Treatment Of the Axilla-Surgery Or Radiotherapy after positive sentinel lymph node biopsy in early-stage breast cancer: A randomized, single centre, phase Ⅲ, non-inferiority trial. Eur J Surg Oncol, 2017, 43: 672-679.

[10] Poortmans P. Postmastectomy radiation in breast cancer with one to three involved lymph nodes: ending the debate. Lancet, 2014, 383: 2104-2106.

[11] Goyal A, Dodwell D. POSNOC: A Randomised Trial Looking at Axillary Treatment in Women with One or Two Sentinel Nodes with Macrometastases. Clin Oncol (R Coll Radiol), 2015, 27: 692-695.

[12] Houvenaeghel G, Resbeut M, Boher JM. Ganglion sentinelle envahi: faut-il faire le curage ou pas? Essai randomisé SERC. Bull Cancer, 2014, 101: 358-363.

[13] Van Roozendaal LM, De Wilt JH, Van Dalen T, et al. The value of completion axillary treatment in sentinel node positive breast cancer patients undergoing a mastectomy: a Dutch randomized controlled multicentre trial (BOOG 2013-07). BMC Cancer, 2015, 15: 610.

[14] 中国抗癌协会乳腺癌专业委员会. 中国抗癌协会乳腺癌诊治指南与规范（2017版）. 中国癌症杂志, 2017, 27 (9): 695-760.

[15] Cong BB, Yu JM, Wang YS. Axillary management still needed for patients with sentinel node micrometastases. Cancer Management Res, 2019, 11: 2097-2100.

[16] Veronesi U, Viale G, Paganelli G, et al. Sentinel lymph node biopsy in breast cancer: ten-year results of a randomized controlled study. Ann Surg, 2010, 251 (4): 595-600.

[17] Straver ME, Meijnen P, Van Tienhoven G, et al. Sentinel node identification rate and nodal involvement in the EORTC 10981-22023 AMAROS trial. Ann Surg Oncol, 2010, 17 (7): 1854-1861.

[18] Krag D, Weaver D, Ashikaga T, et al. The

[19] Veronesi U, Paganelli G, Viale G, et al. A randomized comparison of sentinel-node biopsy with routine axillary dissection in breast cancer. N Engl J Med, 2003, 349 (6): 546-553.

[20] Giuliano AE, Ballman KV, McCall L, et al. Effect of Axillary Dissection vs No Axillary Dissection on 10-Year Overall Survival Among Women With Invasive Breast Cancer and Sentinel Node Metastasis: The ACOSOG Z0011 (Alliance) Randomized Clinical Trial. JAMA, 2017, 318 (10): 918-926.

[21] Sola M, Alberro JA, Fraile M, et al. Complete axillary lymph node dissection versus clinical follow-up in breast cancer patients with sentinel node micrometastasis: final results from the multicenter clinical trial AATRM 048/13/2000. Ann Surg Oncol, 2013, 20 (1): 120-127.

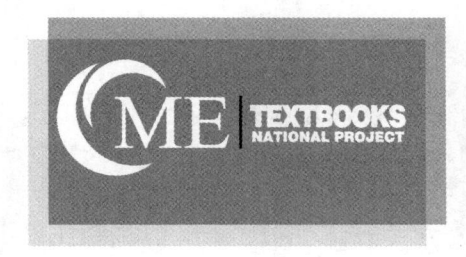

第25章 SweBCG91RT 转化性研究：肿瘤浸润淋巴细胞预测保乳术后同侧乳腺癌的复发风险

一、概 述

【文献来源】

Kovacs A, Stenmark Tullberg A, Werner Ronnerman E, et al. Effect of Radiotherapy After Breast-Conserving Surgery Depending on the Presence of Tumor-Infiltrating Lymphocytes: A Long-Term Follow-Up of the SweBCG91RT Randomized Trial. J Clin Oncol, 2019, 37 (14): 1179-1187.

【研究背景】

TILs 是指在肿瘤组织中浸润的淋巴细胞，是肿瘤免疫微环境中的重要组成部分，TILs 可以预测 TNBC 化疗、HER-2 阳性乳腺癌抗 HER-2 治疗的敏感性。一般认为 TILs 越高，预后越好。

SweBCG91RT 研究是 1 项关于早期乳腺癌保乳术后放疗的大型临床研究，纳入了 1187 例 $T_{1~2}N_0M_0$ 的乳腺癌患者，在保乳手术后，将患者随机分为放疗组和对照组。主要研究结果显示，放疗组同侧乳腺癌复发 (ipsilateral breast tumor recurrence, IBTR) 率明显低于对照组（放疗组 11.0%，对照组 21.8%，$P<0.001$），证实早期乳腺癌保乳术后放疗的必要性。

TILs 和乳腺癌放疗之间的关系有待进一步探究。本研究的目的是基于 SweBCG91RT 临床研究来分析原发肿瘤 TILs 能否预测保乳术后接受放疗的乳腺癌患者的预后。

【入组条件】

1. <76 岁。
2. 确诊乳腺癌 $T_{1~2}N_0M_0$。
3. 接受保乳手术，包括同时行腋窝淋巴结清扫者。
4. 单侧乳房多病灶者若病灶间距离<21 mm 可入组。
5. 有对侧乳腺癌病史者若在治疗后无复发表现也可入组。

【试验设计】

1. 基于 SweBCG91RT 研究的回顾性研究（其母研究 SweBCG91RT 是 1 项随机对照研究）。
2. 主要研究终点为 10 年 IBTR。

3. 次要研究终点为10年任何部位乳腺癌复发及死亡。

4. 根据国际TILs工作组的推荐，读取间质中的TILs。

5. TILs通过苏木精-伊红（hematoxylin-eosin staining，HE）染色切片读取，采用半连续分类（<1%、1%~9%、10%~49%、50%~74%和≥75%），将TILs≥10%定义为TILs高，TILs<10%定义为TILs低。

6. 统计学方法为建立IBTR单因素、多因素Cox回归模型。在多因素Cox模型中，除了TILs，还调整治疗方式（放疗）、年龄、亚型、组织学分级。

7. 分层因素为病灶能否被钼靶检测到。

【试验流程】

SweBCG91RT转化性研究试验流程见图25-1。

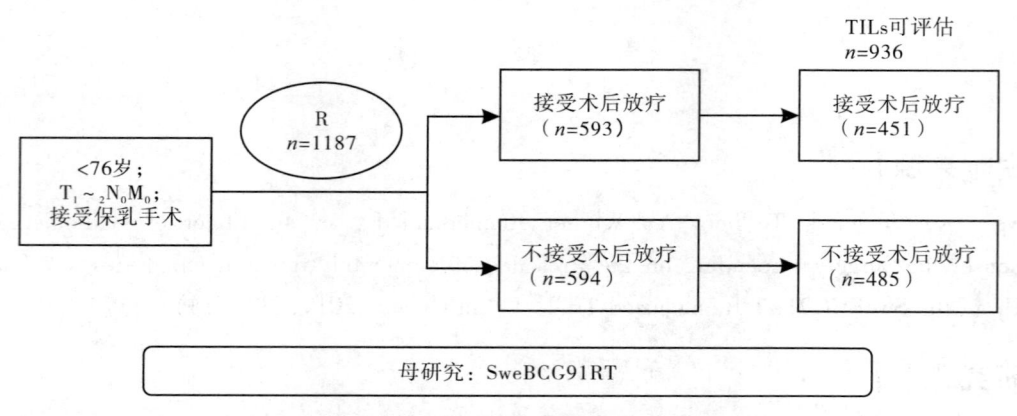

图25-1 SweBCG91RT转化性研究试验流程

【结果】

1. 中位随访时间为15.2年。

2. TILs比例在HER-2阳性和TNBC中较在HR阳性乳腺癌中高。

3. 高TILs组的IBTR低于低TILs组，而低TILs组在接受放疗后IBTR降低程度更大，更能从放疗中获益。

4. 高TILs组的乳腺癌复发率低于低TILs组，而低TILs组在接受放疗后乳腺癌复发率降低程度更大，更能从放疗中获益。

5. 单因素Cox分析显示，接受放疗、年龄≥50岁、组织学分级Ⅰ级是降低IBTR预测因素。多因素Cox分析显示，TILs≥10%、接受放疗、年龄≥50岁、组织学分级Ⅰ级是降低IBTR的独立预测因素。

6. 在Luminal B型乳腺癌中，高TILs组放疗与否的IBTR差异不明显。

【结论】

乳腺癌间质TILs≥10%能降低IBTR风险，TILs<10%的患者更能从保乳术后放疗中获益。

（上海交通大学医学院附属仁济医院　盛小楠　陆劲松）

二、专家解读

本研究是 1 项基于 SweBCG91RT 研究的回顾性研究，旨在探究原发肿瘤 TILs 是否能够预测早期乳腺癌保乳术后接受放疗的预后，结果发现，低 TILs 患者更能从保乳术后的放疗中获益。本研究将 TILs 和放疗相联系，并且存在一系列的理论依据。放疗可以引起免疫的改变，接受放疗的细胞死亡受体和黏附分子表达会发生变化，产生抗原，从而使免疫系统更容易杀伤肿瘤细胞。TILs 是指在肿瘤组织中浸润的淋巴细胞，是肿瘤免疫微环境中的重要组成部分。TILs 由多种免疫细胞组成，TILs 既有杀伤并抑制肿瘤细胞的功能，也能帮助肿瘤细胞获得免疫逃逸，不同功能在不同机体中的相互关系导致了肿瘤在宏观上的变化。许多研究认为，高 TILs 是乳腺癌良好预后的因素，是预测 TNBC 化疗、HER-2 阳性乳腺癌抗 HER-2 治疗预后的因素。这可能与 TILs 中主要介导抗肿瘤作用的 $CD4^+Th1$ 细胞的增加有关，初始 $CD4^+Th1$ 细胞的激活可引起 TILs 更强的抗肿瘤作用。目前，放疗和 TILs 之间的关系没有得到很多关注，本研究就针对这一问题，并基于 SweBCG91RT 母研究进行了探究。

SweBCG91RT 研究纳入 1187 例 $T_{1-2}N_0M_0$ 的乳腺癌患者，在进行保乳手术后，将患者随机分为放疗组和对照组。SweBCG91RT 研究的主要结果显示，放疗组 IBTR 明显低于对照组。其他结果显示，放疗还延长患者的 RFS。该研究证明，放疗可以改善早期乳腺癌保乳术后的预后。

本研究入组的是 SweBCG91RT 研究中 TILs 可评估的 936 例患者，根据其 TILs 水平分为高 TILs 组和低 TILs 组，以 10% 作为界值，也就是说，本研究的入组患者主要分为高 TILs 放疗组、高 TILs 不放疗组、低 TILs 放疗组及低 TILs 不放疗组。通过本研究的 IBTR 结果和乳腺癌复发率的结果，可以发现 TILs 和乳腺癌放疗有着密切的关系。首先对比不放疗组，可以发现高 TILs 组复发率低于低 TILs 组，但是在接受放疗后，低 TILs 组的复发率变得和高 TILs 组相近，在个别亚型中甚至低于高 TILs 组（如 Luminal A 型）。在不放疗的情况下，高 TILs 组的预后更好，而低 TILs 组更能从放疗中获益。另外，从 TILs 在不同亚型乳腺癌中的分布结果中，可以发现 HER-2 阳性和 TNBC 的高 TILs 比例较 Luminal 型更高。对比放疗和不放疗组的主要结果，还明确了保乳术后放疗可以降低乳腺癌复发率，与 SweBCG91RT 研究前期发布的结果一致。

本研究首次明确 TILs 在早期乳腺癌保乳术后放疗预后预测中的作用，为保乳术后选择辅助治疗提供一定参考。本研究发现的高 TILs 组（在不放疗情况下）预后优于低 TILs 组，与一些先前的研究结果相符合。在 1 项 pooled 分析中，高 TILs（TILs≥30%）与早期 TNBC 更久的 iDFS、DDFS 及 OS 有关。高 TILs 还与更好的新辅助化疗疗效相关，在对一系列大型的乳腺癌新辅助化疗临床研究的数据（GeparDuo 研究、GeparTrio 研究、GeparQuattro 研究、GeparQuinto 研究、GeparSixto 研究、GeparSepto 研究和数据库 METABRIC）进行 pooled 分析后发现，高 TILs（≥60%）组在所有亚型乳腺癌中都体现出较低 TILs 组更高的新辅助化疗缓解率，且在 HER-2 阳性和 TNBC 中还与更优的生存有关。

本研究的结果也有一些亚组分析需要进一步探讨，首先在 Luminal B 型亚组中，高 TILs 放疗组的复发率高于不放疗组，虽然无统计学差异，但显示出本研究及 SweBCG91RT 母研究设计中的不足之处。在研究入组的 1187 例患者中，只有少数患者接受除放疗外的其他术后辅助治疗［84 例患者接受他莫昔芬治疗，22 例患者接受 CMF（C，环磷酰胺；M，甲氨蝶呤；F，氟尿嘧啶）化疗］；而在发表的结果中，没有对这部分患者所在的亚组进行讨论，以及它们是否会对研究结果产生影响进行分析。因此，TILs 和放疗在 Luminal B 型乳腺癌中的关系有待进一步验证。

本研究的结论为保乳术后选择放疗的人群提供了依据，对于低 TILs 的患者，放疗能更有效地降低复发率。关于低 TILs 放疗为何会获益更大，可能与低 TILs 本身较高 TILs 肿瘤更容易出现复发、预后更差有关，因此在经过放疗后，低 TILs 的获益会更显著；也可能是低 TILs 在放疗后会造成更明显免疫反应变化。由于目前放疗和 TILs 有关的研究比较局限，放疗与 TILs 及肿瘤免疫的关系需要更多的基础研究和临床研究数据的来证明。

通过 TILs 的临床分析，可以发现 TILs 和肿瘤治疗的关系值得进行更深入的探究。除了已报道的化疗和放疗，TILs 相关基因还可能与内分泌治疗耐药相关。目前的研究热点免疫治疗也和 TILs 有关。在非小细胞肺癌中，肿瘤间质中高表达 PD-L1 的调节性 T 细胞可以使抗 PD-1/PD-L1 治疗疗效更好。TILs 是免疫微环境中的重要组成部分，包括多种细胞亚群。目前，对于 TILs 的临床分析大多以 TILs 这一群细胞为研究对象，而在未来的研究中，TILs 中的一种或某几种细胞在各种肿瘤的不同治疗中的作用也许会有新的发现，来补充或解释目前的研究结果。

（上海交通大学医学院附属仁济医院　盛小楠　陆劲松）

参考文献

[1] Wattenberg MM, Fahim A, Ahmed MM, et al. Unlocking the combination: potentiation of radiation-induced antitumor responses with immunotherapy. Radiat Res, 2014, 182: 126-138.

[2] Ibrahim EM, Al-Foheidi ME, Al-Mansour MM, et al. The prognostic value of tumor-infiltrating lymphocytes in triple-negative breast cancer: a meta-analysis. Breast Cancer Res Treat, 2014, 148: 467-476.

[3] Killander F, Karlsson P, Anderson H, et al. No breast cancer subgroup can be spared postoperative radiotherapy after breast-conserving surgery. Fifteen-year results from the Swedish Breast Cancer Group randomised trial, SweBCG 91 RT. Eur J Cancer, 2016, 67: 57-65.

[4] Loi S, Drubay D, Adams S, et al. Tumor-Infiltrating Lymphocytes and Prognosis: A Pooled Individual Patient Analysis of Early-Stage Triple-Negative Breast Cancers. J Clin Oncol, 2019, 37: 559-569.

[5] Denkert C, Von Minckwitz G, Darb-Esfahani S, et al. Tumour-infiltrating lymphocytes and prognosis in different subtypes of breast cancer: a pooled analysis of 3771 patients treated with neoadjuvant therapy. Lancet Oncol, 2018, 19: 40-50.

[6] Wu SP, Liao RQ, Tu HY, et al. Stromal PD-L1-Positive Regulatory T cells and PD-1-Positive CD8-Positive T cells Define the Response of Different Subsets of Non-Small Cell Lung Cancer to PD-1/PD-L1 Blockade Immunotherapy. J Thorac Oncol, 2018, 13: 521-532.

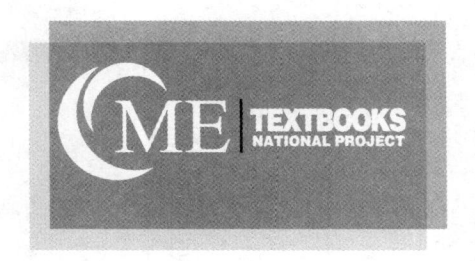

第十篇

乳腺癌新辅助治疗相关重点临床试验及其解读

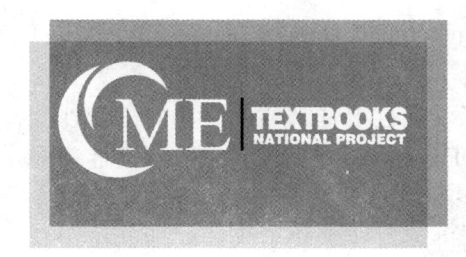

第26章 GeparSepto（GBG 69）研究：白蛋白结合型紫杉醇新辅助化疗改善乳腺癌无浸润生存

一、概 述

【文献来源】

Untch M, Jackisch C, Schneeweiss A, et al. NAB-Paclitaxel Improves Disease-Free Survival in Early Breast Cancer: GBG 69-GeparSepto. J Clin Oncol, 2019. doi: 10.1200/JCO.18.01842.

【研究背景】

GeparSepto 研究的主要研究终点为白蛋白结合型紫杉醇（NAB-paclitaxel）序贯 EC（表柔比星+环磷酰胺）方案与溶剂型紫杉醇（sb-paclitaxel）序贯 EC 方案的 pCR 率。白蛋白结合型紫杉醇是使疏水性的溶剂型紫杉醇与白蛋白结合，制成纳米小颗粒药物，更多地分布于肿瘤组织。白蛋白结合型紫杉醇组的 pCR 率优于溶剂型紫杉醇组（38.4% *vs.* 29.0%，*OR*=1.53，*P*<0.001），尤其是 TNBC 亚组（48.2% *vs.* 26.3%，*OR*=2.61，*P*<0.001）。下面主要报道该临床研究的 4 年生存更新结果及分析。

【入组条件】

1. 年龄>18 岁，病理确诊为单侧或双侧原发浸润性乳腺癌。
2. 肿瘤分期 $cT_2 \sim T_{4a \sim d}$。
3. 肿瘤分期 cT_{1c} 且至少有以下 1 项：临床或病理淋巴结阳性、HR 阴性、HER-2 阳性、Ki-67>20%（HR 阳性定义为 ER 或 PR>1%）。
4. 无远处转移及其他恶性肿瘤病史。
5. 未接受其他抗肿瘤治疗，重要脏器功能正常。

【试验设计】

1. 1 项多中心、开放、随机、前瞻性、Ⅲ期临床试验。
2. 按 1∶1 比例随机分配（分层因素包括乳腺癌病理类型、Ki-67 状态、SPARC 蛋白状态）。
3. 主要研究终点为 pCR 率，定义为 ypT_0ypN_0。
4. 次要研究终点包括手术指标（各种不同定义的 pCR 率、保乳率等）、生存指标（包括 DFS、

iDFS、OS 等)、不良事件指标[包括外周感觉神经病变（peripheral sensory neuropathy，PSN）等]。

5. 本研究主要报道的时间-事件终点：①iDFS 事件，包括浸润性癌局部复发、对侧浸润性乳腺癌、远处转移、第二原发癌及全因死亡；②DFS 事件，在 iDFS 事件基础上加乳腺非浸润性癌局部复发；③无远处转移生存（distant disease free survival，DDFS）事件，包括远处转移、第二原发恶性肿瘤、全因死亡；④EFS 事件，包括新辅助治疗期间疾病进展以致无法手术、新辅助化疗后任何浸润性癌局部复发、对侧浸润性乳腺癌、远处转移、全因死亡（第二原发癌不计入 EFS 事件）；⑤总 OS 事件，即全因死亡。

6. 采用 ITT 分析。

7. 预计对照组（溶剂型紫杉醇序贯 EC 方案）的 pCR 率为 33%、试验组（白蛋白结合型紫杉醇序贯 EC 方案）的 pCR 率为 41% 时 OR 达到 1.41，本试验为优效性检验，检验效能 80%，双边 $\alpha<0.05$，应入组 1192 例；生存分析中，检验效能 80%，双边 $\alpha<0.05$，$HR=0.70$，入组 1206 例、iDFS 事件数 248 例时，5 年 iDFS 对照组可达 75%，试验验组可达 81.8%。

【试验流程】

GeparSepto（GBG 69）研究试验流程见图 26-1。

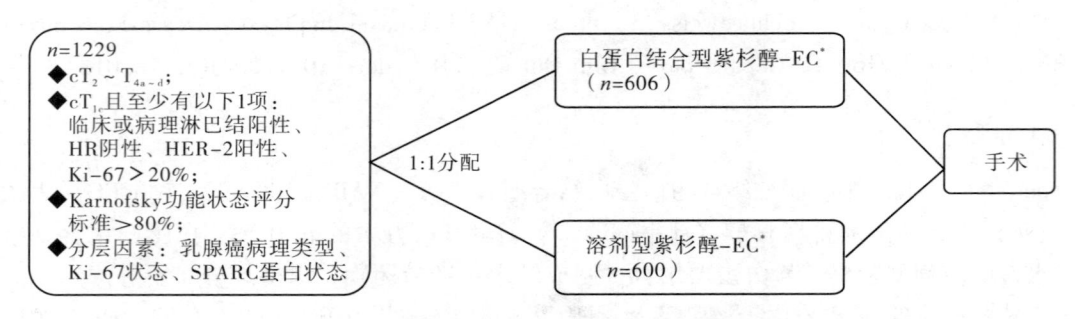

图 26-1 GeparSepto（GBG 69）研究试验流程

注：*. 试验组给予白蛋白结合型紫杉醇 150 mg/m²（2013 年 3 月 28 日因安全性分析更改为 125 mg/m²），静脉给药（第 1 天、第 8 天、第 15 天，每 21 天 1 次）4 个疗程，序贯 EC 方案（表柔比星 90 mg/m²+环磷酰胺 600 mg/m²，第 1 天，每 21 天 1 次）4 个疗程；#. 对照组为溶剂型紫杉醇 80 mg/m²，静脉给药（第 1 天、第 8 天、第 15 天，每 21 天 1 次）4 个疗程，序贯 EC 方案（表柔比星 90 mg/m²+环磷酰胺 600 mg/m²，第 1 天，每 21 天 1 次）4 个疗程；HER-2 阳性患者按体重使用曲妥珠单抗及帕妥珠单抗

【结果】

1. 在入组的总体人群中，试验组 pCR 率为 38.4%（95%CI：34.6%~42.3%），对照组 pCR 率为 29.0%（95%CI：25.4%~32.6%），试验组 pCR 率显著优于对照组（$OR=1.53$，95%CI：1.20~1.95，$P=0.000\,54$）；亚组分析中，TNBC 亚组白蛋白结合型紫杉醇获益最大（48% vs. 26%，$OR=2.61$，95%CI：1.57~4.33，$P=0.0002$）。

2. 中位随访 49.6 个月，共发生 243 个 iDFS 事件，248 个 DFS 事件，137 个死亡事件。

3. iDFS 生存分析中，试验组 4 年 iDFS 率为 84%（95%CI：80.7%~86.8%），对照组 4 年 iDFS 率为 76.3%（95%CI：72.5%~79.6%），试验组 vs 对照组的风险比（hazard ratio，HR）为 0.66（95%CI：0.51~0.86，log rank $P=0.002$）。亚组分析中，TNBC 试验组 vs 对照组的 HR 为

0.66（77.0% vs. 68.6%，95%CI：0.42~1.05，log rank P=0.075），HR阴性、HER-2阴性试验组 vs 对照组的 HR 为 0.67（95%CI：0.47~0.96，log rank P=0.031）；Ki-67≤20%患者（HR=0.418，95%CI：0.249~0.700，P=0.001）与SPARC阴性患者（HR=0.664，95%CI：0.502~0.879，P=0.004）均从白蛋白结合型紫杉醇中获益；在剂量更改前（HR=0.65，95%CI：0.45~0.94，log rank P=0.0214）及更改后（HR=0.67，95%CI：0.47~0.96，log rank P=0.0310），白蛋白结合型紫杉醇组的iDFS均优于溶剂型紫杉醇组；pCR亚组的iDFS事件发生率显著少于非pCR亚组（8.9% vs. 25.6%），试验组与对照组的iDFS无明显差异（HR=0.86，95%CI：0.45~1.67，log rank P=0.658），而在非pCR亚组中，白蛋白结合型紫杉醇组显著优于溶剂型紫杉醇组（HR=0.669，95%CI：0.502~0.893，log rank P=0.015）。DFS的获益与iDFS相似。

4. 共计233个EFS事件发生；总体人群中白蛋白结合型紫杉醇组的EFS优于溶剂型紫杉醇组（HR=0.62，95%CI：0.48~0.80，log rank P<0.001）；在TNBC亚组和HR阳性、HER-2阴性亚组中，白蛋白结合型紫杉醇组的EFS优于溶剂型紫杉醇组（TNBC组 HR=0.62，95%CI：0.39~0.99，log rank P=0.044；HR阳性、HER-2阴性组 HR=0.65，95%CI：0.45~0.94，log rank P=0.021）。

5. 常见不良事件为PSN，试验组有29.4%的患者上报了2~4级PSN，对照组仅为6.6%，2组间有显著差异；试验组中，150 mg/m^{2}亚组患者PSN从2~4级缓解为1级的时间显著长于125 mg/m^{2}亚组的患者（12.7周 vs. 6.4周，log rank P=0.14），而125 mg/m^{2}亚组的缓解时间与对照组无差异；而PSN从3~4级缓解为1级的时间，白蛋白结合型紫杉醇150 mg/m^{2}与125 mg/m^{2}亚组之间、125 mg/m^{2}与对照组之间无显著差异。

【结论】

白蛋白结合型紫杉醇序贯EC方案新辅助化疗在改善pCR率的基础上，可延长乳腺癌患者的iDFS和EFS。

（上海交通大学医学院附属仁济医院　卢静璐　陆劲松）

二、专家解读

GeparSepto研究的次要研究终点为生存结果。在乳腺癌新辅助化疗的患者中，白蛋白结合型紫杉醇序贯EC方案患者的4年iDFS显著优于溶剂型紫杉醇序贯EC方案的患者，其中HR阳性、HER-2阴性亚组患者也有显著获益。该研究的主要研究终点pCR的报道证实，白蛋白结合型紫杉醇组对比溶剂型紫杉醇组，pCR率获益达9%（38% vs. 29%，P<0.001），其中TNBC亚组获益最多（48% vs. 26%，P<0.001）。OS的评估尚不成熟，期待后续随访结果。总而言之，本研究证实白蛋白结合型紫杉醇序贯EC方案在提升患者pCR率的基础上可进一步降低患者远期复发风险，改善预后；而对于未达pCR的患者和HR阳性、HER-2阴性患者，白蛋白结合型紫杉醇也能改善其iDFS。

本研究进一步证实总体上pCR率的获益可转化为生存获益。在亚组分析中，pCR亚组患者的生存获益显著优于非pCR亚组患者，进一步证明了pCR率作为新辅助化疗疗效指标对生存获益的替代作用。且白蛋白结合型紫杉醇剂量更改前后不影响pCR及生存获益。此外，HR阳性、HER-2阴性、Ki-67≤20%、SPARC阴性患者发现有iDFS显著获益，而TNBC患者iDFS也接近统计学差异，说明白蛋白结合型紫杉醇在HR阳性、HER-2阴性、Ki-67≤20%、SPARC阴性患者中对生存的影响超出对pCR的影响，尤其是增生能力较低的肿瘤。白蛋白结合型紫杉醇可诱导免疫原性，增强对肿瘤干细胞的杀伤作用。

在同样研究白蛋白结合型紫杉醇在新辅助化疗中作用的ETNA研究并未得到白蛋白结合型紫杉醇优于紫杉醇的结论（pCR率22.5% vs. 18.6%，$OR=0.77$，95%CI：0.52~1.13，$P=0.19$），其中TNBC亚组白蛋白结合型紫杉醇化疗的pCR率为41.3%，与紫杉醇的37.3%无显著差异（$OR=0.85$，95%CI：0.49~1.45），可以发现白蛋白结合型紫杉醇化疗组与本研究中的pCR率相差甚远，而紫杉醇化疗组pCR率相近。究其原因，应与化疗疗程设置不同有关。ETNA研究设计为白蛋白结合型紫杉醇125 mg/m^2（第1天、第8天、第15天，每28天1次）4个疗程序贯蒽环类药物4个疗程对比紫杉醇90 mg/m^2（第1天、第8天、第15天，每28天1次）4个疗程序贯蒽环类药物4个疗程，入组HER-2阴性乳腺癌，且人群分布与本研究不同。虽然可以得到白蛋白结合型紫杉醇化疗的pCR率更高的结果，但未达到统计学差异。而在Alliance研究中，使用白蛋白结合型紫杉醇化疗的晚期乳腺癌患者的PFS与紫杉醇比较无显著差异，但有劣于紫杉醇的倾向（PFS 9.3个月 vs. 11个月，$HR=1.20$，95%CI：1.00~1.45，$P=0.054$），但TNBC亚组中白蛋白结合型紫杉醇与紫杉醇疗效相当（PFS 7.4个月 vs. 6.5个月，$HR=0.86$，95%CI：0.60~1.25，$P=0.43$）。

GeparSepto研究的4年生存结果提示，乳腺癌新辅助化疗患者总体可从白蛋白结合型紫杉醇序贯EC方案中获益，且对于增生能力较低的肿瘤（如HR阳性、HER-2阴性及Ki-67≤20%患者），iDFS获益相比pCR获益更显著，这提示白蛋白结合型紫杉醇的疗效仍有潜力可挖掘。对于需要新辅助化疗的局部晚期乳腺癌患者，白蛋白结合型紫杉醇序贯EC方案可作为选择。另外，在WSG-ADAPT-TN研究中，入组的TNBC患者中白蛋白结合型紫杉醇+卡铂对比白蛋白结合型紫杉醇+吉西他滨可改善pCR率（45.9% vs. 28.7%，$OR=2.11$，95%CI：1.34~3.36，$P=0.002$）且不良事件较少，提示铂类药物可能和白蛋白结合型紫杉醇具有更好的协同作用，也期待后续的生存结果。本研究也观察到白蛋白结合型紫杉醇对HR阳性、HER-2阴性患者具有优势，但未很好地解释可能的原因，也期待基础实验和ETNA研究的随访结果给出更多的证据。

本研究与ETNA研究的化疗方案设置仅存在少许差异，但结果截然不同，这也提示我们临床试验设计的重要性，未来进行临床试验的研究者必须谨慎对待试验设计。2项研究的生存结果报道后，可进一步对比差异。

（上海交通大学医学院附属仁济医院　卢静璐　陆劲松）

参考文献

[1] Untch M, Jackisch C, Schneeweiss A, et al. Nab-paclitaxel versus solvent-based paclitaxel in neoadjuvant chemotherapy for early breast cancer (GeparSepto-GBG 69): a randomised, phase 3 trial. Lancet Oncol, 2016, 17 (3): 345-356.

[2] Soliman HH. nab-Paclitaxel as a potential partner with checkpoint inhibitors in solid tumors. Onco Targets Ther, 2017, 10: 101-112.

[3] Gener P, Gouveia LP, Sabat GR, et al. Fluorescent CSC models evidence that targeted nanomedicines improve treatment sensitivity of breast and colon cancer stem cells. Nanomedicine, 2015, 11 (8): 1883-1892.

[4] Gianni L, Mansutti M, Anton A, et al. Comparing Neoadjuvant Nab-paclitaxel vs Paclitaxel Both Followed by Anthracycline Regimens in Women With ERBB2/HER2-Negative Breast Cancer-The Evaluating Treatment With Neoadjuvant Abraxane (ETNA) Trial: A Randomized Phase 3 Clinical Trial. JAMA Oncol, 2018, 4 (3): 302-308.

[5] Rugo HS, Barry WT, Moreno-Aspitia A, et al. Randomized Phase Ⅲ Trial of Paclitaxel Once Per Week Compared With Nanoparticle Albumin-Bound

Nab-Paclitaxel Once Per Week or Ixabepilone With Bevacizumab As First-Line Chemotherapy for Locally Recurrent or Metastatic Breast Cancer: CALGB 40502/NCCTG N063H (Alliance). J Clin Oncol, 2015, 33 (21): 2361-2369.

[6] Gluz O, Nitz U, Liedtke C, et al. Comparison of Neoadjuvant Nab-Paclitaxel + Carboplatin vs Nab-Paclitaxel + Gemcitabine in Triple-Negative Breast Cancer: Randomized WSG-ADAPT-TN Trial Results. J Natl Cancer Inst, 2018, 110 (6): 628-637.

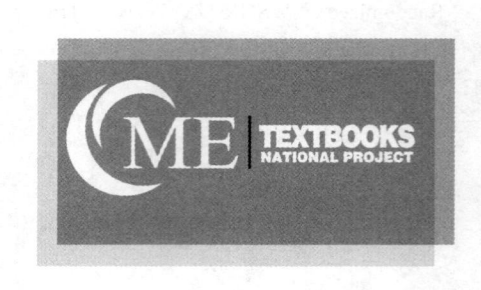

第27章 TRAIN-2研究：在HER-2阳性乳腺癌患者中评估曲妥珠单抗+帕妥珠单抗联合紫杉醇+卡铂的新辅助化疗方案加入蒽环类药物能否获益的多中心、开放、随机、Ⅲ期试验

一、概述

【文献来源】

Van Ramshorst MS, Van der Voort A, Van Werkhoven ED, et al. Neoadjuvant chemotherapy with or without anthracyclines in the presence of dual HER2 blockade for HER2-positive breast cancer (TRAIN-2): a multicentre, open-label, randomised, phase 3 trial. Lancet Oncol, 2018, 19 (12): 1630-1640.

【研究背景】

早期乳腺癌新辅助治疗中，联合抗HER-2双靶向药物的最佳化疗方法尚不明确。本研究旨在探究HER-2靶向药物曲妥珠单抗和帕妥珠单抗联合方案中添加蒽环类药物能否改善pCR率。

【入组条件】

（一）纳入标准

1. 未经治疗的Ⅱ期或Ⅲ期HER-2阳性乳腺癌。
2. ≥18岁。
3. WHO体能状态评分为0~1分。
4. 左心室射血分数（left ventricular ejection fraction, LVEF）≥50%。
5. 中性粒细胞计数、血小板计数、天冬氨酸转氨酶、丙氨酸转氨酶、总胆红素和肌酐绝对值正常。

（二）排除标准

1. 处于妊娠期间。
2. 母乳喂养中。
3. 有第二原发性乳腺癌或其他恶性肿瘤（除非其他恶性肿瘤至少有 5 年已治愈且未接受过放化疗）。

【试验设计】

1. 1 项多中心、开放、随机对照Ⅲ期临床试验。
2. 主要研究终点为 pCR 率［定义为乳房和腋窝中没有浸润性肿瘤细胞（ypT_0、ypN_0）］。按肿瘤分级、淋巴结分级、HR 状态、年龄分层进行亚组分析。
3. 次要研究终点为安全性分析、接受保乳手术患者的百分比、无复发生存、无远处转移生存、乳腺癌特异性生存（从随机化到乳腺癌相关死亡的时间）和总生存。
4. 采用 ITT 分析。

【试验流程】

TRAIN-2 研究试验流程见图 27-1。

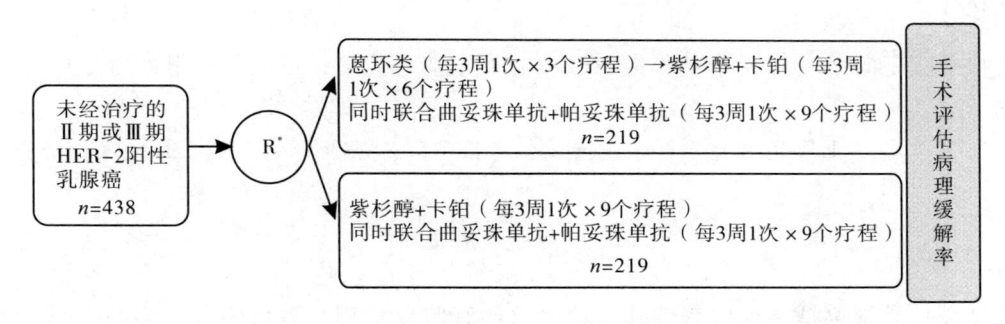

图 27-1　TRAIN-2 研究试验流程

注：*. 按肿瘤分级、淋巴结分级、HR 状态、年龄分层；**. 最后 1 次化疗后 6 周内进行手术；术后进行随访，在基线、第 3 个、第 9 个化疗疗程后通过 MRI 评估影像学缓解情况，在每个化疗疗程前进行毒性评估（包括血液学和生化指标），在曲妥珠单抗治疗期间每 3 个月测量 1 次 LVEF

方案用药如下：①蒽环组为 5-氟尿嘧啶（500 mg/m²）+表柔比星（90 mg/m²）+环磷酰胺（500 mg/m²）每 3 周 1 次，3 个疗程后序贯紫杉醇（80 mg/m²，第 1 天和第 8 天）+卡铂［第 1 天 AUC 为 6 mg/（ml·min）或第 1 天和第 8 天 AUC 为 3 mg/（ml·min）］每 3 周 1 次，6 个疗程。同时联合曲妥珠单抗（6 mg/kg，负荷剂量 8 mg/kg）和帕妥珠单抗（420 mg，负荷剂量 840 mg）每 3 周 1 次，共 9 个疗程。②非蒽环组为紫杉醇（80 mg/m²，第 1 天和第 8 天用）+卡铂［第 1 天 AUC 为 6 mg/（ml·min）或第 1 天和第 8 天 AUC 为 3 mg/（ml·min）］每 3 周 1 次，共 9 个疗程。同时联合曲妥珠单抗（6 mg/kg，负荷剂量 8 mg/kg）和帕妥珠单抗（420 mg，负荷剂量 840 mg）每 3 周 1 次，共 9 个疗程。

【结果】

1. 总分析 蒽环组（223例）共有212例患者纳入ITT分析，220例患者纳入安全性分析。非蒽环组（221例）共有206例患者纳入ITT分析，218例患者纳入安全性分析。中位随访时间19个月。

2. ITT分析 蒽环组212例患者中141例（67%，95%CI：60%~73%）达到pCR，非蒽环组206例中140例患者达到pCR（68%，95%CI：61%~74%）。2组pCR率无统计学差异（$P=0.95$）。与HR阳性患者相比，HR阴性患者的pCR率较高，且与所在治疗组无关（蒽环组HR阴性患者的pCR为89%，HR阳性患者的pCR率为51%；非蒽环组HR阴性患者的pCR为84%、HR阳性患者的pCR率为55%）。所在治疗组和HR状态交互作用不显著（$P=0.32$）。

3. 安全性分析 蒽环组220例患者中严重不良事件出现61例（28%），非蒽环组218例中出现49例（22%）。最常见的不良事件是中性粒细胞减少，其发生率2组相似（60% vs. 54%，$P=0.29$）。而4级中性粒细胞减少在蒽环组更常见（18% vs. 6%，$P=0.0004$），3~4级粒细胞减少性发热也在蒽环组更常见（10% vs. 1%，$P<0.0001$）。常见≥2级的不良事件神经病变无显著差异（$P=0.84$）。而心脏毒性方面，≥2级的LVEF下降（根据CTCAE v4.03：LVEF<50%或下降10%）在蒽环组中发生得更频繁（29% vs. 17%），并且在试验的随访期间没有恢复。最常见的≥3级的非血液学毒性不良事件是腹泻，2组总体发生率相似。治疗组间接受保乳手术的患者比例没有差异（$P=0.33$）。在初步分析时，无复发生存、无远处转移生存、乳腺癌特异性生存和总生存的数据尚不成熟，将在未来呈现。

【结论】

对于接受双靶向HER-2治疗的早期HER-2阳性乳腺癌患者，可以不使用蒽环类药物，但需要长期随访。

（上海交通大学医学院附属仁济医院　王浩峰　吴一凡　殷文瑾　陆劲松）

二、专家解读一

HER-2阳性乳腺癌是一种侵袭性强、预后差的乳腺癌类型，占总体乳腺癌的20%~30%。伴随着抗HER-2靶向药物曲妥珠单抗和帕妥珠单抗等的诞生，给HER-2阳性乳腺癌患者带来了治愈的希望。与曲妥珠单抗单靶向治疗相比，曲妥珠单抗+帕妥珠单抗双靶向治疗能进一步提高患者的生存率。NeoSphere和TRYPHAENA研究表明，在新辅助化疗中，曲妥珠单抗+帕妥珠单抗双靶向治疗可提高HER-2阳性乳腺癌的pCR率。但在双靶向时代何种化疗药物能与双靶向治疗联用取得最佳疗效没有明确的答案。

TRAIN-2研究是1项多中心Ⅲ期试验，旨在比较联合双靶向抗HER-2治疗在HER-2阳性乳腺癌中的疗效。含蒽环类药物和卡铂+紫杉醇一组接受紫杉醇+卡铂9个疗程；另一组接受5-氟尿嘧啶+表柔比星+环磷酰胺3个疗程，序贯紫杉醇+卡铂6个疗程，2组均使用曲妥珠单抗和帕妥珠单抗。该研究的主要研究终点为乳腺和腋窝的pCR。中位随访时间19个月。结果显示，含蒽环类组和卡铂组的pCR率无显著差异（67% vs. 68%）。然而≥3级以上的粒细胞减少性发热在蒽环类组更明显（10% vs. 1%），且LVEF下降在蒽环组中较为常见（29% vs. 17%）。因此，TRAIN-2研究表明，HER-2阳性乳腺癌在应用双靶向的情况下，卡铂组的pCR率不亚于蒽环类组，且患者发生粒细胞减少性发热和≥2级LVEF下降发生率有所降低，因此，卡铂+紫杉醇或许是更好的双靶向联合化疗方案。前期研究中，BCIRG 006研究的结果证实，AC序贯T+靶向药物方案和TCb+靶向药物方案的长期生存预后相近。Z1041研究给予HER-2阳性乳腺癌患者曲妥珠单抗序贯或同步蒽环类药物进行新辅助化疗，对2种方案的疗效进行比较。结果显示，曲妥珠单抗与蒽环类药物新辅助化疗序贯或同步给药相比，DFS和OS无显著差异。TRYPHAENA研究发现，蒽环类药物和非蒽环类药物联合双靶向治疗的患者都达到相同的pCR。同时APHINITY研究显示，在术后进行双靶向辅助治疗的患者中，有无蒽环类药物的联合治疗在3年DFS率方面无显著差异。这也进一步支持了TRAIN-2研究的结果。该研究结果为HER-2阳性乳腺癌患者，尤其是存在心脏功能异常的患者，应用TCbH提供了有力的证据，但仍需后续随访，以确定这2种方案对患者长期生存的影响。

目前，靶向治疗联合蒽环类药物新辅助化疗的心脏安全性是大家关注的焦点。BERENICE研究证实，蒽环类药物序贯紫杉醇联合曲妥珠单抗+帕妥珠单抗双靶向的新辅助化疗方案对治疗前心脏功能正常的早期HER-2阳性乳腺癌患者具有良好的心脏安全性。因此，尽管蒽环类药物存在心脏毒性，但与靶向药物联用，药物的心脏毒性是可控的。在双靶向治疗的新时代，摒弃蒽环类药物在HER-2阳性乳腺癌患者中的应用有待进一步论证。

美国NCCN指南对于HER-2阳性乳腺癌，推荐选用AC序惯T+单/双靶向治疗、紫杉醇+靶向治疗或紫杉醇+卡铂+靶向治疗。《中国临床肿瘤学会（CSCO）乳腺癌诊治指南》指出，对于HER-2阳性乳腺癌的术前治疗，Ⅰ级推荐含曲妥珠单抗的方案，优先选择含紫杉类的方案。AC-TH与TCbH均可作为新辅助治疗的推荐方案，但考虑到先用曲妥珠单抗可能达到快速缩瘤、防止肿瘤进展的作用，故推荐更早使用含有曲妥珠单抗的方案，如TCbH。

伴随着不断更新的循证医学证据，在双靶向治疗时代，我们可以看到紫杉醇+卡铂方案在HER-2阳性乳腺癌患者中显示出一定优势，可成为某些人群靶向治疗联合化疗方案的最优选择，但目前的临床数据不足以支持摒弃蒽环这一类经典药物。今后我们应探讨具有更高疗效和更少细胞毒性的化疗药物与靶向药物进行联合应用，让HER-2阳性乳腺癌的治愈不再遥远。

（山东大学齐鲁医院　李小燕　杨其峰）

三、专家解读二

蒽环类药物作为经典的化疗药物，通过抑制DNA拓扑异构酶2-α（TOP2A），在乳腺癌治疗方面非常有效。然而由于*TOP2A*基因的扩增与*HER-2*基因紧密相关，40%~50%的病例与HER-2共扩增，且蒽环类药物与HER-2靶向药物联用可能导致一系列长期不良事件，如蒽环类药物和曲妥珠单抗共同存在的心脏毒性风险。近年来，对于HER-2阳性乳腺癌新辅助治疗能否去除蒽环类药物一直存在争议。已发表的文献显示，在单一HER-2阻断曲妥珠单抗的情况下，卡铂+紫杉醇方案与辅助治疗中的蒽环类药物+紫杉醇方案相比具有相似的功效和降低的毒性。对于具有高复发风险的HER-2阳性乳腺癌患者，双靶向治疗是值得推荐的选择。使用帕妥珠单抗联合曲妥珠单抗作为新辅助治疗的HER-2双靶向治疗改善了HER-2阳性乳腺癌患者的pCR和PFS。但HER-2阳性乳腺癌患者的新辅助治疗在联用双靶向HER-2的基础上是否需要添加蒽环类药物依旧未知。

TRAIN-2研究是1项多中心、开放、随机对照Ⅲ期临床试验，旨在研究在HER-2靶向药物曲妥珠单抗和帕妥珠单抗联合方案中添加蒽环类药物能否改善pCR率。结果显示，蒽环组和非蒽环组在pCR率方面并无不同；而HR阴性患者的pCR率较高，但研究者发现无证据显示所在治疗组与HR之间存在相互作用。安全性分析的结果显示，相比非蒽环组，蒽环组4级中性粒细胞减少的发生率、3~4级粒细胞减少性发热的发生率及≥2级的左心室射血分数下降的发生率更高。该研究运用前瞻性设计，探讨在双靶向HER-2乳腺癌治疗中的化疗用药，对比使用蒽环类药物和不使用蒽环类药物在pCR率方面的获益。通过试验设计，消除2组治疗持续时间不同的差异。期待后续随访生存结果的报道。该研究的不足之处为所评估的2种化疗方案都不是目前的标准方案，不常被用于临床实践。作为主要研究终点的 pCR 不能可靠地用于预测远期结果。因此，远期的随访非常重要。还有 1 个局限性是缺乏 HER-2 状态和 HR 状态的中心病理性评估。

在 HER-2 阳性乳腺癌患者新辅助治疗中，类似研究还有 WSG-ADAPT 研究，评估对于 HER-2 阳性早期乳腺癌是否可以从含有曲妥珠单抗和帕妥珠单抗的方案中去除化疗（紫杉醇）。结果显示，紫杉醇组对比无紫杉醇组，pCR 率前者为后者的 2.5 倍（90.5% vs. 36.3%）。另外，KRISTINE 研究评估对于 HER-2 阳性乳腺癌，T-DM1（DM1 属于细胞微管蛋白抑制药）+帕妥珠单抗（T-DM1+P）对比多西他赛+卡铂+曲妥珠单抗+帕妥珠单抗（TCHP）应用于术前新辅助治疗的疗效。2017 年的结果发现，T-DM1+P 与 TCHP 相比，pCR 率较低（44.4% vs. 55.7%，$P=0.016$），3~4 级严重不良事件较少，长期结局尚不明确。2019 年的更新结果发现，经过中位随访 37 个月后，T-DM1+P 与 TCHP 相比，EFS 事件数较高（85.3% vs. 94.2%，$HR=2.61$，95%CI：1.36~4.98），这主要归因于 T-DM1+P 组的术前局部进展发生率更高（6.7% vs. 0）；2 组 iDFS 事件数相似（$HR=1.11$，95%CI：0.52~2.40），无论接受何种治疗，pCR 患者预后更好（$HR=0.24$，95%CI：0.09~0.60）；相对于非 pCR 患者，2 组 pCR 患者的 3 年 iDFS 均达到较高水平（96.7% vs. 97.5%）。KRISTINE 研究显示，虽然不同的治疗方案 pCR 率有所差异，但 OS 没有差异。因此，如何把术前的 pCR 获益转化为术后的生存优势有待进一步研究。

综上所述，对于早期 HER-2 阳性接受双靶向 HER-2 治疗的乳腺癌患者，可以不使用蒽环类药物，但需要长期随访证实。我们期待在未来，通过试验设计能够将需要治疗降级和治疗升级的患者区分开，进一步做到个性化治疗，造福广大患者。

（上海交通大学医学院附属仁济医院　吴一凡　殷文瑾　陆劲松）

参考文献

[1] Mantarro S, Rossi M, Bonifazi M, et al. Risk of severe cardiotoxicity following treatment with trastuzumab: a meta-analysis of randomized and cohort studies of 29 000 women with breast cancer. Intern Emerg Med, 2016, 11（1）: 123-140.

[2] Schneeweiss A, Chia S, Hickish T, et al. Long-term efficacy analysis of the randomised, phase Ⅱ TRYPHAENA cardiac safety study: Evaluating pertuzumab and trastuzumab plus standard neoadjuvant anthracycline-containing and anthracycline-free chemotherapy regimens in patients with HER2-positive early breast cancer. Eur J Cancer, 2018, 89: 27-35.

[3] Gianni L, Pienkowski T, Im YH, et al. 5-year analysis of neoadjuvant pertuzumab and trastuzumab in patients with locally advanced, inflammatory, or early-stage HER2-positive breast cancer (NeoSphere): a multicentre, open-label, phase 2 randomised trial. Lancet Oncol, 2016, 17（6）: 791-800.

[4] Nitz UA, Gluz O, Christgen M, et al. De-escalation strategies in HER2-positive early breast cancer (EBC): final analysis of the WSG-ADAPT HER2+/HR- phase Ⅱ trial: efficacy, safety, and predictive markers for 12 weeks of neoadjuvant dual blockade with trastuzumab and pertuzumab ± weekly paclitaxel. Ann Oncol, 2017, 28（11）: 2768-2772.

[5] Hurvitz SA, Martin M, Symmans WF, et al. Neoadjuvant trastuzumab, pertuzumab, and chemotherapy versus trastuzumab emtansine plus pertuzumab in patients with HER2-positive breast cancer (KRISTINE): a randomised, open-label, multicentre, phase 3 trial. Lancet Oncol, 2018, 19（1）: 115-126.

[6] Hurvitz SA, Martin M, Jung KH, et al. Neoadjuvant Trastuzumab Emtansine and Pertuzumab in Human Epidermal Growth Factor Receptor 2-Positive Breast Cancer: Three-Year Outcomes From the Phase Ⅲ KRISTINE Study. J Clin Oncol, 2019, 6: 882.

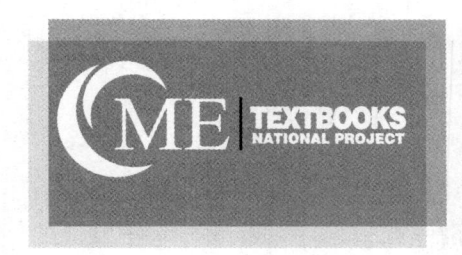

第28章 NeoALTTO转化性研究：HER-2扩增乳腺癌中循环肿瘤DNA的疗效预测研究

一、概 述

【文献来源】

Rothé F, Silva MJ, Venet D, et al. Circulating Tumor DNA in HER2-Amplified Breast Cancer: A Translational Research Substudy of the NeoALTTO Phase Ⅲ Trial. Clin Cancer Res, 2019, 25 (12): 3581-3588.

【研究背景】

NeoALTTO研究和NeoSphere研究表明，HER-2阳性乳腺癌接受双靶向新辅助治疗的pCR率优于单靶向治疗。然而，缺少1个有效的指标在治疗早期监测肿瘤负荷的变化从而预测治疗的疗效。循环肿瘤DNA（ctDNA）是游离于肿瘤患者循环血中的DNA。有研究发现，ctDNA在早期乳腺癌的复发及TNBC新辅助化疗中有效，但是在新辅助抗HER-2靶向治疗中的作用不明确。本研究旨在采用NeoALTTO的研究标本和随访治疗开展转化性研究，通过检测ctDNA的 PIK3CA 和 TP53 突变状态，评估ctDNA能否为接受新辅助抗HER-2靶向治疗的HER-2阳性乳腺癌患者监测治疗反应、预测结局。

【入组条件】

（一）纳入标准

1. 组织学确认的HER-2扩增或过表达的浸润性乳腺癌。
2. 原发肿块>2 cm（钼靶或B型超声）。
3. 足够的肝、肾、心脏、骨髓功能储备。
4. 基线期肿瘤组织存在 PIK3CA 和（或） TP53 突变。
5. 新辅助治疗前可取全血样本供ctDNA分析。

（二）排除条件

1. 双侧乳腺癌。

2. 炎性乳腺癌。
3. 有远处转移。

【试验设计】

1. 1项多中心、随机、开放Ⅲ期临床试验。
2. 首要研究终点为乳房pCR（定义为乳房无浸润性肿瘤细胞）。
3. 次要研究终点为乳房、腋窝总pCR（定义为乳房和腋窝淋巴结均无浸润性肿瘤细胞）、淋巴结阴性率、保乳率、安全性、耐受性、EFS、OS、肿瘤分子特征、生物标志物。

【试验流程】

NeoALTTO转化性研究试验流程见图28-1。

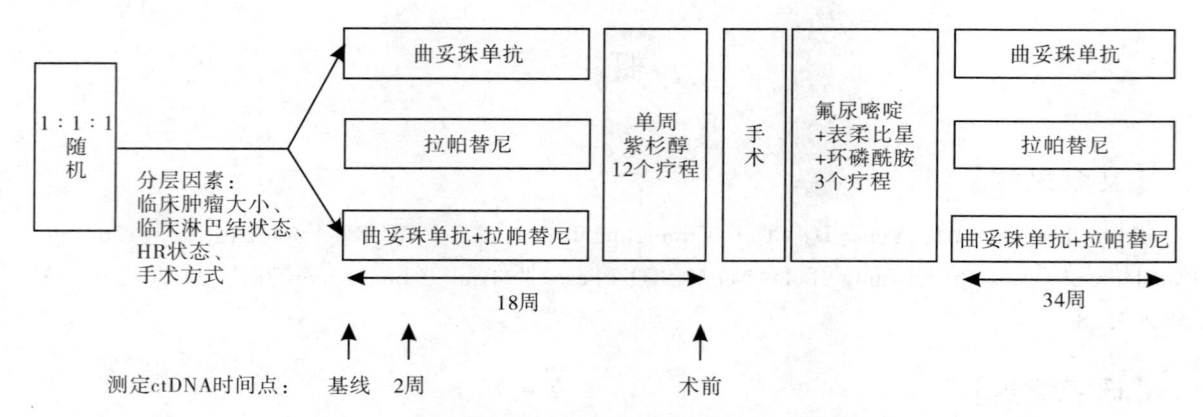

图28-1 NeoALTTO转化性研究试验流程

【结果】

1. 母研究结果回顾

（1）联合组的乳房pCR率显著高于曲妥珠单抗单药组（51.3% vs. 29.5%，P=0.0001），但曲妥珠单抗单药组和拉帕替尼单药组无显著差异（29.5% vs. 24.7%，P=0.34）；就总tpCR而言，联合组的pCR率显著高于曲妥珠单抗单药组（46.8% vs. 27.6%，P=0.0007），而2个单药组之间无显著差异（27.6% vs. 20.0%，P=0.13）。

（2）中位随访时间3.77年（四分位数间距3.50，4.22年）。拉帕替尼单药组的3年EFS率为78%，曲妥珠单抗单药组为76%，联合用药组为84%，联合组与曲妥珠单抗单药组之间比较（HR=0.78，95%CI：0.47~1.28，P=0.33）、2个单药组之间比较均无显著差异（HR=1.06，95%CI：0.66~1.69，P=0.81）。拉帕替尼单药组的3年OS率为93%，曲妥珠单抗单药组为90%，联合用药组为95%，联合用药组与曲妥珠单抗单药组之间无显著差异（HR=0.62，95%CI：0.30~1.25，P=0.19），2个单药组之间无显著差异（HR=0.86，95%CI：0.45~1.63，P=0.65）。

（3）达到pCR的患者表现出更优的3年EFS和OS（HR=0.38，95%CI：0.22~0.63，P=0.0003；HR=0.35，95%CI：0.15~0.70，P=0.005）。其中，联合用药组中达到pCR的患者较未达到pCR者EFS获益更大（HR=0.32，95%CI：0.12~0.74，P=0.012）；但对于2个单药组，

pCR 与 EFS 无显著相关性；3 个治疗组的 pCR 与 OS 均无显著相关性。

（4）包含拉帕替尼的治疗组增加中性粒细胞减少风险。原发性心脏事件风险在各组间无显著差异，均未超过 1%。全部的心脏事件风险也无差异，2 个单药组均为 1%，联合用药组为 5%。

2. 本转化性研究结果

（1）患者的 ctDNA 检出率、变异等位基因频率（variant allele fraction，VAF）和拷贝数在基线期、治疗 2 周、治疗完成这 3 个时间点呈下降趋势（$P=4.1\times10^{-6}$，$P=6.4\times10^{-8}$，$P=1.5\times10^{-7}$）；并与 ER 状态显著相关，ER 阳性患者 ctDNA 水平较低（$P=0.0029$，$P=0.0083$，$P=0.018$），与临床肿瘤大小、淋巴结状态和预期手术方式无关。

（2）将患者进行 PAM50 分型后，44% 的患者为 HER-2 阳性型，15% 为 Luminal A 型，17% 为 Luminal B 型，13% 为基底样型乳腺癌。不同分型患者间 ctDNA 水平存在显著差异（$P=0.005$），基底样型乳腺癌患者最高，检出率为 86%，而 Luminal A 型最低，检出率为 0。对于 ctDNA 阳性患者，基因组等级指数（genomic grade index，GGI）、70 基因评分较高（$P=0.0052$，$P=0.012$），ESR1 表达水平较低（$P=0.036$），但是与 ERBB2 表达、免疫指标和 TILs 水平无关。

（3）基线期 ctDNA 阳性显著降低 pCR 率（$P=0.0089$），与 EFS 无显著相关性；治疗 2 周和治疗结束的 ctDNA 状态与 pCR 率无明显关系。其中，HER-2 阳性且 ctDNA 阴性的患者 pCR 率最高，达到 58%。若基线期和治疗 2 周均能检出 ctDNA，则没有患者能够达到 pCR（交互作用 $P=0.047$）。

【结论】

对于拟行新辅助抗 HER-2 靶向治疗的 HER-2 阳性乳腺癌，基线期 ctDNA 阳性是 pCR 的不良预后因素，但患者各时期的 ctDNA 状态不影响患者的 EFS。

（上海交通大学医学院附属仁济医院　许雅芊　殷文瑾　陆劲松）

二、专家解读

针对乳腺癌新辅助抗 HER-2 靶向治疗的 NeoALTTO 研究和 NeoSphere 研究的结果表明，HER-2 阳性乳腺癌接受抗 HER-2 双靶向新辅助治疗的 pCR 率优于单靶向治疗。然而，抗 HER-2 靶向治疗的疗效在个体间存在差异，临床缺少 1 个有效的指标在治疗早期监测肿瘤负荷的变化从而预测治疗的疗效，并筛选出反应较好的应答者。

ctDNA 来源于肿瘤细胞，在多种肿瘤类型中广泛存在，游离在肿瘤患者的循环血液中。通过分析 ctDNA 相对于正常基因组的位点突变信息，可以为癌症的诊断、预后和治疗监测提供参考。目前，有研究主要观察 ctDNA 在早期乳腺癌的复发及 TNBC 新辅助化疗中的作用；但是 ctDNA 在新辅助抗 HER-2 靶向治疗中的作用还不明确。本研究旨在评估 ctDNA 能否为接受新辅助抗 HER-2 靶向治疗的 HER-2 阳性乳腺癌患者监测治疗反应、预测结局。

拉帕替尼是一种口服的小分子酪氨酸激酶抑制药，靶点为 HER-1 和 HER-2，拉帕替尼与卡培他滨联用治疗 HER-2 阳性转移性乳腺癌可显著延长患者的 PFS，并且 OS 也表现出优势。NeoALTTO 研究是 1 项多中心、随机、开放的 Ⅲ 期临床试验，旨在比较曲妥珠单抗、拉帕替尼及双药联合作为早期 HER-2 阳性乳腺癌新辅助靶向治疗的疗效。前期结果表明，联合用药组的 pCR 率显著高于曲妥珠单抗单药组（51.3% vs. 29.5%，$P=0.0001$）；就总 tpCR 而言，仍是联合用药组高于曲妥珠单抗单药组（46.8% vs. 27.6%，$P=0.0007$）；2 个单药组之间并无显著差异。然而，新辅助阶段联合用药组的获益提升未转化成生存的提高，3 组间的 EFS 和 OS 均无显著差异。

本次报道显示，新辅助化疗期间患者的ctDNA水平是变化的，ctDNA阳性率、变异等位基因频率（等位基因发生突变的频率）和拷贝数（某基因在基因组中的个数）这3个衡量ctDNA状态的指标，在基线期、治疗2周、治疗完成这3个时间点呈下降趋势。如果患者的基线期ctDNA阳性，则pCR率较低（$P=0.0089$），但不影响生存；而治疗2周和治疗结束的ctDNA状态与pCR率或EFS无明显关系。若基线期和治疗2周均能检出ctDNA，则无1例患者能够达到pCR。这表明基线期ctDNA阳性是新辅助抗HER-2靶向治疗pCR的不良预后因素。这可能与检测靶点的突变状态有关。乳腺癌中PI3K通路的激活通常与HER-2过表达共存，而 PIK3CA 突变是导致PI3K通路激活的主要原因之一， PIK3CA 突变与乳腺癌细胞对抗HER-2靶向治疗的耐药有关。

该研究还将患者进行PAM50分型，这是乳腺癌首个分子分型的概念，是一种根据50个基因的检测确定患者乳腺癌内在分子分型的方法，不完全等同于免疫组织化学分子分型。结果表明，44%的患者为HER-2阳性型，15%为Luminal A型，17%为Luminal B型，13%为基底样型乳腺癌。而不同分型的患者间ctDNA水平存在显著差异（$P=0.005$），其中基底样型乳腺癌患者最高，检出率为86%；而Luminal A型最低，检出率为0。此外，ctDNA阳性的患者其GGI、70基因评分也较高（$P=0.0052$，$P=0.012$），这也提示了这类患者的预后较差。进一步分析提示，HER-2阳性且ctDNA阴性的患者群体pCR率最高，达到58%。因此，这类患者可能是抗HER-2靶向治疗最有希望的获益人群，相比而言，对其他3种分型的疗效可能不够理想。

NeoALTTO研究中使用拉帕替尼的2组患者表现出更多的不良事件，主要是腹泻、皮疹和红斑，由此导致停药的患者也多于曲妥珠单抗单药组，但无5级不良事件出现。双靶向联合并没有导致心脏事件的增多，原发性心脏事件风险在各组间无显著差异，均未超过1%；全部的心脏事件风险也无差异，单靶向组均为1%，双靶向组为5%。未来可以进一步关注是否有合适的生物标志物可以用于预测患者接受双靶向治疗将出现的不良事件，以达到提早预防的目的。

该研究的亮点在于对肿瘤精准治疗的进一步诠释，对于临床HER-2阳性的患者再通过PAM 50方法进行分型，从而为抗HER-2双靶向治疗寻找最适合的人群，免除疗效不佳的患者。但这一转化性研究存在局限，如ctDNA检测只考虑了 PIK3CA 和 TP53 这2种最为常见的突变位点，如果增加检测靶点可能有助于进一步区分治疗人群。此外，PAM 50分型只纳入54例患者，可考虑进一步扩大样本量加以分析。

关于ctDNA在乳腺癌中的同类临床转化性研究，Riva等对46例拟行蒽环类药物或紫杉类药物新辅助化疗的非转移性TNBC进行研究。结果发现，ctDNA水平增高的患者在新辅助化疗过程中肿瘤出现进展。然而，pCR率与全时期的ctDNA状态均无关系，而治疗1个疗程后ctDNA阳性则是DFS和OS的不良预后因素（$P=0.001$，$P=0.006$）。一方面，该结果可能与样本较小有关；另一方面，ctDNA能在一定程度上预测乳腺癌患者的预后，从而筛选出需要强化治疗的人群。这一结论与本研究也是相辅相成的。未来，扩大样本量可帮助上述研究获得更为可靠的结果。

综上所述，对于拟行新辅助抗HER-2靶向治疗的HER-2阳性乳腺癌患者，基线期ctDNA阳性是pCR的不良预后因素，可以通过对患者进行PAM50分型筛选出最大获益人群。

（上海交通大学医学院附属仁济医院　许雅芊　殷文瑾　陆劲松）

参考文献

[1] Garcia-Murillas I, Schiavon G, Weigelt B, et al. Mutation tracking in circulating tumor DNA predicts relapse in early breast cancer. Sci Transl Med, 2015, 7 (302)：302.

[2] Riva F, Bidard FC, Houy A, et al. Patient-Specific Circulating Tumor DNA Detection during

Neoadjuvant Chemotherapy in Triple-Negative Breast Cancer. Clin Chem, 2017, 63 (3): 691-699.

[3] Baselga J, Bradbury I, Eidtmann H, et al. Lapatinib with trastuzumab for HER2-positive early breast cancer (NeoALTTO): a randomised, open-label, multicentre, phase 3 trial. Lancet Oncol, 2012, 379: 633-640.

[4] Gianni L, Pienkowski T, Im YH, et al. Efficacy and safety of neoadjuvant pertuzumab and trastuzumab in women with locally advanced, inflammatory, or early HER2-positive breast cancer (NeoSphere): a randomised multicentre, open-label, phase 2 trial. Lancet Oncol, 2012, 13 (1): 25-32.

[5] Diéras V, Miles D, Verma S, et al. Trastuzumab emtansine versus capecitabine plus lapatinib in patients with previously treated HER2-positive advanced breast cancer (EMILIA): a descriptive analysis of final overall survival results from a randomised, open-label, phase 3 trial. Lancet Oncol, 2017, 18 (6): 732-742.

[6] Hanker AB, Pfefferle AD, Balko JM, et al. Mutant PIK3CA accelerates HER2-driven transgenic mammary tumors and induces resistance to combinations of anti-HER2 therapies. Proc Natl Acad Sci, 2013, 110 (35): 14372-14377.

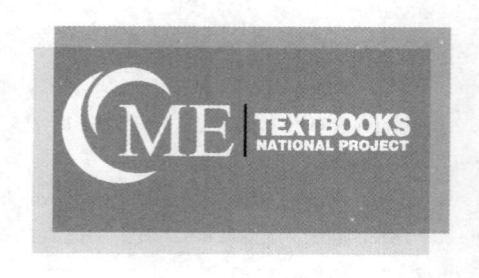

第29章 GeparQuinto 研究（GBG44）：HER-2 阳性乳腺癌接受曲妥珠单抗或拉帕替尼新辅助治疗后的生存分析

一、概　　述

【文献来源】

Untch M, Von GM, Gerber B, et al. Survival Analysis After Neoadjuvant Chemotherapy With Trastuzumab or Lapatinib in Patients With Human Epidermal Growth Factor Receptor 2-Positive Breast Cancer in the GeparQuinto（G5）Study（GBG 44）. J Clin Oncol, 2018, 36（13）: 1308-1316.

【研究背景】

拉帕替尼是一种口服的双靶点酪氨酸激酶抑制药，其靶点为 EGFR 和 HER-2。本研究旨在比较 2 类抗 HER-2 靶向药物，即拉帕替尼对比曲妥珠单抗联合新辅助化疗治疗 HER-2 阳性乳腺癌的疗效和安全性。前期结果表明，HER-2 阳性乳腺癌接受新辅助化疗联合拉帕替尼的 pCR 率显著低于联合曲妥珠单抗。本章旨在报道该试验的长期预后结果。

【入组条件】

（一）纳入标准

1. 女性，单侧或双侧原发浸润性局部晚期乳腺癌，分期为 cT_3 或 cT_4，组织学活检确诊。
2. HR 阴性肿瘤及临床淋巴结阳性的 cT_2（$cT_{2c}N+$）或病理确诊前哨淋巴结阳性的 cT_1（$pN_{SLN+}cT_1$）HR 阳性肿瘤。
3. HER-2 阳性［免疫组织化学（+++）或原位杂交 HER-2/CEP17≥2.0］。
4. 肿瘤病灶触诊≥2 cm 或超声最大径≥1 cm，能够二维测量。
5. 心功能正常（LVEF≥55%）且没有远处疾病。

（二）排除标准

已知或怀疑心脏疾病、既往发生血栓事件、已知出血性疾病或凝血障碍、严重影响胃肠功能的疾病、过去 28 天内行较大手术治疗、预计在治疗期间行较大手术治疗及同时进行其他抗肿瘤或研究药物治疗者。

【试验设计】

1. 1项多中心、随机、双臂Ⅲ期临床试验。
2. 首要研究终点为接受新辅助化疗联合曲妥珠单抗或拉帕替尼治疗的pCR率（ypT$_0$ypN$_0$）。
3. 次要研究终点为OS、DFS、DDFS、至局部区域复发时间（time to local-regional relapse, TTLRR）、至中枢神经系统转移时间（time to CNS metastases, TTCNSM）、安全性、依从性、肿瘤缓解率及保乳率。

【试验流程】

GeparQuinto研究（GBG44）试验流程见图29-1。

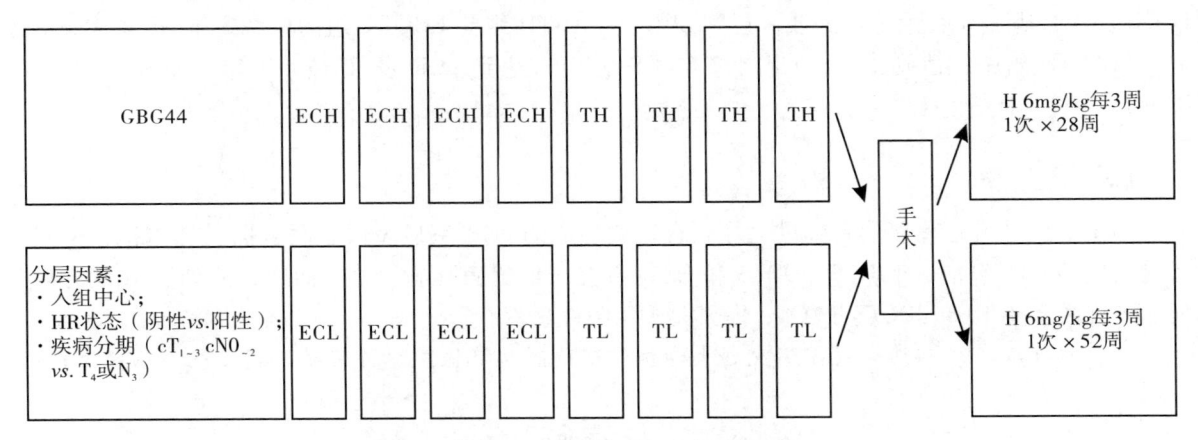

图29-1 GeparQuinto研究（GBG44）试验流程

注：ECH-TH（$n=307$）. 表柔比星（90 mg/m^2）+环磷酰胺（600 mg/m^2），静脉滴注，第1天，3周为1个疗程，共4个疗程，序贯多西他赛（100 mg/m^2，静脉滴注，每个疗程第1天，3周为1个疗程，共4个疗程）+曲妥珠单抗［6 mg/kg（首剂8 mg/kg），静脉滴注，第1个疗程第1天起，每3周1次，共24周］；ECL-TL（$n=308$）. 表柔比星（90 mg/m^2）+环磷酰胺（600 mg/m^2），静脉滴注，每个疗程第1天，3周为1个疗程，共4个疗程，序贯多西他赛（100 mg/m^2，静脉滴注，每个疗程第1天，3周为1个疗程，共4个疗程）+拉帕替尼（1250 mg/d，口服，第1个疗程第1天至第8个疗程第21天）

【结果】

1. 前期结果表明，ECL-TL组的pCR率显著低于ECH-TH组（22.7% vs. 30.3%，$OR=0.68$，95% CI：0.47~0.97，$P=0.042$），其中HR阳性患者接受新辅助拉帕替尼治疗的pCR率显著低于新辅助曲妥珠单抗治疗（$OR=0.53$，95%CI：0.31~0.91），而HR阴性患者无显著差异。2组的术前总缓解率、保乳手术率均无显著差异。
2. 安全性结果显示，ECL-TL组发生较多3~4级非血液系统不良事件，尤其是腹泻和皮疹的发生率较高（11.7% vs. 2.6%，$P<0.0001$；7.1% vs. 0.7%，$P<0.0001$）。ECH-TH组发生较多的水肿和呼吸困难事件（39.1% vs. 28.7%，$P=0.006$；29.6% vs. 21.4%，$P=0.02$）。ECL-TL组发生87个严重不良事件，ECH-TH组发生70个严重不良事件。
3. 中位随访时间55个月，接受新辅助化疗联合曲妥珠单抗或拉帕替尼治疗的3年DFS、

DDFS、OS 和 TTLRR、TTCNSM 均无显著差异。其中，ECL-TL 组中 HR 阳性患者的 3 年 OS 显著优于 ECH-TH 组（97.9% vs. 95.2%，$HR=0.32$，95%CI：0.12~0.87），而 2 个治疗组中 HR 阴性患者的 3 年 DFS、DDFS 及 OS 均无显著差异。此外，ECL-TL 组中 cT_4 或 cN_3 的患者其 3 年 DFS 和 DDFS 均显著优于 ECH-TH 组（$HR=0.455$，95%CI：0.211~0.979；$HR=0.441$，95%CI：0.198~0.983）。

4. 达到 pCR 患者的 3 年 DFS 率、DDFS 率和 OS 率均优于未达到 pCR 的患者（89.5% vs. 83.1%，$HR=0.63$，95%CI：0.40~0.99；90.0% vs. 85.6%，$HR=0.55$，95%CI：0.32~0.92；97.9% vs. 90.9%，$HR=0.31$，95%CI：0.13~0.73）。其中，达到 pCR 的 HR 阴性患者其 3 年 DFS 率、DDFS 率和 OS 率均优于未达到 pCR 的患者（89.3% vs. 73.5%，$HR=0.37$，95%CI：0.20~0.70；89.3% vs. 76.8%，$HR=0.40$，95%CI：0.21~0.78；96.4% vs. 83.4%，$HR=0.26$，95%CI：0.10~0.66），而 HR 阳性患者是否达到 pCR 的 3 年 DFS、DDFS 及 OS 均无显著差异。

5. 按 ECH-TH 方案和 ECL-TL 方案、达到和未达到 pCR 分为 4 组比较，患者的 3 年 DFS 和 DDFS 均无显著差异；无论达到或未达到 pCR，ECH-TH 组与 ECL-TL 组的患者 3 年 OS 均无显著差异；ECH-TH 组中，达到 pCR 的患者 3 年 OS 优于未达到 pCR 者（$HR=0.14$，95%CI：0.04~0.64）。

【结论】

HER-2 阳性乳腺癌接受新辅助化疗联合拉帕替尼的 pCR 率显著低于联合曲妥珠单抗，但对患者的长期预后（包括 3 年 DFS、DDFS 和 OS）不会产生负面影响。总体而言，达到 pCR 的患者表现出更优的 3 年 DFS、DDFS 和 OS，尤其是 HR 阴性患者。

（上海交通大学医学院附属仁济医院　许雅芹　殷文瑾　陆劲松）

二、专家解读一

（一）研究背景——GBG 44 拟解决的临床难题

在 HER-2 阳性早期乳腺癌患者中，以曲妥珠单抗联合蒽环类+紫杉类标准化疗为基础的新辅助治疗可显著提高 pCR 率。长期随访结果显示，曲妥珠单抗联合新辅助化疗治疗 HER-2 阳性乳腺癌患者的 pCR 提高与疾病 DFS、EFS 和 OS 的延长之间存在显著相关性。拉帕替尼是一种酪氨酸激酶抑制药，与单用卡培他滨治疗的 HER-2 阳性转移性乳腺癌患者相比，拉帕替尼与卡培他滨联用可延长 PFS，并且在 OS 中观察到了同样的延长趋势。然而，拉帕替尼能否挑战曲妥珠单抗在新辅助治疗中的标准地位尚不明确。

（二）GBG 44 的研究设计与亮点结果

德国乳腺癌协作组（GBG）和德国妇科肿瘤工作组（AGO）设计了 GeparQuinto Ⅲ 期临床研究（GBG 44），比较 2 种抗 HER-2 靶向药物曲妥珠单抗与拉帕替尼分别联合化疗治疗 HER-2 阳性乳腺癌的疗效，共纳入 620 例 HER-2 阳性早期或局部进展期乳腺癌患者。纳入标准：①通过组织活检确诊的单侧或双侧原发浸润性 HER-2 阳性乳腺癌女性患者；②肿瘤病灶触诊尺寸≥2 cm 或超声最大直径≥1 cm；③局部进展期患者的临床分期为 cT_4 或 cT_3；④HR 阴性（ER、PR<10%）或 HR 阳性（ER、PR≥10%）；⑤腋窝淋巴结阳性。该研究将患者随机入组接受 ECH-TH（$n=307$）和 ECL-TL（$n=308$）治疗。主要研究终点为 pCR 率（$ypT_0\ ypN_0$），次要研究终点为 DFS、DDFS、

TTLRR、TTCNSM 及 OS。

2012 年，*Lancet Oncology* 首次公布了该研究的初期结果。对于 HER-2 阳性早期及局部进展的乳腺癌患者，拉帕替尼（L）与曲妥珠单抗（H）相比，加入表柔比星+环磷酰胺序贯多西他赛（EC-T）标准新辅助化疗方案后，ECL-TL 组患者 pCR 率明显低于 ECH-TH 组患者（22.7% *vs.* 30.3%，$P=0.04$），该结果未达到预设主要研究终点。2018 年，*JCO* 在线发表了 GBG 44 研究的长期生存结局，并进行了详细的亚组分析。结果显示，ECL-TL 组 308 例患者中 70 例（22.7%）和 ECH-TH 组 307 例患者中 93 例（30.3%）达到 pCR（$OR=0.68$，$95\% CI$：0.47~0.97，$P=0.042$）。在中位随访 55 个月（0.2~79.9 个月）后，观察到生存分析所需的终点事件数量（58 例死亡）。与 ECH-TH 相比，ECL-TL 在 DFS、DDFS 和 OS 方面无统计学显著差异（DFS $HR=1.04$，$P=0.808$；DDFS $HR=0.93$，$P=0.724$；OS $HR=0.76$，$P=0.297$）。多因素模型分析也得到类似结果，2 种治疗方式之间 DFS、DDFS 和 OS 差异无统计学意义。

本研究同样证明 pCR 的提高可以改善长期结局。对于整体人群，达到 pCR 患者的 DFS、DDFS 和 OS 显著优于未达到 pCR 患者（DFS $HR=0.63$，$P=0.042$；DDFS $HR=0.55$，$P=0.021$；OS $HR=0.31$，$P=0.004$）。对于拉帕替尼组及曲妥珠单抗组的亚组分析显示，达到 pCR 的患者与未达到 pCR 的患者 DFS 和 DDFS 差异无统计学意义。拉帕替尼组达到 pCR 患者的 OS 与未达到 pCR 的患者相比，差异无统计学意义。而接受曲妥珠单抗治疗且达到 pCR 患者的 OS 显著优于未达到 pCR 的患者（$HR=0.15$，$P=0.010$）。

对于 HR 阴性患者，曲妥珠单抗与拉帕替尼 2 组间的 DFS、DDFS 与 OS 无统计学差异；而对于 HR 阳性患者，2 组间的 DFS、DDFS 没有统计学差异。值得注意的是，拉帕替尼组 OS 显著优于曲妥珠单抗组（$HR=0.32$，交互分析 $P=0.033$）。

因此，本研究证明在新辅助治疗中，尽管拉帕替尼组 pCR 率显著低于曲妥珠单抗组，但是 2 组长期生存结局相似。对于 HR 阳性亚组的患者，拉帕替尼组与曲妥珠单抗组相比，可以显著改善总体生存结局。

（三）GBG44 研究的重要临床意义

拉帕替尼作为小分子酪氨酸激酶抑制药，具有 HER-2/EGFR 双靶点。EGF104900 研究在晚期曲妥珠单抗耐药的 HER-2 阳性乳腺癌中加入拉帕替尼，PFS 及 OS 显著延长。拉帕替尼与曲妥珠单抗相比，在早期及局部进展期乳腺癌患者新辅助化疗中是否存在优势？GBG 44 研究作为拉帕替尼用于 HER-2 阳性早期及局部进展期乳腺癌新辅助化疗的唯一Ⅲ期临床试验，提供了Ⅰ类证据，回答了这一问题。

GBG 44 研究主要针对 HER-2 阳性早期及进展期乳腺癌，进行拉帕替尼和曲妥珠单抗分别联合标准化疗（蒽环类药物序贯紫杉类药物）为基础的新辅助化疗。虽然 pCR 可以作为早期乳腺癌新辅助治疗的生存结局替代指标，与长期生存结局显著相关，但是在本研究中主要与曲妥珠单抗的总体生存结局相关。拉帕替尼与曲妥珠单抗相比，虽然 pCR 率不高，但是长期生存结局相似。此外，对于同样接受术前标准新辅助化疗、术后曲妥珠单抗辅助治疗的 HR 阳性亚组，即"三阳性"乳腺癌患者，拉帕替尼可以显著减少死亡风险，改善总体生存结局。

（四）与 GBG44 研究类似的临床研究

除了 GBG 44 研究，ExteNET 研究也显示了类似的 HR 阳性亚组获益结果。ExteNET 研究旨在评估 1 年曲妥珠单抗标准治疗基础上序贯应用 1 年来那替尼是否可以为 HER-2 阳性乳腺癌患者带来更多获益。来那替尼是一种口服的小分子泛表皮生长因子受体酪氨酸激酶抑制药，通过不可逆地阻断 HER-1、HER-2、HER-4 和 EGFR 多靶点信号转导通路发挥抗肿瘤作用。ExteNET 研究中位随访 2 年和 5 年的亚组分析均提示"三阳性"乳腺癌患者从来那替尼的延长抗 HER-2 辅助治疗中获益更显著（2 年 $HR=0.51$，$95\%CI$：$0.33\sim0.77$，$P=0.0013$；5 年 $HR=0.60$，$95\%CI$：$0.43\sim0.83$，$P=0.002$）。对 HR 阳性患者在 GBG 44 研究和 ExteNET 研究中获益的可能解释是，HER-2 和 ER 通路之间的交互作用会降低抗 HER-2 靶向治疗的疗效。因此，新辅助化疗联合 HER-2/EGFR 受体抑制药拉帕替尼或来那替尼可能会逆转 ER 耐药通路，使细胞对内分泌治疗更敏感，从而提高 HR 阳性患者的生存率。在 I-SPY2 研究中，来那替尼联合化疗也显示了可观的疗效。I-SPY2 是 1 项探讨新辅助治疗临床高风险乳腺癌的临床试验。结果显示，来那替尼联合 AC-T 的 pCR 率高于曲妥珠单抗联合 AC-T 的 pCR 率（39% vs. 23%）。该结果显示的差异无统计学意义，可能与随访时间短、样本量少有关。上述研究表明，不同类型的酪氨酸激酶抑制药，如拉帕替尼及来那替尼，在 HR 阳性、HER-2 阳性乳腺癌患者的治疗中仍有用武之地。

（五）GBG 44 研究的不足之处及对未来研究的启发

GBG 44 研究有几个优点和局限性。大样本、病理报告的集中审查及蒽环类药物序贯紫杉类药物为基础的标准化疗支持本研究结果的有效性。在试验设计时，1 年曲妥珠单抗治疗是 HER-2 阳性乳腺癌治疗的标准，而拉帕替尼单药治疗组未使用标准的曲妥珠单抗治疗，理论上讲不合理。此外，在每个亚组中观察到的少量事件可能会限制对结果的解释，因此，需要在更多的研究中证实亚组分析的结果。

在未来临床研究中，我们需要注意以下几点：①试验设计中尽量保证曲妥珠单抗 1 年的标准治疗与基于蒽环类药物序贯紫杉醇的标准化疗，这样更有利于组间比较、亚组分析和长期的随访；②主要研究终点事件显示阴性并不意味着完整的临床研究结果，不能单独得出结论，要结合次要终点事件等多维度的结果，使得研究的分析更全面；③HR 阳性患者的生存获益，符合之前的 ExteNET 研究，但由于 GBG 44 研究结果完全来自德国，而且亚组分析病例数量较少，需要进一步开展大样本研究确认亚组分析结果。另外，对高风险 HR 阳性、HER-2 阳性乳腺癌患者的研究值得关注。

（空军军医大学西京医院　李南林）

三、专家解读二

HER-2 是人表皮生长因子受体家族的成员之一，该家族还包括 HER-1、HER-3 和 HER-4。*HER*-2 基因扩增或过表达在乳腺癌的发生、发展过程中起重要作用。临床中 20%~30% 的乳腺癌为 HER-2 阳性型，该类型乳腺癌具有侵袭性高、进展快、易复发转移的生物学特点。HER-2 是该类患者复发和不良预后的强烈相关因素。

EGFR 又名 HER-1、ErbB1，是由胞外配体结合区、跨膜区和胞内激酶区组成的跨膜受体，广泛分布于上皮细胞、成纤维细胞、胶质细胞和角质细胞等细胞表面。在与配体结合后，EGFR 发生二聚化，进而激活下游的磷脂酰肌醇 3 激酶-蛋白激酶 B（PI3K-AKT）通路和 RAS-有丝分裂原蛋白活化激酶（RAS-MAPK）通路。因此，EFGR 与肿瘤细胞的增生、血管生成、侵袭、转移及细胞凋亡的抑制有关。通过阻断受体细胞外结构域上的 EGFR 结合位点，或通过抑制细胞内酪氨酸激酶活性来中断 EGFR 信号传导，可以阻止表达 EGFR 的肿瘤细胞的增生等行为。

拉帕替尼是一种口服的双靶向酪氨酸激酶抑制药，靶点为 HER-2 和 EGFR，与卡培他滨联用治疗 HER-2 阳性转移性乳腺癌可显著延长患者的 PFS 和 OS。

GeparQuinto 研究是 1 项多中心、随机、双臂Ⅲ期临床试验，旨在比较 2 类抗 HER-2 靶向药物，即拉帕替尼对比曲妥珠单抗联合化疗治疗 HER-2 阳性乳腺癌的疗效和安全性。前期结果表明，新辅助 ECL-TL 组的 pCR 率显著低于 ECH-TH 组（22.7% vs. 30.3%，OR = 0.68，95%CI：0.47~0.97），其中 ECL-TL 组 HR 阳性患者的 pCR 率显著低于 ECH-TH 组 HR 阳性患者（OR = 0.53，95%CI：0.31~0.91），而 HR 阴性患者无显著差异。本次报道显示，接受新辅助化疗联合曲妥珠单抗或拉帕替尼治疗的 3 年 DFS、DDFS、OS 和 TTLRR、TTCNSM 均无显著差异，而本研究的亮点在于观察到 ECL-TL 组中 HR 阳性患者的 3 年 OS 显著优于 ECH-TH 组（97.9% vs. 95.2%，HR = 0.32，95%CI：0.12~0.87），但 HR 阴性患者无显著差异。这一结果提示，尽管拉帕替尼新辅助治疗后的 pCR 率低于曲妥珠单抗新辅助治疗，但是从长期预后来看并没有受到影响，故对 pCR 率的解读要结合其他因素综合考虑；对于 HR 阳性患者，相比新辅助化疗联合 1 年曲妥珠单抗治疗，接受新辅助化疗联合拉帕替尼治疗并在术后接受为期 1 年的曲妥珠单抗治疗，可以获得更优的 OS。本研究的另 1 个亮点在于观察到 ECL-TL 组中 cT_4 或 cN_3 患者 3 年的 DFS 和 DDFS 均显著优于 ECH-TH 组（HR = 0.455，95%CI：0.211~0.979；HR = 0.441，95%CI：0.198~0.983），这提示大肿块或多发淋巴结转移的 HER-2 阳性乳腺癌患者接受拉帕替尼新辅助治疗的疗效可能更佳。

GeparQuinto 研究中 ECL-TL 组发生较多 3~4 级非血液系统不良事件，尤其是腹泻和皮疹的发生率较高（11.7% vs. 2.6%，$P<0.0001$；7.1% vs. 0.7%，$P<0.0001$）；ECH-TH 组发生较多的水肿和呼吸困难事件（39.1% vs. 28.7%，P = 0.006；29.6% vs. 21.4%，P = 0.02）。ECL-TL 组发生 87 个严重不良事件，ECH-TH 组发生 70 个严重不良事件。因此，将来如何在保证疗效的前提下减轻药物的不良事件成为重要关注点。

在新辅助治疗中加入拉帕替尼的获益人群是 HR 阳性、HER-2 阳性乳腺癌患者，尤其是大肿块或多发淋巴结转移的患者。对于同样接受术前标准新辅助化疗、术后曲妥珠单抗辅助治疗，在新辅助治疗中加入拉帕替尼可以显著减少死亡风险、改善总体生存结局。

此外，GeparQuinto 研究存在一些不足之处。如入组人群全部来自德国，且每个亚组分析病例数量较少，未来仍需要开展进一步大样本研究来确认该亚组分析结果。在试验设计上，2 组靶向治疗的总时间不同，ECL-TL 组使用半年拉帕替尼序贯 1 年曲妥珠单抗，而 ECH-TH 组仅使用 1 年曲妥珠单抗，故 ECL-TL 组的疗效较好可能存在偏倚，更多的亚组优势可能来源于延长了靶向治疗的时长，并不足以说明拉帕替尼能够取代曲妥珠单抗。当然也正由于的这样的设计得出比较有建设性的亮点亚组，为临床双靶向研究提供重要参考。

对于 HER-2 阳性乳腺癌的新辅助拉帕替尼治疗，其同类研究有 NeoALTTO 研究，该试验对 455 例 HER-2 阳性早期乳腺癌患者按 2∶2∶2 比例随机分组后，患者术前接受 6 周抗 HER-2 治疗，即每天口服拉帕替尼 1500 mg 或单周静脉曲妥珠单抗 2 mg/kg（首剂 4 mg/kg）或拉帕替尼每天 1000 mg 联合单周曲妥珠单抗（同单药剂量），序贯单周 P 方案（紫杉醇 80 mg/m^2）化疗联合同前抗 HER-2 方案治疗 12 周，术后接受 FEC 方案（氟尿嘧啶 500 mg/m^2+表柔比星 100 mg/m^2+环磷酰胺 500 mg/m^2）3 个疗程化疗序贯同前抗 HER-2 方案治疗 34 周。结果显示，双靶组的 pCR 率较曲妥珠单抗组显著提高（51.3% vs. 20.5%，P = 0.0001），达到 pCR 的患者其 3 年 EFS 和 OS 均显著优于未达到 pCR 者（HR 0.38，95%CI 0.22~0.63，P = 0.0003；HR 0.35，95%CI 0.15~0.70，P = 0.005），在这里我们要注意其靶向治疗时长累计为 1 年，而 GBG44 研究的拉帕替尼组靶向治疗总时长为 1.5 年，可能是 pCR 率存在差异的原因。

ExteNET 研究将 2840 例完成新辅助和辅助化疗联合靶向治疗后无疾病复发或转移的Ⅱ~Ⅲc 期 HER-2 阳性乳腺癌患者按 1∶1 比例随机分组。患者每日口服来那替尼 240 mg 治疗 1 年，对比匹配的安慰剂治疗1年。结果显示，来那替尼组的5年iDFS显著优于安慰剂组（90.2% vs. 87.7%，$HR=0.73$，95%CI：0.57~0.92，$P=0.0083$）；亚组分析，HR阳性患者获益明显。这个结果完全支持本研究（GBG44）的拉帕替尼新辅助后转曲妥珠单抗治疗的生存具有优势的结果。

NeoALTTO和ExteNET研究的试验设计见图29-2。

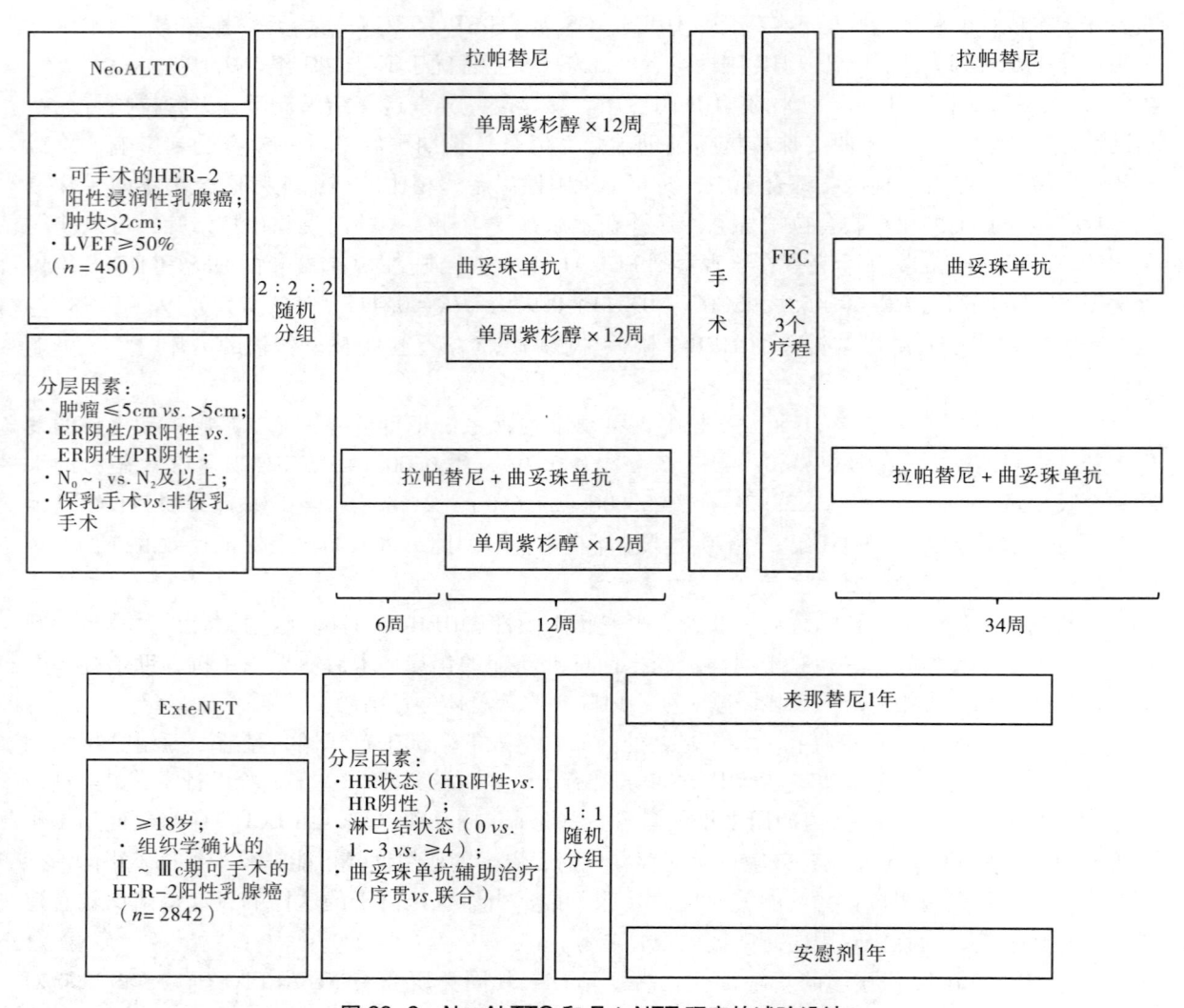

图29-2　NeoALTTO和ExteNET研究的试验设计

注：NeoALTTO各组抗HER-2治疗时长为1年；GeparQuinto中拉帕替尼术前单药新辅助组的抗HER-2治疗总时间为1.5年，而其他2组为1年；ExteNET研究中来那替尼组抗HER-2治疗时长为2年，而对照组为1年；总抗HER-2时长超过1年的试验组的生存有改善的趋势

结合上述NeoALTTO和GeparQuinto研究的结果，启发临床医师进一步思考，拉帕替尼和曲妥珠单抗的联合与序贯，甚至序贯顺序，究竟哪种治疗方案对HER-2阳性乳腺癌患者的疗效更好，未来需要更多临床试验来深入探究。

（上海交通大学医学院附属仁济医院　许雅芊　殷文瑾　陆劲松）

参考文献

[1] Gianni L, Eiermann W, Semiglazov V, et al. Neoadjuvant chemotherapy with trastuzumab followed by adjuvant trastuzumab versus neoadjuvant chemotherapy alone, in patients with HER2-positive locally advanced breast cancer (the NOAH trial): a randomised controlled superiority trial with a parallel HER2-negative cohort. Lancet, 2010, 375 (9712): 377-384.

[2] Untch M, Fasching PA, Konecny GE, et al. Pathologic complete response after neoadjuvant chemotherapy plus trastuzumab predicts favorable survival in human epidermal growth factor receptor 2-overexpressing breast cancer: results from the TECHNO trial of the AGO and GBG study groups. J Clin Oncol, 2011, 29 (25): 3351-3357.

[3] Gianni L, Eiermann W, Semiglazov V, et al. Neoadjuvant and adjuvant trastuzumab in patients with HER2-positive locally advanced breast cancer (NOAH): follow-up of a randomised controlled superiority trial with a parallel HER2-negative cohort. Lancet Oncol, 2014, 15 (6): 640-647.

[4] Cameron D, Casey M, Oliva C, et al. Lapatinib plus capecitabine in women with HER2-positive advanced breast cancer: final survival analysis of a phase III randomized trial. Oncologist, 2010, 15 (9): 924-934.

[5] Untch M, Loibl S, Bischoff J, et al. Lapatinib versus trastuzumab in combination with neoadjuvant anthracycline-taxane-based chemotherapy (GeparQuinto, GBG 44): a randomised phase 3 trial. Lancet Oncol, 2012, 13 (2): 135-144.

[6] Untch M, Von Minckwitz G, Gerber B, et al. Survival Analysis After Neoadjuvant Chemotherapy With Trastuzumab or Lapatinib in Patients With Human Epidermal Growth Factor Receptor 2-Positive Breast Cancer in the GeparQuinto (G5) Study (GBG 44). J Clin Oncol, 2018, 36 (13): 1308-1316.

[7] Blackwell KL, Burstein HJ, Storniolo AM, et al. Randomized study of Lapatinib alone or in combination with trastuzumab in women with ErbB2-positive, trastuzumab-refractory metastatic breast cancer. J Clin Oncol, 2010, 28 (7): 1124-1130.

[8] Chan A, Delaloge S, Holmes FA, et al. Neratinib after trastuzumab-based adjuvant therapy in patients with HER2-positive breast cancer (ExteNET): a multicentre, randomised, double-blind, placebo-controlled, phase 3 trial. Lancet Oncol, 2016, 17 (3): 367-377.

[9] Park JW, Liu MC, Yee D, et al. Adaptive Randomization of Neratinib in Early Breast Cancer. N Engl J Med, 2016, 375 (1): 11-22.

[10] Zhang H, Berezov A, Wang Q, et al. ErbB receptors: from oncogenes to targeted cancer therapies. J Clin Invest, 2007, 117 (8): 2051-2058.

[11] Tan M, Yu D. Molecular Mechanisms of ErbB2-Mediated Breast Cancer Chemoresistance. Adv Exp Med Biol, 2007, 608 (1): 119.

[12] Oda K, Matsuoka Y, Funahashi A, et al. A comprehensive pathway map of epidermal growth factor receptor signaling. Mol Syst Biol, 2005, 1: 10.

[13] de Azambuja E, Holmes AP, Piccart-Gebhart M, et al. Lapatinib with trastuzumab for HER2-positive early breast cancer (NeoALTTO): survival outcomes of a randomised, open-label, multicentre, phase 3 trial and their association with pathological complete response. Lancet Oncol, 2014, 15 (10): 1137-1146.

[14] Martin M, Holmes FA, Ejlertsen B, et al. Neratinib after trastuzumab-based adjuvant therapy in HER2-positive breast cancer (ExteNET): 5-year analysis of a randomised, double-blind, placebo-controlled, phase 3 trial. Lancet Oncol, 2017, 18 (12): 1688-1700.

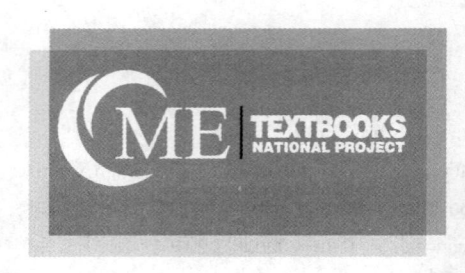

第30章 KRISTINE研究随访更新：T-DM1联合帕妥珠单抗新辅助治疗HER-2阳性乳腺癌患者的3年随访结果

一、概 述

【文献来源】

Hurvitz SA, Martin M, Jung KH, et al. Neoadjuvant Trastuzumab Emtansine and Pertuzumab in Human Epidermal Growth Factor Receptor 2-Positive Breast Cancer: Three-Year Outcomes From the Phase Ⅲ KRISTINE Study. J Clin Oncol, 2019, 6: 882.

【研究背景】

KRISTINE研究对比T-DM1联合帕妥珠单抗与双靶向联合化疗在Ⅱ~Ⅲ期HER-2阳性乳腺癌中新辅助治疗的疗效。2018年的报道显示，与双靶向联合化疗组相比，T-DM1联合帕妥珠单抗组的pCR率较低（44.4% *vs.* 55.7%，$P=0.016$），但是3级以上及严重不良事件更少。本章报道了KRISTINE研究的3年随访结果。

【入组条件】

1. ≥18岁的男性或女性HER-2阳性乳腺癌患者。
2. 可手术、$cT_{2-4}cN_{0-3}cM_0$（Ⅱ~Ⅲ期）患者。
3. HR状态明确者。
4. ECOG评分0~1分者。
5. 基线LVEF≥55%。

【试验设计】

1. 1项随机、多中心、开放性、Ⅲ期临床试验。
2. 主要研究终点为各中心评估的pCR，定义为$ypT_{0/is}$、ypN_0。
3. 次要研究终点为非炎性乳腺癌患者接受保乳手术率、患者报告的生活质量、安全性、EFS（定义为自随机后出现的疾病进展，包括手术前的局部进展，局部、区域复发，远处转移，同侧非浸润性癌或对侧浸润性及非浸润性癌，任何原因死亡）、iDFS（定义为自手术至首次出现同侧浸润性癌局部复发、同侧浸润性局部区域复发、远处转移、对侧浸润性乳腺癌或任何原因死亡的时间)、OS（定义为自随机至任何原因死亡的时间)。

4. 试验假设当样本量为每组216例，双侧α取0.05，有90%的检验效能可以检测出pCR率从对照组的60%提升到试验组的75%。

5. 采用ITT分析。

【试验流程】

KRISTINE研究试验流程见图30-1。

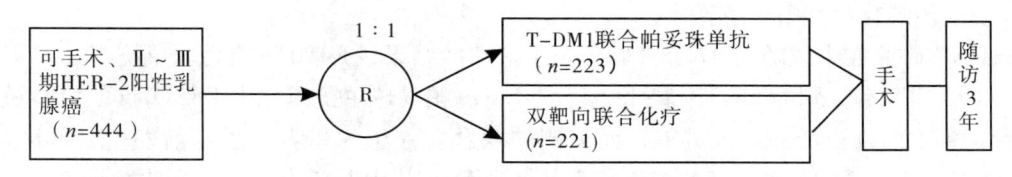

图30-1 KRISTINE研究试验流程

注：T-DM1联合帕妥珠单抗组，新辅助和辅助治疗阶段均接受T-DM1（3.6 mg/kg）、帕妥珠单抗（负荷剂量840 mg，维持剂量420 mg），每3周1次；双靶向联合化疗组，新辅助阶段接受TCH+P治疗（多西赛75 mg/m²，卡铂AUC=6，曲妥珠单抗负荷剂量8 mg/kg，维持剂量6 mg/kg，帕妥珠单抗负荷剂量840 mg，维持剂量420 mg），每3周1次，辅助阶段接受曲妥珠单抗联合帕妥珠单抗治疗

【结果】

1. **pCR** T-DM1+帕妥珠单抗组的pCR率为44%，对照组pCR率为56%（$P=0.016$)。

2. **EFS** T-DM1+帕妥珠单抗组和双靶向联合化疗组的3年EFS率分别为85.3%（95%CI：80.5%~90.1%）和94.2%（95%CI：91.0%~97.4%)。T-DM1+帕妥珠单抗组发生EFS事件的风险更高（分层HR：2.61，95%CI：1.36~4.98)，手术前发生局部区域进展的事件数更多（15 vs. 0)。

3. **iDFS** T-DM1+帕妥珠单抗组和双靶向联合化疗组的3年iDFS率分别为93.0%（95%CI：89.4%~96.7）和92.0%（95%CI：86.7%~97.3%)。2组患者手术后发生iDFS事件的风险相似（分层HR=1.11，95%CI：0.52~2.40)，达到pCR的患者与没有达到pCR的患者相比iDFS事件的发生风险降低（分层HR=0.24，95%CI：0.09~0.60)。

4. **安全性** 总体而言，T-DM1+帕妥珠单抗组3级及以上不良事件的发生率低（31.8% vs. 67.6%)。在辅助治疗过程中，T-DM1+帕妥珠单抗组3级及以上不良事件的发生率高（24.5% vs. 9.9%)，由于不良事件导致的治疗中止发生率高（18.4% vs. 3.8%)。

5. **患者报告的生活质量** 在新辅助治疗中，T-DM1+帕妥珠单抗组患者报告的生活质量较好，在辅助治疗阶段2组相似。

【结论】

与双靶向联合化疗相比，T-DM1+帕妥珠单抗组发生手术前局部区域进展的EFS事件的风险更高。2组患者手术后发生iDFS事件的风险相似。在新辅助治疗中，T-DM1+帕妥珠单抗组3级及以上不良事件的发生率低，但是在辅助治疗中由于不良事件导致的治疗中止发生率高。

（上海交通大学医学院附属仁济医院　杜跃耀　殷文瑾　陆劲松）

二、专家解读

T-DM1 是一种靶向及化疗复合药。多项临床试验结果显示，T-DM1 在 HER-2 阳性晚期乳腺癌中的治疗作用明确，可以提高这部分患者的 OS。然而，T-DM1 在 HER-2 阳性乳腺癌新辅助治疗及辅助治疗中的价值尚无定论。KRISTINE 研究旨在评估双靶向方案治疗 HER-2 阳性乳腺癌患者能否省去传统化疗药物。结果显示，T-DM1+帕妥珠单抗组 pCR 率为 44%，对照组 pCR 率为 56%（$P=0.016$）。从 KRISTINE 研究的结果可见，对于 HER-2 阳性乳腺癌患者的新辅助治疗，抗 HER-2 靶向治疗非常重要，但是新辅助化疗不可或缺，T-DM1 在 HER-2 阳性乳腺癌的新辅助治疗中尚不能替代传统化疗+靶向治疗。

KRISTINE 研究在中位随访 37 个月后公布了最新的结果，T-DM1+帕妥珠单抗组和双靶向联合化疗组的 3 年 EFS 率分别为 85.3%、94.2%。T-DM1+帕妥珠单抗组发生 EFS 事件的风险更高，有 15 例患者在手术前发生局部区域进展，而双靶向联合化疗组无患者在手术前发生局部区域进展。进一步的分析发现，这 15 例患者与该治疗组其他患者相比 HER-2 表达低且异质性高，这一结果提示 HER-2 低表达且异质性高的患者可能更需要化疗联合抗 HER-2 治疗。T-DM1+帕妥珠单抗组和双靶向联合化疗组的 3 年 iDFS 率分别为 93.0%、92.0%。2 组患者手术后发生 iDFS 事件的风险相似，达到 pCR 的患者与未达到 pCR 的患者相比，iDFS 事件的发生风险降低。值得注意的是，在手术前发生局部区域进展的 15 例患者并没有纳入 iDFS 的分析中。此外，对于 T-DM1+帕妥珠单抗组在新辅助治疗后有病灶残留的患者，有 50 例（24.5%）接受了辅助化疗。因此，本研究中的 iDFS 数据需要谨慎解读。

T-DM1 在 HER-2 阳性早期乳腺癌中的治疗作用有待更多大型临床试验的结果进行验证。KATHERINE 研究是 1 项多中心、随机、开放的 III 期临床试验，入组的是 HER-2 阳性原发性乳腺癌（$cT_{1\sim4}N_{0\sim3}M_0$，排除 $cT_{1a/b}N_0$）完成紫杉类化疗联合曲妥珠单抗新辅助治疗后手术病理明确残余浸润灶的患者，旨在比较完成新辅助化疗联合靶向治疗后仍有残余浸润灶的 HER-2 阳性早期乳腺癌辅助治疗接受 T-DM1 对比曲妥珠单抗治疗的疗效。该研究结果发现，辅助阶段接受 T-DM1 治疗的患者浸润性乳腺癌复发或死亡风险低于曲妥珠单抗治疗组（$HR=0.5$，95% CI：0.39～0.64，$P<0.001$）。目前，仍在进行中的 KAITLIN 研究则是在既往没有接受过新辅助治疗的 HER-2 阳性早期乳腺癌患者中比较蒽环类药物序贯 T-DM1+帕妥珠单抗或紫杉类联合双靶向辅助治疗的疗效。该结果也会为 T-DM1+帕妥珠单抗在 HER-2 阳性早期乳腺癌患者辅助治疗中的应用价值提供依据。

（上海交通大学医学院附属仁济医院　杜跃耀　殷文瑾　陆劲松）

参考文献

[1] Hurvitz SA, Martin M, Symmans WF, et al. Neoadjuvant trastuzumab, pertuzumab, and chemotherapy versus trastuzumab emtansine plus pertuzumab in patients with HER2-positive breast cancer (KRISTINE): a randomised, open-label, multicentre, phase 3 trial. Lancet Oncol, 2018, 19 (1): 115-126.

[2] Von Minckwitz G, Huang CS, Mano MS, et al. Trastuzumab Emtansine for Residual Invasive HER2-Positive Breast Cancer. N Engl J Med, 2019, 380 (7): 617-628.

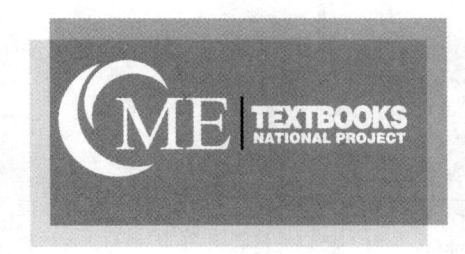

第31章 KATHERINE 研究：T-DM1 用于新辅助治疗后残余浸润灶的 HER-2 阳性乳腺癌

一、概 述

【文献来源】

Von Minckwitz G, Huang CS, Mano MS, et al. Trastuzumab Emtansine for Residual Invasive HER2-Positive Breast Cancer. N Engl J Med, 2019, 380 (7): 617-628.

【研究背景】

接受新辅助治疗后仍有残余浸润病灶的 HER-2 阳性早期乳腺癌患者的复发风险和死亡风险高于达到 pCR 的患者。目前，HER-2 阳性乳腺癌患者术后标准系统治疗主要是完成 1 年曲妥珠单抗治疗。T-DM1 是由曲妥珠单抗偶联细胞毒药物美坦新（DM1）构成的抗体类药物，兼顾了抗体和化疗 2 个方面的优点。对于曾接受过抗 HER-2 靶向治疗和化疗的 HER-2 阳性晚期乳腺癌，相比卡培他滨联合拉帕替尼，T-DM1 表现出较好的疗效和获益。本章旨在比较完成新辅助化疗联合靶向治疗后病灶没有完全缓解仍有残余浸润灶的 HER-2 阳性早期乳腺癌接受辅助 T-DM1 对比曲妥珠单抗治疗的疗效。

【入组条件】

1. 组织学确认的 HER-2 阳性非转移性原发性乳腺癌（$cT_{1\sim4}N_{0\sim3}M_0$，排除 $cT_{1a/b}N_0$）。

2. 完成紫杉类化疗联合曲妥珠单抗靶向治疗后［要求接受过至少 6 个疗程（16 周）传统术前化疗，包括至少 9 周紫杉类化疗和 9 周曲妥珠单抗靶向治疗；允许蒽环类药物和烷化剂药物；允许其他抗 HER-2 靶向药物］，手术病理明确残余浸润灶。

【试验设计】

1. 1 项多中心、随机、开放Ⅲ期临床试验。

2. 首要研究终点为 iDFS（定义为自随机至无浸润性疾病事件或任何原因死亡的时间）。

3. 次要研究终点为浸润性疾病事件（包括第二原发非乳腺癌）、DFS、OS、无远处复发生存期（distant recurrence free survival, DRFS）及安全性。

【试验流程】

KATHERINE 研究试验流程见图 31-1。

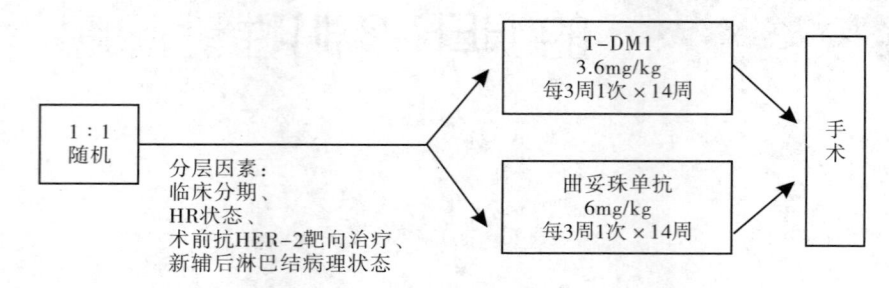

图 31-1　KATHERINE 研究试验流程

【结果】

1. T-DM1 组和曲妥珠单抗组的中位随访时间分别为 41.4 个月和 40.9 个月。T-DM1 组的 3 年 iDFS 和 DRFS 显著优于曲妥珠单抗组（88.3% vs. 77.0%，$HR=0.50$，95%CI：0.39~0.64，$P<0.001$；89.7% vs. 83.0%，$HR=0.60$，95%CI：0.45~0.79）；OS 数据表现出同样的趋势，但无明显差异（$HR=0.70$，95%CI：0.47~1.05，$P=0.08$）。

2. 对于浸润性疾病事件进行的亚组分析表明，不同临床分期、HR 状态、新辅后淋巴结病理状态分层及有无残余浸润灶的各亚组均表现为 T-DM1 治疗获益优于曲妥珠单抗治疗。

3. T-DM1 组和曲妥珠单抗组分别有 71.4% 和 81.0% 的患者完成全部治疗。T-DM1 组发生的不良事件略高于曲妥珠单抗组（98.8% vs. 93.3%）。T-DM1 组≥3 级不良事件的发生率为 25.7%，主要为血小板计数减少（5.7%）和高血压（2.0%），共发生 94 个严重不良事件（12.7%）；曲妥珠单抗组最常见的≥3 级不良事件的发生率为 15.4%，主要为高血压（1.2%）和放疗相关的皮肤损伤（1.2%），共发生 58 个严重不良事件（8.1%）。在 T-DM1 组中，导致停药的最常见不良事件为血小板计数降低（4.2%）、血胆红素水平升高（2.6%）、天门冬氨酸氨基转移酶水平升高（1.6%）、丙氨酸氨基转移酶水平升高（1.5%）、外周感觉神经病变（1.5%）和心室射血分数降低（1.2%）；1 例血小板计数减少的患者死于摔倒后发生的颅内出血。

【结论】

对于完成新辅助化疗联合抗 HER-2 靶向治疗后仍有残余浸润灶的 HER-2 阳性早期乳腺癌患者，T-DM1 辅助治疗较曲妥珠单抗相对降低 50% 的复发及死亡风险，在不同 HR 状态、残余灶大小、新辅助靶向治疗方案等的各亚组中均表现出更优获益。

（上海交通大学医学院附属仁济医院　许雅芊　殷文瑾　陆劲松）

二、专家解读

HER-2 阳性是乳腺癌患者复发和不良预后的强烈相关因素。HER-2 阳性早期乳腺癌接受标准新辅助治疗后 pCR 率在 40%~60%，不能达到 pCR 的患者预后较差。目前，尚缺乏针对这类患者术后治疗的指南。

T-DM1 是由曲妥珠单抗与细胞毒药物 DM1 偶联构成的抗体类药物，是一种美登素衍生物和微管抑制药。它既保留了曲妥珠单抗的活性，又能在 HER-2 阳性的细胞内运输 DM1。TH3RESA 和 EMILIA 2 项Ⅲ期临床研究表明，对于曾接受过抗 HER-2 靶向治疗联合化疗的 HER-2 阳性晚期乳腺癌，相比卡培他滨联合拉帕替尼，T-DM1 表现出较好的疗效和获益。现已批准用于接受过曲妥珠单抗靶向治疗联合紫杉类药物化疗的 HER-2 阳性转移性乳腺癌。

KATHERINE 研究是 1 项多中心、随机、开放的Ⅲ期临床试验，旨在比较完成新辅助化疗联合靶向治疗后病灶缓解或稳定但仍有残余浸润灶的 HER-2 阳性早期乳腺癌患者接受辅助 T-DM1 对比曲妥珠单抗治疗的疗效。该研究表明，对于完成新辅助化疗联合抗 HER-2 靶向治疗后仍有残余浸润灶的 HER-2 阳性早期乳腺癌患者，T-DM1 辅助治疗可能优于曲妥珠单抗。其中，T-DM1 组的 3 年 iDFS 率显著优于曲妥珠单抗组（88.3% $vs.$ 77.0%，$HR=0.50$，95%CI：0.39~0.64），并表现出更优的 3 年 DRFS 率（89.7% $vs.$ 83.0%，$HR=0.60$，95%CI：0.45~0.79）；OS 数据表现出同样的趋势，但无统计学意义（$HR=0.70$，95%CI：0.47~1.05），仍需进一步延长随访时间。

对浸润性疾病事件进行的亚组分析表明，不同临床分期、HR 状态、新辅助后淋巴结病理状态分层及有无残余浸润灶的各亚组均表现为 T-DM1 治疗获益优于曲妥珠单抗治疗。需要注意的是，T-DM1 组与曲妥珠单抗组的首次复发转移事件均包括 5% 的脑转移，这一结果强调了 HER-2 阳性早期乳腺癌的脑转移预防仍处于空白阶段。

该研究的亮点在于对肿瘤精准治疗的进一步诠释，为曲妥珠单抗联合化疗后未达到 pCR 的 HER-2 阳性乳腺癌患者提供了新的治疗思路。然而，KATHERINE 研究尚存在不足之处。本研究中 HER-2 阳性定义为原发灶穿刺活检的 HER-2 过表达或扩增，但新辅助治疗后 HER-2 状态由阳转阴的现象未予特殊考虑。文中也提到，该研究并非针对该类人群的 T-DM1 药物活性，故不显著影响研究的结论。

对于 HER-2 阳性乳腺癌的辅助靶向治疗，其同类研究有 ExteNET 研究，该试验将 2840 例完成新辅助和辅助化疗联合靶向治疗后无疾病复发或转移的 Ⅱ~ⅢC 期 HER-2 阳性乳腺癌患者按 1∶1 比例随机分组，患者每日口服来那替尼 240 mg 治疗 1 年，对比匹配的安慰剂治疗 1 年。结果显示，来那替尼组的 5 年 iDFS 率显著优于较安慰剂组（90.2% $vs.$ 87.7%，$HR=0.73$，95%CI：0.57~0.92，$P=0.0083$）；APHINITY 研究对 4805 例淋巴结阳性或高风险淋巴结阴性的 HER-2 阳性患者随机分组，患者接受术后辅助化疗联合 1 年曲妥珠单抗和帕妥珠单抗（曲妥珠单抗首剂 8 mg/kg，后续 6 mg/kg+帕妥珠单抗首剂 840 mg，后续 420 mg，每 3 周 1 次）双靶向治疗，或接受术后辅助化疗联合 1 年曲妥珠单抗+安慰剂治疗。结果显示，帕妥珠单抗组的疾病复发率显著低于对照组（7.1% $vs.$ 8.7%，$HR=0.81$，95%CI：0.66~1.00，$P=0.045$），其 3 年 iDFS 率分别为 94.1% 和 93.2%。

由于上述研究的试验设计和入组的患者特征不同，3 个研究的结果被限制了可比性，但是启发了临床医师的进一步思考，对于新辅助治疗后不能达到 pCR 的患者，究竟是推荐 T-DM1 作为辅助治疗方案，还是延长靶向治疗的时间，或通过双靶向增强治疗的强度，仍需未来的临床试验深入探究。

（上海交通大学医学院附属仁济医院　许雅芊　殷文瑾　陆劲松）

参考文献

[1] Oda K, Matsuoka Y, Funahashi A, et al. A comprehensive pathway map of epidermal growth factor receptor signaling. Mol Syst Biol, 2005, 1: 10.

[2] Lewis Phillips GD, Li G, Dugger DL, et al. Targeting HER2-positive breast cancer with trastuzumab-DM1, an antibody-cytotoxic drug conjugate. Cancer Res, 2008, 68 (22): 9280-9290.

[3] Junttila TT, Li G, Parsons K, et al. Trastuzumab-DM1 (T-DM1) retains all the mechanisms of action of trastuzumab and efficiently inhibits growth of lapatinib insensitive breast cancer. Breast Cancer Res Treat, 2011, 128 (2): 347-356.

[4] Verma S, Miles D, Gianni L, et al. Trastuzumab emtansine for HER2-positive advanced breast cancer. N Engl J Med, 2012, 367 (19): 1783-1791.

[5] Krop IE, Kim SB, González-Martín A, et al. Trastuzumab emtansine versus treatment of physician's choice for pretreated HER2-positive advanced breast cancer (TH3RESA): a randomised, open-label, phase 3 trial. Lancet Oncol, 2014, 15 (7): 689-699.

[6] Diéras V, Miles D, Verma S, et al. Trastuzumab emtansine versus capecitabine plus lapatinib in patients with previously treated HER2-positive advanced breast cancer (EMILIA): a descriptive analysis of final overall survival results from a randomised, open-label, phase 3 trial. Lancet Oncol, 2017, 18 (6): 732-742.

[7] Krop IE, Kim SB, Martin AG, et al. Trastuzumab emtansine versus treatment of physician's choice in patients with previously treated HER2-positive metastatic breast cancer (TH3RESA): final overall survival results from a randomised open-label phase 3 trial. Lancet Oncol, 2017, 18 (6): 743-754.

[8] Von Minckwitz G, Huang CS, Mano MS, et al. Trastuzumab Emtansine for Residual Invasive HER2-Positive Breast Cancer. N Engl J Med, 2019, 380 (7): 617-628.

[9] Martin M, Holmes FA, Ejlertsen B, et al. Neratinib after trastuzumab-based adjuvant therapy in HER2-positive breast cancer (ExteNET): 5-year analysis of a randomised, double-blind, placebo-controlled, phase 3 trial. Lancet Oncol, 2017, 18 (12): 1688-1700.

[10] Von Minckwitz G, Procter M, de Azambuja E, et al. Adjuvant Pertuzumab and Trastuzumab in Early HER2-Positive Breast Cancer. N Engl J Med, 2017, 377 (2): 122-131.

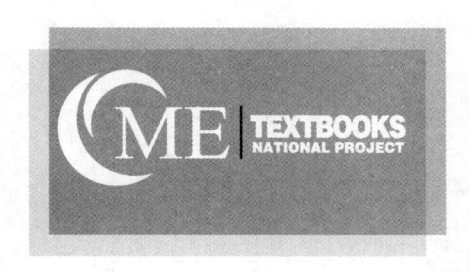

第32章 TBCRC026研究：标准摄取值预测乳腺癌曲妥珠单抗联合帕妥珠单抗新辅助靶向治疗疗效的Ⅱ期临床试验

一、概述

【文献来源】

Connolly RM, Leal JP, Solnes L, et al. TBCRC026: Phase Ⅱ Trial Correlating Standardized Uptake Value With Pathologic Complete Response to Pertuzumab and Trastuzumab in Breast Cancer. J Clin Oncol, 2019, 37 (9): 714-722.

【研究背景】

目前亟需预测靶向治疗获益的指标，本研究的目的是通过评估早期正电子发射计算机断层成像（positron emission tomography-computed tomography，PET-CT）的经去脂体重校正的肿瘤最大摄取值（standard uptake value of lean body mass$_{max}$，SUL$_{max}$）的变化来预测新辅助靶向治疗的敏感性。

【入组条件】

1. ≥18岁的女性。
2. 初治原发性浸润性癌［cT$_{2\sim4(a\sim c)}$，任何N，M$_0$］。
3. ER≥10%。
4. HER-2阳性。
5. ECOG评分0~1分。
6. LVEF≤50%。
7. 器官功能正常。

【试验设计】

1. 1项Ⅱ期临床试验。
2. 主要研究终点为早期PET-CT的SUL$_{max}$变化，用于预测新辅助靶向治疗的敏感性。
3. pCR的定义是乳房及腋窝均无浸润性癌，非pCR包括12周靶向治疗后病理证实还有残余病灶或曲妥珠单抗联合帕妥珠单抗双靶向治疗期间出现疾病进展。

【试验流程】

TBCRC026 研究试验流程见图 32-1。

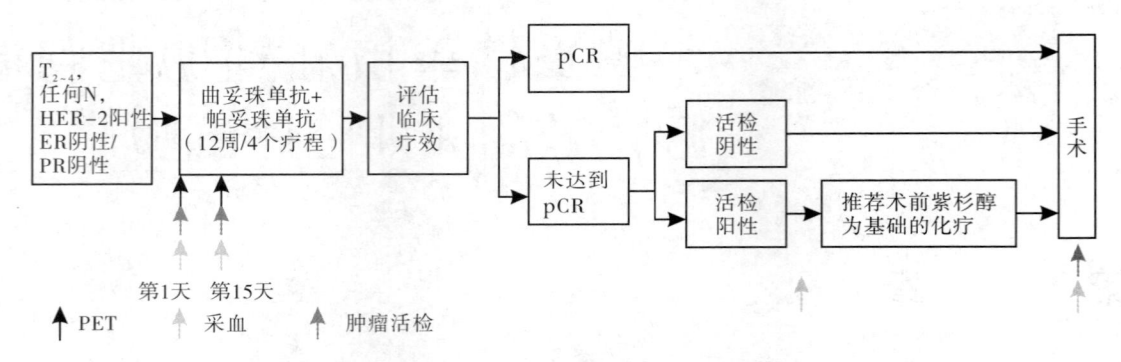

图 32-1 TBCRC026 研究试验流程

注：治疗前及治疗后第 15 天，分别进行 PET-CT 检查

【结果】

1. 本研究共入组 88 例患者（其中 83 例患者可评估），85%（75 例）完成 4 个疗程靶向治疗，单纯双靶向治疗的 pCR 率是 34%，12 个疗程双靶向治疗临床进展或证实还有病灶残留的接受其他新辅助治疗的患者，术后 54%（12/22）达到 pCR。

2. SUL_{max} 值的变化（第 15 天 vs. 第 1 天）用于预测 pCR 的曲线下面积（AUC）是 0.76，具有统计学意义。

3. 达到 pCR 的患者对比未达到 pCR 的患者，15 天后 SUL_{max} 值的下降显著不同（63.8% vs. 33.5%，$P<0.001$），同时第 15 天的 SUL_{max} 绝对值显著不同（1.6 vs. 3.9，$P<0.001$）。

【结论】

早期 PET-CT 的 SUL_{max} 变化能够预测新辅助靶向治疗的敏感性。

（上海交通大学医学院附属仁济医院　王耀辉　殷文瑾　陆劲松）

二、专家解读一

该临床研究采用多中心、前瞻性的设计，对 83 例 ER 阴性、HER-2 阳性的乳腺癌患者（Ⅱ/Ⅲ期）在治疗前及双靶向治疗（帕妥珠单抗及曲妥珠单抗）15 天后分别行 2 次 [18]F-氟代脱氧葡萄糖（[18]F-fluorodeoxy glucose，[18]F-FDG）PET-CT 检查，探讨早期治疗后的 SUL_{max} 及其变化值能否有效预测疗效，即是否能达到 pCR。结果显示，治疗后 15 天的 PET-CT（第 1 天、第 15 天）所提供的 SUL_{max} 及其变化值均能较好预测患者双靶向治疗的疗效，尤其具有很高的阴性预测值。该研究的结果表明，PET-CT（第 1 天、第 15 天）可筛选对双靶向治疗无效，即未能达到 pCR 的患者，提示临床可及早对这部分患者进行干预及治疗方案的重新选择。但值得注意的是，通过这一结果来指导临床决策的制订最终能否改善患者预后仍需进一步的前瞻性研究证实。此外，该研究未对治疗后 PET-CT 检查时间点的选择及其他评估参数的价值进行比较和分析，这也是需要进一步讨论的重点。

（上海交通大学医学院附属仁济医院　陈虞梅　童林军）

三、专家解读二

（一）本研究拟解决临床哪个难题，目前的争议有哪些

对于 ER 阴性、HER-2 阳性早期乳腺癌，NeoSphere 和 WSG-ADAPT 研究发现部分患者术前单纯双靶向（帕妥珠单抗+曲妥珠单抗）新辅助治疗而不化疗的 pCR 近 30%。然而哪些患者可以通过单纯双靶向（帕妥珠单抗+曲妥珠单抗）新辅助治疗而不化疗即可获益成为当前热点。TBCRC026 研究为解决这一临床难题提供一种可行方法。该研究探讨了 ^{18}F-FDG PET-CT 瘦体重（非脂肪体重）校正 SUL_{max} 对 ER 阴性、HER-2 阳性早期乳腺癌单纯双靶向（帕妥珠单抗+曲妥珠单抗）新辅助治疗 pCR 的预测作用。

该研究的结果表明，通过 PET 扫描从基线到开始治疗后 15 天糖摄入量的变化及 15 天时间点的值本身，最能以高敏感性和非常高的阴性预测值预测抗 HER-2 靶向治疗的反应。治疗 2 周后的高糖水平表明肿瘤可能不会对抗体产生完全的反应，需要化疗。如果扫描显示的糖摄入量在 2 周内低于某一水平，抗体治疗足以引发完全的反应。该研究明显为乳腺癌"降级"治疗策略提供依据，在保持疗效的同时最小化毒性。

（二）本研究的结果和可能的亚组分析中的重要亮点

TBCR026 研究为 1 项多中心单组 Ⅱ 期试验，入组 Ⅱ～Ⅲ 期 ER 阴性、HER-2 阳性乳腺癌患者 88 例，接受 4 个疗程的帕妥珠单抗+曲妥珠单抗双靶向新辅助治疗。治疗开始前和治疗开始后 15 天进行 ^{18}F-FDG PET-CT 扫描。结果显示，获得 pCR 的患者与非 pCR 的患者相比，前者 15 天 SUL_{max} 减少的中位百分比显著较高（63.8% vs. 33.5%，$P<0.001$）；前者 15 天 SUL_{max} 减少≥40% 的比例显著较高（86% vs. 46%，$P<0.001$，阴性预测值为 88%，阳性预测值为 49%）；15 天中位 SUL_{max} 显著较低（1.6 vs. 3.9，$P<0.001$）；15 天 SUL_{max}≤3 的比例显著较高（93% vs. 38%，$P<0.001$，阴性预测值为 94%，阳性预测值为 55%）。该研究结果提示，SUL_{max} 的 15 天早期变化能够预测 ER 阴性、HER-2 阳性乳腺癌对 4 个疗程帕妥珠单抗+曲妥珠单抗双靶向新辅助治疗的效果。

该研究最重要的亮点是为 ER 阴性、HER-2 阳性早期乳腺癌找到个体化治疗的方法，用于预测一部分患者应用双靶向治疗就已足够，从而尽可能避免化疗。更为重要的是，与传统的实体瘤反映评估标准（response evaluation criteria in solid tumor，RECIST）疗效评估手段相比，治疗后 15 天的 ^{18}F-FDG PET-CT 摄取值可以早期预测新辅助化疗的疗效。

（三）本研究有无同类的其他研究相类比

新辅助治疗已成为一种标准治疗，新辅助治疗后达到 pCR 预示着较好的长期预后（DFS、OS）。美国 FDA 和欧洲药品管理局将 pCR 作为评估乳腺癌新辅助试验治疗方案的重要观察终点。目前，在乳腺癌新辅助化疗疗效预测方面进行了大量研究，获得了许多有价值的预测乳腺癌新辅助化疗疗效的数据资料，但是至今尚未获得公认有效的预测新辅助化疗疗效的方法。影像学诊断技术具有无创伤性和可重复性强的优点，影像学功能性显像技术在肿瘤的诊断方面也得到了广泛的应用。肿瘤细胞膜转运能力的增强与肿瘤对多种化疗药物耐药相关。因此，与肿瘤细胞膜转运功能相关的功能性影像学诊断技术也被尝试应用于乳腺癌新辅助化疗的疗效预测研究。有研究应用以 ^{99m}Tc、MIBI 为显像剂的放射性核素乳房成像技术测定乳腺癌细胞对含蒽环类药物的新辅助化疗的敏感性。

（四）本研究结论的重要临床和理论意义、获益人群，以及对目前指南和实践的影响

临床研究发现，有10%~35%的乳腺癌患者对新辅助化疗不敏感，对这部分患者来讲，新辅助化疗在未增加疗效的同时，只是带来化学毒性作用和其他局部治疗的延迟。因此，新辅助化疗的疗效预测研究有助于筛选可能从新辅助化疗中获益的患者进行化疗，避免化疗无效的患者进行不必要的术前化疗，从而提高乳腺癌新辅助化疗的pCR率和长期生存率。

TBCR026研究最主要的意义是有望对Ⅱ~Ⅲ期ER阴性、HER-2阳性乳腺癌提供更精准的治疗方法，可以使部分患者用单纯双靶向治疗（曲妥珠单抗和帕妥珠单抗）而避免化疗。同时为形成^{18}F-FDG PET-CT在预测乳腺癌新辅助治疗的疗效方面给予支持，也为推荐方案和指南提供重要的循证医学证据。

（五）研究不足及没有完全解决的相关问题、对未来研究的启发

该研究是前瞻性多中心性的Ⅱ期试验，仍需扩大样本量进行深入研究。有研究表明，患者年龄、月经状态、肿瘤大小、腋窝淋巴结转移状态、肿瘤临床分期、组织学分级等多种潜在的预测因子可影响乳腺癌新辅助化疗的反应。那么TBCR026研究中^{18}F-FDG PET-CT标志物的变化是否与患者年龄、月经状态、肿瘤大小、腋窝淋巴结转移状态、肿瘤临床分期、组织学分级等有关联作用也需要进一步研究。另外，乳腺癌是异质性明显的肿瘤，该研究是否可拓宽用于其他乳腺癌亚型的新辅助治疗也值得探索。

（中国医学科学院肿瘤医院深圳分院　杜彩文；厦门大学附属翔安医院　张国君）

四、专家解读三

PET-CT根据FDG在细胞内的浓聚程度提示肿瘤的代谢活性，反映出肿瘤的有无、负荷和癌细胞的恶性程度等，结合了PET扫描仪和螺旋CT的分子显像检查，其中常用重要的参数有SUV_{max}、SUL（经过去脂肪体重调整后的SUV）。PET-CT不仅可以应用于早期筛查全身是否有肿瘤存在，还可以用于新辅助化疗的疗效评估和转移患者的疗效监测等方面。

ADAPT研究是1项探讨HR阴性、HER-2阳性早期乳腺癌患者接受单纯双靶向治疗是否能取得与双靶向联合化疗同等pCR率的试验。将HR阴性、HER-2阳性早期乳腺癌患者按5∶2比例随机分配到12周曲妥珠单抗+帕妥株单抗±紫杉醇周疗组。结果显示，双靶向联合紫杉醇组的pCR率为90.5%，单纯双靶向组的pCR率为36.3%。因此，有36.3%的ER阴性、HER-2阳性乳腺癌患者可以避免新辅助化疗，从单纯新辅助靶向治疗中即可获益。如何通过一些标志物去预测或寻找这类人群是目前亟须研究的方向。

PET-CT的SUV摄取值变化可以预测新辅助靶向治疗联合化疗的敏感性。本研究设计的目的为通过PET-CT的SUL_{max}值的早期变化来预测新辅助靶向治疗的敏感性。早期SUL_{max}值下降患者的pCR率更高，SUL_{max}值的早期下降能够预测患者的pCR。同时，本研究的亮点在于发现治疗15天后SUL_{max}绝对值越低，患者治疗效果越好。TBCRC008研究是1项PET-CT的FDG摄取值预测HER-2阴性原发性可手术乳腺癌术前系统治疗敏感性的试验。患者随机接受术前12周卡铂联合白蛋白结合型紫杉醇联合伏立诺他（1种去乙酰化酶抑制药）或安慰剂化疗。所有患者在治疗前及治疗15天后完成PET-CT检测。结果发现，系统治疗敏感的患者较不敏感的患者SUL_{max}的基线值显著较高[中位数7.6（4.3~15.1）*vs.* 5.3（1.4~21.0），$P=0.015$]，敏感的患者较不敏感的患

者SUL_{max}的变化更大［中位数63.0（4.4~85.3）vs. 32.9（-84.2~77.1），$P=0.003$］，SUL_{max}变化>50%无论在单因素（$OR=6.6$，95%CI：1.9~27.3，$P=0.004$）还是多因素分析（$OR=5.1$，95%CI：1.4~22.7，$P=0.023$）中均能有效预测pCR。Neo-ALTTO研究是1项比较拉帕替尼、曲妥珠单抗及拉帕替尼联合曲妥珠单抗联合化疗在HER-2阳性患者中新辅助治疗疗效的试验。患者随机分为3组，一组术前接受6周拉帕替尼治疗后序贯12周单周紫杉醇联合拉帕替尼治疗，一组接受6周曲妥珠单抗治疗序贯12周单周紫杉醇联合曲妥珠单抗治疗，一组同时接受6周拉帕替尼、曲妥珠单抗联合治疗序贯12周单周紫杉醇联合拉帕替尼联合曲妥珠单抗治疗。主要研究终点是pCR率。分别在系统治疗前、治疗2周后，以及治疗6周后进行PET-CT检查。结果显示，PET-CT同样可以预测拉帕替尼联合化疗、曲妥珠单抗联合化疗，以及双靶向治疗联合化疗新辅助系统治疗的敏感性。达到pCR的患者对比未达到pCR的患者，平均SUV_{max}值的下降比例在2周时分别为54.3%、32.8%（$P<0.02$），在6周时分别为61.5%、34.1%（$P<0.02$）。

在不同临床研究中我们看到PET-CT基线的检测评估参数对于疗效预测的效能各有不同，但无论是SUV_{max}还是SUL_{max}在治疗前后的变化差值都对pCR具有较好的预测作用。在影像学体积变化之前，PET-CT所示的肿瘤活性或代谢变化能给予医师提供更多的信息，方便其对患者后续疗效判断。

因此，PET-CT可能在预测患者术前治疗的疗效中具有潜在的临床应用价值。对于单纯靶向治疗，早期PET-CT评估能更好地筛选出可从HER-2降阶新辅助治疗中获益的人群。对于其他术前治疗，早期PET-CT评估也能够使得医师通过判断后续疗效尽早做出方案调整。

（上海交通大学医学院附属仁济医院 王耀辉 殷文瑾 陆劲松）

参考文献

[1] Nitz UA, Gluz O, Christgen M, et al. De-escalation strategies in HER2-positive early breast cancer（EBC）: final analysis of the WSG-ADAPT HER2+/HR- phase Ⅱ trial: efficacy, safety, and predictive markers for 12 weeks of neoadjuvant dual blockade with trastuzumab and pertuzumab ± weekly paclitaxel. Ann Oncol, 2017, 28（11）: 2768-2772.

[2] Connolly RM, Leal JP, Solnes L, et al. TBCRC026: Phase Ⅱ Trial Correlating Standardized Uptake Value With Pathologic Complete Response to Pertuzumab and Trastuzumab in Breast Cancer. J Clin Oncol, 2019, 37（9）: 714-722.

[3] Connolly RM, Leal JP, Goetz MP, et al. TBCRC 008: early change in 18F-FDG uptake on PET predicts response to preoperative systemic therapy in human epidermal growth factor receptor 2-negative primary operable breast cancer. J Nucl Med, 2015, 56（1）: 31-37.

[4] Gebhart G, Gámez C, Holmes E, et al. ^{18}F-FDG PET-CT for early prediction of response to neoadjuvant lapatinib, trastuzumab, and their combination in HER2-positive breast cancer: results from Neo-ALTTO. J Nucl Med, 2013, 54（11）: 1862-1868.

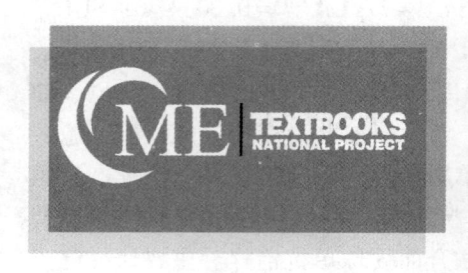

第33章 GeparQuinto 转化性研究：BRCA1/2 突变的三阴型乳腺癌患者贝伐珠单抗新辅助治疗的疗效与预后

一、概述

【文献来源】

Fasching PA, Loibl S, Hu C, et al. BRCA1/2 Mutations and Bevacizumab in the Neoadjuvant Treatment of Breast Cancer: Response and Prognosis Results in Patients With Triple-Negative Breast Cancer From the GeparQuinto Study. J Clin Oncol, 2018, 36 (22): 2281-2287.

【研究背景】

BRCA1/2 突变较常见于 TNBC 患者，11%~17% 的 TNBC 患者存在胚系突变。BRCA1/2 突变患者新辅助治疗是否更敏感，pCR 与预后是否相关尚存在争议，NSABP-B40 研究和 GeparQuinto 研究显示，贝伐珠单抗（bevacizumab）能够提高新辅助治疗的 pCR 率，前者有 DFS 的改善。而 GeparQuinto 研究中贝伐珠单抗的获益见于 TNBC，NSABP-B40 研究中的获益主要见于 HR 阳性患者。本研究旨在评估 pCR 率是否有赖于 BRCA1/2 突变，以及 pCR 是否可转换为 DFS。

【入组条件】

（一）纳入标准

1. 经组织学病理证实为单侧或双侧原发性乳腺癌。
2. 肿瘤病变体检≥2 cm 或超声至少 1 cm。
3. 根据患者病期需考虑辅助化疗 [cT_4 或 cT_3 局部晚期肿瘤；ER 和 PR 阴性；ER 或 PR 阳性；cN+（cT_2）或 pN_{SLN+}（cT_1）]。
4. HER-2 状态已知，阳性定义为免疫组织化学（+++）或 FISH（+）。
5. 18 岁以上。
6. Karnofsky 指数至少为 80%。

（二）排除条件

1. 低风险或中风险患者。
2. 有远处转移的证据。
3. 接受过针对恶性肿瘤的化疗。
4. 接受过对乳腺癌的放疗。
5. 妊娠哺乳期。
6. 既往恶性疾病。
7. 已知或怀疑充血性心力衰竭（>NYHA Ⅰ级）和（或）冠状动脉粥样硬化性心脏病。
8. 既往血栓栓塞。
9. 严重的神经或精神障碍史。
10. 符合NCI标准中2级以上严重程度的运动或感觉神经病。
11. 目前活动感染。
12. 活动性消化性溃疡。
13. 入院6个月内腹部瘘、胃肠穿孔或腹腔脓肿史。
14. 严重的肺部疾病。
15. 不稳定型糖尿病、胰岛素依赖型2型糖尿病。
16. 28天内大手术或伤口不完全愈合。
17. 糖皮质激素使用禁忌证。
18. 已知的对一种研究化合物或结合物质有过敏反应，或已知的二氢嘧啶脱氢酶缺乏症。

【试验设计】

1. 1项多中心、随机、对照Ⅲ期临床试验。
2. 首要研究终点为pCR率。
3. 次要研究终点为毒性和依从性；DFS率和OS率；在HER-2阳性患者中，单独评估脑DFS率；评估根据肿瘤分期（T_{2-3}和T_4）、HR状态［ER和（或）PR阳性 vs. ER和PR阴性］定义的亚组治疗效果，并用最合适的成像方法对前4个疗程的反应进行评估；在化疗结束前和结束后检测和比较预设的分子标志物。
4. 本次研究纳入1948例HER-2阴性组中有678例TNBC患者，其中528例有血样标本检测，至少完成1次化疗。

【试验流程】

GeparQuinto转化性研究试验流程见图33-1。

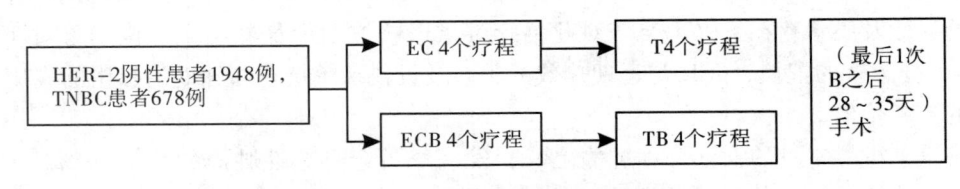

图33-1 GeparQuinto转化性研究试验流程

注：E. 表柔比星，90 mg/m^2；C. 环磷酰胺，600 mg/m^2；T. 多西他赛，100 mg/m^2；B. 贝伐珠单抗，15 mg/kg；每3周为1个疗程；无应答者改为紫杉醇联合或不联合依维莫司

GeparQuinto 转化性研究 BRCA 检测流程见图 33-2。

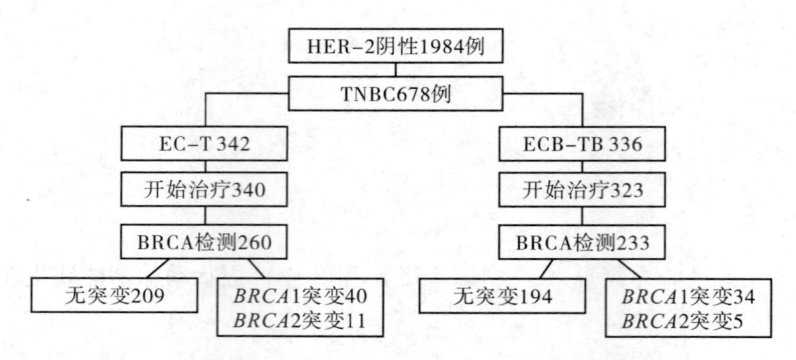

图 33-2 GeparQuinto 转化性研究 BRCA 检测流程

【结果】

1. 贝伐珠单抗组和对照组的 pCR 率分别为 39.9%、30.4%。

2. BRCA1/2 突变者的 pCR 率为 50%，显著高于未突变者的 31.5%（$P=0.001$）；主要见于 BRCA1 突变者（突变 48.6% vs. 未突变 32.5%，$P=0.008$）。

3. BRCA1/2 突变者的 DFS 显著高于野生型患者（$HR=0.644$，95% CI：0.415~0.998，$P=0.047$）。在突变的患者中，获得 pCR 未能获得 DFS 获益（$HR=0.74$，95% CI：0.32~1.69，$P=0.472$）。在非突变的患者中，获得 pCR 的患者 DFS 更好（$HR=0.18$，95% CI：0.11~0.31，$P=0.001$）。

4. 在非贝伐珠单抗组中，BRCA1/2 突变与野生型患者的 pCR 率无显著差异（41.2% vs. 27.8%，$P=0.088$）；在贝伐珠单抗组中，BRCA1/2 突变者的 pCR 率显著高于野生型患者（61.5% vs. 35.6%，$P=0.004$）。无论是突变组还是非突变组，贝伐珠单抗都未能获得 DFS 的获益。

【结论】

对于存在 BRCA1/2 突变的 TNBC，贝伐珠单抗可提高患者新辅助化疗 pCR 率。在接受 EC-T 方案新辅助化疗的患者中，pCR 不能作为 BRCA 突变患者预测 DFS 的指标。

（上海交通大学医学院附属仁济医院　周力恒　殷文瑾　陆劲松）

二、专家解读一

GeparQuinto 研究于 *Journal of Clinical Oncology* 上发表了关于 TNBC 患者在新辅助治疗中应用贝伐珠单抗的疗效及患者存在 BRCA 突变对此治疗效果影响方面的最新结果，该结果对 TNBC 的治疗、BRCA 突变患者的把控、pCR 与远期疗效的关系及贝伐珠单抗在新辅助治疗中的应用等方面都有很重要的参考价值。

乳腺癌是全世界常见的女性恶性肿瘤之一，发病率占全身恶性肿瘤的 7%~10%。TNBC 是指 ER、PR 和 HER-2 的表达均为阴性的乳腺癌，占所有乳腺癌病理类型的 10%~20%。大多数 TNBC 患者发病年龄较轻，组织学分级在Ⅲ级以上，较其他乳腺癌亚型更具侵袭性，缺乏有效的治疗靶点，具有预后差、复发率高、转移率高和病死率高的特点，近年来成为乳腺癌研究的焦点。对于

TNBC 的新辅助治疗医师普遍接受的仍是蒽环类药物和紫杉类药物为基础的化疗方案，尽管治疗上方案的选择相对一致，但同样的化疗方案患者的反应相差很大。2011 年，有研究通过对 386 个肿瘤基因表达进行分析，确定了 TNBC 的 6 种亚型，即基底样 1 型（BL1）、基底样 2 型（BL2）、免疫调节型（IM）、间质型（M）、间质干细胞型（MSL）、雄激素受体型（LAR），说明 TNBC 相对复杂。在 TNBC 的新辅助治疗中，患者总体对于化疗比较敏感，临床反应率高，当给予包含蒽环类和紫杉类药物的方案进行新辅助化疗时，pCR 率可达 30%～50%。BRCA 基因突变率在 TNBC 中显著升高，并且携有突变的这部分患者接受新辅助治疗的临床反应率更好，pCR 率也更高，而且 BRCA 突变肿瘤的 EGFR 往往过表达，由此 BRCA 与贝伐珠单抗顺理成章地联系起来了。那么，对于携带 BRCA 基因突变的这部分 TNBC 患者是不是可以优化新辅助化疗的方案？高的 pCR 率最后能否真正转化为生存受益？带着这些问题再来回顾这部分研究结果，可能会另有收获。

在 GeparQuinto（Ⅲ期）研究中根据 HER-2 状态将患者纳入不同的治疗组，HER-2 阴性患者的纳入目的是检验贝伐珠单抗在新辅助治疗中的疗效，本次更新的试验数据补充了 TNBC 部分的基因检测结果，并在此基础上进一步分析了 GeparQuinto 研究中 BRCA1/2 突变对于 TNBC 患者接受 EC-T 方案新辅助化疗联合贝伐珠单抗对 pCR 率及 DFS 的影响。研究者计划通过这样的分析来探讨 BRCA1/2 突变与贝伐珠单抗在新辅助治疗中获益的关系。

GeparQuinto 研究共纳入 HER-2 阴性乳腺癌 1948 例，其中 TNBC 678 例。BRCA1/2 基因相关的数据显示，最终 493 例 TNBC 患者得到了种系 DNA 测序结果，明确了 BRCA 基因的状态，共有 90 例 BRCA1/2 突变（18.3%），其中 BRCA1 突变 74 例（82.2%），BRCA2 突变共 16 例（17.8%）。根据此结果进一步分析患者治疗后的疗效，BRCA1/2 突变组的 pCR（ypT_0/ypN_0）率明显高于非突变组（50.0%>31.5%）（$OR=2.17$，95%CI：1.37～3.46，$P=0.001$）；BRCA1 突变组的 pCR 率明显高于非突变组（$OR=1.97$，95%CI：1.20～3.25，$P=0.008$）；而 BRCA2 突变组的 pCR 率虽然高于非突变组，但没有统计学差异（$OR=2.48$，95%CI：0.91～6.77，$P=0.106$）。此外，该研究还选择了另 1 个 pCR 定义标准（$ypT_{0/is}ypN_0$）对数据重新进行统计，也得到相似的结果。在预后方面，BRCA1/2 突变组的 DFS 明显优于非突变组（$HR=0.644$，95%CI：0.415～0.998，$P=0.047$），但是 BRCA1/2 突变组中 pCR 患者的 DFS 并没有优于非 PCR 患者（$HR=0.74$，95%CI：0.32～1.69，$P=0.472$）；相反，在非突变组中，pCR 患者的 DFS 优于非 pCR 患者（$HR=0.18$，95%CI：0.11～0.31，$P=0.001$）。也就是说，尽管 BRCA1/2 突变组的 pCR 率高于非突变组，但是最终没能转化为 DFS 的获益。

BRCA 是目前发现的乳腺癌高外显率的抑癌基因，它的突变与乳腺癌的发生、发展密切相关，BRCA 基因突变携带者罹患乳腺癌的风险显著提高，而对于乳腺癌患者来说，携带 BRCA 基因突变的患者患对侧乳腺癌的风险也明显增加。在 TNBC 中，BRCA 基因突变率较其他分子分型的乳腺癌更高，对于新辅助治疗的反应率也更高，约 1/3 的患者可以获得 pCR。也有研究表明，如 GeparSixto 研究、CALGB 40603 研究等，在常规化疗方案的基础上增加铂类药物可以进一步提高 pCR 率。由此，我们可以推测 BRCA 基因突变可能成为 TNBC 治疗的潜在靶点。目前，OlympiAD 研究等也正是按此思路进行研究设计，已经得到了不错的数据。

对于 pCR 能否转化为生存获益的问题，争议已久。CTNeoBC 汇总分析显示乳腺癌患者新辅助治疗后 pCR 与长期临床获益相关，但以当时纳入的各项试验作为研究对象，并没有看到相同的结论。近期，特别是在 TNBC 领域里也有研究得到类似的结论，2014 年公布的 GeparQuinto 研究的随访结果显示，在新辅助化疗中添加贝伐珠单抗对比单纯化疗，提高了 pCR 率，但未能明显延长 DFS 和 OS，TNBC 亚组的结果也类似。CALGB 40603 研究显示，在Ⅱ～Ⅲ期 TNBC 的新辅助化疗中添加卡铂或贝伐珠单抗能明显提高 pCR 率，但在文章发表时未报道 pCR 的提高能否带来长期的生存获益。最近1项研究提出了1个问题，即 BRCA 突变的 TNBC 患者新辅助治疗后的 pCR 与长期预后无明确相关，其是否属于一个特殊的亚群体存在呢？这样的研究结果发人深省，也迫使 pCR 能否作为 DFS 及 OS 的替代研究终点的问题重返人们的视野，期待更加深入的研究能够解答这一问题。

关于贝伐珠单抗相关的数据，在携带 BRCA1/2 突变的 90 例患者中，43%接受贝伐珠单抗治疗，57%接受单独化疗。不论在哪个治疗组，BRCA1/2 突变患者的 pCR 率均高于非突变的患者（50.0% vs. 31.5%，P=0.001）；然而，在携带 BRCA1/2 突变的患者中，较高的 pCR 率与 DFS 改善不相关。在接受贝伐珠单抗治疗的患者中，携带 BRCA1/2 突变患者的 pCR 率高于非突变的患者（61.5% vs. 35.6%，P=0.004）。尽管 pCR 率存在很大差异，但这没有转化为对 DFS 的影响。在 BRCA1/2 突变的患者中，与贝伐珠单抗治疗相关的 DFS 的 HR 为 1.39（95% CI：0.61~3.15），而在非突变的患者中，DFS 的 HR 为 1.02（95% CI：0.74~1.40），交互作用 P=0.451。

在分子水平上，一些临床前研究和临床数据表明，DNA 修复、缺氧和血管内皮生长因子信号通路之间存在联系。抗血管生成药物治疗肿瘤可诱导缺氧，而缺氧可下调不同的 DNA 修复机制。贝伐珠单抗是抑制肿瘤血管新生、拮抗 VEGF 的重组单克隆抗体，它可与 VEGF 结合并阻断其生物活性，最终导致肿瘤细胞的致命性合成。贝伐珠单抗对乳腺癌预后的影响在 2 项大型新辅助化疗研究（NSABP-B40 研究和 GeparQuinto 研究）中进行了测试，这 2 项研究均显示贝伐珠单抗的应用提高了 pCR；但只有 NSABP-B40 研究表明，添加贝伐珠单抗能够改善 DFS。相关的研究还有 GeparSixto 研究、CALGB 40603 研究等，结果均未显示高 pCR 率向远期获益的转化。因此，对于贝伐珠单抗的选择仍需谨慎，现有的证据不足以奠定其地位。在未来 TNBC 的研究中，选择更同质化的人群，采用更优的临床设计，可能会更好地明确贝伐珠单抗在新辅助化疗中的适应人群及新辅助治疗后 pCR 与远期生存之间的内在关联性，从而指导个体化的治疗。

总之，通过对 GeparQuinto 研究中 BRCA 基因检测结果及贝伐珠单抗疗效的分析可以看出，对于携带 BRCA1/2 突变的 TNBC 患者经过新辅助治疗后能够获得较非突变患者更高的 pCR 率，同时给予携带 BRCA1/2 突变的 TNBC 患者常规新辅助化疗，pCR 率高于仅接受常规化疗方案的，但这两部分的高 pCR 率均没有转化为长期的 DFS 和 OS 获益。得出这样的结论可能有如下原因：① BRCA1/2 突变患者仅 90 例，不足全部入组患者数的 20%，以如此少的样本量来分析基因突变、治疗方式及 pCR 对预后的影响是不够的，在研究结尾其作者也提出也许整合 GeparSixto、GeparQuinto、NSABP-B40 和 CALGB 40603 等研究的结果会给我们提供一个更全面、更有说服力的结论；② 贝伐珠单抗在 TNBC 新辅助治疗领域的疗效，以目前的数据还不足以给人们信心，需要更多、更高级的循证医学证据去探索；③ 从 GeparQuinto 研究公布的数据中还发现，在这样特定的人群中，pCR 率没有转化为生存获益，这样的结果从数学模型的角度分析，一种情况是，在 pCR 率显著提高的同时，远期生存可能有小幅提高，虽然不具有统计学意义，但是生存获益的确是存在的；另一种情况是，在这个亚人群中 pCR 率的提高确实不能转化为生存获益。如何来证实是何种情况，还需更多的研究数据来解答。

（中国医科大学附属第一医院 张 磊 金 锋 石 晶）

三、专家解读二

GeparQuinto 研究是 1 项大型的前瞻性Ⅲ期临床试验，目的是评估新辅助化疗联合贝伐珠单抗（B）、依维莫司及拉帕替尼（L）在乳腺癌新辅助化疗中的疗效。研究分成 3 个部分，对于 HER-2 阳性的患者随机接受 EC-TH（表柔比星+环磷酰胺序贯多西他赛+曲妥珠单抗）或 EC-TL（表柔比星+环磷酰胺序贯多西他赛+拉帕替尼）的新辅助治疗。HER-2 阴性的患者则随机接受 EC-T（表柔比星+环磷酰胺序贯多西他赛）联合或不联合贝伐珠单抗的治疗。若 4 个疗程 EC 治疗后患者在超声影像上未表现出反应性，则将随机接受单周紫杉醇联合或不联合依维莫司的治疗。前期的研究结果显示，在 HER-2 阴性的患者中，EC-T 联合贝伐珠单抗的 pCR 率为 18.4%，对照组为 14.9%，联合组的完全缓解率显著提高（$OR=1.29$，$95\%CI$：$1.02\sim1.65$，$P=0.04$）。在 TNBC 患者中，联合组的 pCR 率由 27.9% 提高到 39.3%（$P=0.003$）。而在 HR 阳性的亚组中，联合组与对照组的 pCR 率无显著差异（7.8% vs. 7.7%，$P=1.00$）。在非早期应答的患者中，紫杉醇联合依维莫司与单药紫杉醇相比较，未能提高 pCR 率。经过 3.8 年的中位随访，这些患者 3 年的 DFS 率和 OS 率分别为 80.8% 和 89.7%。联合贝伐珠单抗未能提高患者的 DFS 率（$HR=1.03$，$P=0.784$）及 OS 率（$HR=0.974$，$P=0.842$），在 TNBC 患者中的预后也未改善。

BRCA 突变较常见于 TNBC 患者，BRCA 突变对化疗是否更敏感，对贝伐珠单抗治疗的反应是否更敏感，以及 BRCA 突变对患者生存的影响都是临床关心的问题。本研究基于 GeparQuinto 这一大样本的Ⅲ期临床试验来开展针对 BRCA 突变预测作用的探索性研究。结果显示，在使用贝伐珠单抗组中，BRCA 突变的患者 pCR 率显著提高。

如果以 BRCA 突变为条件，在突变的患者中可以发现使用贝伐珠单抗与不使用者比较，pCR 率无提高（$P=0.088$）；而在 BRCA 野生型的患者中，使用贝伐珠单抗对比不使用者显著提高了 pCR 率（$P=0.042$）。这 2 个比较是研究者未给出的，但是根据数据分析的结果我们也可以这样认为，BRCA 突变或许是提高 pCR 率的一个影响因素，无论患者是否接受贝伐珠单抗，BRCA 突变和贝伐珠单抗两者间不存在交互作用（$P=0.341$）。

同样 BRCA 突变或许也是一个预后较好的预测因素，BRCA 突变的患者无论是否获得 pCR，预后都相对较好；无论是否使用贝伐珠单抗，患者的 DFS 都较好。但是在无 BRCA 突变的患者中，获得 pCR 的患者 DFS 显著提高，但贝伐珠单抗的使用未获得 DFS 的获益。

GeparSixto 是另 1 项在 TNBC 中评估新辅助化疗疗效的临床研究。其在 TNBC 中证实了在蒽环类药物、紫杉醇、贝伐珠单抗新辅助化疗的基础上加用卡铂可以显著增加 pCR 率。该研究同样也聚焦于 BRCA1/2 突变对治疗的预测作用，研究中所有患者均接受贝伐珠单抗的治疗，主要评估的是 BRCA 突变与卡铂的相关性。结果发现，在卡铂组中，BRCA 突变（66.7%）与野生型（65.4%）患者的 pCR 率相似；在非卡铂组中，BRCA 突变患者的 pCR 更高（66.7% vs. 36.4%，$P=0.008$）。从另一角度来看，BRCA 突变的患者无论是否使用卡铂，pCR 率相似；而非突变组中，使用卡铂可以提高 pCR 率（36.4% vs. 55%，$P=0.004$），进一步改善 DFS 率（无卡铂 73.5%，有卡铂 85.3%，$HR=0.53$，$95\%CI$：$0.29\sim0.96$，$P=0.04$）。

综合这 2 项研究，结果提示我们 BRCA 突变或许可作为患者预后较好的指标，这类患者在 DNA 修复的通路上功能异常，因此对各类药物的治疗均较敏感，即使未获得 pCR 也同样可获得较好的预后。尽管 BRCA 突变是增加乳腺癌患病风险的因素，但是这类乳腺癌患者的生存并不比其他乳腺癌差，她们或许对治疗更敏感。这在早期乳腺癌患者的随访中也有类似的发现，BRCA 突变的患者与所有乳腺癌患者相比，OS 率相似；在 TNBC 中，BRCA 突变的患者 OS 与其他患者相似，在随访 2 年的时候，BRCA 突变的患者 OS 更佳。

本研究中患者的 BRCA 突变所占比例较少，血液标本的留取可能存在偏倚，结论来自于探索性研究，前瞻性的研究需进一步开展。尽管只有 90 例突变患者，但仍属于相对大样本的研究，BRCA 突变在 TNBC 患者的新辅助治疗预测作用，结果仍有一定的临床意义。

（上海交通大学医学院附属仁济医院　周力恒　殷文瑾　陆劲松）

参考文献

[1] Fasching PA, Loibl S, Hu C, et al. BRCA1/2 Mutations and Bevacizumab in the Neoadjuvant Treatment of Breast Cancer: Response and Prognosis Results in Patients With Triple-Negative Breast Cancer From the GeparQuinto Study. J Clin Oncol, 2018, 36 (22): 2281-2287.

[2] Saha P, Nanda R. Concepts and targets in triple-negative breast cancer: recent results and clinical implications. Ther Adv Med Oncol, 2016, 8 (5): 351-359.

[3] Lehmann B, Bauer J, Chen X, et al. Identification of human triple-negative breast cancer subtypes and preclinical models for selection of targeted therapies. J Clin Invest, 2011, 121 (7): 2750-2767.

[4] Liu YR, Jiang YZ, Xu XE, et al. Comprehensive transcriptome analysis identifies novel molecular subtypes and subtype-specific RNAs of triple-negative breast cancer. Breast Cancer Res, 2016, 18 (1): 33.

[5] Cortazar P, Zhang L, Untch M, et al. Pathological complete response and long-term clinical benefit in breast cancer: The CTNeoBC pooled analysis. Lancet, 2014, 384 (9938): 164-172.

[6] Hahnen E, Lederer B, Hauke J, et al. Germline mutation status, pathological complete response, and disease-free survival in triple-negative breast cancer: Secondary analysis of the GeparSixto randomized clinical trial. JAMA Oncol, 2017, 3 (10): 1378-1385.

[7] Sikov WM, Berry DA, Perou CM, et al. Impact of the addition of Carboplatin and/or Bevacizumab to neoadjuvant once-per-week Paclitaxel followed by dose-dense Doxorubicin and Cyclophosphamide on pathologic complete response rates in stage Ⅱ to Ⅲ triple-negative breast cancer: CALGB 40603 (Alliance). J Clin Oncol, 2015, 33 (1): 13-21.

[8] Robson M, Im SA, Senkus E, et al. Olaparib for Metastatic Breast Cancer in Patients with a Germline BRCA Mutation. N Engl J Med, 2017, 377 (6): 523-533.

[9] Von Minckwitz G, Loibl S, Untch M, et al. Survival after neoadjuvant chemotherapy with or without Bevacizumab or Everolimus for HER2-negative primary breast cancer (GBG 44-GeparQuinto). Ann Oncol, 2014, 25 (12): 2363-2372.

[10] Paluch-Shimon S, Friedman E, Berger R, et al. Neo-adjuvant doxorubicin and cyclophosphamide followed by paclitaxel in triple-negative breast cancer among BRCA1 mutation carriers and non-carriers. Breast Cancer Res Treat, 2016, 157 (1): 157-165.

[11] Bear HD, Tang G, Rastogi P, et al. Neoadjuvant plus adjuvant bevacizumab in early breast cancer [NSABP B-40 (NRG Oncology)]: Secondary outcomes of a phase 3, randomized controlled trial. Lancet Oncol, 2015, 16 (9): 1037-1048.

[12] Von Minckwitz G, Eidtmann H, Rezai M, et al. Neoadjuvant chemotherapy and bevacizumab for HER2-negative breast cancer. N Engl J Med, 2012, 366 (4): 299-309.

[13] Copson ER, Maishman TC, Tapper WJ, et al. Germline BRCA mutation and outcome in young-onset breast cancer (POSH): a prospective cohort study. Lancet Oncol, 2018, 19 (2): 169-180.

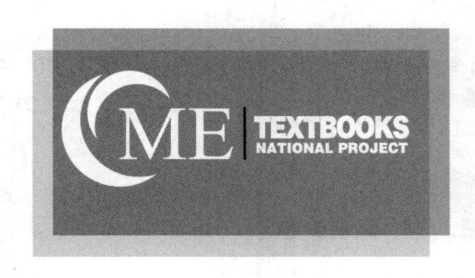

第34章 PALLET研究：哌柏西利联合来曲唑新辅助治疗方案在ER阳性早期乳腺癌中的Ⅱ期随机临床试验

一、概 述

【文献来源】

Johnston S, Puhalla S, Wheatley D, et al. Randomized Phase Ⅱ Study Evaluating Palbociclib in Addition to Letrozole as Neoadjuvant Therapy in Estrogen Receptor-Positive Early Breast Cancer: PALLET Trial. J Clin Oncol, 2019, 37 (3): 178-189.

【研究背景】

内分泌治疗对于HR阳性乳腺癌是恶性肿瘤靶向治疗的一个成功典范，但是内分泌治疗耐药是比较棘手的问题，靶向其他通路是逆转内分泌治疗耐药的一个方法。CDK4/6抑制药可以治疗ER阳性晚期乳腺癌。本研究旨在评估哌柏西利联合来曲唑对于ER阳性乳腺癌新辅助治疗的疗效。

【入组条件】

1. 绝经后ER阳性、HER-2阴性乳腺癌。
2. 单侧、可手术的乳腺癌。
3. 肿块≥2 cm（超声评估）。
4. 无远处转移。

【试验设计】

1. 1项随机、多中心、Ⅱ期临床新辅助治疗试验。
2. 主要研究终点为临床有效率、Ki-67的变化。
3. 次要研究终点为pCR率、手术方式的变化和安全性。

【试验流程】

PALLET研究试验流程见图34-1。

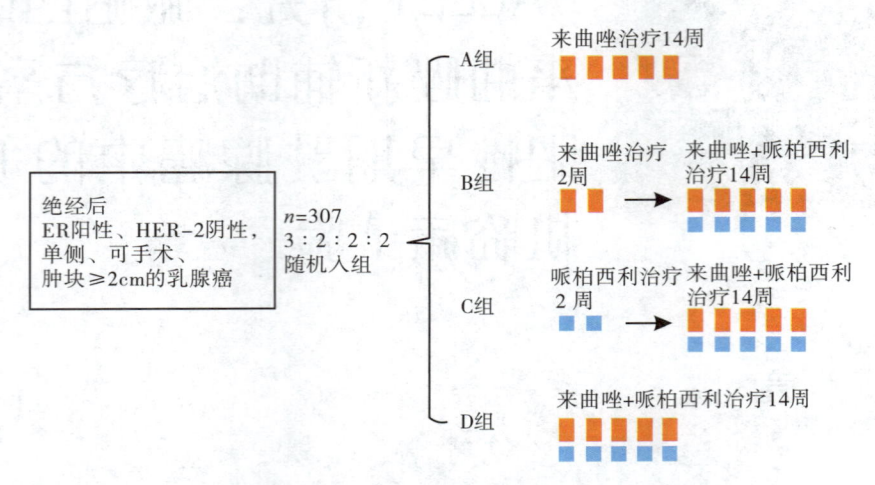

图 34-1 PALLET 研究试验流程

注：来曲唑 2.5 mg/d；哌柏西利 125 mg/d（服用 3 周，停药 1 周）

【结果】

1. 临床有效率 来曲唑单药治疗组与联合治疗组（B组+C组+D组）相比，完全缓解（CR）+部分缓解（PR）的患者分别为 49.5% 和 54.4%，疾病进展的患者分别为 5.4% 和 3.2%，2 组无显著差异（$P=0.20$）。

2. pCR 率和新辅助治疗后手术方式 来曲唑单药治疗组与联合治疗组（B组+C组+D组）相比，2 组无显著差异（$P=1.00$）。

3. Ki-67 的变化 基线至治疗结束，联合治疗组与来曲唑单药组相比，Ki-67 降低更多（-4.1 vs. -2.2，$P<0.001$）。基线至治疗 2 周，仅用哌柏西利（C组+D组）与仅用来曲唑（A组+B组）相比，Ki-67 降低更多（-3.1 vs. -1.3，$P<0.001$）。

4. 完全的细胞周期阻滞（CCCA） 定义为 Ki-67≤2.7%，联合治疗组与来曲唑单药组相比，更多的患者达到 CCCA（90.4% vs. 58.5%，$P<0.001$）。

5. 裂解的 PARP（c-PARP） c-PARP 是 1 项评估凋亡的指标。基线至治疗结束，联合治疗组与来曲唑单药组相比，c-PARP 降低更多（-0.8 vs. -0.42，$P<0.001$）。基线至治疗 2 周，仅用哌柏西利（C组+D组）与仅用来曲唑（A组+B组）相比，c-PARP 降低更多（-0.3 vs. -0.1，$P=0.004$）。

6. 不良事件 大部分不良事件是 1 或 2 级。联合治疗组中 3 级及以上的不良事件更多（$P<0.001$）。

【结论】

对于 ER 阳性乳腺癌，哌柏西利联合来曲唑新辅助治疗显著抑制肿瘤细胞的增生，但是在治疗 14 周时临床有效率没有改善，可能和凋亡的减少有关。

（上海交通大学医学院附属仁济医院 杜跃耀 殷文瑾 陆劲松）

二、专家解读

CDK4/6-cyclin D1是一条重要的细胞周期调控通路,以靶向CDK4/6-cyclin D1信号通路为特征的3种CDK4/6特异性抑制药在临床研究中展现出很好的疗效。作为全球首个CDK4/6抑制药,哌柏西利联合内分泌治疗在晚期乳腺癌的一线和二线治疗中有效,在二线治疗中也可以提高OS。

PALLET研究是1项旨在评估哌柏西利联合来曲唑对于ER阳性乳腺癌新辅助治疗疗效的随机、多中心、Ⅱ期临床试验。该研究显示,对于ER阳性乳腺癌,哌柏西利联合来曲唑的新辅助治疗显著抑制肿瘤细胞的增生,但临床有效率没有改善。和具有细胞毒作用的化疗药物相比,内分泌治疗药物具有抑制细胞生长的作用。对于生长较缓慢的ER阳性乳腺癌,在抑制肿瘤细胞增生为主要作用的治疗中,肿瘤缩小比较慢。对于ER阳性乳腺癌,肿瘤直径最大程度的缩小需要9~12个月,本研究中新辅助治疗时间仅为14周,可能是临床有效率没有改善的1个原因。此外,本研究首次发现,使用c-PARP作为评估凋亡的治疗,哌柏西利联合来曲唑治疗组凋亡减少,这一结果也可以解释联合治疗组显著抑制肿瘤细胞的增生,然而肿瘤大小却没有发生显著变化。

既往的新辅助内分泌治疗的临床研究发现,在ER阳性早期乳腺癌中,Ki-67的显著降低可以较好地预测治疗效果。对于PALLET研究,CDK4/6抑制药新辅助治疗后Ki-67的降低是否能转化为后续辅助研究中的生存获益尚不可知。

CDK4/6抑制药作为新辅助治疗的临床研究已经开展,NeoPalAna研究是1个小样本的单臂试验,目的是评估哌柏西利在Ⅱ~Ⅲ期ER阳性、HER-2阴性乳腺癌新辅助治疗中的抗增生作用,主要研究终点为完全的细胞周期阻滞(CCCA)。结果显示,治疗2周后达到CCCA的患者较基线时显著增加。NeoMONARCH研究评估了另1个CDK4/6抑制药阿贝西利在ER阳性、HER-2阴性乳腺癌新辅助治疗中的抗增生作用。结果显示,联合治疗组Ki-67显著降低,达到CCCA的患者更多。这2项研究的结果和PALLET研究的结果是一致的。NeoPalAna研究发现,哌柏西利的治疗疗效与*RB*1基因的突变相关,而在NeoMONARCH研究中未发现与阿贝西利疗效相关的分子标志物。对于PALLET研究,其结果进一步肯定了CDK4/6抑制药在绝经后ER阳性乳腺癌中的治疗作用。另外,相关分子标志物的研究可以明确从CDK4/6抑制药治疗中的获益人群也非常重要。

(上海交通大学医学院附属仁济医院　杜跃耀　殷文瑾　陆劲松)

参考文献

[1] Ma CX, Gao F, Luo J, et al. NeoPalAna: Neoadjuvant Palbociclib, a Cyclin-Dependent Kinase 4/6 Inhibitor, and Anastrozole for Clinical Stage 2 or 3 Estrogen Receptor-Positive Breast Cancer. Clin Cancer Res, 2017, 23 (15): 4055-4065.

[2] Abemaciclib shows promise for early breast cancer. Cancer Discou, 2017, 7 (2): 119-120.

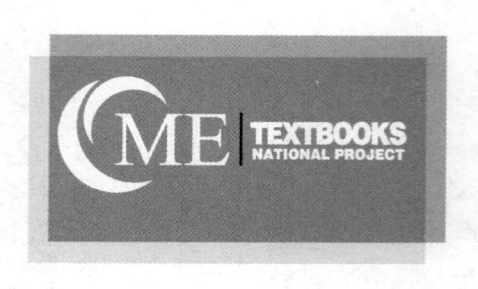

第35章 TREND 研究：接受来曲唑新辅助内分泌治疗的绝经前局部晚期乳腺癌患者联合使用地加瑞克或曲普瑞林的随机 Ⅱ 期临床试验

一、概　　述

【文献来源】

Dellapasqua S, Gray KP, Munzone E, et al. Neoadjuvant Degarelix Versus Triptorelin in Premenopausal Patients Who Receive Letrozole for Locally Advanced Endocrine-Responsive Breast Cancer: A Randomized Phase Ⅱ Trial. J Clin Oncol, 2019, 37 (5): 386-395.

【研究背景】

对于<50岁的乳腺癌患者，OFS 的应用可提高 DFS 及 OS。目前，对于绝经前内分泌治疗敏感的乳腺癌患者，OFS 在晚期乳腺癌和辅助/新辅助治疗组中也具有重要地位。GnRH 激动药（GnRH angonist，GnRHa）可与垂体上的 GnRH 受体（GnRHR）结合，影响垂体释放促性腺激素，发挥卵巢抑制的功能。地加瑞克（degarelix）是一种 GnRH 抑制药，在男性中可抑制睾酮水平，已被运用于前列腺癌的治疗中，其在乳腺癌中对卵巢抑制的效果尚不可知。本研究旨在探究对于绝经前接受来曲唑新辅助内分泌治疗的乳腺癌患者，随机使用地加瑞克与曲普瑞林产生 OFS 的效率异同。

【入组条件】

1. 绝经前女性乳腺癌患者。
2. $cT_{2\sim 4b}N_{0\sim 3}M_0$。
3. ER>50%，PR>50%，HER-2 阴性。
4. 排除 12 个月内接受过 GnRHa/选择性 ER 受体调节药（selective estrogen receptor modulators，SERMs）/AI 治疗的患者。
5. 排除 2 个月内接受过激素治疗的患者。

【试验设计】

1. 1项随机、双臂、开放、多中心的Ⅱ期临床试验。

2. 主要研究终点为达到OFS的时间[OFS状态定义为血清雌二醇（estradiol，E_2）水平≤2.72pg/ml]。

3. 次要研究终点为总缓解率、手术后病理淋巴结阴性率、保乳率、Ki-67变化、患者报告的内分泌症状。

【试验流程】

TREND研究试验流程见图35-1。

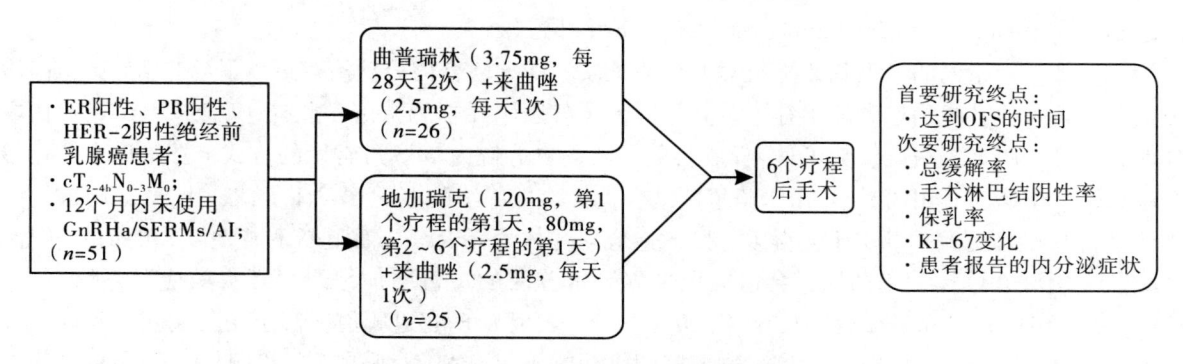

图35-1 TREND研究试验流程

注：血清雌激素测定时间为基线，第1个疗程的第1、3、7、14天，第2~6个疗程的第1天；每28天为1个疗程

【结果】

1. 自2014年2月到2017年1月，共有51例ER阳性（ER>50%）、PR阳性（PR>50%）、HER-2阴性浸润性乳腺癌患者入组。患者随机分组至曲普瑞林+来曲唑组（$n=26$）和地加瑞克+来曲唑组（$n=25$）。

2. 主要研究终点显示，第1个疗程结束后（第29天），所有患者均达到OFS状态。地加瑞克+来曲唑组较曲普瑞林+来曲唑组更快达到OFS状态（中位时间3天 vs. 14天，HR=3.05，90% CI：1.65~5.65，P<0.001）。且地加瑞克+来曲唑组的患者在后续第2~6个疗程治疗中均可维持OFS状态，而曲普瑞林+来曲唑组中有15.4%的患者出现OFS逃逸（E_2>2.72pg/ml）。

3. 次要研究终点显示，地加瑞克+来曲唑组较曲普瑞林+来曲唑组，在淋巴结阴性率（43.5% vs. 34.6%）、保乳率（52.2% vs. 42.3%）方面，前者均较佳。

4. Ki-67变化（治疗前基础Ki-67较6个疗程治疗后Ki-67值变化） 地加瑞克+来曲唑组降低10%（90% CI：-13.5%~-5.5%，P=0.001），曲普瑞林+来曲唑组降低9.5%（90% CI：-15.0%~-6.0%，P=0.005），2组间无显著差异（P=0.55）。

5. 总缓解率与ORR显示，45.1%的患者疗效评估为PR，47.1%的患者评估为SD。地加瑞克+来曲唑组（44.0%）较曲普瑞林+来曲唑组（46.2%）的ORR绝对差异为-2.2%（90% CI：-25.1%~20.8%）。

6. 不良事件显示，2组均无治疗相关的4级不良事件，仅曲普瑞林+来曲唑治疗组有2例患者出现3级不良事件（分别为高血压和贫血）。

【结论】

对于绝经前 ER 阳性、PR 阳性、HER-2 阴性局部晚期乳腺癌患者，使用地加瑞克+来曲唑较曲普瑞林+来曲唑可更快实现 OFS，并维持更稳定的 OFS 状态。

（上海交通大学医学院附属仁济医院　沙　瑞　殷文瑾　陆劲松）

二、专家解读一

TREND（Ⅱ期）研究首次在乳腺癌治疗中使用 GnRH 拮抗药（degarelix），并且证实在 OFS 方面，效果优于 GnRHa（triptorelin），而且不良事件可控。

近年来，一系列的大型临床随机对照试验证实，OFS 联合内分泌治疗可以显著提高绝经前 HR 阳性中、高风险乳腺癌患者的生存率，并且写入了各版国际临床指南。此外，OFS 联合 AI 对比联合他莫昔芬，DFS 率获益优势可达 4%。目前，药物去势作为 OFS 最常用的方式，在临床中应用最普遍的是 GnRHa。GnRHa 与 GnRH 竞争性结合垂体促性腺细胞上的 GnRH 受体，由于 GnRHa 与受体结合的亲和力比天然 GnRH 强得多，因此造成该受体的耗竭，从而阻断下游性腺轴的信号转导。因此，GnRHa 在临床使用初期，会造成促性腺激素分泌的短暂增加，即"点火效应"。更值得关注的是，GnRHa 在一部分患者中会产生 OFS 失败，表现为 E_2 超过阈值，甚至用药期间突破性月经来潮。当 GnRHa 联合 AI 时，如果药物抑制卵巢功能不足，AI 可刺激残余的卵巢功能导致雌激素水平进一步升高，这样存在一定的临床隐患。

在 SOFT-EST 研究中，研究者也发现，在 GnRHa 联合 AI 治疗的患者中，约 17% 在 1 年内 E_2 水平高于阈值，尤其是那些未接受化疗、肥胖及基础卵泡刺激素（follicle-stimulating hormone，FSH）/黄体生成素（luteinizing hormone，LH）较低的患者，更是 OFS 失败的高风险人群。由此可见，GnRHa 的抑制失败是 OFS 中一个需要重点关注的问题，存在一定争议。

关于 OFS 在新辅助内分泌治疗中的应用，2012 年 STAGE 研究发现，通过 24 周的治疗，OFS 联合 AI 较联合 TAM 的完全或部分缓解率显著提高（70.4% vs. 50.5%，$P=0.004$）。该研究主要关注肿瘤治疗的效果，而非 OFS 的效果。TREND 研究通过应用 GnRH 拮抗药，以期发挥更强、更稳定的 OFS 作用，从而解决药物去势失败的隐患。该研究的结果证实，GnRH 拮抗药较 GnRHa 能 3 倍加速地达到 OFS 效果，而且在整个新辅助内分泌治疗的 6 个疗程中，稳定地维持 OFS 效果，反观 GnRHa，存在 15.4% 的 OFS 失败率。

GnRH 拮抗药的作用机制与 GnRHa 不同。GnRH 拮抗药可直接竞争性阻断垂体促性腺细胞上的 GnRH 受体，从而阻断下游性腺轴的信号通路，达到 OFS 的效果。药物作用机制的不同可能是导致 2 种药物 OFS 效果差异的根本原因。该类药物在临床上用于前列腺癌的治疗，而在乳腺癌中的应用尚属首次。本研究在新辅助内分泌治疗中应用 OFS，既可以观察比较 2 种药物 OFS 的效果，也能监测肿瘤治疗的安全性（研究组 1 例出现疾病进展而进行手术）。新辅助内分泌治疗 6 个疗程后，2 组 Ki-67 下降程度相似，但腋窝淋巴结阴性率（43.5% vs. 34.6%）及保乳手术率（52.2% vs. 42.3%）方面，研究组均占有优势，但没有达到统计显著差异。不良事件方面，研究组没有出现 3~4 级不良事件。此外，本研究分别于基线、第 1 个疗程的第 1、3、7、14 天及第 2~6 个疗程的第 1 天检测 E_2，从而做到完善地评估 OFS 的效果。对于内分泌治疗的不良事件，采用患者报告的量表评分，即 FACT-ES，分别于基线水平、治疗中及术前多次评估。GnRH 拮抗药组的评分略低，主要体现在潮热，这可能与此研究的开放性有关。

因此，本研究的结果可以为 GnRH 拮抗药在乳腺癌 OFS 中的应用提供临床基础，增加选择的方案，将来有望能成为 OFS 的首选药物。本研究也存在一些不足之处，如对于绝经前高风险局部晚期乳腺癌患者，新辅助内分泌治疗的应用往往受限，更多的是开展新辅助化疗。本研究中，总体缓解率和 ORR 较低，2 组间没有显著性差异，也能突出说明这一问题。

（复旦大学附属妇产科医院　陈宏亮　吴克瑾）

三、专家解读二

OFS 已成为绝经前女性乳腺癌患者内分泌治疗的重要手段之一，常用的 OFS 方式为药物去势。GnRH 是下丘脑分泌的十肽激素，人工合成的 GnRHa 主要通过对 GnRH 的第 6、第 10 2 个位点的氨基酸进行取代，可以与垂体上的 GnRHR 结合，阻止内源性 GnRH 与 GnRHR 结合，从而阻断垂体释放促性腺激素，发挥卵巢抑制功能。但是由于 GnRHa 实际上为 GnRHR 的弱激动药，在治疗初期会出现闪烁效应（flare effect），即出现促性腺激素暂时性升高从而导致体内雌激素继发性短暂增高，表现为临床症状和（或）病灶短暂加重，一般在 10 天左右上述激素水平会逐渐下降，症状等减轻。在使用 GnRHa 的过程中，也不是所有患者均能维持稳定 OFS 状态。SOFT 研究是 1 项针对绝经前女性乳腺癌患者的试验，将所有患者随机分为 3 组，分别予以依西美坦+OFS、他莫昔芬+OFS、他莫昔芬单药治疗，主要研究终点为 DFS。SOFT-EST 是 SOFT 研究的一个亚组研究，入组患者选用曲普瑞林作为 OFS 方式，按照 1∶3 比例入组他莫昔芬+曲普瑞林组和依西美坦+曲普瑞林组，主要研究终点为评估不同时间（3 个月、6 个月、12 个月）患者未处于 OFS 状态的比例，共入组 79 例患者。结果发现，在 3 个月、6 个月、12 个月分别有 25%、24%、17% 的患者未处于 OFS 状态。

地加瑞克是丹麦辉凌制药最近研发出的一种促性腺激素释放激素拮抗药，通过对 GnRH 上多个位点的氨基酸进行取代后合成，可以与 GnRHR 结合，抑制其信号传导，降低 GnRH 水平，发挥 OFS 的作用，由于第 2 号位的组氨酸也进行了取代，故不会对 GnRHR 产生激动作用。在关于男性前列腺癌的 1 项Ⅲ期临床研究中，共入组 610 例前列腺癌患者，随机分为 3 组，即地加瑞克起始剂量 240 mg+维持剂量 80 mg（240/80），地加瑞克起始剂量 240 mg+维持剂量 160 mg（240/160 mg），亮丙瑞林 7.5 mg，28 天为 1 个疗程，共使用 13 个疗程（第 1~364 天），主要研究终点为每个疗程测量血清睾酮下降到≤0.5 ng/ml 的累积概率。结果发现，从第 28~364 天，地加瑞克和亮丙瑞林均可维持睾酮≤0.5 ng/ml。至用药第 3 天，地加瑞克 240/80 mg 组（96.1%）及地加瑞克 240/160 mg 组（95.6%）达到平均睾酮水平≤0.5 ng/ml，平均睾酮水平分别为 0.24 ng/ml 和 0.26 ng/ml。而亮丙瑞林组患者在第 3 天平均睾酮水平较基线增加 65%，且直到第 28 天才出现睾酮水平≤0.5 ng/ml。研究发现，在维持 1 年较低睾酮水平方面，地加瑞克的疗效不劣于亮丙瑞林，且地加瑞克较亮丙瑞林能更快地降低睾酮水平。

STAGE 研究是 1 项针对绝经前 ER 阳性、HER-2 阴性女性乳腺癌患者的Ⅲ期临床试验，所有患者随机接受戈舍瑞林（goserelin）+阿那曲唑或戈舍瑞林+他莫昔芬进行新辅助内分泌治疗，主要研究终点是总缓解率。结果显示，戈舍瑞林+阿那曲较戈舍瑞林+他莫昔芬总缓解率显著提高（70.4% vs. 50.5%，绝对差异 19.9%，95%CI：6.5~33.3，$P=0.004$）。该研究初步证实了 OFS+AI 是绝经前 ER 阳性、HER-2 阴性早期乳腺癌新辅助内分泌治疗的可选治疗方案。

结合上述的前列腺癌Ⅲ期临床研究及 STAGE 研究，本研究的研究者猜想在乳腺癌患者中，GnRH 拮抗药地加瑞克+AI 较 GnRHa+AI 能更加快速高效地实现 OFS，并设计了 TREND 研究。结果显示，第1个疗程结束后（第29天），所有患者均达到OFS状态。地加瑞克+来曲唑组较曲普瑞林+来曲唑组更快达到OFS状态（中位时间3天 vs. 14天，$HR=3.05$，$90\%CI$：1.65~5.65，$P<0.001$）。且地加瑞克+来曲唑组的患者在后续的第2~6个疗程中均可维持OFS状态，而曲普瑞林+来曲唑组有15.4%的患者出现OFS逃逸（$E_2>2.72pg/ml$）。

本研究首次在绝经前HR阳性、HER-2阴性乳腺癌患者中证实了地加瑞克较曲普瑞林可以更加快速高效地实现OFS，且未出现更多的不良事件，然而未对患者的后续生存资料进行随访，故无法进行生存分析。地加瑞克带来的快速高效的OFS状态，可以避免GnRHa在用药初期刺激体内激素水平的暂时性升高，且可以维持体内长期的雌激素低水平，而这一效应能否转化为生存获益还需要临床研究进一步探索。

（上海交通大学医学院附属仁济医院　沙　瑞　殷文瑾　陆劲松）

参考文献

[1] Masuda N, Sagara Y, Kinoshita T, et al. Neoadjuvant anastrozole versus tamoxifen in patients receiving goserelin for breast cancer (STAGE)：a double-blind, randomised phase 3 trial. Lancet Oncol, 2012, 13 (4)：345-352.

[2] Dellapasqua S, Gray KP, Munzone E, et al. Neoadjuvant Degarelix Versus Triptorelin in Premenopausal Patients Who Receive Letrozole for Locally Advanced Endocrine-Responsive Breast Cancer：A Randomized Phase II Trial. J Clin Oncol, 2019, 37 (5)：386-395.

[3] Coccia ME, Comparetto C, Bracco GL, et al. GnRH antagonists. Eur J Obstet Gynecol Reprod Biol, 2004, 115 (suppl 1)：44-56.

[4] Klotz L, Boccon-Gibod L, Shore ND, et al. The efficacy and safety of degarelix：a 12-month, comparative, randomized, open-label, parallel-group phase III study in patients with prostate cancer. BJU Int, 2008, 102 (11)：1531-1538.

[5] Pagani O, Regan MM, Walley BA, et al. Adjuvant exemestane with ovarian suppression in premenopausal breast cancer. N Engl J Med, 2014, 371 (2)：107-118.

[6] Bellet M, Gray KP, Francis PA et al. Twelve-Month Estrogen Levels in Premenopausal Women With Hormone Receptor-Positive Breast Cancer Receiving Adjuvant Triptorelin Plus Exemestane or Tamoxifen in the Suppression of Ovarian Function Trial (SOFT)：The SOFT-EST Substudy. J Clin Oncol, 2016, 34 (14)：1584-1593.

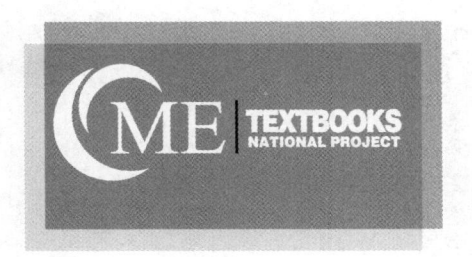

第十一篇

乳腺癌辅助化疗、辅助靶向治疗相关重点临床试验及其解读

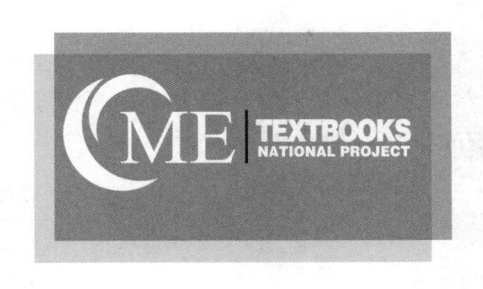

第36章 Plan B 研究：在 HER-2 阴性早期乳腺癌中比较 4 个疗程表柔比星/环磷酰胺序贯 4 个疗程多西他赛和 6 个疗程多西他赛/环磷酰胺辅助化疗的疗效

一、概 述

【文献来源】

Nitz U, Gluz O, Clemens M, et al. West German Study PlanB Trial：Adjuvant Four Cycles of Epirubicin and Cyclophosphamide Plus Docetaxel Versus Six Cycles of Docetaxel and Cyclophosphamide in HER2-Negative Early Breast Cancer. J Clin Oncol, 2019, 37 (10)：799-808.

【研究背景】

蒽环类药物是目前乳腺癌常用的化疗药物之一，蒽环类药物有很多毒副作用，其中严重的包括心脏疾病、白血病和淋巴瘤等。因此，临床提出了不含蒽环类药物的多西他赛联合环磷酰胺（TC）方案。USOR 9735 研究显示，TC 方案 4 个疗程优于多柔比星联合环磷酰胺（AC）方案 4 个疗程。本研究旨在 HER-2 阴性早期乳腺癌患者中比较 TC 方案 6 个疗程与 EC-T 方案化疗的 DFS 差异。

【入组条件】

1. 女性，18~75 岁。
2. 组织学证实单侧原发乳腺浸润性癌。
3. 手术切除无转移证据。
4. HER-2 阴性，HR 状态已知，$pT_{1\sim4c}$。
5. pN+或 pN_0 并有 1 项危险因素 [≥pT_2，2/3 级，高尿激酶型纤溶酶原激活物（urokinase-type plasminogen，uPA）/纤溶酶原激活物抑制因子 1（plasminogen inhibitor-1，PAI-1），<35 岁，HR 阴性]。
6. ECOG 评分<2 分或 KI ≥80%。
7. 若 HR 阳性，需 RS>11 分或 ≥4 个淋巴结转移。

【试验设计】

1. 1项开放、随机、对照的Ⅲ期临床试验。
2. 研究组给予多西他赛联合环磷酰胺6个疗程；对照组给予表柔比星+环磷酰胺4个疗程序贯多西他赛4个疗程。表柔比星90 mg/m^2、环磷酰胺600 mg/m^2、多西他赛75 mg/m^2。
3. 主要研究终点为DFS，包括任何浸润性肿瘤事件或死亡（无论有无复发）。
4. 次要研究终点为无远处复发间期、OS和安全性。

【试验流程】

Plan B研究试验流程见图36-1。

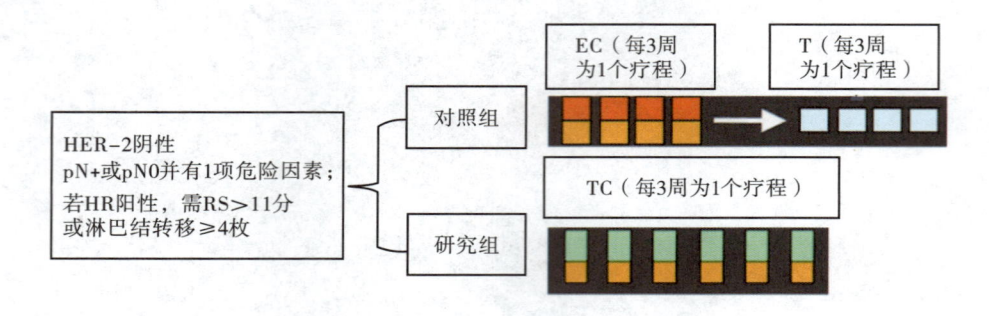

图36-1　Plan B研究试验流程

【结果】

1. 共筛选2449例患者，1222例接受TC方案化疗，1227例接受EC-T方案化疗。入组264例后修改入组条件，后续入组将RS评分作为HR阳性患者的入组条件，2组患者特征均衡（图36-2）。
2. 中位随访60个月，TC组与EC-T组的5年DFS率分别为89.6%和89.8%（$HR=1.004$，95%CI：0.776~1.299）。无远处复发间期率2组为94.1%和93.4%（$HR=0.875$，95%CI：0.625~1.225）。
3. 2组的5年OS率分别为94.7%、94.5%（$HR=0.937$，95%CI：0.654~1.342）。
4. 根据RS评分分层，无论是≤25分还是>25分，2组的DFS均无显著差异。
5. TC组发生5例治疗相关死亡，EC-T组发生1例治疗相关死亡。EC-T组剂量下调比例更高（19.7% vs. 6.6%）；TC组完成化疗的患者比例更高（93% vs. 87%）。

【结论】

TC方案6个疗程与EC 4个疗程序贯T 4个疗程化疗的5年随访预后相似；对于HER-2阴性早期乳腺癌患者（pN$_0$高风险或pN$_1$中、高风险）6个疗程TC是安全有效的选择。

（上海交通大学医学院附属仁济医院　周力恒　殷文瑾　陆劲松）

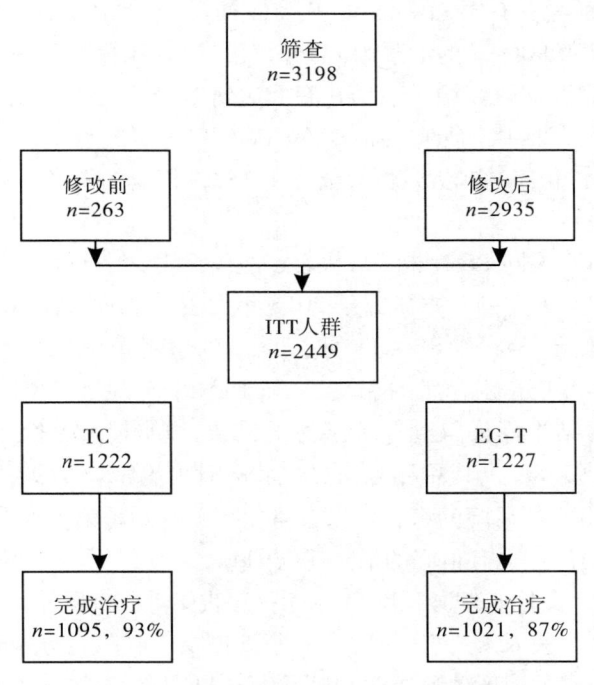

```
         筛查
       n=3198

  修改前           修改后
  n=263           n=2935

         ITT人群
        n=2449

  TC              EC-T
  n=1222          n=1227

  完成治疗          完成治疗
  n=1095,93%      n=1021,87%
```

图36-2 2个方案完成治疗患者比例

二、专家解读一

蒽环类药物明显改善早期乳腺癌患者的生存，而在蒽环类药物基础上加用紫杉类药物能进一步降低患者复发转移的概率，提高患者的OS。因此，蒽环类药物和紫杉类药物一直是早期乳腺癌辅助化疗最重要的药物。但是，蒽环类药物的心脏毒性降低了辅助化疗的安全性，也限制了蒽环类药物使用的剂量，特别是对于预计能够长期生存、老年及既往伴有心脏疾病的患者。USON9735研究证实，在中低复发风险的HER-2阴性早期乳腺癌患者中，相比4个疗程AC方案，4个疗程TC方案能明显提高患者的5年DFS，但OS没有明显获益。相对来说，4个疗程AC是1个比较弱的化疗方案，故对于中、高风险患者，去蒽环类药物的证据还不充足。

在此基础上，德国西部研究小组发起Plan B研究。该研究是1项前瞻性、随机对照、多中心的Ⅲ期试验，旨在探讨在中、高复发风险的HER-2阴性早期乳腺癌患者中，6个疗程TC辅助化疗非劣效于EC 4个疗程序贯T 4个疗程，以及2个化疗方案安全性的比较。分层因素包括年龄、淋巴结状态、HR状态及医学中心。试验设计的最初是将所有符合入组条件的人群随机分为2组，但入组264例患者后，研究者将研究方案进行了修正，在治疗方案决策中引入RS评估，对于所有HR阳性、N_0或N_1且RS评分≤11分的患者只进行内分泌治疗，省略化疗。而对N_0或N_1且RS>11分或N_2的患者进行随机分组，这也是首次在淋巴结阳性的患者中通过RS评估化疗的疗效。此研究的主要研究终点依然是DFS，次要研究终点包括OS和安全性分析。

该研究共入组2449例ITT人群，经严格筛选，最终有2345例患者进行治疗，TC组和EC-T组分别有93%和87%完成治疗。从入组患者的基线特征可以发现，大部分患者都符合绝经后、HR阳性、pT_1或pT_2、pN_0或pN_1、G_{1-2}、Ki-67<35%。随访5年的结果发现，TC 6个疗程与EC 4个疗

程序贯 T 4 个疗程相比，在 DFS 率（89.6% vs. 89.8%）、dRFI 率（94.1% vs. 93.4%）、OS 率（94.7% vs. 94.5%）方面均没有显著差异。按照最初的统计学设计，5 年 DFS 率相差不超过 4.4%，5 年 DFS 率的 HR 值 90%CI 的上限为 1.246，没有超过限制性非劣效性界值 1.467（单侧非劣效性检验 α=0.05），说明该研究在 5 年 DFS 率上达到 TC 6 个疗程非劣效于 EC 4 个疗程序贯 T 4 个疗程的结果。但是，在结果中，研究者根据 NSABP B-27 研究设定的 EC-T 组的 5 年 DFS 率是 71.1%（实际是 89.8%），相应的非劣效性界值为 1.187，相应的统计学效能降低可能导致不能检测出 DFS 率的微小差异。

亚组分析也显示，对于不同 RS、淋巴结状态、组织学分级、Luminal A 或 B 及是否为 TNBC，2 个化疗方案之间均没有显著差异。本研究于 2016 年发表在 Journal of Clinical Oncology 上平均随访 35 个月的结果显示，给予 348 例 RS≤11 分、$pN_{0~1}$ 的患者单纯内分泌治疗，3 年的 DFS 率为 98%，而接受化疗后序贯内分泌治疗的患者 3 年 DFS 率分别为 98%（RS 12～25 分）、92%（RS>25 分）。5 年随访的结果同样得到令人满意的结果，单纯内分泌治疗的患者 5 年 DFS 率和 dRFI 率分别为 94.6%、97.8%，其中 pN_0 的患者分别为 94.5%、97.7%，pN_1 的患者分别为 94.9%、97.9%。这说明 RS 低风险的患者可以省略化疗，特别是第 1 次前瞻性验证了 pN_1 且 RS≤11 分的患者，单纯内分泌治疗也有很好的 DFS 和 dRFI。

除了 TC 6 个疗程在疗效上非劣效于 EC 4 个疗程序贯 T 4 个疗程外，在安全性方面，在治疗过程中共有 6 例患者因治疗相关因素死亡，其中 TC 组 5 例（0.4%），分别死于尿源性脓毒血症、链球菌败血症、腹膜炎、表皮葡萄球菌败血症和肺栓塞；EC-T 组 1 例（0.1%），死于败血症。6 例死亡患者中 3 例为 65 岁以上老年人，2 例为首次接受集落刺激因子预防应用。中期的安全性分析也显示，TC 组发生粒细胞减少性发热的比例（6.1%）高于 EC-T 组（3.9%）。因此，研究者建议有粒细胞减少性发热的高风险患者可预防性应用粒细胞集落刺激因子及喹诺酮类药物。但由于胃肠道反应、手足综合征等其他一些不良事件，EC-T 组较 TC 组有更高的剂量降低（19.7% vs. 6.6%）及周期延迟（6.7% vs. 4.0%）的比例。实际上，2 组分别有 87% 和 93% 的患者完成了计划的治疗。但在治疗后的随访中，2 组分别有 2 例患者死于心力衰竭，1 例 EC-T 组患者死于急性髓性白血病。

因此，从 Plan B 研究的结论上看，TC 6 个疗程与 EC 4 个疗程序贯 T 4 个疗程具有相似的疗效，而安全性上除了因为粒细胞减少而引起的感染性疾病外，TC 方案的安全性要好于 EC-T 方案，而且剂量减低和周期延迟的比例也较低。但这个结果与其他在紫杉类药物的基础上免除蒽环类药物的研究结果不完全一致。入组了 2012 例 pN+ 或 pN−但伴有高风险因素（包括 HR 阴性及 HER-2 阳性）患者的 DBCG 07-READ 研究对比了 TC 6 个疗程与 FEC 3 个疗程序贯 T 3 个疗程的疗效，平均随访 65 个月后发现 5 年 DFS 和 OS 在 2 个方案之间没有差异。但与 ABC（Anthracyclines in Early Breast Cancer）研究的结果略有不同。ABC 研究是通过对 USOR 06-090 研究、NSABP B-46-I/USOR 07132 研究、NSABP B-49 研究的 4242 例患者的联合分析来探索 TC 方案在 iDFS 是否非劣效于 TaxAC 方案。ABC 研究中既有蒽环类药物联合紫杉类药物（TaxAC）方案也有蒽环类药物（3 周或 2 周）序贯紫杉类（单周或 2 周）方案，其非劣效性界值定为发生 668 个 iDFS 事件后 $HR<1.18$。最终 ABC 研究平均随访 3.3 年后，4 年 iDFS 率在 TC 组和 TaxAC 组分别为 88.2% 和 90.7%（$P=0.04$），HR 值为 1.202，超过预先设定的非劣效性界值 1.18，故联合分析的结果认为 TaxAC 方案较 TC 方案能明显提高患者的 iDFS，但 2 组的 4 年 OS 率均较高（93.3% vs. 94.8%，$P=0.41$）。这一结论与我们今天解读的 Plan B 研究结论不同。但仔细分析会发现，ABC 研究较 Plan B 研究入组了更多、更高风险的人群，如 2 者淋巴结阳性的比例分别为 59.0%、41.0%，HR 阴性的比例分别为 31.0%、18.2%，而且在 ABC 研究中部分患者应用的是疗效更好的剂量密集方案，

随访时间也更短,这些都是导致 2 项临床研究产生不同结果的原因。但我们也注意到,2 者 DFS 的 *HR* 值的可信区间是有很大一部分重叠的,特别是在 pN_0 和 pN_1 的患者中,故我们也期待这 2 项大型随机对照研究更成熟的数据发表,进一步明确蒽环类药物在早期乳腺癌辅助治疗中的作用。同时,我们也希望能有更多的前瞻性研究来探讨在 pN+患者中多基因检测的价值。

(哈尔滨医科大学附属肿瘤医院 王劲松)

三、专家解读二

目前,联合蒽环类药物和紫杉类药物是高风险乳腺癌患者辅助化疗的首先方案,BCIRG001 研究、PACS01 辅助研究及 NSABP-B27 新辅助研究等奠定了蒽环类药物联合多西他赛在乳腺癌中的基础。然而蒽环类药物存在一些药物毒性,除了常见的胃肠道症状和血液学毒性,临床医师更担心其相关的心脏毒性,还有白血病、淋巴瘤等相关疾病,由此增加了 0.2% 的死亡风险。后续有越来越多的研究针对以紫杉类药物为基础、不含蒽环类药物的方案能否替代目前的联合方案。最早提出 TC 方案的是 USO 9735 研究,在该研究中 TC 方案 4 个疗程对比 AC 方案 4 个疗程可以显著提高患者的 5 年 DFS。

进一步对 TC 方案的研究从 4 个疗程增加到 6 个疗程,几项相似的研究都先后做出报道,但结果不完全相同。Plan B 研究是 1 项大型的前瞻性临床试验,共有 2449 例患者纳入分析。该研究的 1 个特点是将 21 基因的 RS 作为入组条件,主要包括临床复发风险较高或临床低风险但 RS 高风险的患者。结果显示,2 组随访 5 年的无复发生存率相似,分别为 94.1%、93.4%;OS 率也相似,分别为 94.7%、94.5%,统计上均无显著差异。在不良事件方面 TC 方案组较轻,完成率较高。

初看之下 2 个方案的疗效相似,但从研究当初设计的角度来看,该研究的无效假设是 6 个疗程的方案疗效劣于 8 个疗程,当结果未显示差异的时候还不能直接得出 6 个疗程疗效劣于 8 个疗程的结论。再结合 ABC 研究的结果,同样将 6 个疗程 TC 方案与联合方案对比得出到了相反的结论。在 ABC 研究中,TC 方案 6 个疗程组患者 4 年的 iDFS 率是 88.2%,而对照组(蒽环类药物联合紫杉类药物组)为 90.7%($P=0.04$),显著优于 TC 组。这也可能是 2 项研究基线时入组患者的差异导致研究结果的差异。因此,目前临床对于乳腺癌术后辅助化疗仍然以蒽环类药物联合紫杉类药物为主要方案,但对于一些 HER-2 阴性早期乳腺癌患者,以及对于毒副作用顾虑较多的患者,6 个疗程 TC 方案也可作为备选方案。

(上海交通大学医学院附属仁济医院 周力恒 殷文瑾 陆劲松)

参考文献

[1] Early Breast Cancer Trialists' Collaborative G, Peto R, Davies C, et al. Comparisons between different polychemotherapy regimens for early breast cancer: meta-analyses of long-term outcome among 100,000 women in 123 randomised trials. Lancet, 2012, 379 (9814): 432-444.

[2] Jones SE, Savin MA, Holmes FA, et al. Phase Ⅲ trial comparing doxorubicin plus cyclophosphamide with docetaxel plus cyclophosphamide as adjuvant therapy for operable breast cancer. J Clin Oncol, 2006, 24 (34): 5381-5387.

[3] Blum JL, Flynn PJ, Yothers G, et al. Anthracyclines in Early Breast Cancer: The ABC Trials-USOR 06-090, NSABP B-46-I/USOR 07132, and NSABP B-49 (NRG Oncology). J Clin Oncol, 2017, 35 (23): 2647-2655.

第37章

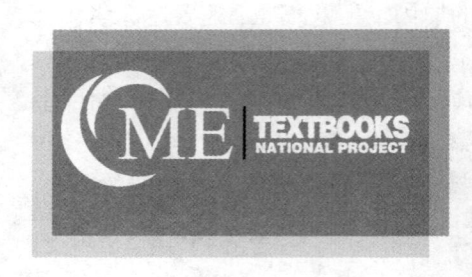

APT 研究：HER-2 阳性、淋巴结阴性乳腺癌辅助应用紫杉醇联合曲妥珠单抗7年的随访结果

【文献来源】

Tolaney SM, Guo H, Pernas S, et al. Seven-Year Follow-Up Analysis of Adjuvant Paclitaxel and Trastuzumab Trial for Node-Negative, Human Epidermal Growth Factor Receptor 2-Positive Breast Cancer. J Clin Oncol, 2019. DOI: 10.1200/JCO.19.00066.

【研究背景】

回顾性研究发现，小病灶、淋巴结阴性、HER-2 阳性的患者复发率在 5%~30%。然而既往有关化疗联合抗 HER-2 治疗的临床研究很少针对肿瘤直径<3 cm、淋巴结阴性的患者，且目前没有针对肿瘤病灶≤1 cm、HER-2 阳性乳腺癌的标准治疗方案。本研究目的在于评估针对 HER-2 阳性、淋巴结阴性、肿瘤直径≤3 cm 的原发性浸润性乳腺癌患者辅助应用紫杉醇联合曲妥珠单抗的疗效及安全性。2015 年报道了首次分析结果，3 年的 DFS 率达 98.7%，且耐受性良好，罕有不良事件。本章报道了该研究 7 年的随访结果，进一步通过 PAM 50 分型分析探讨 HER-2 阳性乳腺癌小肿瘤的生物学特征；通过基因分析，对紫杉醇所致的外周神经病变（TIPN）进行探索性分析。

【入组条件】

1. 病理证实为原发性浸润性乳腺癌。
2. HER-2 阳性或扩增［免疫组织化学（+++）或 FISH 比值≥2.0］。
3. 浸润灶最大直径≤3 cm。
4. 病理学证实淋巴结阴性（后期方案修订为允许 1 枚淋巴结微转移的患者入组）。
5. 合格的血液及肝、肾功能，LVEF≥50%。

【试验设计】

1. 1 项多中心、单臂、研究者发起的 Ⅱ 期临床试验。
2. 主要研究终点为 DFS。
3. 次要研究终点为 RFI、乳腺癌特异生存（BCSS）和 OS。
4. 探索性分析采用 PAM 50 分型分析，基因型分析 TIPN 相关风险。

【试验流程】

APT研究试验流程见图37-1。

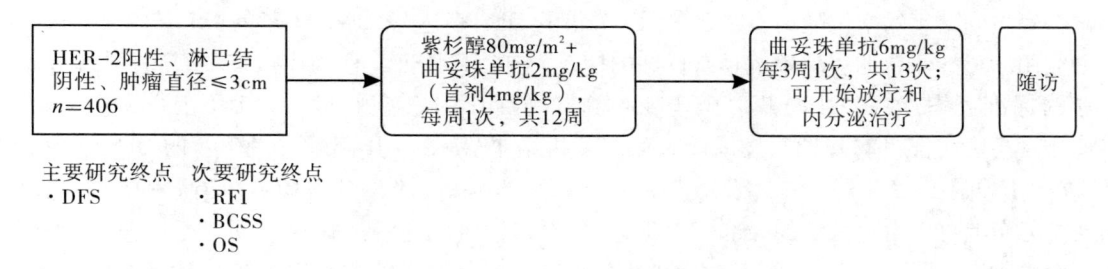

图37-1 APT研究试验流程

【结果】

1. 2007年10月至2010年9月共入组410例患者，其中406例进入试验方案治疗，中位随访时间6.5年，共有23个DFS事件。

2. 7年的DFS率为93%（95%CI：90.4~96.2），其中HR阳性患者7年的DFS率为94.6%（95%CI：91.8%~97.5%），HR阴性患者的7年DFS率为90.7%（95%CI：84.6%~97.2%）。

3. 7年的OS率为95%（95%CI：92.4%~97.7%），7年的RFI率为97.5%（95%CI：95.9%~99.1%），7年的BCSS率为98.6%（95%CI：97.0%~100%）。

4. PAM 50检测分子分型（278例）显示，大部分患者为HER-2扩增型（66%），其次为Luminal B型（14%）、Luminal A型（13%）和Basal-like型（8%）。

5. 单核苷酸位点rs3012437（第6号染色体LOC154449区）发生突变可相对增加发生TIPN不良事件的风险（$OR=2.1$，$P=0.024$）。

【结论】

经过6.5年的随访，对于HER-2阳性、淋巴结阴性的小肿瘤患者，辅助应用紫杉醇联合曲妥珠单抗具有良好的疗效，长期随访数据支持将该方案作为Ⅰ期HER-2阳性乳腺癌患者辅助治疗的标准方案。HER-2阳性小肿瘤与既往研究报道的较大肿瘤相比，PAM 50分子分型分布相似。

（上海交通大学医学院附属仁济医院 林燕苹 殷文瑾 陆劲松）

二、专家解读

HER-2阳性乳腺癌曾是侵袭性高、预后差的乳腺癌亚型之一，随着抗HER-2靶向药物的研发，临床出现了越来越多的抗HER-2治疗策略，HER-2阳性乳腺癌有了治愈的可能性。目前，临床上取得重要地位的抗HER-2药物有曲妥珠单抗、帕妥珠单抗、T-DM1、拉帕替尼、来那替尼和吡咯替尼等。上市时间最长、应用最广泛、疗效数据最多的为曲妥珠单抗。曲妥珠单抗是HER-2的人源化单克隆抗体，作用靶点位于HER-2的胞外结构域，主要通过抑制PI3K和MAPK信号通路，使细胞停滞于G_1期，诱导凋亡、抑制血管生成、抑制DNA修复。此外，抗体依赖的细胞毒性（ADCC）也是曲妥珠单抗杀灭肿瘤细胞的重要机制之一。目前，曲妥珠单抗已成为HER-2阳性患者的标准用药方案，包括乳腺癌和胃癌患者。对于HER-2阳性早期乳腺癌患者，指南推荐的标准治疗方案为TCH或AC序贯TH方案，但是这些有关曲妥珠单抗的临床研究很少入组淋巴结阴性的小肿瘤患者。

APT研究针对这些淋巴结阴性、肿瘤直径≤3 cm的HER-2阳性乳腺癌患者做出了合理的降阶治疗尝试。经过6.5年的中位随访，结果显示，7年的DFS率达93.3%，7年的OS率达95.0%，证实了辅助应用紫杉醇联合曲妥珠单抗具有良好的疗效，支持将该方案作为I期HER-2阳性乳腺癌患者辅助治疗的标准方案。进一步分析，由于406例接受治疗的患者中67%为HR阳性，而HR阳性、HER-2阳性患者可能具有晚期复发风险，亚组分析结果显示，HR阳性患者7年的DFS率为94.6%（95%CI：91.8%~97.5%），HR阴性患者7年的DFS率为90.7%（95%CI：84.6%~97.2%）；另外，肿瘤大小分布上可以看出入组的大部分为T_1患者，仅有9%的患者是肿瘤>2 cm且≤3 cm。大部分患者为淋巴结阴性，6例淋巴结微转移患者，可以说是一组复发风险相对比较低的HER-2阳性乳腺癌。这些结果再次证实了紫杉醇联合曲妥珠单抗对于小肿瘤的良好疗效。

本研究的亮点之处在于进行了相关的探索性分析，PAM 50（乳腺癌相关50个基因）预测分析是一种50个基因测试，可更精准地检测乳腺癌分子分型（Luminal A型、Luminal B型、HER-2富集型与Basal-like型），并且有生成复发风险评分的作用。本研究对于HER-2阳性小肿瘤的PAM 50检测结果显示，大部分患者为HER-2富集型（66%），而后为Luminal B（14%）、Luminal A（13%）和Basal-like型（8%）。凑巧的是，在PAMELA研究中，通过PAM 50检测，需要进行新辅助治疗的HER-2阳性患者中有67%为HER-2富集型，且研究结果发现了HER-2富集型患者在经过双靶向18周的治疗后更能从抗HER-1治疗中获益。这一结果表明，HER-2阳性小肿瘤与较大肿瘤具有相似的分子亚型分布比例，但是由于复发事件数较少，尚不能得出小肿瘤复发分数与亚型之间的关系。此外，基因型分析（230例）发现≥2级TIPN的患者占10.4%，其中，单核苷酸rs3012437位点（位于第6号染色体LOC154449区）发生突变可相对增加发生TIPN不良事件的风险。

APT研究是1项II期临床试验，入组病例数多，随访时间长，具有良好的说服力。研究的不足之处是设计为单组非随机试验，与随机临床试验相比说服力较弱。APT试验入组HR阳性达67%。根据1项回顾性研究，在2213例进行乳房切除术的患者中，年复发危险曲线显示出双峰模式，第1次重大复发峰值出现在手术后第2年，第2次复发峰值出现在术后9.5年附近。且与PR阴性肿瘤患者相比，PR阳性肿瘤患者的复发高峰推迟8年出现。因此，HR阳性乳腺癌的复发时间可能超过本研究的范围。APT研究中T_{1a}患者占20%，而这组患者预后良好。另1项发表在 Lancet Oncology 上的关于曲妥珠单抗的单臂、开放、II期临床试验，采用4个疗程多西他赛加环磷酰胺，同时加1年曲妥珠单抗治疗，虽然该试验主要研究终点是2年DFS，但在亚组分析中发现对于小肿瘤（<1.0 cm）且淋巴结阴性患者2年甚至3年的DFS率达到100%。这提醒我们对于这种更为低风险的患者是否可以再进一步减弱化疗？而新的抗HER-2药物，如T-DM1可能是这类患者的良好选择。

目前，对于HER-2阳性早期乳腺癌有了不同的治疗策略。针对高复发风险的患者，可采用帕妥珠单抗、曲妥珠单抗和化疗的方案（辅助或新辅助）；针对HR阳性高复发风险的患者，可以选择在完成1年曲妥珠单抗为基础的方案后继续应用来那替尼1年；而对于低风险人群（小肿瘤、淋巴结阴性的HER-2阳性乳腺癌），可采用单周紫杉醇联合1年曲妥珠单抗的降阶治疗方案，这一方案目前已被美国NCCN指南推荐用于低风险患者。

（上海交通大学医学院附属仁济医院　吴一凡　林燕苹　殷文瑾　陆劲松）

参考文献

[1] Pernas S, Barroso-Sousa R, Tolaney SM. Optimal treatment of early stage HER2-positive breast cancer. Cancer, 2018, 124: 4455-4466.

[2] Jones SE, Collea R, Paul D, et al. Adjuvant docetaxel and cyclophosphamide plus trastuzumab in patients with HER2-amplified early stage breast cancer: a single-group, open-label, phase 2 study. Lancet Oncol, 2013, 14: 1121-1128.

[3] Gianni L, Pienkowski T, Im YH, et al. 5-year analysis of neoadjuvant pertuzumab and trastuzumab in patients with locally advanced, inflammatory, or early-stage HER2-positive breast cancer (NeoSphere): a multicentre, open-label, phase 2 randomised trial. Lancet Oncol, 2016, 17: 791-800.

[4] von Minckwitz G, Procter M, de Azambuja E, et al. Adjuvant Pertuzumab and Trastuzumab in Early HER2-Positive Breast Cancer. N Engl J Med, 2017, 377: 122-131.

[5] Martin M, Holmes FA, Ejlertsen B, et al. Neratinib after trastuzumab-based adjuvant therapy in HER2-positive breast cancer (ExteNET): 5-year analysis of a randomised, double-blind, placebo-controlled, phase 3 trial. Lancet Oncol, 2017, 18: 1688-1700.

[6] Yin W, Di G, Zhou L, et al. Time-varying pattern of recurrence risk for Chinese breast cancer patients. Breast Cancer Research and Treatment, 2009, 114 (3): 527-535.

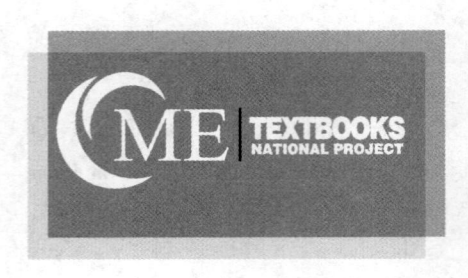

第38章 SOLD研究：在早期HER-2阳性乳腺癌患者中对比9周和1年辅助曲妥珠单抗联合化疗的效果

一、概述

【文献来源】

Joensuu H, Fraser J, Wildiers H, et al. Effect of Adjuvant Trastuzumab for a Duration of 9 Weeks vs 1 Year With Concomitant Chemotherapy for Early Human Epidermal Growth Factor Receptor 2-Positive Breast Cancer: The SOLD Randomized Clinical Trial. JAMA Oncol, 2018, 4 (9): 1199-1206.

【研究背景】

曲妥珠单抗是靶向HER-2的人源化单克隆抗体，术后化疗联合曲妥珠单抗是HER-2阳性乳腺癌患者的标准治疗方案。目前认为，曲妥珠单抗的标准持续时间为12个月，但是曲妥珠单抗给药的最佳持续时间尚不清楚。HORG研究和HERA研究分别证实曲妥珠单抗持续使用6个月、24个月患者的预后并不优于12个月。但是，FinHer研究和E2198研究的结果提示，接受紫杉醇联合9周曲妥珠单抗方案的疗效与紫杉醇联合1年曲妥珠单抗的疗效相当。

本研究的目的是在早期HER-2阳性乳腺癌患者中探索化疗联合9周曲妥珠单抗是否不劣于相同化疗方案联合1年曲妥珠单抗。

【入组条件】

（一）纳入标准

1. 病理学确诊为HER-2扩增的乳腺癌伴局部淋巴结阳性或淋巴结阴性但肿瘤≥5 mm（当肿瘤为6~10 mm时，组织学分级为2~3级）。
2. 年龄≥18岁。
3. 肝、肾、骨髓功能正常。
4. LVEF≥50%。
5. WHO体力状况评分（performance status, PS）<1分。

（二）排除标准

1. 患有严重心脏疾病者。
2. 出现远处转移者。

3. 接受过系统性的新辅助化疗。
4. 过去5年内有过恶性肿瘤病史者。

【试验设计】

1. 1项开放、随机、多中心、Ⅲ期临床试验。
2. 主要研究终点为DFS（定义为自随机分组开始到浸润性癌症复发或死亡的时间，浸润性癌症复发包括远处复发、局部区域复发、对侧乳腺癌或第二原发性浸润性癌）。
3. 次要研究终点为DDFS（定义为自随机分组开始至首次诊断为远处复发或死亡的时间）、OS（定义为自随机分组至死亡的时间）、心脏及肿瘤DFS（定义为从随机化开始到心脏事件、癌症复发或死亡发生的时间，其中心脏事件是指需要药物或医疗干预的充血性心力衰竭、心肌梗死、心脏或冠脉手术或支架置入术）及治疗安全性。
4. 统计方法如下：①预估患者可以获益的时间间隔约为7.5年，单边分析，DFS率为85%时，相对非劣效性界值为1.3，3%的失访率，计算后需入组2168例患者（每组1084例），需要发生366个DFS事件或最后1例入组患者随访2年后；②效能分析基于ITT分析。
5. 中位随访5.2年。

【试验流程】

SOLD研究试验流程见图38-1。

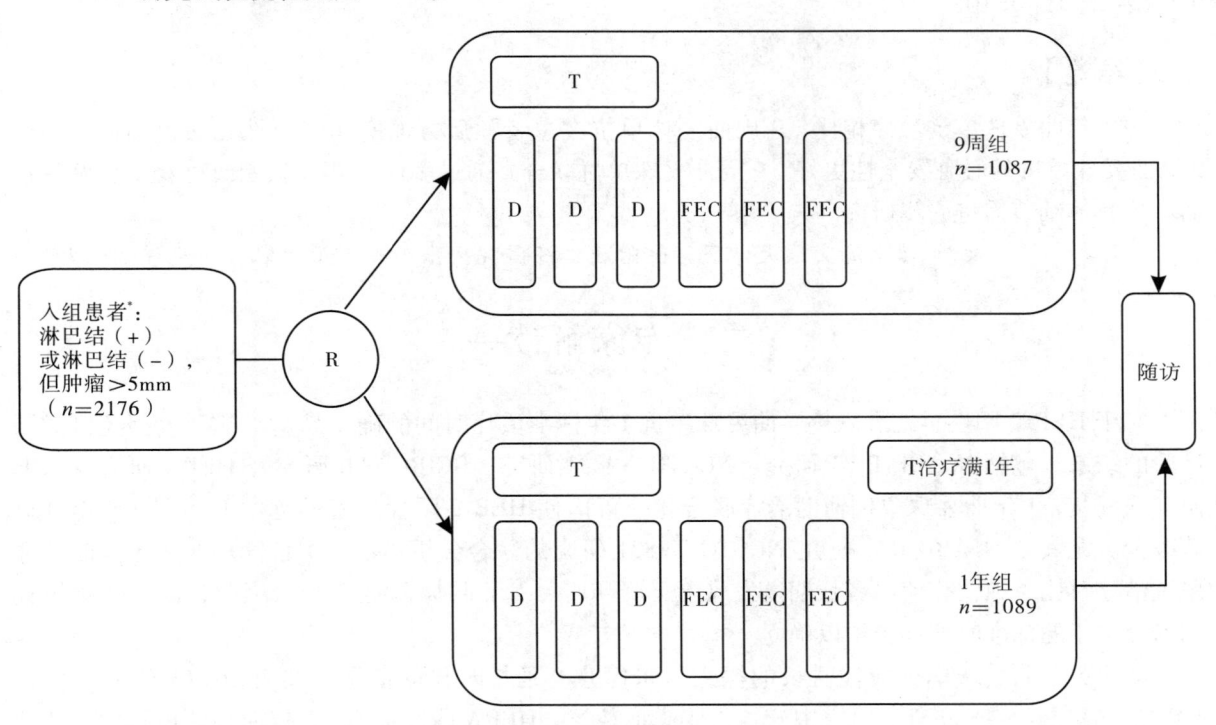

图38-1 SOLD研究试验流程

注：*，入组条件为病理学诊断为HER-2扩增的乳腺癌，伴局部淋巴结阳性或淋巴结阴性但肿瘤≥5 mm（当肿瘤为6~10 mm时，组织学分级为2~3级）；用药方案中，9周组为多西他赛（D）80 mg/m² 或100 mg/m²，每3周1次，共3个疗程，同时联合曲妥珠单抗（T），序贯5-氟尿嘧啶（F）600 mg/m²，表柔比星（E）75 mg/m²，环磷酰胺（C）600 mg/m²，每3周1次，共3个疗程，之后不再给予曲妥珠单抗；1年组为多西他赛80 mg/m² 或100 mg/m²，每3周1次，共3个疗程，同时联合曲妥珠单抗，序贯5-氟尿嘧啶600 mg/m²，表柔比星75 mg/m²，环磷酰胺600 mg/m²，每3周1次，共3个疗程，之后继续给予曲妥珠单抗，3周方案，共14次；主要研究终点为DFS、次要研究终点为DDFS、OS、心脏及肿瘤DFS、治疗安全性

【结果】

1. 5年DFS 曲妥珠单抗9周组5年DFS率相比1年组未达到预设非劣效性界值（88.0% vs. 90.5%，$HR=1.39$，双侧90%CI：1.12～1.72；多因素Cox模型矫正后$HR=1.42$，双侧90%CI：1.15～1.76）。

2. 5年DDFS 曲妥珠单抗9周组与1年组5年DDFS率分别为93.2%、94.2%（$HR=1.24$，90%CI：0.93～1.65）。

3. OS 曲妥珠单抗9周组与1年组OS率分别为94.7%、95.9%（$HR=1.36$，90%CI：0.98～1.89）。

4. 心脏及肿瘤DFS 曲妥珠单抗9周组与1年组5年心脏及肿瘤DFS率分别为94.7%、95.9%（$HR=1.16$，90%CI：0.96～1.40）。

5. LVEF平均值 随访61周后，曲妥珠单抗9周组与1年组LVEF平均值分别为63%、61%（$P<0.001$）。

6. 亚组分析

（1）多西他赛80 mg/m² 治疗亚组：曲妥珠单抗9周组5年DFS率低于1年组（$HR=1.66$，95%CI：1.30～2.11）。

（2）多西他赛100 mg/m² 治疗亚组：曲妥珠单抗9周组5年DFS率与1年组相似（$HR=0.67$，95%CI：0.41～1.10）。

【结论】

与1年曲妥珠单抗治疗相比，9周曲妥珠单抗在患者预后方面的非劣效性无法得到证实，但9周曲妥珠单抗的心脏安全性更好。9周曲妥珠单抗联合高剂量多西他赛，患者或可获得更好的预后，但具体细节需进一步研究。

（上海交通大学医学院附属仁济医院　张　姗　董欣睿　殷文瑾　陆劲松）

二、专家解读一

对于HER-2阳性早期乳腺癌，曲妥珠单抗1年标准治疗时间的确立是基于几项大型随机对照试验的结果，包括NSABP B-31研究、NCCTG N9831研究、BCIRG 006研究及HERA研究。以上研究均证实，1年曲妥珠单抗辅助治疗联合化疗可以使HER-2阳性患者的远期DFS及OS得到显著改善。尤其是NSABP B31研究/NCCTG N9831研究的联合分析显示，中位随访8.4年，曲妥珠单抗治疗对比单独化疗使患者长期复发风险下降40%，死亡风险降低37%。因此，曲妥珠单抗辅助治疗1年的标准时长逐步得以确立。

然而关于曲妥珠单抗最佳时长的探索从未停止。延长时长的依据主要有HERA研究中延长1年曲妥珠单抗和ExteNET研究中延长1年来那替尼。HERA研究证实，2年曲妥珠单抗的疗效并不优于标准的1年方案。而对于危险度相对低的患者，已经做了很多降低化疗强度的研究设计，并取得了预设的效果，同时靶向治疗的减法尝试也是近些年研究的热门方向。短疗程抗HER-2治疗是否能实现与标准1年治疗方案相同或相似的疗效，一直是系列临床研究想要证实的结论。FinHer研究的最终结果显示，HER-2阳性乳腺癌患者使用9周曲妥珠单抗辅助治疗的疗效优于不使用曲妥珠单抗的疗效。随后SOLD研究试图用曲妥珠单抗9周方案与标准1年方案对比，探讨是否短疗程抗HER-2治疗不劣于1年标准治疗。SOLD研究是芬兰研究者发起的1项开放的Ⅲ期随机对照临床试验，对于 HER-2 阳性早期乳腺癌患者，在 3 个疗程多西他赛联合 FEC（5-氟尿嘧啶+表柔比星+环磷酰胺）化疗基础上，对比辅助曲妥珠单抗 9 周治疗和标准 1 年治疗的疗效，患者可根据实际情况接受辅助放疗或辅助内分泌治疗。SOLD 研究为非劣效性设计，主要研究终点为 DFS。自 2008 年 1 月至 2014 年 12 月，该研究共纳入 2176 例 HER-2 阳性早期乳腺癌患者，其中 1085 例患者接受辅助曲妥珠单抗 9 周疗法，1089 例患者接受辅助曲妥珠单抗 1 年疗法。中位随访 5.2 年后，9 周组和 1 年组的 5 年 DFS 率分别为 88.8%、90.5%（$HR=1.39$，90%CI：1.12~1.72），并未达到主要研究终点。而对于 DDFS 和 OS，这 2 组也没有显著的统计学差异。但在亚组分析中发现，在多西他赛 100 mg/m^2 剂量组，9 周组与 1 年组的 5 年 DFS 率相似，值得进一步研究。类似的研究结果在 E2198 研究中也有体现，该研究中患者接受紫杉醇（175 mg/m^2）和曲妥珠单抗联合治疗 12 周后随机接受多柔比星和环磷酰胺或上述治疗加 1 年曲妥珠单抗治疗，但额外的 1 年曲妥珠单抗治疗并未显著延长患者的 DFS 和 OS。曲妥珠单抗的作用可能与宿主免疫系统和抗体依赖的细胞毒性的激活有关，足够大剂量的紫杉烷可能会将肿瘤微环境中免疫抑制淋巴细胞和其他细胞的数量减少到使免疫系统激活以提高曲妥珠单抗疗效的水平，这一方面的内容值得进一步探讨。此外，9 周组相比 1 年组心脏安全性更高，因不良事件而中断治疗的发生率也更低。

多项研究均试图在不降低疗效的情况下，通过缩短抗 HER-2 治疗时间来减少治疗花费，降低不良事件发生率，但几项研究均以失败告终，提示缩短疗程并不能达到非劣效的结果。类似的 short-HER 研究表明，短疗程 9 周方案未撼动标准的 1 年方案。该研究设计为将 DFS 作为主要研究终点的非劣效性试验；选择 DFS 的 $HR<1.29$ 作为非劣效性界值。该研究共入组 1254 例患者，随机分配至 9 周组和 1 年组。最新结果显示，1 年组和 9 周组 5 年 DFS 率分别为 88%、85%，HR 为 1.13（90%CI：0.89~1.42）。根据贝叶斯分析，9 周组非劣效于 1 年组的概率为 80%。9 周组心脏事件显著降低（$P<0.0001$）。

SOLD 研究提示，曲妥珠单抗 1 年方案仍是 HER-2 阳性早期乳腺癌的标准治疗。但对于心脏事件潜在风险较高、临床病理指标偏低风险的患者，在标准足量化疗的基础上加用短疗程曲妥珠单抗治疗是否也能成为一种选择？期待未来能有更多的临床研究来回答这一问题，精准地筛选出能从短疗程靶向治疗中获益的患者。

（复旦大学附属华东医院　葛　睿）

三、专家解读二

HER-2 是一种具有酪氨酸激酶作用的跨膜蛋白，约 20% 的乳腺癌患者会高表达 HER-2。HER-2 阳性患者通常预后较 HER-2 阴性患者差，即使是淋巴结阴性的 HER-2 阳性患者，远期复发风险也较高。曲妥珠单抗是靶向 HER-2 的人源化单克隆抗体。基于大型前瞻性随机试验的随访结果表明，曲妥珠单抗辅助给药 12 个月可显著降低乳腺癌的复发风险，但会增加心力衰竭的风险。虽然目前认为曲妥珠单抗的标准持续时间为 12 个月，但是曲妥珠单抗给药的最佳持续时间尚不清楚。目前仍致力于不断优化 HER-2 阳性患者的治疗。

本研究旨在对比接受化疗联合 9 周曲妥珠单抗和接受化疗联合 1 年曲妥珠单抗治疗患者的临床结局是否相似。结果提示，9 周组相比于 1 年组 5 年的 DFS 率分别为 88.0%、90.5%，未达到非劣效界值。9 周组与 1 年组相比，主要结局稍逊。在随访 61 周后，9 周组和 1 年组的 LVEF 平均值分别为 63%、61%（$P<0.001$）。亚组按多西他赛使用剂量进行分组分析，发现在多西他赛剂量为 100 mg/m^2 的亚组中，9 周组患者 5 年的 DFS 率和 1 年组相似。在较早的多西他赛治疗晚期乳腺癌的剂量比较的 III 期临床试验中，多西他赛 100 mg/m^2 比 75 mg/m^2 更能提高药物反应率，同时显著

延长 TTP，75 mg/m² 和 100 mg/m² 的总体反应率分别为 23.3%、36.0%（$P=0.019$）。与 75 mg/m² 相比，多西他赛 100 mg/m² 的中位 TTP 更长（$P=0.033$）。这个亚组结果还提示我们在使用短期曲妥珠单抗联合高剂量多西他赛或可弥补缩短程靶向治疗的不足。

在与本试验设计相似的 Short-HER 研究中，一组患者接受 9 周曲妥珠单抗联合 100 mg/m² 多西他赛（TH×3 序贯 FEC×3：多西他赛，每 3 周为 1 个疗程，3 个疗程；曲妥珠单抗，单周方案，9 周；序贯 5-氟尿嘧啶、表柔比星、环磷酰胺，3 个疗程）；另一组患者接受 1 年曲妥珠单抗联合标准化疗方案（AC/EC×4 序贯 TH×4 序贯 14×H：多柔比星或表柔比星、环磷酰胺，4 个疗程；序贯多西他赛、曲妥珠单抗，4 个疗程；序贯曲妥珠单抗 3 周方案，14 次）。Short-HER 研究同样设计为非劣效性试验，以 DFS 为主要研究终点，心脏安全性为次要研究终点。研究设定 DFS 的 $HR<1.29$ 为非劣效性界值。2018 年更新的 5 年随访结果显示，1 年组的 DFS 率为 88%，9 周组的 DFS 率为 85%。HR 为 1.13（90%CI：0.89~1.42），HR 并未达到非劣效界值，但可信区间的上限超过非劣效性界值。此外，9 周组的心脏事件明显低于 1 年组（$HR=0.33$，95%CI：0.22~0.50，$P<0.0001$）。该研究结果也与 SOLD 研究相似，未能证明较短曲妥珠单抗给药方案的非劣效性，但 9 周给药的低心脏毒性带给治疗期间发生心脏事件的患者和复发风险低的患者一种新的选择。

除了 9 周和 1 年曲妥珠治疗的比较外，还有研究者们尝试比较曲妥珠 6 个月方案和 12 个月方案。希腊肿瘤研究组（HORG）将 HER-2 阳性早期乳腺癌（腋窝淋巴结阳性或高风险淋巴结阴性）女性患者随机分为 6 个月治疗组和 12 个月治疗组。2 组首先共同使用 FEC 序贯治疗（5-氟尿嘧啶 700 mg/m²，表柔比星 75 mg/m²，环磷酰胺 700 mg/m²，每 14 天 2 次，共 4 个疗程）。接着使用多西他赛（75 mg/m²，每 14 天 1 次，共 4 个疗程），使用多西他赛的同时开始使用曲妥珠单抗（首剂 8 mg/kg，以后 6 mg/kg，每 3 周 1 次），分别用满 6 个月和 12 个月，主要研究终点为 3 年 DFS，非劣效性界值设定为 DFS 的 $HR<1.53$。结果显示，6 个月治疗组的 3 年 DFS 率为 95.7%，而 12 个月治疗组的 DFS 率为 93.3%（$HR=1.57$，95%CI：0.86~2.10，$P=0.137$），故不能证明 6 个月的治疗效果不劣于 12 个月的治疗。另 1 项相似设计的非劣效性研究 PERSEPHONE 将非劣效性界值设定为 DFS 绝对差值<3%。其 6 个月组的 4 年 DFS 率为 89.4%，12 个月组的 4 年 DFS 率为 89.8%（$HR=1.07$，90%CI：0.93~1.24，非劣效性 $P=0.011$），提示 6 个月治疗不劣于 12 个月治疗。相似的试验设计得到了不同的结论，主要原因可能是在于非劣效性界值的设定不同。目前有专家认为，一味从亚组分析角度去讨论研究结果不一致的原因是无法得出正确结论的，这些研究需延长随访时间并使用荟萃分析探讨曲妥珠单抗 6 个月方案和 12 个月方案的优劣性。

当然，SOLD 研究也存在一些不足之处：一方面，入组的许多患者为淋巴结阴性，肿瘤复发风险高的患者占比较低；另一方面，一些研究中心的患者同时参与了其他试验，可能会部分掩盖 1 年靶向治疗的优势。

关于曲妥珠单抗治疗的最佳持续时间尚未被证实，在这方面仍需要进一步研究。该试验的结果提示，在进一步评估短期曲妥珠单抗的疗效时或许应联合大剂量紫杉醇。对于曲妥珠单抗与紫杉醇之间的具体生物分子学机制需要进一步证实，而相关大型临床试验也需要持续的随访和数据分析。

（上海交通大学医学院附属仁济医院　董欣睿　张　姗　殷文瑾　陆劲松）

参考文献

[1] Cameron D, Piccart-Gebhart MJ, Gelber RD, et al. 11 years' follow-up of trastuzumab after adjuvant chemotherapy in HER2-positive early breast cancer: Final analysis of the HERceptin Adjuvant (HERA)

trial. Lancet, 2017, 389 (10075): 1195-1205.

[2] Joensuu H, Bono P, Kataja V, et al. Fluorouracil, epirubicin, and cyclophosphamide with either docetaxel or vinorelbine, with or without trastuzumab, as adjuvant treatments of breast cancer: Final results of the FinHer Trial. J Clin Oncol, 2009, 27 (34): 5685-5692.

[3] Joensuu H, Fraser J, Wildiers H, et al. Effect of adjuvant trastuzumab for a duration of 9 weeks vs 1 year with concomitant chemotherapy for early human epidermal growth factor receptor 2-Positive breast cancer: The SOLD randomized clinical trial. JAMA ONCOL, 2018, 4 (9): 1199-1206.

[4] Schneider BP, O'Neill A, Shen F, et al. Pilot trial of paclitaxel-trastuzumab adjuvant therapy for early stage breast cancer: A trial of the ECOG-ACRIN cancer research group (E2198). Br J Cancer, 2015, 113 (12): 1651-1657.

[5] Conte P, Frassoldati A, Bisagni G, et al. Nine weeks versus 1 year adjuvant trastuzumab in combination with chemotherapy: Final results of the phase Ⅲ randomized Short-HER studydouble dagger. Ann Oncol, 2018, 29 (12): 2328-2333.

[6] Mavroudis D, Saloustros E, Malamos N, et al. Six versus 12 months of adjuvant trastuzumab in combination with dose-dense chemotherapy for women with HER2-positive breast cancer: a multicenter randomized study by the Hellenic Oncology Research Group (HORG). Ann Oncol, 2015, 26 (7): 1333-1340.

[7] Romond EH, Perez EA, Bryant J, et al. Trastuzumab plus adjuvant chemotherapy for operable HER2-positive breast cancer. N Engl J Med, 2005, 353 (16): 1673-1684.

[8] Harvey V, Mouridsen H, Semiglazov V, et al. Phase Ⅲ trial comparing three doses of docetaxel for second-line treatment of advanced breast cancer. J Clin Oncol, 2006, 24 (31): 4963-4970.

[9] Earl HM, Hiller L, Vallier AL, et al. 6 versus 12 months of adjuvant trastuzumab for HER2-positive early breast cancer (PERSEPHONE): 4-year disease-free survival results of a randomised phase 3 non-inferiority trial. Lancet, 2019, 393 (10191): 2599-2612.

[10] Hurvitz SA. Is the duration of adjuvant trastuzumab debate still clinically relevant? Lancet, 2019, 393 (10191): 2565-2567.

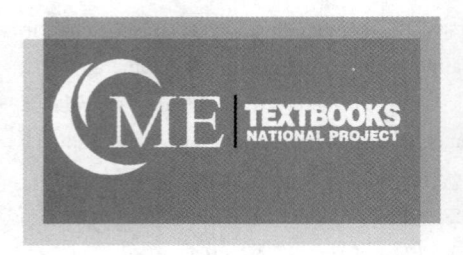

第39章 POEMS/SWOG S0230 研究：预防乳腺癌患者早期绝经的试验

一、概述

【文献来源】

Moore HCF, Unger JM, Phillips KA, et al. Final Analysis of the Prevention of Early Menopause Study (POEMS) /SWOG Intergroup S0230. J Natl Cancer Inst, 2019, 111 (2): 210-213.

【研究背景】

GnRHa 在化疗过程中对卵巢的保护作用一直不明确。在 HR 阳性乳腺癌中，辅助内分泌治疗使得长期卵巢功能评估复杂化。临床尚缺乏 GnRHa 联合化疗治疗后患者生育率的数据，还有一些相反结果的报道。

本研究旨在评估 GnRHa 联合化疗能否降低辅助治疗或新辅助治疗后 ER 阴性早期乳腺癌患者的卵巢衰竭率。

【入组条件】

（一）纳入标准

1. 绝经前妇女，18~49 岁。
2. 浸润性乳腺癌，可手术，Ⅰ~ⅢA 期。
3. ER 阴性且 PR 阴性（根据治疗中心的标准定义）。
4. 双原发癌诊断间隔不超过 1 个月，且均为 HR 阴性。
5. 计划接受含环磷酰胺的辅助治疗或新辅助治疗。
6. 入组前 1 个月内未接受过雌激素、抗雌激素、选择性 ER 下调药、AI 或激素避孕药等治疗。

（二）排除标准

1. 年龄<35 岁且接受过激素药物避孕。
2. 随机前为了体外受精和胚胎冻存接受过 2 个月以上激素治疗者。

【试验设计】

1. 1项多中心、随机Ⅲ期临床试验.
2. 按1∶1比例随机分配接受标准的辅助化疗或新辅助化疗联合戈舍瑞林（后称联合组）或不联合戈舍瑞林（后称单化疗组）。
3. 主要研究终点为2年的卵巢衰竭率。
4. 次要研究终点为5年内妊娠情况（每年评估）、卵巢功能异常（停经大于3个月，FSH、雌激素、抑制素B在绝经后水平）。
5. 卵巢衰竭表现为2年时已停经超过6个月且FSH水平达到绝经后水平；妊娠者视为未卵巢衰竭。子宫切除者或双侧卵巢切除者认为不可评估。
6. 治疗方案为研究组给予戈舍瑞林3.6 mg，每4周为1个疗程，开始化疗1周前用药持续至末次化疗2周前或后。分层随机：年龄（<40岁 vs. 40~49岁）、化疗方案（3~4个疗程 vs. 6~8个疗程；含蒽环类 vs. 不含蒽环类）；HER-2过表达者可接受曲妥珠单抗治疗。

【试验流程】

POEMS/SWOG S0230研究试验流程见图39-1。

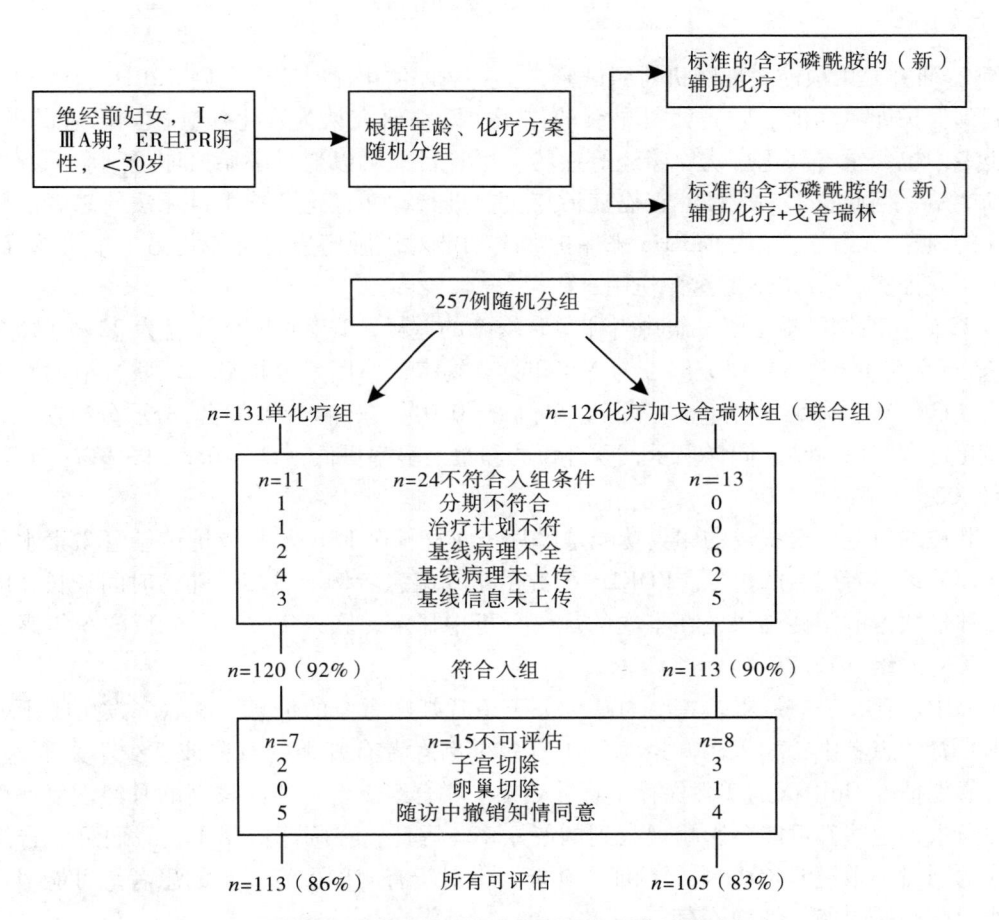

图39-1 POEMS/SWOG S0230研究试验流程

【结果】

1. 5年累计妊娠率 单化疗组为12.2%,联合组为23.1%($OR=2.34$,95%CI:1.07~5.11,$P=0.03$)。

2. 5年累计尝试妊娠人数 单化疗组为19/113人,联合组为25/105人($OR=1.63$,95%CI:0.79~3.36,$P=0.18$)。

3. 5年DFS 单化疗组为78.6%,联合组为88.1%($HR=0.55$,95%$CI=0.27~1.1$,$P=0.09$)。

4. 5年OS 单化疗组为83.1%,联合组为91.7%($HR=0.45$,95%$CI=0.19~1.04$,$P=0.06$)。

【结论】

化疗联合戈舍瑞林不仅能避免过早绝经,还能在不增加疾病相关不良事件的情况下使患者更易受孕。

(上海交通大学医学院附属仁济医院 周力恒 殷文瑾 陆劲松)

二、专家解读

POEMS研究是1项前瞻性随机对照试验,主要来评估化疗时联合应用GnRHa能否对年轻乳腺癌患者起到保护卵巢功能、防止卵巢早衰的作用。既往研究认为,化疗会影响患者的卵巢功能,在化疗患者中也经常看到化疗诱导停经等症状。尽管目前可以通过胚胎或卵母细胞冻存的方法来进行辅助生殖,但此技术一般推荐在癌症治疗之前进行,并且这一技术也无法使患者的卵巢免受癌症治疗的损害。因此,应用GnRHa来保护卵巢功能对于肿瘤患者可能是另1个可选择的策略,也有众多研究证实了GnRHa的这一作用。

POEMS研究前期已报道了2组患者卵巢衰竭率的差异,2年时单化疗组为22%(15/69),联合组为8%(5/66)。其主要研究终点为2年卵巢衰竭率,单因素分析显示,联合组的卵巢衰竭率显著更低($OR=0.3$,95%CI:0.1~0.87,单侧$P=0.01$,双侧$P=0.03$)。分层分析在调整了患者的年龄和化疗方案后,结果同样显示,联合组的卵巢衰竭率更低($OR=0.3$,95%CI:0.09~0.97,单侧$P=0.02$,双侧$P=0.04$)。

然而既往的研究主要报道的卵巢功能是以月经恢复、血FSH水平或抗苗勒管激素水平作为评估指标,而缺乏患者妊娠的数据。POEMS研究由于入组患者例数较多,随访时间较长,因此观察到了妊娠评估数据的阳性结果,在本次的最终分析中显示,联合组(23.1%)的5年累计妊娠率也显著高于对照组(12.2%)。

但研究中也存在一些局限,主要为缺少关于患者妊娠意愿的信息。妊娠多发生于不避孕、并试图寻求生育的患者中。如果不知道每组中有多少例患者有妊娠的意愿或至少不采取避孕措施,就无法可靠地估计GnRHa的实际保存生育的效果。联合组患者可能因较高的月经恢复率而产生更多的妊娠需求,这些都可能会影响观察到的妊娠率。因此,在临床应用中,我们可以告知年轻患者在化疗的同时可采用GnRHa来保护卵巢功能,但对于有明确生育要求的患者,可能最可靠的策略还是化疗前胚胎或卵母细胞冻存。

除了主要研究终点外,更令众多研究者惊讶且欣喜的结果是在TNBC中,GnRHa的应用似乎改变了患者的DFS率,OS率也有改善的趋势。POEMS研究4年随访的结果显示,联合组和单化疗组的

DFS率分别是89%和78%（$HR=0.49$，$95\%CI$：$0.24\sim0.97$，$P=0.04$）。4年的OS率也是联合组略高，分别这92%、82%（$HR=0.43$，$95\%CI$：$0.18\sim1.00$，$P=0.05$）。这可能是由于促黄体激素释放激素（luteinizing hormone releasing hormone，LHRH）受体通常可以在TNBC中表达，临床前研究显示，GnRHa在TNBC的移植瘤模型中与细胞生长抑制、转移降低及诱导细胞凋亡有关。

但本研究最终的5.1年中位随访结果未能显示GnRHa在TNBC患者中的应用能够改善患者的预后与生存。尽管5年的DFS和OS在数值上均为联合组更优，但2组并没有显示出统计学上显著的差异，但均具有临界的统计学意义。因此，GnRHa在TNBC中除了抗激素治疗机制以外，是否还有其他的作用机制还需要进一步研究。

尽管本研究未能得出具有统计学意义的结论，证明GnRHa可以改善TNBC患者的预后，但至少可以认为对于年轻乳腺癌患者，在化疗同时联合GnRHa可以起到保护卵巢的作用，并且不会增加疾病的复发风险。在2015年《St Gallen早期乳腺癌初始治疗专家共识》和2016年西班牙肿瘤学会和墨西哥国家癌症研究所联合出版的《癌症患者生育力保存和生殖临床指南》中推荐在HR阴性乳腺癌患者中应用GnRHa。

从另一个角度来看，本研究也提示我们内分泌治疗并非不能和化疗联合应用。有研究报道，在辅助治疗中化疗与他莫昔芬序贯应用的DFS优于联合应用，目前在乳腺癌的治疗中并不推荐化疗与内分泌药物的联合应用。但GnRHa与他莫昔芬在药物作用机制上是不同的，所以联合应用中内分泌药物并不能以偏概全到所有的内分泌治疗药物。除POEMS研究外，TEXT研究在HR体阳性乳腺癌患者中也采用了化疗联合GnRHa的治疗策略，并且序贯GnRHa联合他莫昔芬或依西美坦，结果同样显示能够改善患者的预后。因此，GnRHa在乳腺癌的治疗中可能还有更多的获益人群，还需要更多的前瞻性研究来加以验证。

（上海交通大学医学院附属仁济医院　周力恒　殷文瑾　陆劲松）

参考文献

[1] Lambertini M, Del Mastro L, Pescio MC, et al. Cancer and fertility preservation: international recommendations from an expert meeting. BMC Med, 2016, 14: 1.

[2] Moore HC, Unger JM, Phillips KA, et al. Goserelin for ovarian protection during breast-cancer adjuvant chemotherapy. N Engl J Med, 2015, 372 (10): 923-932.

[3] Schubert A, Hawighorst T, Emons G, et al. Agonists and antagonists of GnRH-I and-II reduce metastasis formation by triple-negative human breast cancer cells in vivo. Breast Cancer Res Treat, 2011, 130 (3): 783-790.

[4] Buchholz S, Seitz S, Schally AV, et al. Triple-negative breast cancers express receptors for luteinizing hormone-releasing hormone (LHRH) and respond to LHRH antagonist cetrorelix with growth inhibition. Int J Oncol, 2009, 35 (4): 789-796.

[5] Coates AS, Winer EP, Goldhirsch A, et al. Tailoring therapies-improving the management of early breast cancer: St Gallen International Expert Consensus on the Primary Therapy of Early Breast Cancer 2015. Ann Oncol, 2015, 26 (8): 1533-1546.

[6] Muñoz M, Santaballa A, Seguí MA, et al. SEOM Clinical Guideline of fertility preservation and reproduction in cancer patients (2016). Clin Transl Oncol, 2016, 18 (12): 1229-1236.

[7] Albain KS, Barlow WE, Ravdin PM, et al. Adjuvant chemotherapy and timing of tamoxifen in postmenopausal patients with endocrine-responsive, node-positive breast cancer: a phase 3, open-label, randomised controlled trial. Lancet, 2009, 374 (9707): 2055-2063.

[8] Francis PA, Pagani O, Fleming GF, et al. Tailoring Adjuvant Endocrine Therapy for Premenopausal Breast Cancer. N Engl J Med, 2018, 379 (2): 122-137.

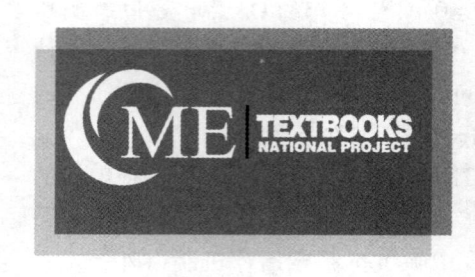

第40章 E5103研究：贝伐珠单抗加入淋巴结阳性及高风险淋巴结阴性乳腺癌辅助化疗的双盲、Ⅲ期临床试验

一、概述

【文献来源】

Miller KD, O'Neill A, Gradishar W, et al. Double-Blind Phase Ⅲ Trial of Adjuvant Chemotherapy With and Without Bevacizumab in Patients With Lymph Node-Positive and High-Risk Lymph Node-Negative Breast Cancer (E5103). J Clin Oncol, 2018, 36 (25): 2621-2629.

【研究背景】

贝伐珠单抗在晚期乳腺癌患者中可以改善PFS，但并不改善OS。本研究旨在评估贝伐珠单抗在HER-2阴性乳腺癌辅助治疗中的疗效。

【入组条件】

（一）纳入标准

乳腺癌患者且至少符合以下1种情况。

1. 常规HE染色腋窝或内乳淋巴结≥1枚阳性。
2. ER阴性乳腺癌肿块>1 cm。
3. ER阳性乳腺癌肿块>5 cm，或ER阳性乳腺癌肿块>2 cm且Oncotype DX的RS≥11分。
4. 患者从完成乳腺癌手术至开始方案规定治疗>28天，≤84天。
5. 前哨淋巴结阳性建议行腋窝淋巴结清扫，但不是必需的。
6. 同时性双侧乳腺癌，如果TNM分期高的一侧乳腺癌符合入组条件。
7. 患者有足够的肾、肝、血液功能，LVEF>正常值下限。

（二）排除标准

1. HER-2阳性乳腺癌。
2. 患者因乳腺癌接受过细胞毒性药物化疗或内分泌治疗。

3. 因任何原因接受过蒽环类药物、蒽醌或紫杉类药物治疗。
4. 4周内接受过大手术。
5. 伤口未愈合或有骨折发生。
6. 存在感染需要使用抗生素。
7. 严重的心血管疾病。
8. 使用治疗性抗凝、常规非甾体类抗炎药物、阿司匹林（可以预防性使用小剂量抗凝药物）。

【试验设计】

1. 1项随机、双盲、Ⅲ期临床试验。
2. 主要研究终点为iDFS（定义为自随机分组至局部区域复发、远处转移或任何原因死亡的时间）。
3. 次要研究终点为OS（定义为自随机分组至任何原因死亡的时间）和安全性。
4. 两步分层分析，第一步假设Arm A的5年iDFS为80%，约2年入组2970例患者到Arm A和Arm C，继续观察约3年，需426个iDFS事件以获得80%效能、相对风险下降25%、单侧$P=0.025$。当Arm C对比Arm A显著改善iDFS，再继续比较Arm B和Arm A。第二步分析：当Arm C和Arm B的iDFS均显著优于Arm A时，再进行Arm C和Arm B的比较。

【试验流程】

E5103研究试验流程见图40-1。

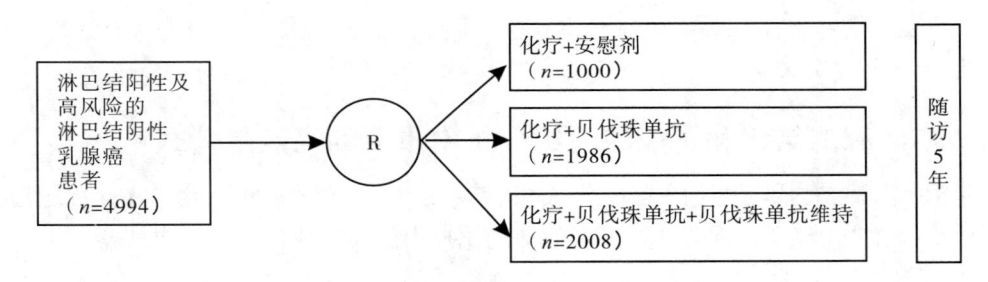

图40-1 E5103研究试验流程

注：化疗，表柔比星+环磷酰胺，每3周或2周1次，4个疗程，序贯紫杉醇，每周1次，12次；化疗+贝伐珠单抗，表柔比星+环磷酰胺+贝伐珠单抗，每3周或2周1次，4个疗程，序贯紫杉醇，每周1次，12次，同时贝伐珠单抗，每3周或2周1次，4个疗程；化疗+贝伐珠单抗+贝伐单抗维持，表柔比星+环磷酰胺+贝伐珠单抗，每3周或2周1次，4个疗程，序贯紫杉醇，每周1次，12次，同时贝伐珠单抗，每3周或2周1次，4个疗程，后续贝伐珠单抗维持，每3周1次，10个疗程

【结果】

1. 3组的5年iDFS分别为77%（95%CI：71%~81%）、76%（95%CI：72%~80%）、80%（95%CI：77%~83%），3组之间比较差异无统计学意义。在HR阴性的患者中，更长疗程的贝伐珠单抗治疗使患者有iDFS的获益，但是差异无统计学意义。
2. 3组的5年OS分别为90%（95%CI：87%~92%）、86%（95%CI：83%~88%）、90%（95%CI：88%~92%），3组之间差异无统计学意义。
3. 贝伐珠单抗单药治疗与持续的毒性风险相关，尤其是高血压。加入贝伐珠单抗治疗增加了心脏毒性。3组充血性心力衰竭的发生率分别为1.0%、1.9%、3.0%。

4. 加入贝伐珠单抗后降低了化疗的完成率。3组提前终止化疗的患者分别占18.3%、26.3%、28.0%。

【结论】

对于HER-2阴性高风险患者，贝伐珠单抗加入蒽环类序贯紫杉类的辅助化疗中并不改善iDFS或OS；尽管亚组分析显示，在ER阴性患者中，更长疗程的贝伐珠单抗治疗有获益可能。

（上海交通大学医学院附属仁济医院　杜跃耀　殷文瑾　陆劲松）

二、专家解读一

近年来，抑制血管生成已经成为新的抗肿瘤方式。贝伐珠单抗是重组的人源化单克隆抗体，能够与VEGF结合并阻断其生物活性。有研究表明，HER-2阴性晚期转移性乳腺癌患者应用贝伐珠单抗能够获益。因此，E5103研究探讨贝伐珠单抗在HER-2阴性乳腺癌辅助治疗中的作用。

（一）本研究拟解决临床哪个难题，其目前的争议有哪些？

在过去30年中，大量的临床证据证实血管生成在乳腺癌进展中起主要作用。VEGF是一种强有力的血管生成刺激因子，与OS呈负相关。在HER-2阴性转移性乳腺癌患者中，贝伐珠单抗与化疗联合使用时缓解率和PFS率均有提高，尽管OS没有提高。随着肿瘤进展，产生的促血管生成肽的数量逐渐增加。因此，我们假设抗血管生成抑制药应用的最佳时机应当是微转移时，而不是宏转移时。研究者设计E5103临床研究来检验这一假设，将贝伐珠单抗纳入含有蒽环类序贯紫杉类的辅助治疗中。

（二）本研究的结果和可能的亚组分析中重要的亮点是什么？

亚组分析指出，在ER阴性患者中延长贝伐珠单抗的持续时间有潜在获益，但本研究和BEATRICE研究结果均显示，在TNBC患者的辅助化疗中添加贝伐珠单抗没有获益。

（三）本研究有无同类的其他研究相类比？

E5103研究可能是1项阴性结果的试验。将贝伐珠单抗纳入含蒽环类序贯紫杉类的辅助治疗中，并不能改善HER-2阴性高风险乳腺癌患者的iDFS或OS。鉴于本研究中贝伐珠单抗较高的早期停用率，较长时间的贝伐珠单抗治疗不能使此类患者获益。首先，化疗和贝伐珠单抗的治疗可能不够充分，贝伐珠单抗的加入减少了化疗的应用。由于贝伐珠单抗的特异毒性随着时间的推移具有恒定的累积风险，因此本研究不建议持续更长时间的贝伐珠单抗治疗。其次，虽然贝伐珠单抗针对VEGF-A亚型，但研究人群并没有VEGF-A亚型的表达或任何其他分子特征。因此，对VEGF抑制的敏感性可能在微转移和宏转移疾病中有所不同。

（四）本研究结论的重要临床意义是什么？哪些患者人群可能获益？有何重大理论意义？对目前指南和实践的影响？

对于HER-2阴性的高风险人群，在蒽环类序贯紫杉类的治疗中加入贝伐珠单抗并不能改善iDFS或OS。亚组分析指出，在ER阴性的患者中延长贝伐珠单抗的治疗时间有潜在获益；但本研究和BEATRICE研究结果提示，在TNBC患者的辅助化疗中添加贝伐珠单抗没有获益。

（五）有无存在的不足？尚有哪些相关问题没有完全解决？对未来的研究有何启发？

从这个阴性结果的临床研究中我们要学到多方面的经验教训。首先，我们的临床前模型在过去和现在都不足以在明显的转移发生之前建立复杂的生物学模型。无论生物学多有说服力，转移的结果多令人信服，辅助试验都是最终的临床实验室。其次，我们应该更加认真地对待在佐剂设置中过早停止使用的问题。计算早期停止治疗对总体效益的影响，需要了解治疗效果和治疗持续时间对这种影响的作用。

DNA分析单核苷酸多态性与增加常见化疗相关毒性的风险有关，包括外周感觉神经病变和蒽环类药物引起的心脏毒性，相关的生物标本库确定了延迟复发的标志，为延迟干预试验铺平了道路。

（中国医科大学附属盛京医院　顾　玺　刘彩刚）

三、专家解读二

作为抗血管新生的药物，贝伐珠单抗是一种可以识别所有VEGF-A亚型的单克隆抗体。AVADO研究显示，多西他赛联合贝伐珠单抗对比单药多西他赛明显改善HER-2阴性晚期乳腺癌患者的PFS。E2100研究是1项开放、随机的Ⅲ期临床试验，在晚期乳腺癌中比较紫杉醇联合贝伐珠单抗与单药紫杉醇的疗效和安全性。结果显示，紫杉醇联合贝伐珠单抗对比单药紫杉醇明显改善HER-2阴性晚期乳腺癌患者的PFS，此外，在紫杉醇联合贝伐珠单抗治疗组中，携带VEGF-2578 AA基因型的患者中位OS显著改善。

在新辅助治疗的研究中，贝伐珠单抗联合化疗可以提高pCR率。GeparQuinto研究是1项多中心、随机、开放的Ⅲ期临床试验；对于HER-2阴性患者主要研究的目的是比较在新辅助化疗基础上加或不加贝伐珠单抗的pCR率。加或不加贝伐珠单抗治疗的2组pCR率分别为18.4%、14.9%（$OR=1.29$，95%CI：1.02~1.65，$P=0.04$）；在663例TNBC患者中，加或不加贝伐珠单抗组的pCR率分别为39.3%、27.9%（$P=0.03$）。在经过3.8年中位随访后，2组患者的DFS和OS差异均无统计学意义，在TNBC患者中同样如此。该研究结果提示，在HER-2阴性乳腺癌患者的新辅助化疗基础上加用贝伐珠单抗可显著提高pCR率，且疗效主要体现在TNBC患者中。但pCR的获益并不能转化为生存获益。CALGB 40603研究入组了Ⅱ~Ⅲ期TNBC患者，在蒽环类+紫杉类新辅助化疗方案基础上评估联合卡铂和（或）贝伐珠单抗的有效性和安全性。结果显示，联合贝伐珠单抗组相对于不联合组（59% vs 48%，$OR=1.58$，$P=0.0089$）显著提高pCR率，同时联合卡铂及贝伐珠单抗组pCR率最高，为67%。

E5103研究是1项旨在评估贝伐珠单抗在HER-2阴性乳腺癌辅助治疗中疗效的随机、双盲、Ⅲ期临床试验。E5103研究假设在辅助治疗中应用抑制血管新生的药物疗效更优。结果显示，对于HER-2阴性高风险患者，贝伐珠单抗加入蒽环类序贯紫杉类的辅助化疗中并不改善iDFS或OS。单从该研究本身来看，得到阴性结果的原因可能有以下2点：①加入贝伐珠单抗治疗后降低了化疗的完成率，早期的停药限制了化疗药物和贝伐珠单抗发挥治疗作用；此外，本研究未评估早期停药对患者生存的影响；②贝伐珠单抗的靶点是VEGF-A，本研究的人群不一定是VEGF-A高表达的患者，且目前无法预测哪些人群可以从贝伐珠单抗的治疗中获益。近年来，贝伐珠单抗在早期乳腺癌患者中的研究和E5103研究的结果也比较一致。

BEATRICE研究是1项开放、随机、Ⅲ期临床试验，目的是评估贝伐珠单抗加入TNBC患者辅助化疗的疗效和安全性。结果显示，中位随访56个月后，化疗联合贝伐珠单抗组和化疗组患者的

5年iDFS和OS比较，差异无统计学意义。

在HER-2阴性转移性乳腺癌中，化疗联合贝伐珠单抗可以改善治疗反应和PFS，但是不改善OS。从目前临床研究的结果来看，贝伐珠单抗在解救治疗及新辅助治疗中均获得了阳性结果，而在辅助治疗中都是阴性结果。微转移病灶和宏转移病灶对于抗VEGF治疗的敏感性可能完全不同。早期乳腺癌患者接受手术以后，体内可能存在微转移病灶，但这些病灶并未形成脉管系统，而血管的正常化可以导致肿瘤间质的压力降低，使得细胞毒药物更有效地发挥作用，这可能是抗VEGF治疗在辅助治疗中结果不如人意的原因。

虽然贝伐珠单抗在辅助治疗中的前景并不乐观，但是并没有辅助研究报道使用贝伐珠单抗后降低了治疗效果，相关的转化性研究目前也正在进行当中。根据E2100研究的结果，VEGF相关的基因多态性可进一步筛选贝伐珠单抗辅助治疗潜在的获益人群。

（上海交通大学医学院附属仁济医院　杜跃耀　殷文瑾　陆劲松）

参考文献

[1] Miles DW, Chan A, Dirix LY, et al. Phase Ⅲ study of bevacizumab plus docetaxel compared with placebo plus docetaxel for the first-line treatment of human epidermal growth factor receptor 2-negative metastatic breast cancer. J Clin Oncol, 2010, 28 (20): 3239-3247.

[2] Miller K, Wang M, Gralow J, et al. Paclitaxel plus bevacizumab versus paclitaxel alone for metastatic breast cancer. N Engl J Med, 2007, 357 (26): 2666-2676.

[3] Schneider BP, Wang M, Radovich M, et al. Association of vascular endothelial growth factor and vascular endothelial growth factor receptor-2 genetic polymorphisms with outcome in a trial of paclitaxel compared with paclitaxel plus bevacizumab in advanced breast cancer: ECOG 2100. J Clin Oncol, 2008, 26 (28): 4672-4678.

[4] Cameron D, Brown J, Dent R, et al. Adjuvant bevacizumab-containing therapy in triple-negative breast cancer (BEATRICE): primary results of a randomised, phase 3 trial. Lancet Oncol, 2013, 14 (10): 933-942.

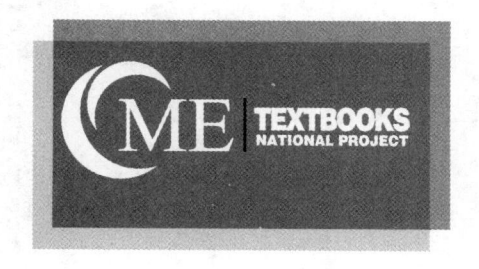

第十二篇

乳腺癌辅助内分泌治疗相关重点临床试验及其解读

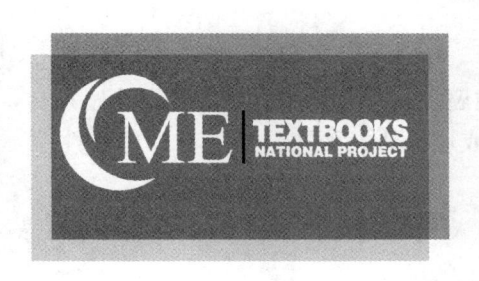

第41章 FATA-GIM3随机Ⅲ期临床研究：阿那曲唑、依西美坦、来曲唑初始方案对比2年他莫昔芬后序贯方案辅助治疗HR阳性乳腺癌的疗效

一、概　　述

【文献来源】

De Placido S, Gallo C, De Laurentiis M, et al. Adjuvant anastrozole versus exemestane versus letrozole, upfront or after 2 years of tamoxifen, in endocrine-sensitive breast cancer (FATA-GIM3): a randomised, phase 3 trial. Lancet Oncol, 2018, 19 (4): 474-485.

【研究背景】

对于乳腺癌辅助内分泌治疗，在含AI的方案中孰优孰劣目前尚不明确，同时3种AI（来曲唑、阿那曲唑、依西美坦）之间亦无研究进行直接比较。本研究旨在探究如何优化HR阳性早期乳腺癌的辅助内分泌治疗策略和3种AI的差异。

【入组条件】

（一）纳入标准

1. 绝经后（<60岁且停经1年以上，或FSH浓度在绝经后范围）、双侧卵巢切除的患者。
2. 组织学确诊的浸润性乳腺癌，并已进行根治性手术。
3. 任意病理肿瘤大小和淋巴结状态。
4. HR阳性。
5. 已完成辅助或新辅助化疗。
6. 任意HER-2状态，即使患者使用过曲妥珠单抗。

（二）排除标准

1. 随机前已接受激素替代治疗。

2. 疾病转移或者复发。

3. 未使用曲妥珠单抗的 HER-2 阳性患者。

4. 既往使用过他莫昔芬。

5. 过去 10 年中罹患恶性肿瘤（乳腺癌，除皮肤基底细胞癌、宫颈原位癌以外的浸润性癌）。

6. 严重合并症致使患者存在辅助内分泌治疗的禁忌证，或这些研究药物会使患者处于毒性反应的高风险。

7. 随机前接受过其他试验药物的患者。

【试验设计】

1. 1 项始于 2006 年的Ⅲ期临床试验，意大利 76 个医学中心参与。

2. 多中心、非盲、1：1：1：1：1：1 随机、2×3 析因设计。

3. 主要研究终点为 DFS（定义为自随机至首次出现局部区域复发或远处转移、对侧浸润性乳腺癌、导管原位癌、除乳腺外的第二原发恶性肿瘤、任何原因的死亡的时间）。

4. 次要研究终点为 OS、毒性反应、iDFS、无远处转移生存、治疗对血脂代谢的影响等。

5. 分层因素为 HR 状态（ER 和 PR 均阳性、1 个阳性 1 个阴性、1 个阳性另 1 个未知）、HER-2（阳性、阴性、未知）、既往化疗（无、辅助、新辅助、新辅助+辅助）、病理淋巴结状态（pN_0、pN_1、pN_2、pN_3）。

【试验流程】

FATA-GIM3 研究试验流程见图 41-1。

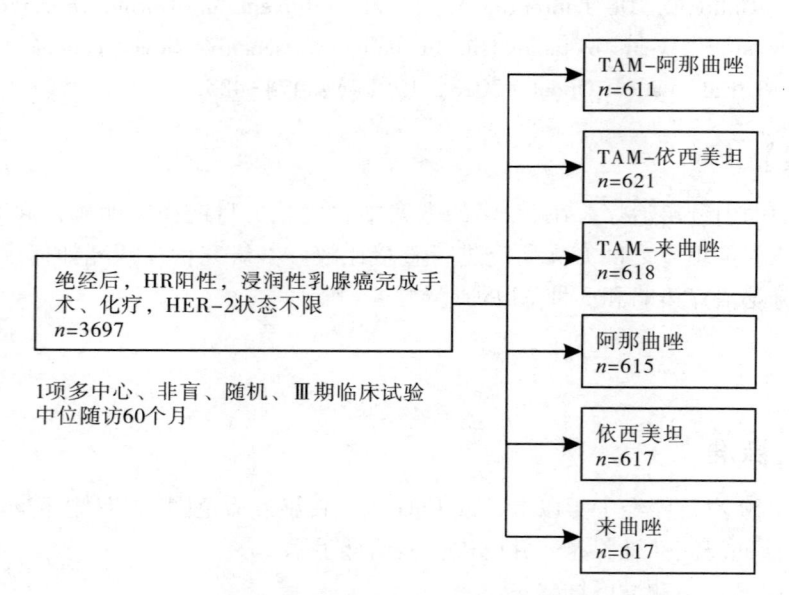

图 41-1 FATA-GIM3 研究试验流程

注：初始治疗方案为各种 AI 药物使用 5 年，序贯方案为他莫昔芬（TAM）2 年序贯 AI 3 年；方案为 TAM 20 mg/d，阿那曲唑 1 mg/d，依西美坦 25 mg/d，来曲唑 2.5 mg/d

【结果】

1. 该研究自2007年3月至2012年7月，在意大利76个医学中心招募了3697例患者。入组患者的主要特征为平均年龄64岁、肿瘤pT_1 70%、病理淋巴结阴性64%、HER-2扩增9%、接受辅助或者新辅助化疗比例38%。

2. 中位随访60个月，发生了401个DFS事件，其中序贯组211例事件，初始组190例事件。2种用药策略的5年DFS率没有差异，序贯组为88.5%，初始组为89.8%（$HR=0.89$，$P=0.23$）。

3. 阿那曲唑、依西美坦、来曲唑3种AI间比较，DFS没有显著差异，分别为90.0%（95% CI：87.9~91.7）、88.0%（95% CI：85.8~89.9）、89.4%（95% CI：87.3~91.1），$P=0.24$。

4. 未发生意外的严重不良事件或与治疗有关的死亡。肌肉骨骼不良事件是最常见的3~4级不良事件，2种用药策略的发生率都是7%。1级骨关节症状在初始组更多见。其他3~4级的不良事件在2组中发生率均少于2%。

【结论】

初始5年AI的治疗策略并不优于2年TAM序贯3年AI的策略。3种AI在疗效上差异无统计学意义。临床实践中，应充分考虑患者的意愿、耐受性和经济能力，从而制订合适的治疗方案。

（上海交通大学医学院附属仁济医院　徐曙光　殷文瑾　陆劲松）

二、专家解读一

FATA-GIM3研究（NCT00541086）是1项来自意大利多中心、开放性、随机、2×3析因设计的Ⅲ期临床试验，入组人群是绝经后HR阳性早期乳腺癌患者，中位年龄64岁，70%的患者原发肿瘤为pT_1，腋窝淋巴结病理为阴性的患者占64%，9%的患者为HER-2阳性。38%的患者在随机前接受了辅助治疗或新辅助化疗。所有研究组患者的基线特征均衡，共3697例入组，随机分为6个组（即6种不同的治疗方案）：初始5年AI治疗组（阿那曲唑、来曲唑、依西美坦）和2年TAM序贯3年AI治疗组（阿那曲唑、来曲唑和依西美坦）。

初步结果显示，中位随访60个月，401例DFS，包括序贯组211/1850例（11%）和AI组190/1847例（10%）。序贯组和AI组5年DFS分别为88.5%、89.8%（$HR=0.89$，95% CI：0.73~1.08，$P=0.23$），阿那曲唑组、依西美坦组和来曲唑组5年DFS率分别为90.0%、88.0%和89.4%（依西美坦 vs. 阿那曲唑，$HR=1.24$，95% CI：0.97~1.57；来曲唑 vs. 阿那曲唑，$HR=1.05$，95% CI：0.82~1.35）。

从不良事件来看，序贯组和AI组3~4级不良事件主要是骨关节症状，比例均为7%；其他3~4级不良事件在各组间的比例不足2%；AI组间比较胃肠道不良事件依西美坦大于来曲唑；高胆固醇血症不良事件，阿那曲组和来曲唑组大于依西美坦组。

从依从性来看，TAM使用中位时间为24个月，AI的中位时间在序贯组和AI组分别为32~35个月、54~56个月。TAM服药中断发生率高达11%，远高于序贯组AI的5%和5年AI组的7%；TAM中断治疗的主要不良事件是子宫内膜症状（4%）；骨关节症状是AI中断治疗的主要原因（序贯组3%，AI组4%）。

可以得出的结论，序贯组和AI组之间的差异未达到统计学预设的DFS获益绝对值2%；亚组分析也没有统计学差异，AI并不比序贯疗效更好，且3种AI的疗效相似。因此，对于绝经后HR阳性早期乳腺癌患者的辅助治疗方案选择，需要结合患者意愿、不良事件及经济因素综合选择。

该研究设计6组治疗方案，究其原因是想回答绝经后HR阳性早期乳腺癌患者辅助治疗的2个临床问题：①初始5年AI治疗和初始TAM序贯AI的2种辅助内分泌治疗模式，哪个更优？②目前，3种AI药物的疗效和不良事件有无差异？

关于FATA-GIM3研究想回答的第1个问题：在2006年FATA-GIM3研究设计之初，对于绝经后HR阳性早期乳腺癌患者辅助初始治疗应该选5年AI，还是先2年TAM再序贯3年AI存在很大的争议。支持5年AI的专家认为初始策略在DFS上有获益，支持序贯策略的专家认为换药策略能够减少乳腺癌内分泌治疗耐药的发生。当时的研究有BIG1-98研究（来曲唑）和TEAM研究（依西美坦），均比较了TAM序贯AI与初始AI的疗效。结果发现，2种治疗策略之间比较，差异无统计学意义。但当时缺少初始阿那曲唑与TAM序贯阿那曲唑疗效对比的研究。在2011年以来的美国NCCN指南中，对于绝经后早期乳腺癌患者的辅助内分泌治疗，初始AI辅助治疗5年和2～3年TAM序贯3～2年AI均是Ⅰ类推荐。

2015年EBCTCG Meta分析显示，5年AI较5年TAM无论是5年还是10年随访，均明显降低乳腺癌复发风险和死亡风险 [5年复发率（9.0% vs. 12.1%，$RR=0.80$，$P<0.00001$），10年复发率（19.1% vs. 22.7%）；5年病死率（8.2% vs. 9.4%，$RR=0.89$，$P=0.01$），10年病死率（21.3% vs. 24.0%）]。但是，5年AI较2～3年TAM序贯3～2年AI不能降低死亡风险 [5年病死率（8.6% vs. 8.7%）]，但可以明显降低复发风险 [5年复发率（9.6% vs. 10.7%，$RR=0.90$，$P=0.045$）]，DFS绝对获益为1.1%，差异均无统计学意义。

关于FATA-GIM3研究想回答的第2个问题：是由于当时关于AI之间的比较是两两对照的，并没有3种AI药物之间的头对头直接比较。ATAC研究是第1个大型研究，得出5年阿那曲唑优于5年TAM，被认可是标准的辅助治疗方案。后续的研究中，MA27研究发现，5年依西美坦并没有比5年阿那曲唑好；而在FACE研究中入组3淋巴结阳性患者，得出5年来曲唑并没有比5年阿那曲唑好的结论。因此，在FATA-GIM3研究设计之初，尚无法回答初始策略和序贯策略哪个更优？以及3种AI药物哪个是治疗的优选？

FATA-GIM3研究的优势包括2个方面：①该研究是首个比较3种AI及序贯策略与初始5年AI 2种治疗方案在绝经后HR阳性早期乳腺癌患者辅助治疗中疗效和不良事件有无差异的试验，弥补了之前研究的空白；该结果与2015年EBCTCG研究的结果一致，增添了初始5年AI比序贯治疗获益绝对值小的证据；②FATA-GIM3研究入组标准与BIG1-98研究和TEAM研究相比，入组人群年龄稍大、在淋巴结状态和肿瘤大小方面预后偏好，与临床实践一致性更高。

FATA-GIM3研究的不足如下：①该研究临床意义可能比较低，因为其得到的结果和之前的证据一致，而且发表时间较晚；②实际事件数401例，预设值需要669例，那么实际事件数低于预设值，减弱统计效能；③研究中位随访时间为60个月，和同类研究相比，随访时间较短；④试验设计，医师和患者是非盲的，但统计者设盲；偏倚已经最小化了；⑤研究中3种AI药物比较了序贯治疗和单药治疗，未做3个序贯组和3个单药组间的比较。

总体来讲，FATA-GIM3研究回答了临床上关于绝经后HR阳性早期乳腺癌初始策略和序贯策略2种方案谁更好，以及3种AI药物疗效和不良事件的比较问题，对于目前临床选择治疗策略具有一定指导意义。影响内分泌治疗疗效的因素并非是不同治疗模式，而是内分泌治疗的时长。2019年《St. Gallen早期乳腺癌初始治疗国家专家共识》指出，对于绝经后HR阳性早期乳腺癌，95.7%的专家考虑起始辅助应用AI；关于绝经后女性患者5年内分泌治疗后是否延长的问题，81.2%的专家认为临床分期为Ⅱ期、淋巴结阳性的患者要考虑延长内分泌的治疗。另外，3种AI药物中没有一种疗效明显优于另外2种，但不良事件方面有所不同。因此，医师在药物疗效相似的前提下，需要综合考虑患者意愿、不良事件及经济因素，给予合理的个体化治疗方案。

(哈尔滨医科大学附属肿瘤医院 蔡 莉)

三、专家解读二

AI应用于临床以来，关于如何优化使用一度是热门的话题。FATA-GIM3研究是第1个直接比较3种AI辅助治疗受体阳性乳腺癌的临床研究。结果显示，3者间没有显著的差异。既往两两比较的研究显示，MA 27研究的7576例患者中，依西美坦对比阿那曲唑在EFS上并没有显示出优势；FACE研究的4136例淋巴结转移患者中，来曲唑对比阿那曲唑在DFS、OS方面差异均无统计学意义。而在一些不良事件上有着不同的发生率，依西美坦有更少的骨质疏松/骨量减少、高甘油三酯血症、高胆固醇血症、阴道出血等发生；而阿那曲唑的肝功能异常、房颤发作的发生更少。因此，临床在选择AI药物时，需更多考虑患者已存在的内科疾病。

当FATA-GIM3研究还在进行中的时候，另有2项关于AI初始使用对比序贯使用的临床研究。BIG 1-98研究是考察来曲唑的不同使用策略的试验，TEAM研究的对象则是依西美坦。这2个研究均没有发现2种用药策略在主要疗效上差异有统计学意义，因此无论初始使用还是序贯使用AI在临床中都是合理的选择。2015年，EBCTCG将上述2项研究及意大利完成的几个小样本临床研究纳入荟萃分析。结果显示，初始用药相对于序贯策略有优势，尽管获益很小（5年随访，差异为1.1%；7年随访，差异为0.7%；$HR=0.9$，$P=0.045$）。在临床实践中，我们可能需要考虑的是治疗的不良事件和患者的耐受情况。如骨关节症状是AI最常见的不良事件，在初始使用的患者中发生率达50%以上，远高于序贯组。这在一定程度上影响了临床决策和患者依从性。

FATA-GIM3研究的结果和上述研究及EBCTCG的荟萃分析结果保持一致，并进一步证实了AI相比TAM在初始2年的治疗中有少许获益。FATA-GIM3研究是唯一1项比较阿那曲唑2种用药策略的研究，也是第1项直接比较3种AI药物的研究，这对于既往荟萃分析及头对头2药比较的结果都是很好的补充。此外，FATA-GIM3研究的入组患者情况更加接近于临床实际，对于实践操作有很好的参考价值。

2017年《St Gallen早期乳腺癌初始治疗国际专家共识》提出，AI相比TAM有一定的优势，在临床决策时建议把患者意愿和患者耐受作为考量因素。

(上海交通大学医学院附属仁济医院 徐曙光 殷文瑾 陆劲松)

参考文献

[1] Goss PE, Ingle JN, Pritchard KI, et al. Exemestane versus anastrozole in postmenopausal women with early breast cancer: NCIC CTG MA. 27-a randomized controlled phase Ⅲ trial. J Clin Oncol, 2013, 31 (11): 1398-1404.

[2] Smith I, Yardley D, Burris H, et al. Comparative Efficacy and Safety of Adjuvant Letrozole Versus Anastrozole in Postmenopausal Patients With Hormone Receptor-Positive, Node-Positive Early Breast Cancer: Final Results of the Randomized Phase Ⅲ Femara Versus Anastrozole Clinical Evaluation (FACE) Trial. J Clin Oncol, 2017, 35 (10): 1041-1048.

[3] Derks MGM, Blok EJ, Seynaeve C, et al. Adjuvant tamoxifen and exemestane in women with postmenopausal early breast cancer (TEAM): 10-year follow-up of a multicentre, open-label, randomised, phase 3 trial. Lancet Oncol, 2017, 18 (9): 1211-1220.

[4] van de Velde CJ, Rea D, Seynaeve C, et al.

Adjuvant tamoxifen and exemestane in early breast cancer (TEAM): a randomised phase 3 trial. Lancet, 2011, 377(9762): 321-331.

[5] Early Breast Cancer Trialists' Collaborative Group (EBCTCG). Aromatase inhibitors versus tamoxifen in early breast cancer: patient-level meta-analysis of the randomised trials. Lancet, 2015, 386(10001): 1341-1352.

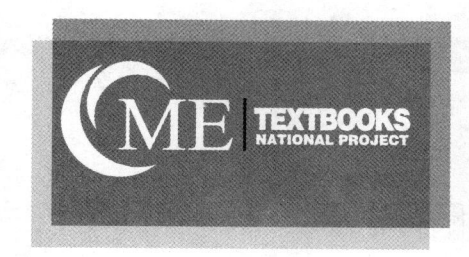

第42章 SOFT研究8年随访及TEXT和SOFT联合分析9年随访结果更新

一、概述

【文献来源】

1. Francis PA, Pagani O, Fleming GF, et al. Tailoring Adjuvant Endocrine Therapy for Premenopausal Breast Cancer. N Engl J Med, 2018, 379 (2): 122-137.

2. Pagani O, Regan MM, Walley BA, et al. Adjuvant exemestane with ovarian suppression in premenopausal breast cancer. N Engl J Med, 2014, 371 (2): 107-118.

【研究背景】

1. 2014年公布的SOFT研究5.6年的随访结果显示，在总体人群中OFS+他莫昔芬相较于他莫昔芬单药未能显著改善DFS，但是对于临床病理特征为高复发风险的患者，OFS可以显著改善预后。

2. TEXT和SOFT联合分析的中位随访5.7年的结果显示，OFS+依西美坦较OFS+他莫昔芬可以显著改善患者的DFS。

3. 本次解读文献是SOFT研究8年随访更新及TEXT和SOFT联合分析9年随访结果的更新。

【入组条件】

1. 绝经前、可手术的乳腺癌，且肿瘤局限于乳房和同侧腋窝淋巴结。
2. ER或PR≥10%。
3. 同时发生的双侧HR阳性乳腺癌可入组。

【试验设计】

1. 1项开放、随机、Ⅲ期临床试验。
2. 主要研究终点为DFS。
3. 次要研究终点为无浸润性乳腺癌间期（BCFI）、无远处复发间期（DRFI）和OS。
4. 采用ITT分析。

【试验流程】

SOFT 研究试验流程见图 42-1。

```
SOFT研究（n=3066）：                    他莫昔芬20 mg/d，5年
ER或PR阳性绝经前可手术患者按照是否化疗分层   n=1021
· 无化疗（47%）；绝经前，术后12周内（中位自手
  术时间1.8个月）；                       他莫昔芬20 mg/d+OFS，5年
· 既往化疗（53%），接受化疗并化疗后仍为绝经前   n=1024
  水平（中位自手术时间8.0个月）
                                        依西美坦25 mg/d+OFS，5年
                                        n=1021
```

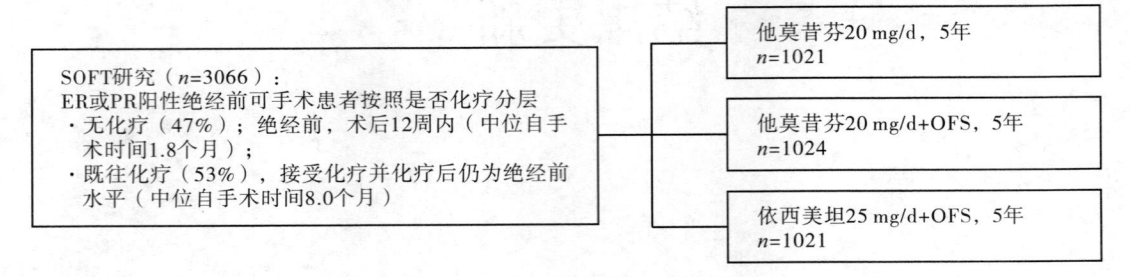

图 42-1　SOFT 研究试验流程

注：曲普瑞林 3.75 mg/28 d（91%）或双侧卵巢切除（8%）或卵巢放疗（1%）

患者可于随机前接受口服内分泌药物，末次化疗后 8 个月内保持绝经前状态进行随机分组，然后给予 OFS。

TEXT 研究试验流程见图 42-2。

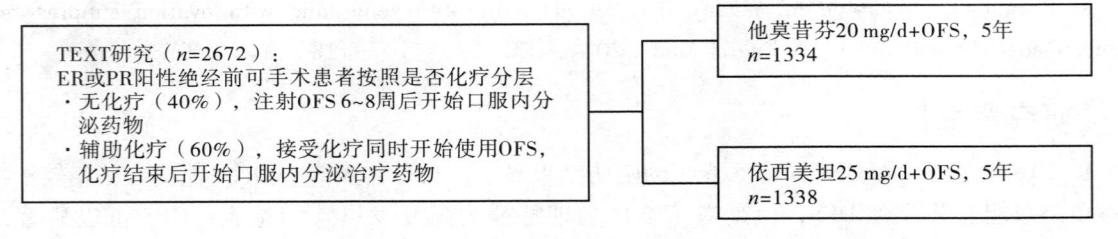

```
TEXT研究（n=2672）：                     他莫昔芬20 mg/d+OFS，5年
ER或PR阳性绝经前可手术患者按照是否化疗分层   n=1334
· 无化疗（40%），注射OFS 6~8周后开始口服内分
  泌药物
· 辅助化疗（60%），接受化疗同时开始使用OFS，  依西美坦25 mg/d+OFS，5年
  化疗结束后开始口服内分泌治疗药物         n=1338
```

图 42-2　TEXT 研究试验流程

注：OFS（曲普瑞林 3.75 mg/28 d）；患者随机前不可以接受化疗或者口服内分泌治疗；联合分析；SOFT 和 TEXT2 项研究中 OFS+他莫昔芬对比 OFS+依西美坦；最终进入 ITT 分析的人数显示 SOFT 研究 3047 例，TEXT 研究 2660 例，联合分析 4690 例

【结果】

1. SOFT 研究中位随访 8 年的结果显示，OFS+他莫昔芬较他莫昔芬单药显著延长 DFS 率（83.2% vs 78.9%，$HR=0.76$，95%CI：0.62~0.93，$P=0.009$），绝对获益 4.2%；OFS+依西美坦较他莫昔芬单药显著延长 DFS 率（85.9% vs 78.9%，$HR=0.65$，95%CI：0.53~0.81），绝对获益 7.0%。

2. SOFT 研究中，在未接受化疗组和接受化疗组，OFS+他莫昔芬和 OFS+依西美坦均较他莫昔芬单药均显著延长 DFS。未接受化疗组的 8 年 DFS 率，OFS+他莫昔芬组为 90.6%，OFS+依西美坦组为 92.5%，他莫昔芬单药组为 87.4%；接受化疗组的 8 年 DFS，OFS+他莫昔芬组为 76.7%，OFS+依西美坦组为 80.4%，他莫昔芬单药组为 71.4%。

3. SOFT 研究的亚组分析显示，与单药他莫昔芬相比，HER-2 阳性患者（$HR=0.41$，95%CI：

0.22~0.75）较 HER-2 阴性患者（$HR=0.83$，$95\%CI$：0.67~1.04；交互作用 $P=0.04$）更能从 OFS+他莫昔芬治疗中获益。

4. 在 SOFT 研究中，3047 例入组患者中有 306 例（10%）发生远处转移。相比于他莫昔芬单药，OFS+他莫昔芬并不能显著降低远处转移率（$HR=0.86$，$95\%CI$：0.66~1.13，$P=0.28$）；OFS+依西美坦相较于他莫昔芬单药可显著降低远处转移率（$HR=0.73$，$95\%CI$：0.55~0.96）。

5. 在 SOFT 研究中，225 例（7.4%）患者死亡。相比于他莫昔芬单药，OFS+他莫昔芬可以显著降低病死率（$HR=0.67$，$95\%CI$：0.48~0.92，$P=0.01$），而 OFS+依西美坦相较于他莫昔芬单药并不能显著降低病死率（$HR=0.85$，$95\%CI$：0.62~1.15）。

6. 在 TEXT 和 SOFT 联合分析中，中位随访时间 9 年。结果显示，OFS+依西美坦相较于 OFS+他莫昔芬可以显著改善总体人群的 DFS 率（86.8% vs 82.8%；$HR=0.77$，$95\%CI$：0.67~0.90，$P<0.001$）和无远处转移生存率（91.8% vs 89.7%；$HR=0.80$，$95\%CI$：0.66~0.96，$P=0.02$）。2 组的 OS 相似（$HR=0.98$，$95\%CI$：0.79~1.22，$P=0.84$）。

7. 不良事件以潮热、乏力及肌肉骨骼症状最为常见，接受 OFS 治疗的患者的不良事件发生率略高于他莫昔芬单药，但是总体耐药性较好。

【结论】

在绝经前 HR 阳性早期浸润性乳腺癌患者的辅助内分泌治疗中加入 OFS 可以显著改善患者的 DFS，OFS+依西美坦方案显著优于 OFS+他莫昔芬方案，并且总体耐受性较好。

（上海交通大学医学院附属仁济医院　严婷婷　殷文瑾　陆劲松）

二、专家解读一

SOFT 研究的第 1 次生存分析是在中位随访 5.6 年时进行的。结果显示，对于绝经前 HR 阳性乳腺癌患者，5 年 OFS+他莫昔芬与他莫昔芬单药相比，并无显著获益。但亚组分析显示，辅助化疗后仍处于绝经前期、复发风险较高的患者，5 年 OFS+他莫昔芬可减少复发；在<35 岁的患者中，OFS 的获益更加突出。而 SOFT 和 TEXT 联合分析的 5.7 年随访则表明，相比于 5 年他莫昔芬+OFS，5 年依西美坦+OFS 显著降低复发。

作为迄今为止最大规模的 2 项有关绝经前 HR 阳性乳腺癌 OFS 作用的研究，SOFT 和 TEXT 肯定了 OFS 在高风险患者中的作用。但由于 SOFT 研究的阴性结果，也给人们带来困惑，亚组分析的结果是否可用于临床实践？OFS 是否可带来最终的生存获益？鉴于 HR 阳性乳腺癌相对较高的 5 年无复发生存，要解答这些问题显然需要更长时间的随访和分析。

随访 8 年后，SOFT 研究更新了预后结果。与他莫昔芬单药对比，OFS+他莫昔芬表现出更高的无复发生存与 OS。OFS+他莫昔芬的无复发生存较单用他莫昔芬提高了 4.2% 的绝对值，且 OFS+依西美坦较他莫昔芬单药提高了 7.0% 的绝对值。

SOFT 和 TEXT 联合分析也更新了 9 年的结果。OFS+依西美坦较 OFS+他莫昔芬在无复发生存上提高了 4% 的绝对值获益，与绝经后女性 AI 与他莫昔芬之间的绝对值差异基本相仿。

2 项研究的更新结果有力地肯定了 OFS 在绝经前 HR 阳性乳腺癌治疗中的作用，解决了之前人们对于总体人群结果与亚组人群结果不一致的困惑。在总体人群预后改善的基础上，SOFT 和 TEXT 研究更新结果中，还着重分析了 OFS 在哪些人群中最为受益，具有重要的临床应用价值。如在 SOFT 研究化疗组中，OFS+他莫昔芬的无复发生存较他莫昔芬单药提高了 5.3% 的绝对值，而 OFS+依西美坦较他莫昔芬单药提高了 9.0% 的绝对值。在<35 岁的亚组中，OFS+他莫昔芬的无复

发生存较他莫昔芬单药提高了3.7%的绝对值，而OFS+依西美坦较他莫昔芬单药提高了8.6%的绝对值。

在缺乏疗效预测标志物的情况下，预后差的患者绝对获益更为显著，这一现象鼓励我们在单纯他莫昔芬治疗的基础上进行内分泌治疗加法。在SOFT和TEXT联合分析完成第1次讨论后，研究者将传统的临床病理特征（患者年龄、肿瘤大小、分级、淋巴结状态及ER、PR、Ki-67表达）合并成1个连续性变量，称为"复合风险"。结果显示，对于高风险患者，依西美坦联合OFS对比他莫昔芬联合OFS或他莫昔芬单药的绝对获益为10%~15%；对于中风险女性，绝对获益至少为5%；对于低风险女性，获益较少（各个治疗组5年无乳腺癌复发率接近96%）。在延长随访后发现，8年无远处复发表现为相似的模式。因此，复合风险的评估有助于我们在临床实践中挑选对OFS的潜在受益者。

目前，虽然有了非常令人鼓舞的SOFT研究8年更新结果及SOFT和TEXT联合分析的9年更新结果，但不意味着我们可以将OFS用于所有的绝经前HR阳性乳腺癌人群中。首先，对于低复发风险的人群来说，单用他莫昔芬已经能够获得非常好的生存；其次，在本次更新的结果中发现对于HER-2阳性的亚组，OFS+他莫昔芬和OFS+依西美坦的获益并不一致，这一现象还有待于进一步剖析；第三，以OFS为基础的联合内分泌治疗可能带来一系列的不良事件，在2项研究中，OFS+他莫昔芬的停药率为19.3%，而OFS+依西美坦的停药率为23.7%。因此，我们在选择用药时，必须充分衡量疾病风险、药物不良事件、依从性等多方面因素。

本研究的不足之处在于TEXT与SOFT原本计划分别单独进行研究分析，但由于入组人群相对低位，事件数较预计少，不得不合并分析。此外，SOFT研究采用化疗后序贯OFS，而TEXT研究采用化疗同时应用OFS。尽管研究分析中认为2种模式对预后不产生影响，但降低了研究方法的同质性。同时，尽管目前已经随访8~9年，强化内分泌治疗对于OS的影响仍然需要更长时间的观察分析。这对于我们了解晚期复发和潜在的远期治疗毒性也非常重要。

（浙江大学医学院附属第一医院　傅佩芬）

三、专家解读二

SOFT和TEXT联合分析是目前最大的评估绝经前HR阳性乳腺癌的辅助内分泌治疗中加入OFS是否可以改善预后的Ⅲ期临床试验。2014年公布的TEXT和SOFT联合分析的中位随访68个月的结果显示，OFS+依西美坦相较于OFS+他莫昔芬显著改善DFS；在2015年公布的SOFT研究中位随访67个月的结果显示，在总体人群中辅助内分泌治疗+OFS与他莫昔芬单药相比，并不能显著改善患者的DFS，但在高复发风险的患者中加用OFS则可以显著改善预后。最新公布的SOFT研究中位随访8年的研究结果显示，随着随访时间的延长，辅助内分泌治疗+OFS可以改善总体人群的DFS，TEXT和SOFT联合分析的9年随访结果更进一步证实了OFS+依西美坦相较于OFS+他莫昔芬可以改善患者预后，绝对获益达到了4%，相较于中位随访68个月时的绝对获益3.8%又有了进一步的提高。因此，本研究奠定了OFS在绝经前早期乳腺癌患者中辅助内分泌治疗的地位。

关于辅助内分泌治疗+OFS的研究有很多。ZIPP研究入组了2710例绝经前早期浸润性乳腺癌患者，术后随机分组为戈舍瑞林单药、他莫昔芬单药、戈舍瑞林+他莫昔芬及无内分泌治疗组，其中戈舍瑞林治疗时间为2年。中位随访12年的结果显示戈舍瑞林可以显著降低复发率和病死率。亚洲的1项ASTRRA研究也探讨了未绝经或化疗后卵巢功能恢复的HR阳性乳腺癌在他莫昔芬基础上加用OFS（治疗时间2年）的疗效。该研究入组了年龄≤45岁的ER阳性、Ⅰ~Ⅲ期可手术的早期浸润性乳腺癌患者，所有患者均接受了新辅助或辅助化疗。2018年，ASCO会议上公布了该研究 63 个月的随访结果，显示 OFS+他莫昔芬相较于他莫昔芬单药可以显著改善 DFS（$HR=0.686$，$95\%CI$：$0.483\sim0.972$，$P=0.033$）。这些研究均表明在绝经前 HR 阳性乳腺癌患者的辅助内分泌治疗中加入 OFS 可以显著改善预后。

本研究仍有一些不足：①OS 数据仍存在争议，在 SOFT 研究中 OFS+依西美坦相对于他莫昔芬单药可以显著降低远处转移率，未能提高 OS，而 OFS+他莫昔芬未降低远处转移率，却提高了 OS，可能需要更长时间的随访结果来回答这个问题；②TEXT 研究和 SOFT 研究中接受化疗患者进行 OFS 的时机不同，TEXT 研究在化疗同时进行 OFS，而 SOFT 研究则是完成化疗后进行 OFS，从诊断到入组时间较长，可能会带来一定的偏倚；③本研究中入组的是 ER 或 PR≥10% 的患者，那么 ER/PR 为 1%~10% 阳性的患者是否能从 OFS 中获益？另外，OFS 治疗的最佳时长及 OFS 和内分泌治疗药物的最佳组合目前尚未有明确的答案，未来仍需做更多的研究来明确这些问题。

(上海交通大学医学院附属仁济医院乳腺外科　严婷婷　殷文瑾　陆劲松)

参考文献

[1] Pagani O, Regan MM, Walley BA, et al. Adjuvant exemestane with ovarian suppression in premenopausal breast cancer. N Engl J Med, 2014, 371 (2): 107-118.

[2] Francis PA, Regan MM, Fleming GF, et al. Adjuvant ovarian suppression in premenopausal breast cancer. N Engl J Med, 2015, 372 (5): 436-446.

[3] Hackshaw A, Baum M, Fornander T, et al. Long-term effectiveness of adjuvant goserelin in premenopausal women with early breast cancer. J Natl Cancer Inst, 2009, 101 (5): 341-349.

[4] Kim HA, Ahn SH, Nam SJ, et al. The role of the addition of ovarian suppression to tamoxifen in young women with hormone-sensitive breast cancer who remain premenopausal or regain menstruation after chemotherapy (ASTRRA): study protocol for a randomized controlled trial and progress. BMC Cancer, 2016, 16: 319.

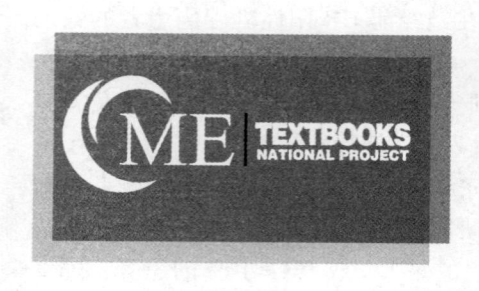

第43章 NSABP B-42研究：基于芳香化酶抑制药方案的内分泌治疗后继续使用来曲唑延长内分泌治疗的随机、双盲、安慰剂对照Ⅲ期临床试验

一、概 述

【文献来源】

Mamounas EP, Bandos H, Lembersky BC, et al. Use of letrozole after aromatase inhibitor-based therapy in postmenopausal breast cancer (NRG Oncology/NSABP B-42): a randomised, double-blind, placebo-controlled, phase 3 trial. Lancet Oncol, 2019, 20 (1): 88-99.

【研究背景】

HR阳性早期乳腺癌患者在被诊断为乳腺癌5年后仍有复发的风险。约有半数的复发及超过2/3的乳腺癌相关死亡出现在诊断治疗5年后。有研究已证明，经过5年他莫昔芬治疗后，继续使用他莫昔芬或AI延长辅助内分泌治疗可以改善早期乳腺癌的DFS。而关于将AI治疗延长至5年以上的益处需要进一步研究。NSABP B-42研究旨在探讨对使用了5年来曲唑或3年他莫昔芬序贯2年来曲唑治疗的患者，延长使用来曲唑5年是否可以提高疗效。

【入组条件】

（一）纳入标准

1. Ⅰ~ⅢA期ER或PR阳性浸润性导管癌。
2. 既往5年内分泌治疗（来曲唑，或≤3年他莫昔芬序贯来曲唑）后无疾病进展。
3. 已绝经（定义为56岁以上，在入组前无自发月经至少12个月；55岁或更年轻者入组前无自发月经至少12个月且根据当地机构或实验室标准，E_2浓度在绝经后范围；既往接受过双侧卵巢切除术）。
4. 接受保乳手术或乳房切除术+腋窝淋巴结分期。
5. 胆固醇1级或更低［定义为美国NCI通用术语标准不良事件（common terminology criteria

adverse events，CTCAE）3.0版标准：在过去1年或2年内，视患者的高胆固醇血症史、使用降胆固醇干预措施或心血管事件的危险因素而定]。

6. 预期寿命>10年。
7. ECOG评分0~1分。

（二）排除条件

1. 非创伤性骨质疏松性骨折。
2. 乳腺癌及导管原位癌。
3. 其他恶性肿瘤（除外原位结肠癌、宫颈癌、黑色素瘤、皮肤鳞状或基底细胞样癌），除非在随机化前至少5年无疾病进展，且医师认为复发风险较低。

【试验设计】

1. 1项随机、对照、开放、多中心、Ⅲ期临床试验。
2. 主要研究终点为DFS（定义为从随机化分组到乳腺癌复发、第二原发恶性肿瘤或死亡的时间）。
3. 次要研究终点为OS（定义为从随机分组至任何原因的死亡）、无乳腺癌间期（breast cancer-free interval，BCFI；定义为从随机化到局部或远处乳腺癌复发或对侧乳腺癌发生的时间）、远处复发（定义为从随机化到乳腺癌远处复发的时间）、骨质疏松性骨折（定义为Colles's骨折，髋关节或脊柱骨折）、动脉血栓[定义为≥1级卒中或短暂性缺血发作；≥2级急性冠状动脉综合征或脑血管缺血；≥3级心肌梗死、周围缺血、内脏动脉缺血；≥4级选择性血栓栓塞事件（脑血管事件、动脉不通畅）]。
4. 分层因素为淋巴结状态、既往是否使用他莫昔芬、腰骶棘、全髋及股骨颈的最低骨密度T评分（-2.0或更低 vs. 高于-2.0）、年龄（<60岁 vs. ≥60岁）。

【试验流程】

NSABP B-42研究试验流程见图43-1。

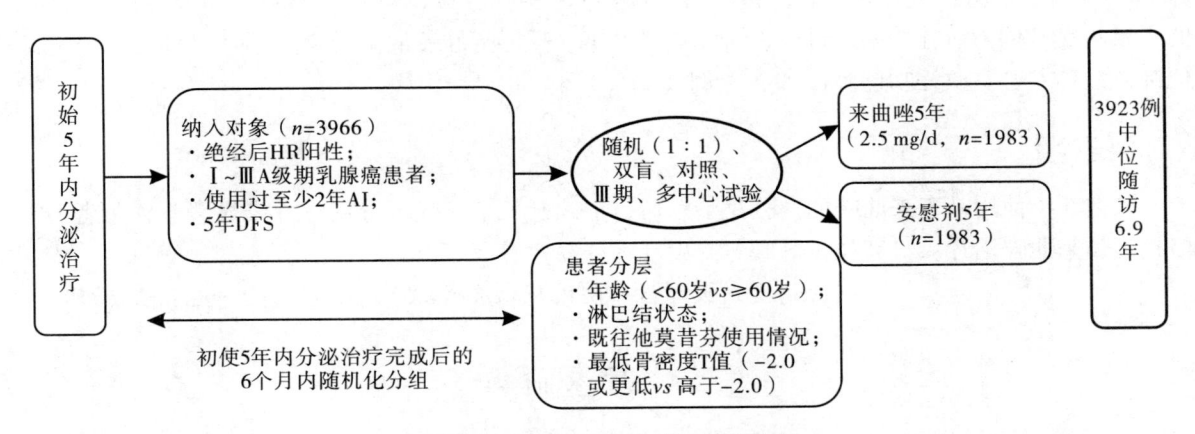

图43-1 NSABP B-42研究试验流程

【结果】

1. 主要研究终点 DFS结果显示，与安慰剂组相比，来曲唑组DFS无显著改善（$HR=0.85$，$95\% CI$：$0.730\sim0.999$，$P=0.048$，P值接近但未达到本研究调整后的0.0418的统计学显著性水平）。7年DFS评估，安慰剂组81.3%（$95\% CI$：$79.3\sim83.1$），来曲唑组84.7%（$95\% CI$：$82.9\sim86.4$）。

2. 多因素分析 治疗方式对DFS的影响在经年龄（$P<0.0001$）、淋巴结节状态（$P=0.0005$）、既往是否使用他莫昔芬（$P=0.0035$）、手术方式（$P=0.0098$）等预后因素调整后具有临界统计学意义（$HR=0.86$，$95\% CI$：$0.73\sim1.00$；$P=0.0501$）。亚组分析显示，骨T评分低（$HR=0.70$，$95\% CI$：$0.52\sim0.96$）、既往使用过他莫昔芬（$HR=0.75$，$95\% CI$：$0.57\sim0.99$）、手术方式选择乳房切除术的患者（$HR=0.76$，$95\% CI$：$0.60\sim0.96$）效果较好。

3. OS 2组OS率比较，差异无统计学意义（$HR=1.15$，$95\% CI$：$0.92\sim1.44$，$P=0.22$）。7年OS评估，安慰剂组92.3%（$95\% CI$：$90.9\sim93.5$），来曲唑组91.8%（$95\% CI$：$90.4\sim93.0$）。

4. 无乳腺癌间期事件 与安慰剂组相比，来曲唑组的无乳腺癌间期事件显著减少（$HR=0.71$，$95\% CI$：$0.56\sim0.89$，$P=0.0027$）。7年无乳腺癌间期事件的累积发生率，安慰剂组为10%（$95\% CI$：$8.6\sim11.5$），来曲唑组为6.7%（$95\% CI$：$5.6\sim8.0$）。

5. 远处复发 与安慰剂组相比，来曲唑组的远处复发率降低了28%（$HR=0.72$，$95\% CI$：$0.53\sim0.9$，$P=0.030$）。7年远处复发的累积发生率，安慰剂组为5.8%（$95\% CI$：$4.7\sim7.0$），来曲唑组为3.9%（$95\% CI$：$3.1\sim4.9$）。

6. 骨质疏松性骨折 2组骨质疏松性骨折差异无统计学意义（$HR=1.19$，$95\% CI$：$0.88\sim1.60$，$P=0.27$）。安慰剂组7年骨质疏松性骨折的累积发生率为4.8%（$95\% CI$：$3.8\sim6.0$），来曲唑组为5.4%（$95\% CI$：$4.3\sim6.6$）。

7. 动脉血栓事件 2组动脉血栓事件差异无统计学意义（$HR=1.21$，$95\% CI$：$0.85\sim1.70$，$P=0.29$）。安慰剂组7年动脉血栓事件的累积发生率为4.8%（$95\% CI$：$3.8\sim6.0$），来曲唑组为5.4%（$95\% CI$：$4.3\sim6.6$）。

8. 不良事件 最常见的3级不良事件是关节痛［1933例安慰剂组患者中有47例（2%），1941例来曲唑组患者中有50例（3%）］；背痛［44例（2%），38例（2%）］。安慰剂组最常见的4级不良事件为血栓栓塞事件［8例（<1%）］，来曲唑组最常见的4级不良事件为尿路感染、低钾血症和左心室收缩功能障碍［各4例（<1%）］。

【结论】

既往5年使用基于来曲唑的内分泌治疗后，继续延长来曲唑内分泌疗并未显著改善患者DFS。但是延长来曲唑治疗可显著减少乳腺癌复发和远处复发。

（上海交通大学医学院附属仁济医院　戴绘娟　吴一凡　陆劲松）

二、专家解读

绝经后女性，雌激素不再由卵巢组织产生，而是主要来源于非腺体，通过芳香化酶途径合成。芳香化酶是一种细胞色素P-450依赖性酶（存在于多种组织中，包括皮下脂肪、肝和肌肉，这种酶也已从乳腺癌细胞中分离出来），负责将肾上腺来源的雄激素转化为雌激素。在绝经后妇女中，AI作为转移性乳腺癌内分泌治疗的优势已经确立。而来曲唑作为第3代AI，是可逆的竞争性抑制药，起初将其用于绝经后 ER 阳性乳腺癌患者，预防乳腺癌复发和复发后的解救治疗，效果优于他莫昔芬。近年来，来曲唑联合 GNRHa 也可以用于绝经前乳腺癌患者。

早期乳腺癌患者在完成 5 年内分泌治疗后，至少在未来 10 年甚至更长时间都具有一定的复发率。近期，本研究团队治疗了 1 例 HR 阳性术后 32 年复发的乳腺癌患者，可见乳腺癌的治疗任重道远。5 年初始他莫昔芬治疗后，延长使用他莫昔芬或 AI 已被证明可以提高早期乳腺癌的 DFS 及 OS。因此，对于绝经后早期乳腺癌患者延长基于 AI 的内分泌治疗是否能提高治疗效果尚不明确，故本研究意义重大。

NSABP B-42 研究是目前最大的关于延长辅助 AI 治疗的试验。其纳入人群是 5 年内分泌治疗后仍无疾病进展且既往服用过来曲唑的患者。其主要研究终点为 DFS，结果提示，较安慰剂组，来曲唑组 DFS 按照预先设定的统计界值未见显著改善（$HR = 0.85$，$95\%CI$：$0.730 \sim 0.999$；$P = 0.048$，P 值接近但未达到本研究调整后的 0.0418 的统计学显著性水平），但已趋临界统计学意义，这个结果可能与入组人群不同、入组人群入组前服用来曲唑的时长不同等因素有关，有待进一步分析数据。同样，研究中多因素分析的结果显示，对 DFS 的影响在经年龄、淋巴结节状态、既往是否使用他莫昔芬、手术方式等预后因素调整后延长来曲唑治疗也具有临界的统计学意义（$HR = 0.86$，$95\%CI$：$0.73 \sim 1.00$；$P = 0.0501$），进一步延长随访时间有可能达到差异有统计学意义。亚组分析显示，骨 T 评分较低（$HR = 0.70$，$95\%CI$：$0.52 \sim 0.96$）、既往使用过他莫昔芬（$HR = 0.75$，$95\%CI$：$0.57 \sim 0.99$）、手术方式选择乳房切除术（$HR = 0.76$，$95\%CI$：$0.60 \sim 0.96$）的效果较好。此外，本研究还发现与安慰剂组相比，来曲唑组的远处复发率降低了 28%（$HR = 0.72$，$95\%CI$：$0.53 \sim 0.90$，$P = 0.030$），无乳腺癌间隔事件显著减少（$HR = 0.71$，$95\%CI$：$0.56 \sim 0.89$，$P = 0.0027$）。可见延长 AI 治疗对于治疗乳腺癌疗效可能好于或等于不延长治疗，但考虑到增加的不良事件风险（如动脉血栓），选择是否延长 AI 治疗时需要仔细评估获益和潜在风险。

MA.17R 研究与 B-42 研究设计类似，是 1 项随机、双盲、安慰剂对照的Ⅲ期临床试验。该研究纳入 1918 例绝经后 ER 阳性早期乳腺癌患者，患者入组前接受过 4.5 ~ 6.0 年的 AI 辅助内分泌治疗（AI 起始治疗或他莫昔芬序贯 AI 治疗），在 AI 治疗结束后 2 年内，将患者随机分配至来曲唑或安慰剂组治疗 5 年，来曲唑组治疗时间共达到 10 年。此研究中，2 组的 DFS 差异有统计学意义（$HR = 0.66$，$95\%CI$：$0.48 \sim 0.91$，$P = 0.01$）。这似乎与 B-42 研究结论相悖，但是深入分析 2 项研究，不难发现 2 项研究对 DFS 的定义存在差异。MA.17R 研究将 DFS 定义为从随机化到乳腺癌复发或对侧乳腺癌的发生时间；而这个定义在 B-42 研究中相当于无乳腺癌间期事件。2 项研究的此事件发生率均显著降低，所以结果是一致的。

相似的研究还有 IDEAL 研究，IDEAL 研究是 1 项随机的临床Ⅲ期试验，纳入 1824 例绝经后 HR 阳性早期乳腺癌患者。患者入组前已经接受过 5 年内分泌治疗（包括他莫昔芬序贯 AI 治疗共 5 年者占 59.0%，5 年 AI 治疗者占 28.8%，剩下的是他莫昔芬）。入组患者随机分配至 2.5 年或 5 年来曲唑组。结果表明，来曲唑 2.5 年组与 5 年组的 DFS 和 OS 比较，差异均无统计学意义；而来曲唑 5 年组的第二原发性乳腺癌累积发生率显著低于 2.5 年组（$HR = 0.37$，$95\%CI$：$0.18 \sim 0.77$，$P = 0.008$）。

虽然本研究 2 组间的 DFS 差异无统计学意义，但观察到了无乳腺癌间期和远处复发事件减少，结合多因素分析及亚组分析结果，可以发现本研究对于确定复发风险增加的患者亚群或那些可能从延长内分泌治疗中获得更大比例益处的患者亚群意义重大。对于既往接受乳房切除术、既往 5 年接受过他莫昔芬及骨密度评分较低的患者，更推荐使用延长方案。且根据本研究团队的 1 项回顾性研究，在 2213 例进行乳房切除术治疗的人群中，年复发风险曲线显示出双峰模式，第 1 次重大复发峰值出现在手术后第 2 年,第 2 次复发峰值出现在术后 9.5 年附近。并且在复发风险高的患者(如 T_3 和淋巴结阳性患者)中,复发风险曲线更为突出且不稳定,因此延长治疗对于高复发风险的患者意义可能更大。

(上海交通大学医学院附属仁济医院　吴一凡　戴绘娟　陆劲松)

参考文献

[1] Davies C, Pan H, Godwin J. Long-term effects of continuing adjuvant tamoxifen to 10 years versus stopping at 5 years after diagnosis of oestrogen receptor-positive breast cancer: ATLAS, a randomised trial. Lancet, 2017, 389 (10082): 1884-1884.

[2] Sanz A, Del Valle ML. Extending Adjuvant Aromatase-Inhibitor Therapy to 10 Years. N Engl J Med, 2016, 375 (16): 1590.

[3] Blok EJ, Kroep JR, Meershoek-Klein Kranenbarg E, et al. Optimal Duration of Extended Adjuvant Endocrine Therapy for Early Breast Cancer: Results of the IDEAL Trial (BOOG 2006-05). J Natl Cancer Inst, 2018, 110 (1): 134.

[4] Yin W, Di G, Zhou L, et al. Time-varying pattern of recurrence risk for Chinese breast cancer patients. Breast Cancer Research and Treatment, 2009, 114 (3): 527-535.

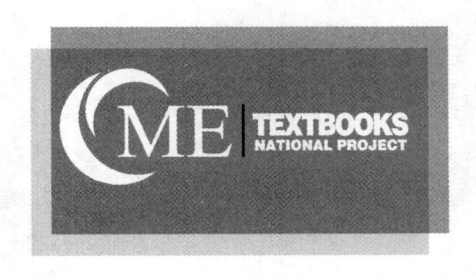

第44章 SOLE研究：来曲唑间歇给药和连续给药对HR阳性乳腺癌患者疗效和生活质量的影响

一、概述

【文献来源】

1. Colleoni M, Luo W, Karlsson P, et al. Extended adjuvant intermittent letrozole versus continuous letrozole in postmenopausal women with breast cancer (SOLE): a multicentre, open-label, randomised, phase 3 trial. Lancet Oncol, 2018, 19 (1): 127-138.

2. Ribi K, Luo W, Colleoni M, et al. Quality of life under extended continuous versus intermittent adjuvant letrozole in lymph node-positive, early breast cancer patients: the SOLE randomised phase 3 trial. Br J Cancer, 2019, 120 (10): 959-967.

【研究背景】

乳腺癌动物模型研究显示，来曲唑停药后再次给药能够提升肿瘤对内分泌治疗的敏感性，从而逆转肿瘤对来曲唑的耐药性。来曲唑延长研究（study of letrozole extension，SOLE）招募接受4~6年内分泌治疗的HR阳性乳腺癌患者，比较来曲唑连续给药和间歇给药（1~4年每年给药9个月，停药3个月，第5年连续给药12个月）的疗效，其子研究评估了患者的生活质量。

本研究旨在评估来曲唑间断给药方式是否可以改善患者的生存及生活质量。

【入组条件】

（一）纳入标准

1. 单侧乳腺癌患者，手术后无临床残留病灶，术后是否接受放疗均可。
2. 组织学病理证实淋巴结阳性，HR阳性［ER和（或）PR阳性］。
3. 入组前无乳腺癌复发征象。
4. 已绝经。
5. 已接受4~6年内分泌治疗［AI，选择性ER调节药（SERM），或2者联合治疗］。

（二）排除条件

1. 接受内分泌治疗期间曾因骨质疏松骨折。
2. 肝功能异常者。
3. 非恶性系统性疾病，如心血管疾病。
4. 严重精神疾病患者（影响依从性）。

【试验设计】

1. 1项开放、随机、多中心、Ⅲ期临床试验。
2. 患者按1∶1分入来曲唑连续给药组（2.5 mg/d，持续5年）及间歇给药组（2.5 mg/d，1~4年每年给药9个月，停药3个月，第5年连续给药12个月）。
3. 采用ITT分析。
4. 分层分析根据患者既往接受的内分泌治疗类型将患者分为3个亚组：AI治疗组（AI组），选择性ER调节药治疗组（SERM组），以及2者联合治疗组。
5. 疗效母研究的研究终点

（1）主要研究终点为DFS，定义为自随机分组至首次出现以下进展事件之一：浸润性乳腺癌复发（包括局部、区域或远处）；对侧浸润性乳腺癌；非乳腺癌的第二原发浸润性癌；无复发死亡或无第二原发肿瘤死亡。

（2）次要研究终点为BCFI，定义为自随机分组至出现浸润性乳腺癌复发（包括局部、区域或远处）或对侧乳腺癌；无远处转移间期，定义为自随机分组至出现浸润性乳腺癌远处转移；OS定义为自随机分组至任何原因导致的死亡。

6. 生活质量子研究

（1）患者于随机分配后、给药第12个月、第24个月填写乳腺癌预防试验（Breast Cancer Prevention Trial，BCPT）症状评估及生活质量评分。

（2）主要研究假设是给药12个月后潮红改善。

（3）次要研究假设是给药12个月后骨骼肌疼痛及阴道干燥改善，给药24个月后患者总体生活质量评估改善。

【试验流程】

SOLE研究试验流程见图44-1。

【结果】

1. 中位随访时间 60个月［四分位间距（53，72）］。

2. 治疗前曾接受内分泌治疗分层分析亚组 AI组占27%，SERM组占27%，联合治疗组占46%。

3. 疗效母研究

（1）主要研究终点DFS：间歇给药组85.8%（95%CI：86.0~88.8）vs. 连续给药组87.5%（95%CI：84.2~87.2），HR=1.08，95%CI：0.93~1.26，P=0.31，2组间差异无统计学意义。

（2）次要研究终点BCFI：间歇给药组90.9%（95%CI：89.6~92.1）vs. 连续给药组91.2%（95%CI：89.9~92.3），HR=0.98，95%CI：0.81~1.18，P=0.84，2组间差异无统计学意义。

1）次要研究终点无远处转移间期：间歇给药组93.2%（95%CI：92.0~94.2）vs. 连续给药组

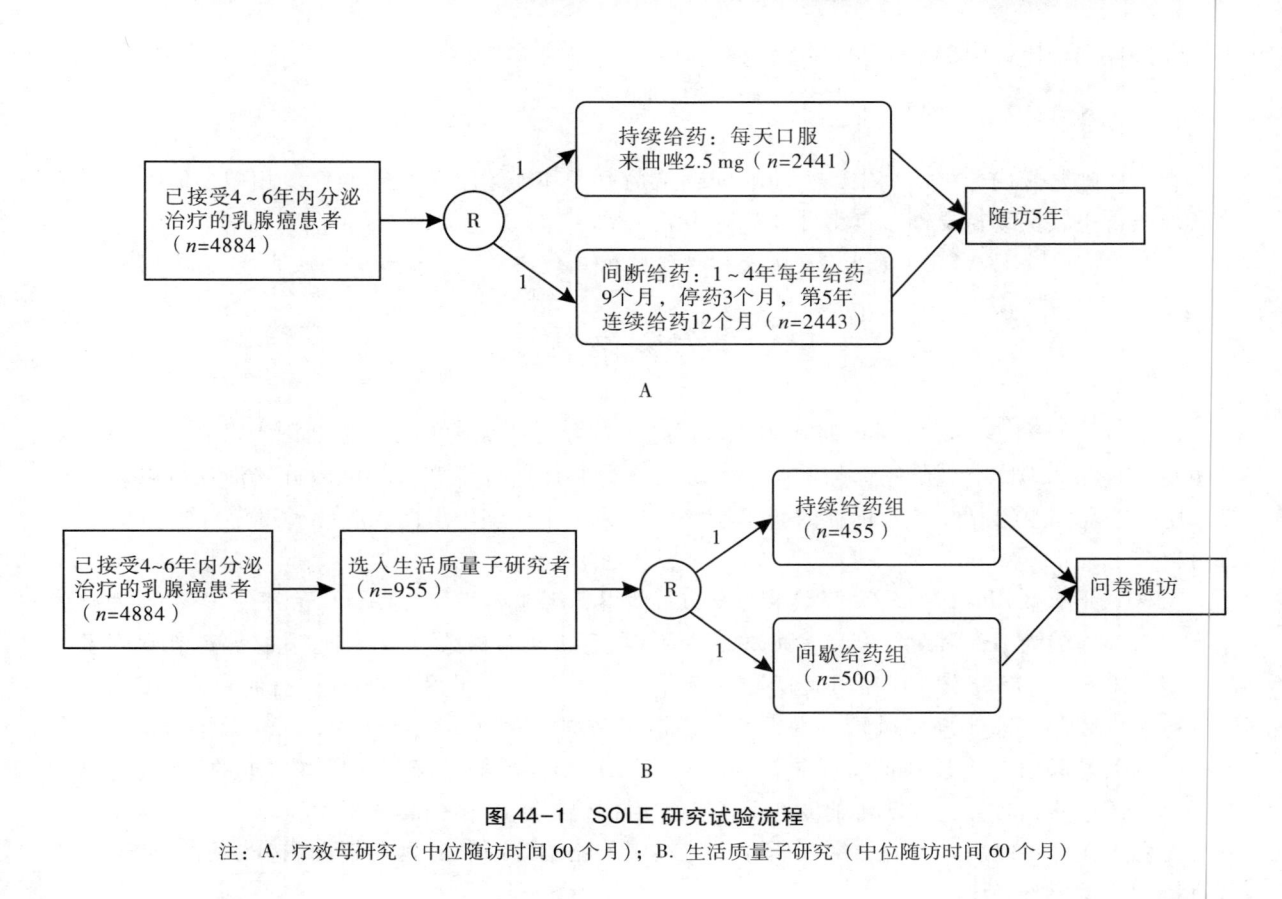

图 44-1 SOLE 研究试验流程

注：A. 疗效母研究（中位随访时间 60 个月）；B. 生活质量子研究（中位随访时间 60 个月）

92.5%（95%CI：91.3~93.5），HR = 0.88，95%CI：0.71~1.09，P = 0.25，2 组间差异无统计学意义。

2）次要研究终点 OS：间歇给药组 94.3%（95%CI：93.2~95.2）$vs.$ 连续给药组 93.7%（95%CI：92.6~94.7），HR = 0.85，95%CI：0.68~1.06，P = 0.16，2 组间差异无统计学意义。

3）主要和次要研究终点的分层亚组分析，差异均无统计学意义。

4）不良事件发生率：间歇给药组 36.2%（95%CI：34.3~38.2）$vs.$ 连续给药组 34.5%；（95%CI：32.7~36.5），2 组间不良事件发生率相似。

5）最常见的 3~5 级不良事件为高血压（间歇给药组 24% $vs.$ 连续给药组 21%）和关节痛（间歇给药组 6% $vs.$ 连续给药组 6%）。

4. 生活质量子研究

（1）潮红：在 12 个月时，间歇给药和连续给药对于潮热的影响，差异无统计学意义（平均 Δ = 2.95%，95%CI：-1~5，P = 0.11）。在 24 个月时，间歇给药患者的潮红相对于连续给药患者有明显改善（平均 Δ = 3.95%，95%CI：0~6，P = 0.025）。

（2）阴道干燥：在 12 个月时，间歇给药患者的阴道干燥相对于连续给药患者有明显改善（平均 Δ = 4.95%，95%CI：1~8，P = 0.017）。

（3）骨骼肌疼痛：在 12 个月时，间歇给药患者的骨骼肌肉疼痛相对于连续给药患者有明显改善（平均 Δ = 3%，95%CI：0~6，P = 0.023）。

（4）在 12 个月时，间歇给药患者在总体生活质量方面入睡眠障碍（平均 Δ = 5%，95%CI：1~9，P = 0.007）、体能健康（平均 Δ = 4%，95%CI：1~8，P = 0.008）、情绪方面（平均 Δ = 4%，

95%CI：0～7，P=0.026）上均有显著改善。

【结论】

在来曲唑延长内分泌治疗中，来曲唑间歇给药方式和连续给药方式的疗效相似，但间歇给药方式能改善患者药物特异性不良事件及整体生活质量。

（上海交通大学医学院附属仁济医院　董欣睿　殷文瑾　陆劲松）

二、专家解读一

20世纪70年代以来，Fisher提出的乳腺癌是一种全身性疾病的理念逐渐深入人心，而循证医学也越来越深刻地影响乳腺癌诊治的临床实践。大量临床研究证实，辅助内分泌治疗可以改善早期HR阳性乳腺癌的OS，5年标准内分泌治疗已成为了早期HR阳性乳腺癌标准治疗的重要组成部分。

ATAC研究和BIG 1-98研究等结果的发布，使得5年他莫昔芬（TAM）治疗或5年AI治疗在相当长时间内成为HR阳性乳腺癌辅助内分泌治疗的标准治疗模式。HR阳性乳腺癌占乳腺癌患者的50%～60%，这部分人群存在两大复发高峰：术后2～3年或术后7～8年。有研究表明，HR阳性乳腺癌持续存在远期复发风险，术后5～12年年平均复发风险仍有4.3%。2016年ASCO大会上，哈佛大学的研究人员报道1项包含46 138例HR阳性早期乳腺癌大样本数据的回顾性分析。结果显示，这些患者在完成5年辅助内分泌治疗后，仍持续存在较高的复发风险，并且50%以上的复发发生在5年以后。因此，深入研究最佳的内分泌治疗时长，延长辅助内分泌治疗是否对患者有持续获益十分必要。

早期乳腺癌内分泌辅助治疗5年TAM治疗，后续TAM或AI治疗能够进一步降低HR阳性乳腺癌患者的远期复发风险，改善生存已基本达成共识，但5年AI辅助治疗后是否需要延长治疗及如何选择药物尚需进一步证实。

近年来MA. 17R、ATLAS和aTTom等几大临床研究结果已显示延长辅助内分泌治疗较安慰剂组能够降低乳腺癌复发风险。MA. 17R研究是首项证实10年AI辅助治疗优于5年的高质量研究。该研究纳入1918例HR阳性患者，患者入组前接受过4.5～6.0年的AI辅助内分泌治疗（AI起始治疗或TAM序贯AI治疗），之后给予来曲唑或安慰剂继续治疗5年。MA. 17R证实，延长AI治疗显著降低DFS事件和对侧乳腺癌事件，5年复发风险下降34%，对侧乳腺癌风险降低58%。来曲唑治疗时间长达10年，长期来曲唑治疗未带来新的毒性反应，也未导致患者生活质量下降。在MA. 17R研究中，来曲唑组的潮热、关节炎、关节痛/肌肉痛、骨质疏松的发生率高于安慰剂组，差异有统计学意义（P<0.05）。

NSABP B-42研究旨在探讨后续AI治疗可行性和获益情况。该研究入组人群为绝经后ER阳性或PR阳性早期浸润性乳腺癌（Ⅰ、Ⅱ、Ⅲa）患者，完成初始5年AI或初始3年以内TAM后续AI共5年的辅助治疗后，进行随机双盲分组，试验组为后续来曲唑治疗5年，对照组为安慰剂。预先设定分层因素为淋巴结状态（阳性、阴性）、辅助治疗TAM的应用（有、无）、骨密度T评分（>-2.0，≤-2.0 SD）。主要研究终点为DFS，次要研究终点为OS、BCFI、远处复发（DR）、骨质疏松性骨折（OF）、动脉血栓事件（AT）。研究在2006年9月至2010年1月期间入组3966例患者，排除43例患者后，对3923例患者进行随访，中位时间为6.9年。试验组与对照组间均衡可比。中位治疗时间为59.8个月，安慰剂组62.5%、来曲唑组60.3%患者完成了5年治疗。结果显示，与对照组相比，来曲唑组首要观察终点DFS差异无统计学意义，亚组分析显示应用过

TAM 的、T≤-2.0 的患者能够获益。次要观察终点 BCFI、DR 2 组之间差异有统计学意义，另外后续 5 年来曲唑治疗并未增加骨折风险，但应用药物 2.5 年后动脉血栓发生比例增加。

与 MA.17R 研究相比，NSABP B-42 研究是阴性结果，并没有 DFS 获益，可能与入组人群不同、是否起始应用 TAM 及应用时间不同等因素相关，并且 NSABP B-42 研究真正初始应用 AI 的人群占 61%，具体数据还有待深入分析。另外 2 项 AI 延长治疗的研究 DATA、IDEAL 也未取得阳性结果，提示选择 AI 延长治疗应该慎重，权衡治疗受益程度和可能的风险。

实际上，绝大多数患有早期乳腺癌的绝经后妇女在 5 年的标准辅助内分泌治疗期间会出现与内分泌治疗相关的症状，内分泌治疗的延长可能导致症状持续性存在甚至加重，对患者的生活质量（quality of life，QoL）也可能产生一定的影响。

对于那些无法耐受长期内分泌治疗的患者，选择中断治疗方式是否能够在不影响生存期的基础上改善患者的 QoL，这是一个临床上尚未解答的问题。SOLE QoL 研究的发表部分解答了我们的困惑。

SOLE QoL 研究是 1 项多中心、开放、随机的Ⅲ期试验，在 22 个国家的 240 个研究中心进行。主要针对早期淋巴结阳性、HR 阳性、完成 4~6 年辅助内分泌治疗后仍然没有复发的绝经后乳腺癌患者。患者被随机分配进行来曲唑连续或间歇性给药方案。研究目的在于比较 2 组患者中的症状特异性和整体 QoL，并比较 2 组中具有临床相关症状的患者比例差异。结果显示，与标准连续给药相比，使用间歇性来曲唑治疗的 DFS 率并没有优势。SOLE QoL 研究并没有探讨延长治疗的价值问题，而是希望以间歇治疗的方式来减少来曲唑长期应用可能对患者生活质量的影响。

QoL 子研究在 9 个国家的 60 个国际乳腺癌研究组（International Breast Cancer Study Group，IBCSG）附属中心进行。纳入的患者必须是绝经状态，在随机化之前没有复发疾病证据，她们必须完成 4~6 年的先前辅助内分泌治疗，包括 AI、SERM 或 2 者的顺序组合。符合条件的女性以 1：1 的比例随机分配接受连续（2.5 mg/d，口服 5 年）或间歇性来曲唑治疗组（第 1~4 年 2.5 mg/d，口服 9 个月，休息 3 个月，第 5 年 2.5 mg/d，口服 12 个月）。

在 SOLE QoL 研究中，BCPT 症状评分量表使用全球和症状特异性量表评估生活质量，共 956 例患者完成了 BCPT 症状量表评估，并且在随机化后进一步扩展观察 QoL 至 24 个月。最终，455 例患者接受了持续治疗，500 例接受了间歇治疗。其中，500 例间歇治疗患者中 86 例因不良事件或副反应提前退出，455 例连续治疗患者中有 75 例提前退出。混合模型在 12 个月和 24 个月时分别测试 2 种治疗方案之间 QoL 与基线的变化差异，主要观察 12 个月时的潮热变化。结果显示，2 种治疗方案之间 12 个月时的潮热差异无统计学意义，但接受间歇性来曲唑治疗的患者在 24 个月时报告潮热显著改善，并且在 12 个月时，阴道问题、肌肉骨骼疼痛、睡眠障碍、身体健康和情绪的恶化程度等均较低。总体而言，25%~30% 的患者报告了主要症状和整体 QoL 的临床相关恶化，症状的缓解主要在间歇治疗的第 1 年。

本研究的结果与同类 MA.17 研究结果一致，MA.17 研究结果显示在 12 个月时的身体功能、6 个月时的身体疼痛和活力、24 个月时的血管舒缩症状和 12 个月及 24 个月时的性欲问题上，安慰剂组均优于来曲唑延长组，虽治疗差异较小，但差异有统计学意义。在延长治疗的第 1 年，间歇给予来曲唑组患者观察到的症状恶化明显减少。由于使用了不同的 QoL 评估量表，MA.17 中具有临床相关症状的患者比例与 SOLE QoL 的结果不能直接进行比较。而在 NSABP B-35 研究中，使用 BCPT 症状检查表，在阿那曲唑治疗 6 个月后，15%~20% 的原位导管癌患者报告潮热，15% 阴道干涩，32% 关节疼痛，28% 肌肉僵硬度严重。

本研究未设置安慰剂对照组，仅在延长治疗的前 2 年内评估 QoL，包括 2 个治疗间歇。除潮热外，仅在第 1 次间歇后才观察到显著影响，在第 3 次或第 4 次间歇后是否可能再次发生这些影响尚不清楚。而且，由于缺乏确定BCPT症状量表的临床相关变化的既定标准，可能会低估了有特定内分泌症状的患者比例。未来试验应包括方法学问题，以便研究临床相关性较小的、特别是负性的变化。

SOLE QoL研究给我们一个启示，对于HR阳性的早期乳腺癌患者来说，首先要明确哪类患者需要延长内分泌治疗，以及选择何种药物，力求让患者的治疗以最小的风险达到最大的获益，而利用临床参数和基因组学参数建立模型将有助于评估早期乳腺癌患者的远期复发风险，使之可能成为个体化治疗的强有力依据。对于那些既往AI耐受较好、骨健康良好、高风险临床病理因子、淋巴结阳性、ER/PR双阳性、基因检测高风险复发的患者可考虑AI的强化治疗。

总之，HR阳性乳腺癌的内分泌治疗是一个长期的过程，延长内分泌治疗能给患者带来获益是共识，但必须重视药物长期安全性的监测和管理，加强对患者躯体健康和心理健康的关爱。另外需要临床医师注意的是，影响长期疗效的最主要因素常常并非来自药物，而是患者的依从性。

（中国科技大学附属第一医院　潘跃银）

三、专家解读二

内分泌治疗是ER阳性乳腺癌的主要治疗手段。随着内分泌治疗的广泛应用，内分泌治疗的耐药性成为临床上亟待解决的问题。根据2019 CSCO乳腺癌指南定义，内分泌治疗耐药分为2种，包括原发内分泌耐药和继发（获得性）内分泌耐药。原发内分泌耐药指辅助内分泌治疗时间<2年复发，或晚期一线内分泌治疗<6个月出现疾病进展；而继发性内分泌耐药指辅助内分泌治疗时间>2年且于停药后1年内复发的患者，或晚期一线内分泌治疗≥6个月出现疾病进展。无论是原发耐药还是继发耐药，都会造成乳腺癌肿瘤细胞对内分泌治疗的敏感性下降。目前的研究显示，内分泌治疗耐药可能与磷脂酰肌醇3-激酶（PIK3）-蛋白激酶B（AKT）-雷帕霉素靶蛋白（mTOR）信号通路和细胞周期蛋白依赖性激酶（CDK）4/6有关，尽管目前具体机制尚不完全清楚，但对耐药后如何恢复内分泌治疗的敏感性，寻找新的治疗靶点和方法，一直是内分泌治疗的重中之重。

既往裸鼠模型研究中发现，经过长期来曲唑治疗的肿瘤易产生内分泌治疗耐药性，继续来曲唑给药无法控制肿瘤生长速度。在连续给药22周后，通过间断6周来曲唑，之后重新给药，小鼠可恢复其对来曲唑的敏感性，停药组小鼠的肿瘤细胞出现增殖下降。这提示在来曲唑治疗中，撤药后再次给药或许可以逆转内分泌治疗耐药情况。

SOLE研究是为了探究来曲唑间歇给药方式相对于连续给药方式在人体中是否可有更好疗效而开展。SOLE研究全称为来曲唑延长研究（Study of Letrozole Extension），是1项大型、多中心、随机的前瞻性Ⅲ期临床研究。主要研究目的在于比较绝经后且已接受4~6年内分泌治疗的早期乳腺癌女性患者，使用来曲唑进行延长内分泌治疗时，间歇给药方式和连续给药方式的疗效和安全性。研究的主要终点为DFS。经过中位随访60个月后，间歇给药组的DFS率为85.8%（95%CI：84.2~87.2），连续给药组的DFS率87.5%（95%CI：86.0~88.8），复发风险比HR=1.08，（95%CI：0.93~1.26，P=0.31），说明对于绝经后HR阳性乳腺癌患者，来曲唑间歇给药与连续给药相比，间歇给药方式并不能改善患者的DFS。

虽然在生存数据上获得了阴性结果，但研究者在比较间歇给药和连续给药组的分层亚组生存数据时仍有不少收获。该亚组分析根据患者既往接受的内分泌治疗类型将患者分为3个亚组：AI组、SERM组，以及两者联合治疗组。达到主要研究终点DFS时数据显示，SERM组：HR=1.35（95%CI：0.92~1.99），AI组：HR=0.98（95%CI：0.78~1.24），交互作用P=0.38；OS：SERM

组：$HR=1.44$（95%CI：0.82~2.55），AI 组：$HR=0.66$（95%CI：0.46~0.93），交互作用 $P=0.061$，说明不同前期内分泌治疗方案对于延长来曲唑治疗疗效及给药方式选择影响的复杂性，既往内分泌治疗应用 SERM 治疗的患者在进行来曲唑延长治疗时采用连续给药方式获益更大，而既往应用 AI 治疗的亚组通过间歇给药方式获益更大。这一趋势也引人深思其原因：既往应用 SERM 治疗的患者在开始延长来曲唑治疗之前是否真正达到了绝经状态？是否是这种绝经前激素水平影响了来曲唑的疗效，从而影响了部分患者的生存数据，导致间歇给药方式的优势未得到发挥？这提示我们延长内分泌治疗时的激素水平监测或许仍是必要的。

此外，无论是 SERM 还是 AI，在人体内的代谢速度和血药浓度都与代谢酶相关。临床药代动力学研究显示，即使给药剂量相同，不同患者间血药浓度差异较大。Borrie 等的研究中显示，部分药物，例如来曲唑的中位暴露血药浓度（82.5 ng/ml）略低于该药有效血药浓度（85.6 ng/mL），说明可能过半数的患者并未达到有效治疗剂量，从而无法达到其预期疗效。然而，这种未达到有效剂量的治疗是否与耐药性有关？同样的现象不只存在于来曲唑一种内分泌药物中，大部分 SERM 和 AI 在体内代谢均受代谢酶活性影响。因此，在研究中如果对内分泌治疗药物进行血药浓度监测（therapeutic drug monitoring，TDM），并依此分组进行亚组分析可能会带来新的研究思路。

除生存数据外，SOLE 研究同时记录了所有入组患者使用来曲唑期间发生的不良事件，包括高血压、关节痛、脑缺血、心脏缺血等，数据显示两组间比较，差异均无统计学意义。但间歇给药组患者表示潮红、阴道干燥、骨骼肌疼痛等有所改善，患者报告转归和生活质量指标有所改善。

尽管 SOLE 研究表明，来曲唑间歇给药方式并未给患者在总体生存数据上带来改善，但考虑到间歇给药方式可以给患者减轻经济压力的同时并未降低安全性，仍有较大临床意义，因此，研究者进行了患者生活质量子研究。结果表明，间歇给药方式在第 2 次停药后（第 24 个月），来曲唑特异性相关问题如潮红、阴道干燥、骨骼肌疼痛，以及患者的整体生活质量如睡眠障碍、体能健康、情绪方面均得到明显改善。但该生活质量子研究仍有待完善：目前问卷数据并未更新到第 3、4 次停药后；纳入生活质量子研究的患者人数占 SOLE 研究总人数不到 20%，不具备足够的代表性；此外，来曲唑给药 9 个月后停 3 个月的方法并未有足够的临床前及临床证据支持，是研究者较为主观的给药方案设计，其他间歇给药方式是否会带来生存或生活质量受益需要更多的探索。综上所述，来曲唑间歇给药方式可以给患者带来生活质量的提升，但能否得到更大改善仍需进一步的研究。

（上海交通大学医学院附属仁济医院　董欣睿　殷文瑾　陆劲松）

参考文献

[1] Cella D, Fallowfield L, Barker P, et al. Quality of life of postmenopausal women in the ATAC ("Arimidex", tamoxifen, alone or in combination) trial after completion of 5 years' adjuvant treatment for early breast cancer. Breast Cancer Res Treat, 2006, 100 (3): 273-284.

[2] Crivellari D, Sun Z, Coates AS, et al. Letrozole compared with tamoxifen for elderly patients with endocrine-responsive early breast cancer: the BIG 1-98 trial. J Clin Oncol, 2007, 26 (12): 3846-3852.

[3] Colleoni M, Luo W, Karlsson P, et al. Extended adjuvant intermittent letrozole versus continuous letrozole in post-menopausal women with breast cancer (SOLE): a multicentre, open-label, randomised, phase 3 trial. Lancet Oncol, 2018, 19 (1): 127-138.

[4] Fan L, Strasser-Weippl K, Li JJ. et al. Breast Cancer in china. Lancet, 2014, 15 (7): 279-289.

[5] Saphner T, Tormey DC, Gray R. et al. Annual hazard rates of recurrence for breast cancer after

primary therapy. J Clin Oncol, 1996, 14 (10): 2738-2746.

[6] Fallowfield LJ, Kilburn LS, Langridge C, et al. Long-term assessment of quality of life in the Intergroup Exemestane Study: 5 years post-randomisation. Br J Cancer, 2012, 106 (6): 1062-1067.

[7] Whelan TJ, Goss PE, Ingle JN, et al. Assessment of quality of life in MA.17: a randomized, placebo-controlled trial of letrozole after 5 years of tamoxifen in postmenopausal women. J Clin Oncol, 2005, 23 (28): 6931-6940.

[8] Ganz PA, Cecchini RS, Julian TB, et al. Patient-reported outcomes with anastrozole versus tamoxifen for postmenopausal patients with ductal carcinoma in situ treated with lumpectomy plus radiotherapy (NSABP B-35): a randomised, double-blind, phase 3 clinical trial. Lancet, 2016, 387 (10021): 857-865.

[9] Cella D, Hahn EA, Dineen K. Meaningful change in cancer-specific quality of life scores: differences between improvement and worsening. Qual Life Res, 2002, 11 (3): 207-221.

[10] Sabnis GJ, Macedo LF, Goloubeva O, et al. Stopping treatment can reverse acquired resistance to letrozole. Cancer Res, 2008, 68 (12): 4518-4524.

[11] Colleoni M, Luo W, Karlsson P, et al. Extended adjuvant intermittent letrozole versus continuous letrozole in postmenopausal women with breast cancer (SOLE): a multicentre, open-label, randomised, phase 3 trial. Lancet Oncol, 2018, 19 (1): 127-138.

[12] Chlebowski RT, Pan K. Complexity of intermittent letrozole adjuvant therapy. Lancet Oncol, 2017, 19 (1): 13-15.

[13] Groenland SL, van Nuland M, Verheijen RB, et al. Therapeutic drug monitoring of oral anti-hormonal drugs in oncology. Clin Pharmacokinet, 2019, 58 (3): 299-308.

[14] Borrie AE, Rose RV, Choi YH, et al. Letrozole concentration is associated with CYP2A6 variation but not with arthralgia in patients with breast cancer. Breast Cancer Res Treat, 2018, 172 (2): 371-379.

[15] Ribi K, Luo W, Colleoni M, et al. Quality of life under extended continuous versus intermittent adjuvant letrozole in lymph node-positive, early breast cancer patients: the SOLE randomised phase 3 trial. Br J Cancer, 2019, 120 (10): 959-967.

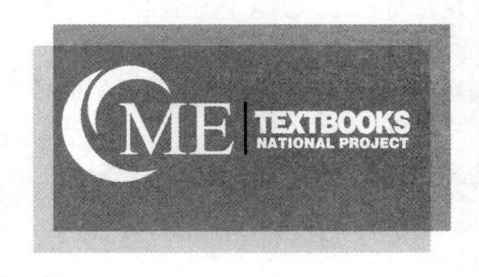

第45章 E5103试验的EL112亚组转化性研究：循环肿瘤细胞与ER阳性乳腺癌远期复发的关系分析

一、概　述

【文献来源】

Sparano J, O'Neill A, Alpaugh K, et al. Association of circulating tumor cells with late recurrence of estrogen receptor-positive breast cancer: a secondary analysis of a randomized clinical trial. JAMA Oncol, 2018, 4 (12): 1700-1706.

【研究背景】

目前研究发现循环肿瘤细胞（circulating tumor cells，CTC）对早期和转移性乳腺癌均有预后预测价值，但其在乳腺癌远期复发中的预测作用尚不明确，本研究旨在评估HER-2阴性乳腺癌患者治疗5年后外周血CTC的存在与否和其远期复发的关系。

【入组条件】

1. 经组织学确认的乳腺癌，具有至少以下1项高危复发风险因素。

（1）HE染色：至少1个腋窝或内乳淋巴结受累。

（2）肿瘤大小：ER阴性患者肿瘤≥1 cm，ER阳性患者肿瘤≥5 cm，1 cm≤ER阳性患者肿瘤<5 cm且Oncotype DX RS≥11。

2. 乳腺癌手术（保乳手术、乳房切除术、前哨淋巴结活检、腋窝淋巴结清扫或保乳术后切缘阳性再扩大切手术）到系统治疗开始日期的时间必须>28天且≤84天。

3. 1个前哨淋巴结阳性的患者鼓励腋窝淋巴结清扫。

4. 双乳癌中较高TNM分期的病灶符合入组条件。

【试验设计】

1. 本研究人群来源于1项旨在评估贝伐单抗在HER-2阴性乳腺癌辅助治疗中疗效的随机、双盲、Ⅲ期临床试验（E5103）。在入组E5103临床试验的患者中，入组4.5~7.5年之内无临床复发证据的547例患者纳入本项远期复发的亚组研究，即EL112亚组。

2. 本研究拟采集 EL112 亚组血样，并对 CTC 进行定性并定量分析，探索 CTC 阳性与临床复发之间的相关性。CTC 阳性定义为每 7.5 mL 血液至少测得 1 个 CTC。

3. 主要研究终点为复发时间，定义为获得 CTC 血样日至首次远处转移、局部或区域复发的日期；临床复发由患者的治疗医师根据临床、放射学和病理学信息确定。

4. 远期复发是指肿瘤经治疗 5 年后或更长时间的复发。远期复发率为复发事件数除以随访时间（人/年）的值。

5. 中位随访时间为 2.6 年（1.6~4.4 年）。

【试验流程】

E5103 研究试验流程见图 45-1。

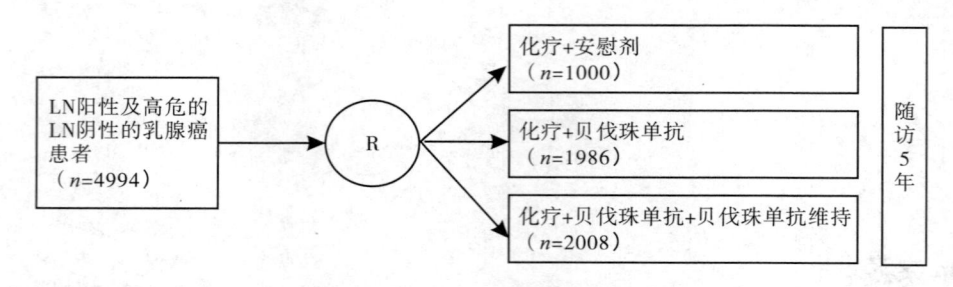

图 45-1　E5103 研究试验流程

注：用药方法为化疗组：表柔比星+环磷酰胺，每 3 周或每 2 周 1 次，4 个疗程；序贯紫杉醇，每周 1 次，12 次；化疗+贝伐珠单抗：表柔比星+环磷酰胺+贝伐珠单抗，每 3 周或每 2 周 1 次，4 个疗程；序贯紫杉醇，每周 1 次，12 次；同时贝伐珠单抗，每 3 周或每 2 周 1 次，4 个疗程；化疗+贝伐珠单抗+贝伐珠单抗维持：表柔比星+环磷酰胺+贝伐珠单抗，每 3 周或每 2 周 1 次，4 个疗程；序贯紫杉醇，每周 1 次，12 次；同时贝伐珠单抗，每 3 周或每 2 周 1 次，4 个疗程；后续贝伐珠单抗维持，每 3 周 1 次，10 个疗程

E5103 临床试验二次分析流程见图 45-2。

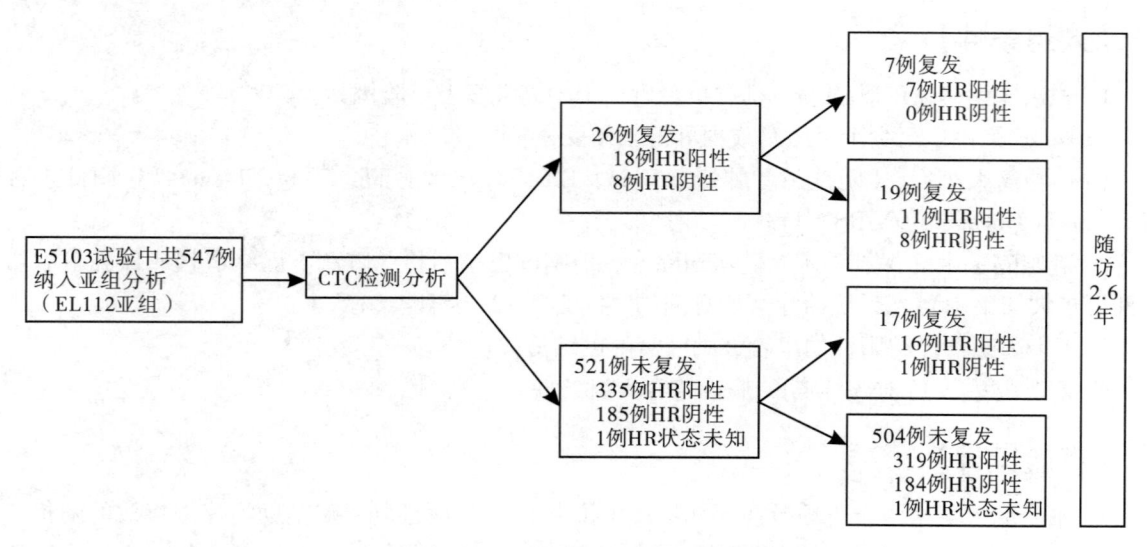

图 45-2　E5103 临床试验二次分析流程

【结果】

1. 总人群的远期复发率为 4.4%（24/547），其中 HR 阳性乳腺癌患者的远期复发率为 6.5%（23/353），HR 阴性患者的远期复发率为 0.5%（1/193）。

2. 在 353 例 HR 阳性乳腺癌患者中，18 例患者 CTC 检测阳性（5.1%，95%CI：3.0%~7.9%），23 例患者出现远期复发（6.5%，95%CI：4.2%~9.6%）。

3. 在 HR 阳性乳腺癌患者中，CTC 阳性患者的中位复发时间为 2.8 年（0.1~2.8 年），而 CTC 阴性患者尚未达到中位时间。此外，在中位复发时间 2.8 年时，30.4%（7/23）的复发患者曾经被检测为 CTC 阳性。

4. 在 HR 阳性乳腺癌患者中，CTC 阳性组的每人/年的远期复发率（21.4%，每 32.7 人/年复发 7 人次）显著高于 CTC 阴性组（2.0%，每 796.3 人/年复发 16 人次）。

5. 在 HR 阳性乳腺癌患者中，多因素分析提示 CTC 阳性患者的复发风险显著高于 CTC 阴性患者（RR = 13.13，95%CI：4.74~36.33，P<0.01）。

【结论】

本研究为后续进一步研究血液学生物标志物用于对乳腺癌晚期复发预测并指导治疗提供了临床依据。HR 阳性乳腺癌系统治疗 5 年后，单次 CTC 检测阳性是其远期复发的独立危险因素。

（上海交通大学医学院附属仁济医院　袁陈伟　殷文瑾　陆劲松）

二、专家解读一

乳腺癌的复发转移较为常见，尤其对于 HR 阳性的乳腺癌患者，5 年及以上复发的病例至少占全部复发病例的 50%。目前，虽然可以通过对原发肿瘤进行基因检测来预测肿瘤的复发风险，但尚无充足的证据来支持用这种方法指导应用辅助内分泌治疗超过 5 年后的乳腺癌患者的内分泌延长治疗。对于如何鉴别出 HR 阳性乳腺癌人群中晚期复发的高危人群，此研究指出了一个方向。

CTC 是在肿瘤发生过程中或者由于手术操作，由原发肿瘤脱落释放入外周血的肿瘤细胞。CTC 与循环肿瘤 DNA（ctDNA）最大的不同在于，CTC 并非来自于肿瘤细胞，CTC 就是肿瘤细胞。CTC 检测越来越被临床医师所重视，在 AJCC 肿瘤分期和 NCCN 指南中，CTC 已经作为 cM0（i+），介于 M0 和 M1 之间，成为一个新的远位转移标准。

研究表明，CTC 对于指导临床工作有着十分重要的意义。CTC 可以判断乳腺癌患者的生存情况和高复发风险：Lucci 等发现Ⅰ~Ⅲ期乳腺癌患者在初次手术时有 24% 的血液中存在 CTC，在中位随访 2.9 年后，CTC 检测结果阳性可使复发风险增加 4.6 倍。Rack 等报道，在 2026 例Ⅰ~Ⅲ期乳腺癌患者中，有 22% 的患者在接受辅助化疗前后 CTC 检测结果呈阳性，这些患者在中位随访 2.9 年后复发风险增加了 2.1 倍。Bidard 等和 Riethdorf 等分别通过试验得出了类似的结论，即：在新辅助化疗前检测 CTC 可有效预测患者 OS 和 DFS。此外，Pachmann 等发现在辅助化疗过程中，外周血 CTC 变化趋势是预测生存情况重要指标。而 Hartkopf 等发现在化疗过程中检测 CTC 的数量变化是预测治疗效果和进行预后评估的重要指标。CTC 可以用于判断治疗获益情况，Goodman 等发现 CTC 状态能够预测早期乳腺癌的放疗获益，特别是保乳手术患者的放疗疗效。CTC 在转移性乳腺癌（metastatic breast cancer，MBC）中也有评估预后的作用：Smerage 等发现，在接受一线化疗的 MBC 患者中，CTC 变化趋势具有预测预后作用。Massimo 等发现，治疗前 CTC 数量是 MBC 患者 PFS 和 OS 的独立预测因子。除乳腺癌外，CTC 检测在其他肿瘤的疗效和预后预测方面也具有十分重要的指导意义，如肺癌、前列腺癌和肝癌等。该临床研究就是在此基础上进行的进一步探讨。

EL112研究是对随机临床研究E5103中部分人群的二次分析，入组人群为E5103试验人群中无复发且血液CTC检测结果为可评估状态的患者，并且通过对患者基线数据的对比，证明入组EL112试验的患者与参与E5103研究的人群特征无显著差异，CTC阳性组与CTC阴性组的人群特征差异无统计学意义。在此次研究中，HR阴性的患者复发率较低，这也符合相关文献的报道，本次研究的重点是分析HR阳性的乳腺癌患者的复发率。

该研究随访显示，在HER-2阴性乳腺癌患者中，HR阳性患者的晚期复发转移率增高，CTC阳性组与CTC阴性组的复发率分别为21.4%和2.0%；在HER-2阴性HR阳性乳腺癌人群中，CTC阳性患者的复发风险也高于CTC阴性组（$HR=13.1$，95%CI：4.7~36.3，表45-1）。

表45-1 单变量和多变量分析HR阳性乳腺癌患者CTC及临床病理特征与复发的关系

特点	与复发的关系[HR（95%CI）]	
	单变量分析	多变量分析
年龄（岁）		
年龄≥50 *vs.* 年龄<50	1.95（0.80~4.73）	1.92（0.77~4.78）
肿瘤大小（cm）		
肿瘤>2且≤5 *vs.* 肿瘤≤2	4.05（1.19~13.83）	3.37（0.96~11.79）
肿瘤>5 *vs.* 肿瘤≤2	3.74（0.75~18.53）	3.53（0.69~17.97）
淋巴结转移情况（枚）		
1~3枚阳性 *vs.* 阴性	1.86（0.24~14.64）	2.42（0.29~19.59）
≥4枚阳性 *vs.* 阴性	3.47（0.45~26.50）	2.18（0.27~17.64）
病理学分级		
Ⅰ级和Ⅱ级 *vs.* Ⅲ级	1.62（0.70~3.75）	2.40（0.97~5.93）
CTC检测结果		
阳性 *vs.* 阴性	10.82（4.42~26.47）	13.13（4.74~36.33）

注：CTC. 循环肿瘤细胞；HR. 风险比

在CTC计数阳性的HER-2阴性HR阳性乳腺癌患者中，该实验通过对血液中CTC计数结果的分析，从复发与非复发患者的血液CTC计数的中位数比较和血液中不同CTC浓度人群的复发率（表45-2）2个方面，证明了血液中CTC负担较高人群的复发风险增高。因此提示我们思考，究竟哪些HR阳性患者需要在完成5年的内分泌治疗后继续延长治疗？该研究表明，通过检测患者外周血中的CTC，显示CTC负担较高的患者应该再强化治疗。

表45-2 CTC测定结果与HR阳性患者复发转移情况分析

CTC计数（个/7.5 mL）	复发（例数）	总人数（例数）	复发比例[HR（95%CI）]
0	16	335	4.8%（2.8~4.8）
1	2	12	16.7%（2.1~48.4）
≥2	5	6	83.3%（35.9~99.6）

注：CTC. 循环肿瘤细胞；HR. 风险比

对于HR阴性的人群，虽然CTC阳性率与HR阳性组相似，但因为此次试验纳入的HR阴性人群复发例数较少（1例），且该患者血 CTC 检测结果为阴性，故未能证明在 HER-2 阴性 HR 阴性的乳腺癌人群中血液 CTC 计数与复发转移之间的相关性。

此研究也存在一定的局限性。首先，样本量较小，入组人群中血液 CTC 检测结果阳性和复发转移的人数均不多，区间估计的范围较大。此外，因为是对 E5103 部分人群的二次分析，故该研究排除了 HER-2 过表达的乳癌患者，并没有评估全部 HR 阳性人群晚期复发转移与 CTC 检测结果之间的关系，是本试验一个的遗憾。最后，CTC 检测仅在乳腺癌确诊后 4.5~7.5 年之间的一个时间点进行，没有一个连续的血 CTC 检测结果评价，同时，无法评估在检测点之前和之后血液 CTC 的检测结果，因此也不清楚在本试验中那些血液 CTC 结果为阴性的复发转移患者在出现临床复发转移前是否有血液 CTC 检测结果的变化。

CTC 检测是 1 种基于血液的生物标志物检测，此试验为这种血液检测日后用于指导临床治疗提供了理论基础。同时，还证明了相较于其他检测手段的优势性：基于 CTC 检测结果的风险分层水平超过了对原发肿瘤的多参数基因表达分析来预测晚期复发风险的危险分层水平的 2 倍，包括 HOXB13（OMIM604607）至 IL17BR（OMIM 605458）2 基因比率和 ESR1 RNA 评分。而其他基于血液的生物标志物，如循环 muc1 抗原检测（如 CA15-3 和 CA27.29），虽然已被评估为早期发现乳腺癌复发的有效手段，但其并不是专门针对乳腺癌晚期复发，而且没有证据证明接受这些血液生物标志物指标有效监测的患者的生存率有所提高。

总体来说，此次试验是首个前瞻性地评估了 CTC 的存在与可手术乳腺癌的晚期复发之间的关系，并证明了 CTC 和 HER-2 阴性、HR 阳性乳腺癌患者晚期复发转移之间存在关联，从另一个侧面提示 HR 阳性患者内分泌治疗 5 年后是否延长治疗的一个客观判定指标。为 CTC 检测指导临床治疗提供了理论基础，并为进一步研究指明了方向。

（河北医科大学第四医院　王嘉兴　耿翠芝）

三、专家解读二

液体活检是一种非侵入式的血液学检测方式，能监测肿瘤或转移灶释放到血液中的 CTC、ctDNA 和血浆游离 DNA（cfDNA），可用于早期癌症筛查、指导分子靶向用药、耐药监测和复发监测等。CTC 是在原发或转移性肿瘤中自然脱落后在血流中循环的癌细胞，其可能在人体其他部位产生新的转移，进而引起肿瘤相关死亡。虽然 CTC 在 1869 年已被发现，但直至 20 世纪 90 年代，我们对其仍知之甚少。究其原因，主要是因为 CTC 是血管中极为罕见的一类细胞，同时 CTC 的检测存在一定的难度。目前有研究提示 CTC 与肿瘤患者的不良预后有关。Zhang 等通过荟萃分析发现 CTC 与乳腺癌预后相关，对早期和转移性乳腺癌的预后均有预测价值。然而 CTC 对于乳腺癌远期复发的预测价值如何，目前没有相关的研究报道。

肿瘤经治疗 5 年后或更长时间的复发通常被称为远期复发。肿瘤远期复发是乳腺癌患者死亡的主要原因。我们团队针对中国人群的 1 项大样本、回顾性研究发现，乳腺癌术后存在 2 个复发高峰，即术后第 2 年和术后第 9.5 年，提示术后 10 年左右，乳腺癌患者仍存在较高的复发风险。此外，与 HR 阴性乳腺癌相比，HR 阳性的乳腺癌患者远期复发风险更高。在 HR 阳性乳腺癌中，约 50% 的肿瘤复发为远期复发。目前，已有较多的大型临床试验提示延长内分泌治疗可以有效地降低 HR 阳性乳腺癌的远期复发风险，提高患者生存。ATLAS 和 aTTom 研究共同提示在接受 5 年的他莫昔芬治疗后，继续进行 5 年的他莫昔芬治疗仍然有效，可进一步降低远期复发。MA.17 研究试验将入组的 5187 例绝经后 HR 阳性乳腺癌患者在接受 5 年他莫昔芬治疗后随机分为 2 组，分别为安慰剂组和来曲唑治疗组，中位随访 30 个月，结果显示来曲唑显著改善所有患者的 DFS 率和淋巴结阳性患者的 OS 率，提示 5 年他莫昔芬治疗，序贯 5 年 AI 可有效地提高患者生存。此外，MA.17R 研究也提示在 5 年 AI 辅助治疗后，继续延长其治疗至 10 年可显著改善 HR 阳性乳腺癌患者的生存，并降低对侧乳腺癌的发生率。总而言之，延长内分泌治疗可以有效地改善 HR 阳性乳腺癌的远期复发风险。虽然目前针对乳腺癌原发肿瘤的基因检测，如 21 基因检测（Oncotype DX）等，可用于肿瘤复发风险的预测，但其临床证据仍然较为有限。我们仍缺少有效的延长内分泌辅助治疗过程中的疗效评估的生物标志物。因此，本研究旨在明确 CTC 对于系统治疗 5 年后的乳腺癌患者的远期复发风险方面的临床价值。

本研究患者来源于 1 项旨在评估贝伐珠单抗在 HER-2 阴性的乳腺癌辅助治疗中疗效的随机、双盲、Ⅲ期临床试验（E5103）。E5103 研究假设在辅助治疗中应用抑制血管新生的药物疗效更优，按 1∶2∶2 随机分为 3 组，分别为化疗组、化疗+贝伐珠单抗组及化疗+贝伐珠单抗+贝伐珠单抗维持组。结果提示对于 HER-2 阴性高风险乳腺癌患者，贝伐珠单抗加入到蒽环序贯紫杉的辅助化疗中并不能延长患者的 5 年 iDFS 和 DS。

本研究结果发现，在治疗 5 年后，在 HR 阳性乳腺癌患者中，CTC 阳性患者中位复发时间较 CTC 阴性患者短，CTC 阳性组的每人/年的远期复发率显著高于 CTC 阴性组。此外，CTC 阳性患者的相对复发风险为 CTC 阴性患者的 13 倍。目前，运用 CTC 检测来预测乳腺癌患者预后的研究不多。研究发现，在未发生转移的Ⅰ～Ⅲ期乳腺癌患者术后采血检测 CTC 阳性率约为 24%，且 CTC 阳性患者的相对复发风险是阴性患者的 4.62 倍。此外，有研究者在中高危Ⅰ～Ⅲ期乳腺癌的辅助化疗前后采血检测 CTC 阳性情况，发现化疗前后患者的 CTC 阳性率分别为 21.5% 和 22.1%，CTC 阳性患者的相对复发风险为阴性患者的 2.11 倍。本研究设计与以往研究不同，是在患者治疗 5 年后采血检测 CTC 阳性情况并评估其对患者远期预后的影响。因此，本研究首次证实了 CTC 检测对于乳腺癌远期复发的预测作用，提示 CTC 是较好的预后标志物，为临床延长内分泌辅助治疗提供指导和帮助。

此外，本研究仍有一些不足：①本项研究的样本量较小，可能导致研究结果的偏倚，其结果有待其他前瞻性的临床试验进一步验证；②本研究的中位随访时间仅为 2.6 年，对于 HR 阳性乳腺癌来说时间较短，需要更长的随访时间来验证本研究的结论；③本研究并未涉及 HER-2 阳性乳腺癌患者，而 HER-2 阳性且 HR 阳性的患者也面临着较高的远期复发风险，因此 CTC 对这一人群的远期复发风险预测仍有待后续研究。

（上海交通大学医学院附属仁济医院　袁陈伟　殷文瑾　陆劲松）

参考文献

[1] Fisher B, Jeong JH, Anderson S, et al. Twenty-five-year follow-up of a randomized trial comparing radical mastectomy, total mastectomy, and total mastectomy followed by irradiation. N Engl J Med, 2002, 347 (8): 567-575.

[2] Saphner T, Tormey DC, Gray R. Annual hazard rates of recurrence for breast cancer after primary therapy. J Clin Oncol. 1996; 14 (10): 2738-2746.

[3] Sparano JA, Zhao F, Martino S, et al. Long-term follow-up of the E1199 phase Ⅲ trial evaluating the role of taxane and schedule in operable breast cancer. J Clin Oncol, 2015, 33 (21): 2353-2360.

[4] Sparano JA, Paik S. Development of the 21-gene assay and its application in clinical practice and clinical trials. J Clin Oncol, 2008, 26 (5): 721-728.

[5] Wolmark N, Mamounas EP, Baehner FL, et al. Prognostic impact of the combination of recurrence score and quantitative estrogen receptor expression (ESR1) on predicting late distant recurrence risk in estrogen receptor-positive breast cancer after 5 years of tamoxifen: results from NRG Oncology/National

Surgical Adjuvant Breast and Bowel Project B-28 and B-14. J Clin Oncol, 2016, 34 (20): 2350-2358.

[6] Sestak I, Dowsett M, Zabaglo L, et al. Factors predicting late recurrence for estrogen receptor-positive breast cancer. J Natl Cancer Inst, 2013, 105 (19): 1504-1511.

[7] Sestak I, Cuzick J, Dowsett M, et al. Prediction of late distant recurrence after 5 years of endocrine treatment: a combined analysis of patients from the Austrian breast and colorectal cancer study group 8 and arimidex, tamoxifen alone or in combination randomized trials using the PAM50 risk ofrecurrence score. J Clin Oncol, 2015, 33 (8): 916-922.

[8] Sgroi DC, Sestak I, Cuzick J, et al. Prediction of late distant recurrence in patients with oestrogen-receptor-positive breast cancer: a prospective comparison of the breast-cancer index (BCI) assay, 21-gene recurrence score, and IHC4 in the TransATAC study population. Lancet Oncol, 2013, 14 (11): 1067-1076.

[9] Sgroi DC, Carney E, Zarrella E, et al. Prediction of late disease recurrence and extended adjuvant letrozole benefit by the HOXB13/IL17BR biomarker. J Natl Cancer Inst, 2013, 105 (14): 1036-1042.

[10] Harris LN, Ismaila N, McShane LM, et al. American Society of Clinical Oncology. Use of biomarkers to guide decisions on adjuvant systemic therapy for women with early-stage invasive breast cancer: American Society of Clinical Oncology clinical practice guideline. J Clin Oncol, 2016, 34 (10): 1134-1150.

[11] Pantel K, Alix-Panabieres C, Riethdorf S, et al. Cancer micrometastases. Nat Rev Clin Oncol, 2009, 6 (6): 339-351.

[12] Lucci A, Hall CS, Lodhi AK, et al. Circulating tumour cells in non-metastatic breast cancer: a prospective study. Lancet Oncol, 2012, 13 (7): 688-695.

[13] Rack B, Schindlbeck C, Jückstock J, et al. SUCCESS Study Group. Circulating tumor cells predict survival in early average-to-high risk breast cancer patients. J Natl Cancer Inst, 2014, 106 (5). pii: dju066.

[14] Bidard FC, Mathiot C, Delaloge S, et al. Single circulating tumor cell detection and overall survival in nonmetastatic breast cancer. Ann Oncol, 2010, 21 (4): 729-733.

[15] Riethdorf S, Müller V, Loibl S, et al. Prognostic Impact of Circulating Tumor Cells for Breast Cancer Patients Treated in the Neoadjuvant "Geparquattro" Trial. Clin Cancer Res, 2017, 23 (18): 5384-5393.

[16] Pachmann K, Camara O, Kavallaris A, et al. Monitoring the response of circulating epithelial tumor cells to adjuvant chemotherapy in breast cancer allows detection of patients at risk of early relapse. J Clin Oncol, 2008, 26 (8): 1208-1215.

[17] Hartkopf AD, Wagner, P, Wallwiener D, et al. Changing levels of circulating tumor cells in monitoring chemotherapy response in patients with metastatic breast cancer. Anticancer Res, 2011, 31 (3): 979-984.

[18] Goodman CR, Seagle BL, Friedl TWP, et al. Association of circulating tumor cell status with benefit of radiotherapy and survival in early-stage breast cancer. JAMA Oncol, 2018, 8 (4): e180163.

[19] Smerage JB, Barlow WE, Hortobagyi GN, et al. Circulating tumor cells and response to chemotherapy in metastatic breast cancer: SWOG S0500. J Clin Oncol. 2014, 32 (31): 3483-3489.

[20] Cristofanilli M. Circulating tumor cells, disease progression, and survival in metastatic breast cancer. Semin Oncol, 2006, 33 (3 Suppl 9): S9-S14.

[21] Krebs MG, Sloane R, Priest L, et al. Evaluation and prognostic significance of circulating tumor cells in patients with non-small-cell lung cancer. J Clin Oncol, 2011, 29 (12): 1556-1563.

[22] Olmos D, Arkenau HT, Ang JE, et al. Circulating tumour cell (CTC) counts as intermediate end points in castration-resistant prostate cancer (CRPC): a single-centre experience. Ann Oncol, 2009, 20 (1): 27-33.

[23] Yu JJ, Xiao W, Dong SL, et al. Effect of surgical liver resection on circulating tumor cells in patients with hepatocellular carcinoma. BMC Cancer, 2018, 18 (1): 835.

[24] Saphner T, Tormey DC, Gray R. Annual hazard rates of recurrence for breast cancer after primary therapy. J Clin Oncol, 1996, 14 (10): 2738-2746.

[25] Sparano JA, Zhao F, Martino S, et al. Long-term

follow-up of the E1199 phase Ⅲ trial evaluating the role of taxane and schedule in operable breast cancer. J Clin Oncol, 2015, 33 (21): 2353-2360.

[26] Sgroi DC, Carney E, Zarrella E, et al. Prediction of late disease recurrence and extended adjuvant letrozole benefit by the HOXB13/IL17BR biomarker. J Natl Cancer Inst, 2013, 105 (14): 1036-1042.

[27] Wolmark N, Mamounas EP, Baehner FL, et al. Prognostic impact of the combination of recurrence score and quantitative estrogen receptor expression (ESR1) on predicting late distant recurrence risk in estrogen receptor-positive breast cancer after 5 years of tamoxifen: results from NRG Oncology/National Surgical Adjuvant Breast and Bowel Project B-28 and B-14. J Clin Oncol, 2016, 34 (20): 2350-2358.

[28] Molina R, Zanón G, Filella X, et al. Use of serial carcinoembryonic antigen and CA 15.3 assays in detecting relapses in breast cancer patients. Breast Cancer Res Treat, 1995, 36 (1): 41-48.

[29] Kokko R, Holli K, Hakama M. Ca 15-3 in the follow-up of localised breast cancer: a prospective study. Eur J Cancer, 2002, 38 (9): 1189-1193.

[30] Chan DW, Beveridge RA, Muss H, et al. Use of Truquant BR radioimmunoassay for early detection of breast cancer recurrence in patients with stage Ⅱ and stage Ⅲ disease. J Clin Oncol, 1997, 15 (6): 2322-2328.

[31] Mariani L, Miceli R, Michilin S, et al. Serial determination of CEA and CA 15.3 in breast cancer follow-up: an assessment of their diagnostic accuracy for the detection of tumour recurrences. Biomarkers, 2009, 14 (2): 130-136.

[32] Miller KD, O'Neill A, Gradishar W, et al. Double-blind phase Ⅲ trial of adjuvant chemotherapy with and without bevacizumab in patients with lymph node-positive and high-risk lymph node-negative breast cancer (E5103). J Clin Oncol, 2018, 36 (35): 2621-2629.

[33] Alix-Panabières C, Pantel K. Challenges in circulating tumour cell research. Nat Rev Cancer, 2014, 14 (9): 623-631.

[34] Zhang L, Riethdorf S, Wu G, et al. Meta-analysis of the prognostic value of circulating tumor cells in breast cancer. Clinical Cancer Research 2012, 18: 5701-5710.

[35] Yin W, Di G, Zhou L, et al. Time-varying pattern of recurrence risk for Chinese breast cancer patients. Breast Cancer Res Treat, 2009, 114 (3): 527-535.

[36] Lucci A, Hall CS, Lodhi AK, et al. Circulating tumour cells in non-metastatic breast cancer: a prospective study. Lancet Oncol, 2012, 13 (7): 688-695.

[37] Rack B, Schindlbeck C, Jückstock J, et al. Circulating tumor cells predict survival in early average-to-high risk breast cancer patients. J Natl Cancer Inst 2014, 106 (5): 66

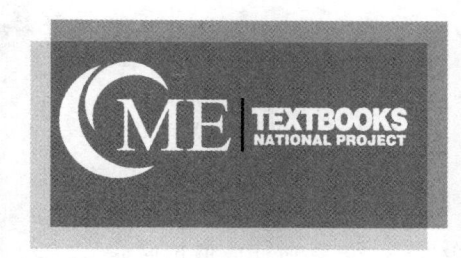

第46章 ABCSG-18研究：绝经后HR阳性乳腺癌辅助内分泌治疗联合应用地诺单抗的疗效

一、概　　述

【文献来源】

Gnant M, Pfeiler G, Steger GG, et al. Adjuvant denosumab in postmenopausal patients with hormone receptor-positive breast cancer (ABCSG-18): disease-free survival results from a randomised, double-blind, placebo-controlled, phase 3 trial. Lancet Oncol, 2019, 20 (3): 339-351.

【研究背景】

绝经后HR阳性的早期乳腺癌，AI是首选的内分泌治疗药物，但是AI可以增加骨质疏松及骨折的发生风险。地诺单抗是一种靶向RANK配体的单克隆抗体，可抑制破骨细胞功能，减少骨质吸收。2015年发表的ABCSG-18研究的结果显示，绝经后、HR阳性、接受AI治疗的早期乳腺癌患者使用地诺单抗可显著降低骨相关事件的发生率。本文是该研究的进一步随访更新的生存结果报道。

【入组条件】

（一）纳入标准

1. 绝经后HR阳性［ER和（或）PR阳性］早期乳腺癌患者，已完成局部治疗（手术、放疗）。
2. 入组时接受AI治疗不超过2年。

（二）排除标准

1. AI使用超过2年。
2. 曾经使用过选择性ER调节药治疗（如他莫昔芬）。
3. 转移性乳腺癌。
4. 肝肾功能不全者（ALT≥2.5倍正常值上限，AST≥2.5倍正常值上限，肌酐≥2倍正常值上限）经研究者评估后排除。

5. 曾经或者正在使用静脉类双磷酸盐类药物。
6. 连续口服双膦酸盐类药物超过3年。
7. 随机前3个月至3年接受过口服双膦酸盐类药物治疗（除非有1年的洗脱期）。
8. 随机前3个月内接受口服双磷酸盐类药物治疗。
9. 曾经接受过地诺单抗治疗。
10. 骨Paget病、Cushing病、高催乳素血症或其他活性代谢骨病、高钙血症或低钙血症。

【试验设计】

1. 1项前瞻性、双盲、安慰剂对照的Ⅲ期临床试验。
2. 主要研究终点为首次发生临床骨折的时间（影像学证实的临床明显骨折并伴有相关症状，除外头骨、面部、手指和足趾，这些部位骨折通常与骨质疏松无关）。
3. 次要研究终点为DFS（定义为局部复发、远处转移、对侧乳腺癌、导管原位癌、第二原发肿瘤及任何原因死亡；无骨转移生存期；OS，36个月时腰椎、髋关节和股骨颈骨密度的变化；新腰椎骨折发生率；36个月时新发或者原有椎体骨折恶化的发生率）。
4. 采用ITT分析。

【试验流程】

ABCSG-18研究试验流程见图46-1。

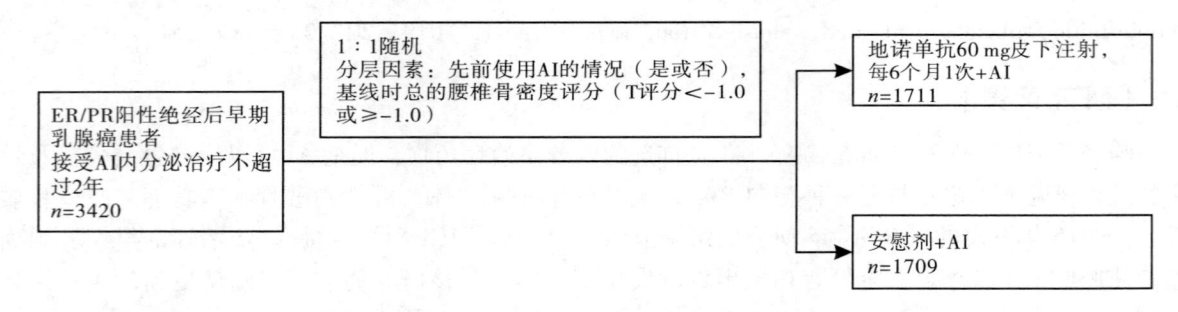

图46-1 ABCSG-18研究试验流程

2006年12月至2013年7月，共入组患者3425例，其中5例撤回知情同意书，最后纳入ITT分析为3420例。

由于2015年发表的主要研究终点数据显示，地诺单抗可显著改善患者的骨相关事件的发生，因此独立数据监督委员会（Independent Data Monitoring Committee，IDMC）建议修订方案，给患者提供揭盲的机会，如果是安慰剂组，可以接受地诺单抗治疗3年，最终有553例患者揭盲，其中278例为安慰剂组，最终252例接受了地诺单抗的治疗（占初始安慰剂组的14.7%）。

【结果】

1. 中位随访时间为73个月，地诺单抗组的DFS显著优于安慰剂组（$HR=0.82$，95% CI：0.69~0.98，cox P值=0.0260，log-rank P值=0.0254）。5年DFS：地诺单抗组为89.2%，安慰剂组为87.3%，绝对值差异为1.9%；8年DFS：地诺单抗组为80.6%，安慰剂组为77.5%，绝对值差异为3.1%。

2. 亚组分析显示，在接受AI治疗3个月内加用地诺单抗比3个月以后再使用地诺单抗的疗效更好（$HR=0.80$，95%CI：0.64~0.99）。另外，单变量描述性亚组分析结果显示，地诺单抗可以显著提高<60岁的绝经后患者（$HR=0.64$，95%CI：0.44~0.91），在随机前未使用AI治疗的患者（$HR=0.58$，95%CI：0.38~0.88）、浸润性导管癌患者（$HR=0.80$，95%CI：0.65~0.97）、ER阳性且PR阳性的患者（$HR=0.80$，95%CI：0.55~1.24）及HER-2阴性的乳腺癌患者（$HR=0.83$，95%CI：0.69~0.98）的DFS。

3. 地诺单抗组和安慰剂组的不良事件发生率相似，最常见的严重不良事件为骨关节炎（地诺单抗组3.6% $vs.$ 安慰剂组3.4%）、半月板损伤（地诺单抗组1.3% $vs.$ 安慰剂组1.4%），白内障（地诺单抗组0.9% $vs.$ 1.7%）。

【结论】

地诺单抗可以改善正接受AI治疗的绝经后HR阳性早期乳腺癌患者的DFS，并且耐受性较好。

（上海交通大学医学院附属仁济医院　严婷婷　陆劲松）

二、专家解读

AI是绝经后HR阳性乳腺癌的首选辅助内分泌治疗药物之一，可显著改善这类患者的预后，但是AI造成患者骨质丢失从而导致骨折风险增加，这不仅造成了患者生活质量下降，也可能使患者的病死率增加。因此，有效控制这种骨相关事件的发生，可以改善患者的生活质量并且提高药物治疗的依从性。

地诺单抗是人免疫球蛋白G2（IgG2）单克隆抗体，可以特异性的与核因子κB受体活化因子配体（RANK）结合，RANK配体是介导破骨细胞活性及调节骨吸收的重要介质。ABCSG18是第1个报道地诺单抗在乳腺癌辅助治疗中应用的临床研究，2015年发表的主要研究终点结果显示，绝经后HR阳性接受AI治疗的早期乳腺癌患者，使用地诺单抗可以显著降低骨相关事件的发生率（$HR=0.50$，95%CI：0.39~0.65，$P<0.0001$）。中位随访73个月的结果显示，地诺单抗还带来了DFS的改善。本研究的亚组分析显示，在接受AI治疗3个月内加用地诺单抗比3个月以后再使用地诺单抗的疗效更好，提示在临床工作中要尽早联合使用骨改良剂，这是本研究的一个重要亮点。

双膦酸盐类药物也是类似的一类骨改良剂，可以抑制破骨细胞的活性从而减少骨吸收。早在2012年，本研究小组对Z-FAST、ZO-FAST、E-ZO-FAST、ABCSG-12及AZURE 5项临床试验进行了荟萃分析。结果显示，唑来膦酸可以显著改善绝经后HR阳性乳腺癌患者的DFS（$RR=0.763$，95%CI：0.658~0.884，$P<0.001$）。随后，2015年国际早期乳腺癌临床试验协作组（Early Breast Cancer Trialists Collaborative Group，EBCTCG）的荟萃分析研究也和我们的结论一致，在绝经后绝经后HR阳性接受AI治疗的乳腺癌患者，在术后的辅助治疗中联合双膦酸盐类药物可以显著改善患者的预后（$RR=0.86$，95%CI：0.78~0.94，$P=0.002$）。但目前没有1项"头对头"的临床实验比较地诺单抗和双膦酸盐类药物在乳腺癌辅助治疗中的疗效，因此这2种药物谁更好目前尚无定论。

本研究存在以下不足：①DFS是本研究的次要研究终点，并非主要研究终点；②在主要研究终点结果公布后，部分患者揭盲，一部分安慰剂组患者使用了地诺单抗，这样可能对结果造成偏倚；③地诺单抗改善预后的机制尚未阐明。

目前，ASCO指南推荐双膦酸盐类药物和地诺单抗用于HR阳性绝经后乳腺癌辅助治疗，但是否所有患者都能从中获益目前尚未可知，研究肿瘤组织中或循环血中生物学指标以筛选出更适合用骨改良剂药物的人群是未来研究的方向。

（上海交通大学医学院附属仁济医院　严婷婷　陆劲松）

参考文献

[1] Harbeck N, Gnant M. Breast cancer. Lancet, 2017, 389 (10074): 1134-1150.

[2] Gnant M, Pfeiler G, Dubsky PC, et al. Adjuvant denosumab in breast cancer (ABCSG-18): a multicentre, randomised, double-blind, placebo-controlled trial. Lancet, 2015, 386 (9992): 433.

[3] Gnant M, Pfeiler G, Steger GG, et al. Adjuvant denosumab in postmenopausal patients with hormone receptor-positive breast cancer (ABCSG-18): disease-free survival results from a randomised, double-blind, placebo-controlled, phase 3 trial. Lancet Oncol, 2019, 20 (3): 339-351.

[4] Yan T, Yin W, Zhou Q, et al. The efficacy of zoledronic acid in breast cancer adjuvant therapy: a meta-analysis of randomised controlled trials. Eur J Cancer, 2012, 48 (2): 187-195.

[5] Adjuvant bisphosphonate treatment in early breast cancer: meta-analyses of individual patient data from randomised trials. Lancet, 2015, 386 (10001): 1353-1361.

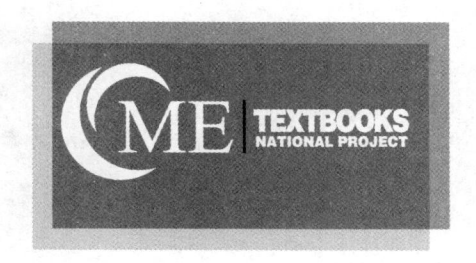

第十三篇

乳腺癌 HER-2 靶向解救治疗相关重点临床试验及其解读

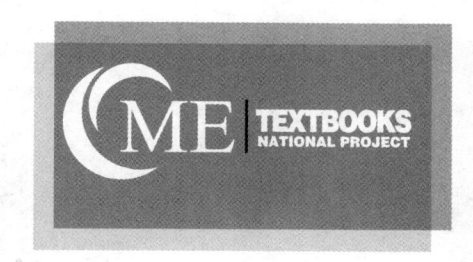

第47章 TBCRC022研究：来那替尼+卡培他滨治疗HER-2阳性乳腺癌脑转移的Ⅱ期临床试验

一、概　　述

【文献来源】

Freedman RA, Gelman RS, Anders CK, et al. TBCRC 022：A phase Ⅱ trial of neratinib and capecitabine for patients with human epidermal growth factor receptor 2-positive breast cancer and brain metastases. J Clin Oncol, 2019, 37（13）：1081-1089.

【试验背景】

HER-2阳性乳腺癌易出现脑转移，治疗手段有限，即便近年来预后逐渐改善，其仍然是乳腺癌死亡事件的主要来源。来那替尼（neratinib）是新型的HER-1、HER-2和HER-4下游酪氨酸激酶抑制药。卡培他滨与抗HER-2靶向治疗联用在神经中枢外的乳腺癌转移灶治疗中已体现疗效。TBCRC022旨在尝试联合2者治疗HER-2阳性乳腺癌脑转移，共3个队列，本研究报道第3个队列（3A/3B）的结果，尝试使用来那替尼联合卡培他滨治疗进展的HER-2阳性乳腺癌脑转移。

【入组条件】

（一）纳入标准

1. ECOG评分0~2分。
2. 1枚或以上>10 mm颅内病灶。
3. 经过针对中枢神经系统病灶的治疗（全颅放射、立体定向放射、手术、针对中枢神经系统的全身治疗或以上的联合）后进展。
4. 未经来那替尼或卡培他滨治疗。
5. 3B队列要求拉帕替尼治疗耐药。

（二）排除标准

基线前1周内类固醇药物剂量不断上调（中枢神经症状严重）。

【试验设计】

1. 1项开放、单臂、Ⅱ期临床试验。
2. 主要研究终点为中枢神经系统 ORR（综合标准）
（1）以肿瘤容积变化作为评估对象，较为准确，难度高，在部分医学中心难以进行。
（2）CR：完全缓解，肿块消失。
（3）PR：容积减少50%以上（且无新病灶，类固醇用量未增加）。
（4）ORR：CR+PR。
3. 次要研究终点
（1）中枢神经系统 ORR（RANO-BM 标准）
1）以肿瘤最大径作为评估对象，评价简单易行，评价标准较综合标准严格，综合标准评估为 PR 的病例以 RANO-BM 标准常难以获评 PR。
2）CR：完全缓解，肿块消失。
3）PR：最大径减少30%以上（且无新病灶，类固醇用量未增加），维持4周以上。
4）ORR = CR+PR。
（2）其他次要研究终点为 PFS、首次进展部位、颅外病灶缓解、OS、毒性。

【试验流程】

TBCRC022 研究试验流程见图 47-1。

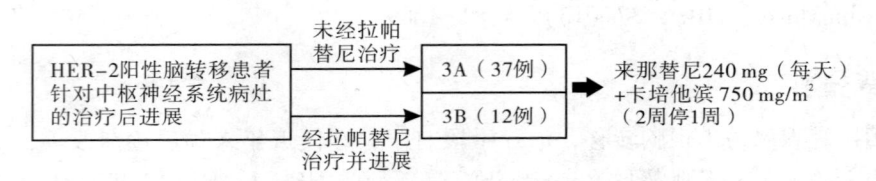

图 47-1 TBCRC022 研究试验流程

【结果】

1. 采用综合标准 队列 3A 中枢神经系统 ORR 49%；队列 3B 中枢神经系统 ORR 33%。

2. 采用 RANO-BM 标准 队列 3A 中枢神经系统 ORR 24%；队列 3B 中枢神经系统 ORR 17%。

3. PFS 和 OS 队列 3A 中位 PFS 为 5.5 个月；队列 3B 中位 PFS 为 3.1 个月；队列 3A 中位 OS 为 13.3 个月；队列 3B 中位 OS 为 15.1 个月。

4. 毒性反应 主要毒性反应为腹泻，33%出现Ⅱ度腹泻，29%出现Ⅲ度腹泻（均以洛哌丁胺预处理）；其次为恶心（Ⅱ度18%，Ⅲ度6%）、呕吐（Ⅱ度16%，Ⅲ度4%）和乏力（Ⅱ度16%，Ⅲ度10%）。

5. 出组 主要原因是中枢神经症状进展（队列 3A 62%，队列 3B 22%），次要原因是不可耐受的毒性（队列 3A 22%，队列 3B 无）。

【结论】

来那替尼联合卡培他滨治疗难治性 HER-2 阳性乳腺癌脑转移有效。

（上海交通大学医学院附属仁济医院　杨　凡　殷文瑾　陆劲松）

二、专家解读

来那替尼是一种新的不可逆性广谱HER家族酪氨酸激酶抑制药，体外研究提示其具有较好的特异性，对其他酪氨酸激酶无明显抑制。临床研究显示，其疗效可能不弱于老牌抗HER-2药物——曲妥珠单抗，在新辅助化疗方面，在联合标准方案时来那替尼与老牌抗HER-2药物曲妥珠单抗孰优孰劣仍有争议（I-SPY 2研究与NSABP-FB7研究）；在辅助治疗方面，来那替尼没有正面挑战曲妥珠单抗的垄断地位（ExteNET研究），但证明了自己在辅助治疗领域的地位；治疗转移性乳腺癌时，来那替尼不差于曲妥珠单抗，但治疗脑转移有优于曲妥珠单抗的趋势（NEfERT-T研究）。自抗HER-2靶向药物问世以来，HER-2阳性乳腺癌的预后大幅改善，但出现脑转移后治疗效果一直不理想。曲妥珠单抗等大分子抗体分子量较大，可能难以穿过血脑屏障。以拉帕替尼、来那替尼为代表的酪氨酸激酶抑制药分子较小，理论上可透过血脑屏障。另外，酪氨酸激酶抑制药的作用靶点位于单抗药物靶点的下游，在单抗药物出现耐药时，理论上仍可能发挥作用。

TBCRC022由乳腺癌转化治疗研究联盟（Translational Breast Cancer Research Consortium, TBCRC）发起，旨在研究来那替尼在乳腺癌脑转移中的作用。该研究由4个队列组成：队列1以来那替尼单药治疗，结果显示来那替尼单药治疗HER-2阳性乳腺癌脑转移中枢系统反应率为8%；队列2入组可行颅内病灶切除患者，在来那替尼治疗后，检测切除病灶中的药物浓度，研究结果尚未发表；队列3以来那替尼联合卡培他滨治疗；队列4以来那替尼联合T-DM1治疗。

Ⅰ期试验证实来那替尼具有较好耐受性，但腹泻仍是其难以避免的不良事件。正如本文中所提及，即使经洛哌丁胺预处理，TBCRC022研究（队列3A/3B）中超过50%出现Ⅱ度及以上腹泻，因此而出组的患者应不在少数，如文中作者所称"为了获得最佳耐受性，必须尽可能减少腹泻"。

虽然队列3A/3B入组人数较少，不足以得出令人信服的结论，但49%的中枢神经缓解率，远高于队列1单药来那替尼的8%，也高于替莫唑胺（常用于脑胶质瘤及其他颅内肿瘤的治疗）联合卡培他滨的18%。连同LANDSCAPE研究及NCT02025192研究，TBCRC022（3A/3B队列）提示，卡培他滨联合酪氨酸激酶抑制药在HER-2阳性乳腺癌脑转移中有效，增加了可选择的方案。

最后，该研究3B队列提示在拉帕替尼耐药后来那替尼联合卡培他滨仍有33%的患者部分缓解，提示在拉帕替尼耐药后仍可尝试来那替尼治疗。但3B队列的研究结果并不能得出来那替尼优于拉帕替尼的结论，比较两者需要"头对头"的比较。在的一项Ⅱ期研究入组HER-2阳性进展期乳腺癌的患者（无中枢神经转移），对比来那替尼联合卡培他滨与拉帕替尼联合卡培他滨，客观缓解率分别为29%和43%（$P=0.067$），无显著差异，甚至有较差的趋势。设计类似（入组HER-2阳性进展期乳腺癌的患者，不包含中枢神经转移）、样本量更大的Ⅲ期NALA研究尚未见报道。而在中枢神经转移方面的比较，也尚有待于新的研究数据解惑。

（上海交通大学医学院附属仁济医院　杨　凡　殷文瑾　陆劲松）

参考文献

[1] Olson EM, Najita JS, Sohl J, et al. Clinical outcomes and treatment practice patterns of patients with HER2-positive metastatic breast cancer in the post-trastuzumab era. 2013, Breast, 22（4）: 525-531

[2] Gori S, Rimondini S, De Angelis V, et al. Central nervous system metastases in HER-2 positive metastatic breast cancer patients treated with trastuzumab: incidence, survival, and risk factors. Oncologist, 2007, 12（7）: 766-773.

[3] Bachelot T, Romieu G, Campone M et al. Lapatinib plus capecitabine in patients with

previously untreated brain metastases from HER2-positive metastatic breast cancer (LANDSCAPE): a single-group phase 2 study. Lancet Oncol, 2013, 14 (1): 64-71

[4] Rabindran SK, Discafani CM, Rosfjord EC et al. Antitumor activity of HKI-272, an orally active, irreversible inhibitor of the HER-2 tyrosine kinase. Cancer Res, 2004, 64 (11): 3958-3965.

[5] Park JW, Liu MC, Yee D, et al. Adaptive randomization of neratinib in early breast cancer. N Engl J Med, 2016, 375 (1): 11-22.

[6] Jankowitz RC, Abraham J, Tan AR, et al. Safety and efficacy of neratinib in combination with weekly paclitaxel and trastuzumab in women with metastatic HER2positive breast cancer: an NSABP foundation research program phase I study. Cancer Chemother Pharmacol, 2013, 72 (6): 1205-1212.

[7] Martin M, Holmes FA, Ejlertsen B, et al. Neratinib after trastuzumab-based adjuvant therapy in HER2-positive breast cancer (ExteNET): 5-year analysis of a randomised, double-blind, placebo-controlled, phase 3 trial. Lancet Oncol, 2017, 18 (12): 1688-1700.

[8] Awada A, Colomer R, Inoue K, et al. Neratinib plus paclitaxel vs trastuzumab plus paclitaxel in previously untreated metastatic ERBB2-positive breast cancer: The NEfERT-T Randomized Clinical Trial. JAMA Oncol, 2016, 2 (12): 1557-1564.

[9] Freedman RA, Gelman RS, Wefel JS, et al. Translational breast cancer research consortium (TBCRC) 022: a Phase II trial of neratinib for patients with human epidermal growth factor receptor 2-positive breast cancer and brain metastases. J Clin Oncol, 2016, 34 (9): 945-952.

[10] Rivera E, Meyers C, Groves M et al. Phase I study of capecitabine in combination with temozolomide in the treatment of patients with brain metastases from breast carcinoma. Cancer, 2006, 107 (6): 1348-1354.

[11] Martin M, Bonneterre J, Geyer CE Jr, et al. A phase two randomised trial of neratinib monotherapy versus lapatinib plus capecitabine combination therapy in patients with HER2+ advanced breast cancer. Eur J Cancer, 2013 Dec; 49 (18): 3763-3772.

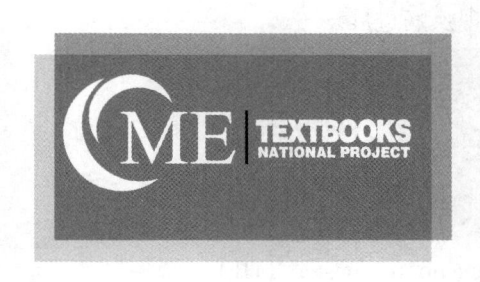

第48章 PERTAIN研究：一线曲妥珠单抗+芳香化酶抑制药±帕妥珠单抗用于绝经后HR阳性、HER-2阳性转移性或局部晚期乳腺癌的Ⅱ期临床试验

一、概述

【文献来源】

Rimawi M, Ferrero JM, de la Haba-Rodriguez J, et al. First-line trastuzumab plus an aromatase inhibitor, with or without pertuzumab, in human epidermal growth factor receptor 2-positive and hormone receptor-positive metastatic or locally advanced breast cancer (PERTAIN): a randomized, open-label phase Ⅱ trial. J Clin Oncol, 2018, 36 (28): 2826-2835.

【研究背景】

对于HER-2阳性和HR阳性的转移性或局部晚期乳腺癌患者，一线治疗方案为曲妥珠单抗+AI，在此基础上加用帕妥珠单抗能否提高疗效？本研究主要探索曲妥珠单抗联合帕妥珠单抗+AI（双靶向+AI）对比曲妥珠单抗+AI（单靶向+AI）的疗效差异。

【入组条件】

（一）纳入标准

1. HER-2阳性且HR阳性的转移性或局部晚期乳腺癌患者。
2. 患者已绝经。
3. ECOG评分0分或1分。
4. LVEF≥50%。
5. 预期寿命≥12周。

（二）排除标准

1. 既往对晚期乳腺癌的系统治疗（不包括内分泌治疗）。

2. 既往抗 HER-2 治疗［不包括新辅助及辅助治疗期间使用曲妥珠单抗和（或）拉帕替尼］。

3. 在接受曲妥珠单抗和（或）拉帕替尼辅助治疗期间出现疾病进展。

4. 不可控的中枢神经系统转移。

【试验设计】

1. 1 项随机、开放、多中心的Ⅱ期临床试验。

2. 主要研究终点为 PFS。

3. 次要研究终点为 OS、ORR、CBR、至缓解时间（time to response，TTR）、缓解持续时间（duration of response，DoR）。

【试验流程】

PERTAIN 研究试验流程见图 48-1。

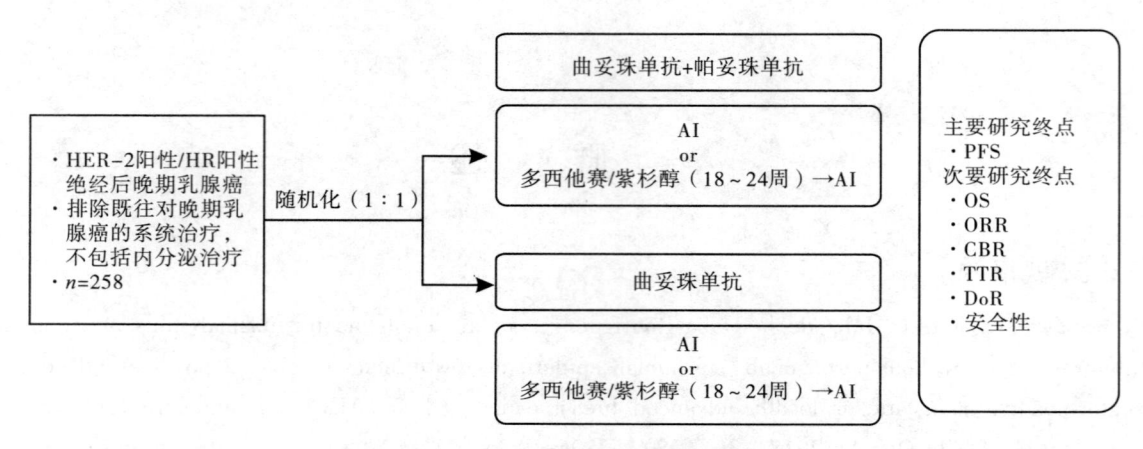

图 48-1　PERTAIN 研究试验流程

注：分层因素：1. 是否接受化疗；2. 辅助内分泌治疗（<12 个月/≥12 个月/未接受辅助内分泌治疗）；AI. 芳香化酶抑制药（来曲唑 1 mg/d 或阿那曲唑 2.5 mg/d）；曲妥珠单抗：起始计量 8 mg/kg，维持计量 6 mg/kg 每 3 周 1 次；帕妥珠单抗：起始剂量 840 mg，维持剂量 420 mg 每 3 周 1 次

【结果】

1. 入组患者　该研究共入组 258 例患者。其中曲妥珠单抗+帕妥珠单抗+AI 组 129 例患者，曲妥珠单抗+AI 组 129 例患者。中位随访时间 31 个月。

2. PFS　曲妥珠单抗+帕妥珠单抗+AI 组较曲妥珠单抗+AI 组 PFS 显著延长（中位 PFS 18.89 个月 vs. 15.80 个月，$HR=0.65$，95%CI：0.48~0.89，$P=0.0070$）。

3. ORR　2 组间比较，差异无统计学意义（63.3% vs. 55.7%，$P=0.2537$）。

4. CBR　2 组间比较，差异无统计学意义（68.8% vs. 67.0%，$P=0.7743$）。

5. DoR　曲妥珠单抗+帕妥珠单抗+AI 组更长（27.10 个月 vs. 15.11 个月，$HR=0.57$，$P=0.0181$）。

6. TTR　2 组间比较，差异无统计学意义（2.53 个月 vs. 3.91 个月，$HR=1.11$，$P=0.5597$）。

7. 不良事件 曲妥珠单抗+帕妥珠单抗+AI组严重不良事件42例（33.1%），86.6%的患者可维持LVEF≥45%，曲妥珠单抗+AI组严重不良事件24例（19.4%），90.3%的患者可维持LVEF≥45%。

【结论】

在绝经后HR阳性、HER-2阳性转移性或局部晚期乳腺癌患者中，在曲妥珠单抗+AI的基础上加用帕妥珠单抗可显著改善患者的PFS。

（上海交通大学医学院仁济医院　沙　瑞　殷文瑾　陆劲松）

二、专家解读一

PERTAIN研究是1个随机、开放、多中心临床Ⅱ期试验，患者是HER-2阳性、HR阳性晚期转移性乳腺癌或局部晚期乳腺癌，按1:1随机分成2组，1组接受帕妥珠单抗+曲妥珠单抗+来曲唑或阿那曲唑治疗，另1组接受曲妥珠单抗+来曲唑或者阿那曲唑治疗，主要研究终点为PFS。每组129例患者，接受帕妥珠单抗+曲妥珠单抗+来曲唑或者阿那曲唑组患者的中位PFS为18.89个月，接受曲妥珠单抗+来曲唑或者阿那曲唑患者的中位PFS为15.80个月。≥3级AEs在帕妥珠单抗联合曲妥珠单抗+AI组为50.4%，而在曲妥珠单抗+AI组为38.7%。PERTAIN研究达到了主要研究终点PFS。研究表明，帕妥珠单抗联合曲妥珠单抗和AI可有效治疗HER-2阳性和HR阳性MBC/LABC。安全性与既往帕妥珠单抗加曲妥珠单抗临床试验报告的结果一致。

先前的临床和实验证据显示，HER-2和ER双向的交互作用（crosstalk）导致内分泌治疗和抗HER-2治疗耐药。ER作为一个逃避机制，绕过HER-2阻断下游信号——PI3K、AKT、Ras、MAPK（丝裂原活化蛋白激酶）传导，从而可修复增生、迁移、分化和凋亡。CLEOPATRA、NeoSphere和APHINITY研究结果表明，帕妥珠单抗联合曲妥珠单抗和化疗进一步提高了转移性乳腺癌、新辅助治疗和辅助治疗的疗效。然而，到PERTAIN研究之前，还没有一项研究验证帕妥珠单抗联合姑息性内分泌治疗的效果。

该研究的主要入选标准包括：①一线HER-2阳性和HR阳性疾病的绝经后患者；②1种或多种可测量的病灶；③和（或）不可测量的疾病；④LVEF≥50%；⑤预期寿命≥12周。主要排除标准为：①转移性或局部晚期乳腺癌接受过化疗和靶向治疗（非内分泌治疗）；②新辅助治疗和辅助治疗时非内分泌治疗（化疗、靶向）完成后DFI<6个月；③先前接受过抗HER-2治疗。值得注意的是，该研究还按是否接受诱导化疗和是否接受内分泌治疗及自辅助内分泌治疗的时间<12个月和≥12个月进行分层。从主要终点看，帕妥珠单抗+曲妥珠单抗联合AI对比曲妥珠单抗+AI显著提高了PFS（18.89个月 vs. 15.8个月，$P=0.0070$），且预定义所有亚组都有获益。未接受诱导化疗的患者中，帕妥珠单抗+曲妥珠单抗组中位PFS更长，为21.72个月，曲妥珠单抗组中位PFS为12.45个月（$HR=0.55$）。接受诱导化疗的患者中，帕妥珠单抗+曲妥珠单抗组中位PFS为16.89个月，曲妥珠单抗组中位PFS为16.85个月（$HR=0.75$），2组差异无统计学意义。2组间TTR和CBR没有差别。DOR帕妥珠单抗+曲妥珠单抗组更长，帕妥珠单抗组为27.1个月，曲妥珠单抗组15.11个月（$HR=0.57$）。OS数据还不成熟。

对于HR阳性、HER-2阳性转移性乳腺癌，抗HER-2治疗联合AI治疗的研究还有TAnDEM研究，该研究结果显示，在绝经后HER-2阳性、HR阳性转移性乳腺癌患者中，曲妥珠单抗联合阿那曲唑组的中位PFS为4.8个月，而阿那曲唑单药组的中位PFS为2.4个月（$HR=0.63$，$P=0.0016$）。另外2项评估抗HER-2治疗联合AI的研究显示出比TAnDEM研究更长的中位PFS。

eLEcTRA Ⅲ期试验研究了曲妥珠单抗联合来曲唑对比来曲唑单药治疗 HER-2 阳性和 HR 阳性转移性乳腺癌的有效性和安全性，显示 TTP 由来曲唑单药的 3.3 个月增加到曲妥珠单抗联合来曲唑的 14.1 个月，但 2 组间比较，差异无统计学意义（$P=0.23$）。另一个研究显示 HER-2 阳性、HR 阳性的转移性乳腺癌中，拉帕替尼联合来曲唑对比来曲唑降低了疾病进展风险，联合组和单药组的中位 PFS 分别为 8.2 个月和 3.0 个月（$HR=0.71$）。ALTERNATIVE 研究比较了拉帕替尼+曲妥珠单抗+AI 与曲妥珠单抗+AI 和拉帕替尼+AI。结果显示，拉帕替尼+曲妥珠单抗+AI 较曲妥珠单抗+AI 组有更长的中位 PFS，分别为 11.0 个月和 5.7 个月，拉帕替尼+AI 组的中位 PFS 为 8.3 个月；总有效率方面，拉帕替尼+曲妥珠单抗+AI 组为 32%，而曲妥珠单抗+AI 组和拉帕替尼+AI 组则分别为 14% 和 19%。

与单靶向药物相比，帕妥珠单抗和曲妥珠单抗结合 HER-2 上不同区域的位点，导致更广泛的信号通路阻滞，从而发挥更大的抗肿瘤活性。临床前研究同样显示，双靶点阻滞可能更有效地抑制 HER-2-ER 的交叉通路（crosstalk），增强他莫昔芬或雌激素剥夺基础上的抗肿瘤活性。PERTAIN 研究建立在这些临床前研究结果和 ALTERNATIVE 研究的基础上。

PERTAIN 研究证实了曲妥珠单抗的临床效果。然而比较 PERTAIN 研究和早期研究应该谨慎，因为研究之间存在固有差异（例如患者群体和治疗的差异）。

在一些亚组中（包括在随机分配后未接受诱导化疗的患者和自辅助激素治疗后 DFI≥12 个月患者），使用帕妥珠单抗、曲妥珠单抗联合 AI 治疗效果强于曲妥珠单抗联合 AI。亚组中接受诱导化疗的患者通常较年轻、初诊Ⅳ期更多、内脏或其他多个器官受累，并且中位时间比未接受诱导化疗的患者更短。由于结果来自亚组分析，难以得出结论，并且无法直接比较研究，可能需要进一步的研究来澄清这些结果。

尽管帕妥珠单抗加曲妥珠单抗组中的 CRs 在数值上更高，但是帕妥珠单抗加曲妥珠单抗联合 AI 没有改善 ORR。PFS 的改善可能与帕妥珠单抗后续持久效应有关。HER-2 阳性和 HR 阳性乳腺癌中 AI 通过激活 HER-2 信号通路从而产生耐药性。帕妥珠单抗和曲妥珠单抗相比单独使用曲妥珠单抗能阻滞更广泛的信号传导通路，从而导致 PFS 显著延长。根据本研究结果，如果 HER-2 阳性和 HR 阳性乳腺癌患者能从帕妥珠单抗和曲妥珠单抗联合内分泌治疗获益，一定需要接受毒性反应更大的化疗。

尽管帕妥珠单抗加曲妥珠单抗组≥3 级 AEs 发生率在数值上更高，但没有 1 例是致命的。帕妥珠单抗加曲妥珠单抗组的射血分数减少和左心室功能障碍事件在数值上有所增加，但是这些都在预期范围内，并且 2 组 LVEF 保持稳定。帕妥珠单抗与曲妥珠单抗联合 AI 组保持良好的 QoL。

PERTAIN 研究的优势在于包括多样化的患者群体和使用标准对照组。某些亚组中的患者数量较少，从而无法得出有力的结论，这是本研究的限制之一。此外，PERTAIN 研究并非旨在显示接受诱导化疗的患者与未接受诱导化疗的患者之间的差异。研究者选择接受诱导治疗的患者可能有选择偏倚并影响了这些结果。

总之，PERTAIN 研究达到了其主要研究终点 PFS，帕妥珠单抗加曲妥珠单抗联合 AI 可有效治疗 HER-2 阳性和 HR 阳性的转移性/局部晚期乳腺癌患者。安全性与之前的帕妥珠单抗加曲妥珠单抗研究一致。美国 NCCN 指南、ABC4 国际共识指南、国内 CSCO 及 CBCS 指南均推荐对于 HER-2 阳性和 HR 阳性的绝经后转移性乳腺癌，抗 HER-2 治疗联合 AI 是一种有效选择。

（湖南省肿瘤医院 欧阳取长）

三、专家解读二

曲妥珠单抗是第 1 个获批的抗 HER-2 的药物，可通过抑制 HER-2 信号通路和抗体依赖细胞介导的细胞毒作用（antibody dependent cell mediated cytotoxicity，ADCC）提高HER-2阳性乳腺癌患者的预后。对HR阳性、HER-2阴性的无内脏危象的晚期乳腺癌患者，AI为首选治疗方案。那么对于HER-2阳性且HR阳性的晚期乳腺癌患者，在AI基础上加上抗HER-2靶向治疗的疗效如何呢？TAnDEM研究提示，对于绝经后、HER-2阳性且HR阳性的晚期乳腺癌患者，在一线阿那曲唑内分泌治疗的基础上，联合曲妥珠单抗能够显著延长PFS（中位PFS 4.8个月 vs. 2.4个月，$HR=0.63$，95%CI：0.47~0.84，$P=0.0016$）。

帕妥珠单抗是一种新型的抗HER-2药物，可以阻断HER-2受体的异源二聚化，曲妥珠单抗可以阻断HER-2受体的同源二聚化，两者在抗HER-2的机制上可能起到互补作用，进而提高疗效。在内分泌治疗联合曲妥珠单抗基础上加用帕妥珠单抗能否进一步提高疗效值得进一步研究。

PERTAIN研究旨在探究对于HER-2阳性且HR阳性的局部晚期或转移性乳腺癌患者，在曲妥珠单抗+AI的基础上加用帕妥珠单抗的疗效及安全性。该研究的主要研究终点为PFS，结果显示：曲妥珠单抗+帕妥珠单抗+AI较曲妥珠单抗+AI可显著提高患者PFS（中位PFS 18.89个月 vs. 15.80个月，$HR=0.65$，95%CI：0.48~0.89，$P=0.0070$）。这也证实了双靶的疗效优于单靶。次要研究终点结果显示曲妥珠单抗+帕妥珠单抗+AI组的DoR较曲妥珠单抗+AI组更长（27.10个月 vs. 15.11个月，$HR=0.57$，$P=0.0181$），而ORR、CBR、TTR两组之间差异无统计学意义。

在亚组分析方面，之前未接受过化疗的患者中，曲妥珠单抗+帕妥珠单抗+AI组优于曲妥珠单抗+AI组（中位PFS 21.72个月 vs. 12.45个月，$HR=0.55$，95%CI：0.34~0.88，$P=0.011$）。而在之前接受过化疗的患者中，曲妥珠单抗+帕妥珠单抗+AI与曲妥珠单抗+AI组间PFS无显著差别（中位PFS 16.89个月 vs. 16.85个月，$HR=0.75$，95%CI：0.50~1.13，$P=0.1633$）。事实上，患者是否接受化疗经过了其主治医师的筛选，接受化疗的患者较未接受化疗的患者年龄更小、脏器疾病更多、更多脏器受累、乳腺癌诊断至随机分组的中位时间更短。CLEOPATRA是1项针对HER-2阳性转移性乳腺癌患者设计的临床试验，旨在探究在曲妥珠单抗+多西他赛化疗的基础上加上帕妥珠单抗的疗效及安全性，结果显示曲妥珠单抗+帕妥珠单抗+多西他赛优于曲妥珠单抗+多西他赛（中位PFS 18.5个月 vs. 12.4个月，$HR=0.62$，95%CI：0.51~0.75，$P<0.001$）。CLEOPATRA证实了在曲妥珠单抗+多西他赛化疗的基础上加上帕妥珠单抗可显著改善患者的PFS，这似与PERTAIN研究的亚组分析结果存在差异：化疗亚组中曲妥珠单抗+AI的基础上加上帕妥珠单抗未显著提高PFS。其中的原因可能包括：①PERTAIN为亚组分析结果，不能因此轻易否定CLEOPATRA试验的结果；②PERTAIN试验中化疗药物包括蒽环类和紫杉类，化疗药物的差异也可能导致2个试验结果不一致。

PERTAIN试验结果显示，安全性与其他曲妥珠单抗+帕妥珠单抗双靶向抗HER-2的临床试验结果较为一致，虽然曲妥珠单抗+帕妥珠单抗+AI较曲妥珠单抗+AI在不良事件数量上有所增加，然而这些不良事件均在预期范围内。且在曲妥珠单抗+AI的基础上加用帕妥珠单抗，未显著增加心脏毒性（平均LVEF 63.8% vs. 63.9%）。

ALTERNATIVE临床试验与PERTAIN类似，研究人群为之前接受过内分泌治疗，并且在曲妥珠单抗联合化疗进行（新）辅助治疗和（或）一线治疗过程中或治疗后疾病进展的转移性乳腺癌患者。双靶向治疗方案为曲妥珠单抗+拉帕替尼，拉帕替尼是一种小分子酪氨酸激酶抑制药（tyrosine kinase inhibitor，TKI），较大分子抗体有一些优势，包括：①特异性更低；②在有明显异质性肿瘤中有更好的疗效；③更易透过血脑屏障；④可口服；⑤更低的心脏毒性。患者随机分为3组（曲妥珠单抗+拉帕替尼+AI组，曲妥珠单抗+AI组，拉帕替尼+AI组），主要研究终点为PFS。结果显示曲妥珠单抗+拉帕替尼+AI组优于曲妥珠单抗+AI组（中位PFS 11.0个月 vs. 5.7个月，$HR=0.62$，95%CI：0.45~0.88，$P=0.0064$），拉帕替尼+AI优于曲妥珠单抗+AI组（中位

PFS 8.3 个月 vs. 5.7 个月，$HR=0.71$，95%CI：0.51~0.98，$P=0.0361$）。这 2 项研究均提示双靶优于单靶，然而这 2 个临床试验在入组人群方面存在差异，ALTERNATIVE 试验中的患者之前均接受过内分泌治疗，且均接受过化疗及曲妥珠单抗治疗；而在 PERTAIN 试验中，曲妥珠单抗+AI 组的患者 18 例（14.0%）接受过（新）辅助化疗，41 例（31.8%）接受过辅助化疗；8 例（6.2%）接受过曲妥珠单抗（新）辅助治疗，24 例（18.6%）接受过曲妥珠单抗辅助治疗；1 例（0.8%）接受过内分泌（新）辅助治疗，51 例（39.5%）接受过内分泌辅助治疗。ALTERNATIVE 试验为治疗过程中或治疗后转移的患者，而 PERTAIN 试验是一线治疗，故 2 个试验中的患者对于药物的敏感性存在差异。使用曲妥珠单抗+AI 的患者中位 PFS 在 ALTERNATIVE 试验中仅为 5.7 个月，而在 PERTAIN 中为 15.8 个月。

综上所述，对于 HER-2 阳性、HR 阳性的转移性或局部晚期乳腺癌患者，曲妥珠单抗联合帕妥珠单抗的双靶向+AI 的方案优于曲妥珠单抗单靶向+AI。然而，对于双靶向方案的选择是曲妥珠单抗+帕妥珠单抗还是曲妥珠单抗+TKI，还需要进一步临床试验的探索。此外，在双靶向治疗过程中出现疾病进展，后续治疗该如何用药？是换用靶向药物，还是再加上第 3 个靶向药物？这些问题也引人深思。

（上海交通大学医学院附属仁济医院　沙　瑞　殷文瑾　陆劲松）

参考文献

[1] Kaufman B, Mackey JR, Clemens MR, et al. Trastuzumab plus anastrozole versus anastrozole alone for the treatment of postmenopausal women with human epidermal growth factor receptor 2-positive, hormone receptor-positive metastatic breast cancer: results from the randomized phase III TAnDEM study. J Clin Oncol, 2009, 27 (33): 5529-5537.

[2] Rimawi M, Ferrero JM, de la Haba-Rodriguez J, et al. First-line trastuzumab plus an aromatase inhibitor, with or without pertuzumab, in human epidermal growth factor receptor 2-positive and hormone receptor-positive metastatic or locally advanced breast cancer (PERTAIN): a randomized, open-label phase II trial. J Clin Oncol, 2018, 36 (28): 2826-2835.

[3] Johnston SRD, Hegg R, Im SA, et al., Phase III, Randomized study of dual human epidermal growth factor receptor 2 (HER2) blockade with lapatinib plus trastuzumab in combination with an aromatase inhibitor in postmenopausal women with HER2-positive, hormone receptor-positive metastatic breast cancer: ALTERNATIVE. J Clin Oncol, 2018, 36 (8): 741-748.

[4] Baselga J, Cortés J, Kim SB, et al. Pertuzumab plus trastuzumab plus docetaxel for metastatic breast cancer. N Engl J Med, 2012, 366 (2): 109-119.

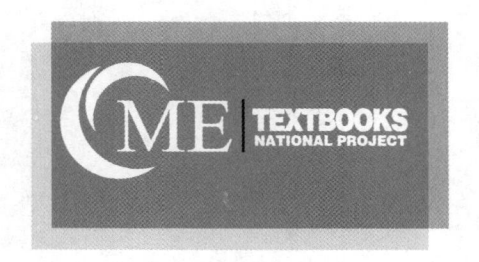

第十四篇

乳腺癌内分泌解救相关治疗重点临床试验及其解读

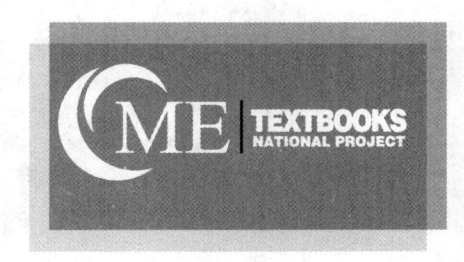

第49章 PALOMA-3研究：哌柏西利联合氟维司群治疗晚期乳腺癌的总生存结果

一、概述

【文献来源】

Turner NC, Slamon DJ, Ro J, et al. Overall survival with palbociclib and fulvestrant in advanced breast cancer. N Engl J Med, 2018, 379 (20): 1926-1936.

【研究背景】

该临床研究旨在探讨哌柏西利（palbociclib，CDK4和CDK6抑制药）联合氟维司群在HR阳性、HER-2阴性晚期乳腺癌中的作用。PALOMA-3在中位随访时间达8.9个月时的PFS结果显示，哌柏西利联合氟维司群相比于氟维司群单药可以显著延长PFS。本文是中位随访时间达44.8个月时，其OS结果的更新报道。

【入组条件】

1. HR阳性、HER-2阴性晚期乳腺癌女性患者。
2. 既往解救内分泌治疗过程中或治疗结束后1个月内出现疾病复发或进展，或辅助内分泌治疗过程中或治疗结束后12个月内出现疾病进展。
3. 允许既往接受一线解救化疗。
4. 既往未使用过任何CDK抑制药、氟维司群、依维莫司或PI3K/mTOR抑制药。
5. 排除有无法控制的脑转移的患者或有广泛有症状的内脏转移或短期内有危及生命的并发症的患者。

【试验设计】

1. 1项前瞻性、随机、双盲、安慰剂对照的Ⅲ期临床试验。
2. 主要研究终点为研究者评估的PFS（从随机至影像学疾病进展或死亡）。
3. 次要研究终点为OS（从随机至任何原因导致的死亡），1、2、3年的生存率，ORR、DOR、CBR、药代动力学、安全性等。
4. 分层因素为对既往内分泌治疗是否敏感、是否内脏转移、研究入组时的月经状态。

5. 对既往内分泌治疗敏感的定义为至少对既往1种解救内分泌治疗存在确认的临床获益（CR/PR/SD≥24周），或辅助内分泌治疗24个月后出现复发。

6. 采用 ITT 分析。

【试验流程】

PALOMA-3 研究试验流程见图 49-1。

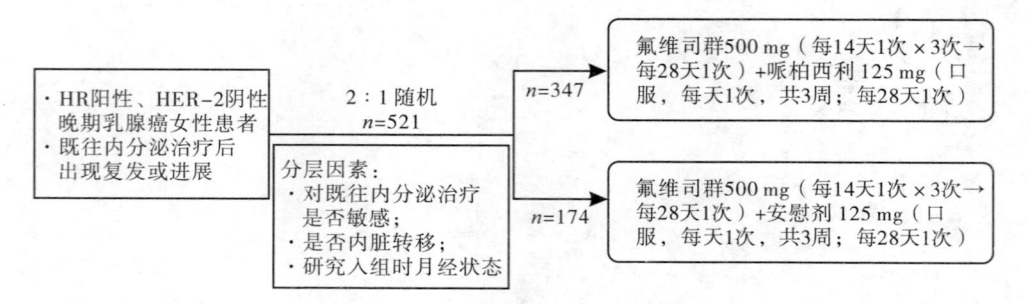

图 49-1 PALOMA-3 研究试验流程

注：所有绝经前或围绝经期患者须在随机前至少4周开始 LHRHa 治疗，治疗期间氟维司群组的所有绝经前或围绝经期患者需同时接受戈舍瑞林治疗

【结果】

1. 中位 OS　中位随访 44.8 个月，哌柏西利组中位 OS 为 34.9 个月（95%CI：28.8~40.0），对照组为 28.0 个月（95%CI：23.6~34.6），$HR=0.81$（95%CI：0.64~1.03），$P=0.09$。

2. 亚组分析　对既往内分泌治疗敏感者，哌柏西利组中位 OS 相比对照组延长 10.0 个月（39.7 个月 vs. 29.7 个月，$HR=0.72$，95%CI：0.55~0.94）；而对既往内分泌治疗不敏感者，2 组 OS 比较，差异无统计学意义（哌柏西利组 20.2 个月 vs. 对照组 26.2 个月，$HR=1.14$，95%CI：0.71~1.84）；413 例绝经后患者中，哌柏西利组中位 OS 相比对照组延长 7.7 个月（34.8 个月 vs. 27.1 个月，$HR=0.73$，95%CI：0.57~0.95）。

3. 试验方案治疗时间　哌柏西利组相比对照组延长 6.4 个月（11.0 个月 vs. 4.6 个月，$HR=0.58$，95%CI：0.48~0.70，$P<0.001$）。

4. 从随机至接受后续治疗的时间　哌柏西利组相比对照组延长 4.7 个月（18.8 个月 vs. 14.1 个月，$HR=0.68$，95%CI：0.56~0.84，$P<0.001$）；对于从随机至复发后首次接受化疗的时间，哌柏西利组相比对照组延长 8.8 个月（17.6 个月 vs. 8.8 个月 m，$HR=0.58$，95%CI：0.47~0.73，$P<0.001$）。

5. 安全性　不良事件与前期分析结果相仿，主要为嗜中性粒细胞减少症、贫血、血小板减少等。

【结论】

对既往内分泌治疗敏感的 HR 阳性、HER-2 阴性晚期乳腺癌患者，哌柏西利联合氟维司群治疗相比单药氟维司群有更好的总生存获益。

（上海交通大学医学院附属仁济医院　王　岩　殷文瑾　陆劲松）

二、专家解读一

对晚期乳腺癌患者来说，疾病是不可治愈的，如何尽可能地延长患者 DFS 和 OS 时间，同时保证患者的生活质量，是晚期乳腺癌的治疗目标。HR 阳性乳腺癌作为最常见的肿瘤亚型，内分泌治疗有着不可替代的地位。从最初的卵巢切除术、他莫昔芬的发现并独领风骚 20 年，到第 3 代 AI 的出现，以及现在的雌激素受体下调剂（selective estrogen receptor down regulator，SERD）氟维司群，内分泌治疗经历了一代又一代的更替，同时也意味着患者的生存在不断改善。靶向药物的出现为患者带来了更多希望和治疗选择，靶向联合内分泌治疗显著延长患者的 PFS，成为乳腺癌领域广泛关注的治疗方式。那么，PFS 的延长是否最终能带来 OS 的延长呢？2017 年 ASCO 会议上 PALOMA-1 研究是首个公布 OS 数据的靶向联合内分泌治疗的Ⅱ期临床研究，哌柏西利联合来曲唑对比来曲唑单用，中位 PFS 从 34.5 个月延长到 37.5 个月，遗憾的是结果并未显示出统计学差异。PALOMA-1 研究 OS 结果的发布，在学界产生了广泛的讨论，即使 PFS 延长达 10 个月，依然未能改善 OS，广大临床医师对延长 HR 阳性晚期乳腺癌患者 OS 开始有些悲观，是否 CDK4/6 抑制药使用后患者对后续治疗更加容易耐药，因而患者无法获得生存获益呢？是否其他靶向联合内分泌治疗的临床研究也同样难逃厄运，无法显示生存获益呢？这一问题成为临床医师关注的焦点。

2018 年 10 月在德国慕尼黑举行的 2018 年欧洲肿瘤内科学年会（ESMO）上，PALOMA-3 OS 结果的公布，为大家带来了新的希望。作为首个公布 OS 结果的靶向联合内分泌治疗Ⅲ期临床研究，PALOMA-3 尝试解答靶向联合内分泌的治疗是否可以将 PFS 获益延续到 OS 的获益。该结果在 ESMO 会议上进行了口头报告，同时也在 New England Journal of Medicine 上同步发表。氟维司群+哌柏西利组较安慰剂+氟维司群组绝对延长 OS 6.9 个月，延续了 PFS 显著延长的获益。并且，对既往内分泌治疗敏感的患者，氟维司群联合哌柏西利显著延长患者 OS 达 10 个月。

PALOMA-3（NCT01942135）是 1 项国际多中心、随机、双盲、安慰剂对照Ⅲ期临床研究，于 2013 年 10 月 7 日至 2014 年 8 月 26 日共入组 521 例晚期 HR 阳性、HER-2 阴性绝经前和绝经后乳腺癌女性患者，按 2∶1 随机接受哌柏西利（125 mg/d，口服 3 周，每日 1 次，连续 21 天，停药 1 周，周期 28 天）+氟维司群（剂量为 500 mg，深部肌内注射，前 3 次注射每 14 天 1 次，之后每 28 天 1 次）或安慰剂+氟维司群（剂量为 500 mg，深部肌内注射，前 3 次注射每 14 天 1 次，之后每 28 天 1 次）。2 组不允许交叉。绝经前或围绝经期患者在试验干预开始前至少需要接受 4 周的戈舍瑞林治疗，并且在试验干预期间每 28 天继续接受 1 次。根据是否存在内脏转移、既往内分泌治疗敏感性、绝经前/围绝经 vs. 绝经后进行随机化分层。主要终点为研究者评估的 PFS。次要终点包括 OS、疾病进展后续治疗的效果和安全性。

2016 年在 Lancet Oncology 上更新的 PALOMA-3 研究结果表明，哌柏西利与氟维司群联合治疗，可显著延长 HR 阳性、HER-2 阴性经内分泌治疗进展的晚期乳腺癌患者的 PFS（9.5 个月 vs. 4.6 个月，$HR=0.46$，$95\%CI$：$0.36\sim0.59$，$P<0.0001$）。基于该研究结果，哌柏西利被 FDA 批准联合氟维司群用于 HR 阳性、HER-2 阴性的、内分泌治疗进展的晚期或转移性乳腺癌。CDK4/6 抑制药与内分泌治疗联合使用，已成为 HR 阳性晚期乳腺癌的标准治疗方法。然而，靶向联合内分泌治疗 OS 和后续治疗效果的长期数据还很有限。

此次 PALOMA-3 更新的数据，是首个公布 OS 结果的Ⅲ期临床研究，中位随访时间为 44.8 个月，哌柏西利+氟维司群组共发生 201 例死亡，安慰剂组中有 109 例死亡。哌柏西利+氟维司群组的中位 OS 为 34.9 个月（$95\%CI$：$28.8\sim40.0$），安慰剂+氟维司群组为 28.0 个月（$95\%CI$：$23.6\sim34.6$；$HR=0.81$，$95\%CI$：$0.64\sim1.03$，$P=0.09$）。试验组和安慰剂组通过 Kaplan-Meier 分析的3年OS率估计分别为50%（95%CI：44~55）和41%（95%CI：33~48）。

在预设亚组中进行OS的亚组分析显示，对于既往内分泌治疗敏感的410例患者，哌柏西利+氟维司群组和安慰剂+氟维司群组的中位OS分别为39.7个月和29.7个月（HR=0.72，95%CI：0.55~0.94），OS显著延长了10个月。然而对于既往内分泌治疗不敏感的111例患者，哌柏西利+氟维司群组的中位OS仅为20.2个月，与安慰剂+氟维司群组的26.2个月相比，差异无统计学意义（HR=1.14，95%CI：0.71~1.84）。

探索性分析结果显示，从随机化至疾病进展接受后一线治疗结束的时间，哌柏西利+氟维司群组和安慰剂组分别为18.8个月和14.1个月（HR=0.68，95%CI：0.56~0.84，P<0.001）。值得注意的是，从随机化至疾病进展后首次接受化疗的时间，哌柏西利+氟维司群组与安慰剂组分别为17.6个月和8.8个月（HR=0.58，95%CI：0.47~0.73，P<0.001），提示氟维司群联合哌柏西利可以显著延迟化疗时间。

CDK4/6）是HR阳性乳腺癌中肿瘤生长的关键启动子，与ER途径激活相配合。HR阳性乳腺癌的临床前模型对CDK4/6抑制药高度敏感，在Ⅱ期临床研究PALOMA-1中，既往未经治疗的ER阳性、HER-2阴性晚期乳腺癌患者中，哌柏西利联合来曲唑显著延长PFS，中位PFS从10.2个月延长至20.2个月（HR=0.488，95%CI：0.319~0.748，P=0.0004）。随后在Ⅲ期临床研究PALOMA-2中进一步证实了哌柏西利与来曲唑联用作为一线治疗ER阳性、HER-2阴性晚期乳腺癌，显著延长PFS，中位PFS从14.5个月延长至24.8个月（HR=0.58，95%CI：0.46~0.72）。同样的研究结果在另外2个CDK4/6抑制药联合内分泌治疗的研究中也得到了证实，Monaleesa-2研究中，ribociclib联合AI相较于AI显著延长PFS（25.3个月 vs. 16.0个月，HR=0.568，95%CI：0.457~0.704，log-rank $P=9.63\times10^{-8}$），MONARCH-3研究中abemaciclib联合非甾体AI（NsAI）相较于安慰剂+NsAI显著延长PFS（28.18个月 vs. 14.76个月，HR=0.540，95%CI：0.418~0.698，P=0.000 002）。因此，CDK4/6抑制药联合内分泌治疗的方案被广泛认可。内分泌药物的选择上，在氟维司群成为晚期HR阳性乳腺癌标准内分泌治疗后，CDK4/6抑制药联合氟维司群用于一线内分泌敏感人群的MONALEESA-3研究同样证实了这一治疗方案的有效性，该研究纳入的患者包括50%一线内分泌敏感人群及50%二线及早复发人群，在总体人群中氟维司群联合ribociclib相较于氟维司群显著延长PFS（20.5个月 vs. 12.8个月，HR=0.593，95%CI：0.480~0.732，P=0.001）。而在一线内分泌敏感人群中，氟维司群联合ribociclib中位PFS在研究首次公布结果时尚未达到，单药氟维司群组中位PFS也达18.3个月。作为目前最有效的内分泌治疗药物，氟维司群联合CDK4/6抑制药的强强联合疗效似乎更优。

对肿瘤治疗来说，最重要的目的依然是延长患者的OS。然而靶向联合内分泌治疗对OS和后续治疗效果的长期数据非常有限。作为首个公布OS结果的PALOMA-1研究，在既往未经治疗的一线人群中，PFS的获益未能转化为OS的获益，让广大临床医师对是否需要在一线人群中直接应用CDK4/6抑制药联合内分泌治疗产生了些许犹豫。但此次PALOMA-3 OS结果的发布重新燃起了大家的希望，期待PALOMA-2、MONALEESA-2及MONARCH-3研究OS结果的公布，回答在未经治疗的一线人群中初始使用CDK4/6抑制药联合内分泌可以展现OS的获益。

与上述研究不同的是，PALOMA-3研究中纳入的是内分泌治疗后进展的二线人群，哌柏西利与氟维司群联合治疗显著延长患者PFS（9.5个月 vs. 4.6个月，HR=0.46，95%CI：0.36~0.59，P<0.0001）。入组人群相似的MONARCH-2研究中，abemaciclib联合氟维司群对比氟维司群将PFS从9.3个月延长至16.4个月（HR=0.553，95%CI：0.449~0.681，P<0.001）。此次PALOMA-3公布的OS结果显示，在总体人群中，总生存绝对时间延长达6.9个月，虽未达统计学差异，但具有临床意义。在研究分析中，研究者也提到，在氟维司群单药治疗组，16%的患者在后线治疗中

使用了 CDK4/6 抑制药，有可能对结果造成影响。值得注意的是，在内分泌敏感人群（PALOMA-3 研究中内分泌敏感人群的定义为接受辅助内分泌治疗 24 个月以上进展或在针对晚期疾病的内分泌治疗中有临床获益≥6 个月的人群），氟维司群联合哌柏西利显著延长患者 OS 达 10 个月，PALOMA-3 研究中定义的内分泌敏感人群实际上属于内分泌继发耐药人群，对于这类患者，CDK4/6 抑制药联合内分泌治疗确实可以逆转耐药。而对于既往对内分泌治疗不敏感的患者，即原发耐药的患者，联合哌柏西利组的 OS 仅为 20.2 个月，与氟维司群单药组的 26.2 个月不仅差异无统计学意义，甚至在绝对值上还低于单药组，化疗可能是这类内分泌原发耐药患者更好的治疗选择。探索性分析中，氟维司群联合哌柏西利可以显著延迟化疗时间，联合组平均延迟化疗时间 17.6 个月，是氟维司群单药组 8.8 个月的 2 倍。有效地提高了患者的生活质量。因此，可以明确的是，对于内分泌继发耐药的人群，使用 CDK4/6 抑制药联合氟维司群的治疗方案，不仅可以获得 PFS 的获益，同样 PFS 获益也最终转化为了 OS 的获益，也期待 MONARCH-2 研究的 OS 结果可以再现这一令人激动的结果，成为最终改变指南和临床实践的标准。

PALOMA-3 研究中 OS 获益的趋势和延迟化疗时间进一步支持了 CDK4/6 抑制药联合氟维司群在 HR 阳性、HER-2 阴性晚期乳腺癌治疗中的地位。氟维司群联合靶向治疗必然成为 HR 阳性晚期乳腺癌患者的治疗标准。但如何全程规划用药顺序，使患者获益最大化，未经治疗的一线人群是否能从靶向联合内分泌的治疗方案中真正获益，靶向治疗耐药后还有什么方案可以选择，晚期 HR 阳性乳腺癌的治疗仍有许多未解之谜，仍是我们关注的重点。期待未来更大规模和更长随访时间的研究为我们拨开迷雾，指明方向。

（上海长征医院　秦文星）

三、专家解读二

HR 阳性乳腺癌是最常见的乳腺癌类型之一，内分泌治疗是其标准治疗方案。内分泌治疗的药物包括他莫昔芬、托瑞米芬、氟维司群及 AI 等。但是，在内分泌治疗的过程中，原发性耐药及继发性耐药的情况并不少见，严重影响了 HR 阳性乳腺癌患者的预后。基础研究发现，可能影响内分泌治疗耐药的机制有很多，其中就包括 CDK4/6 信号通路的异常激活。细胞实验发现，CDK4/6 抑制药可逆转他莫昔芬耐药。哌柏西利作为首个在美国 FDA 获批的 CDK4/6 抑制药，基于 PALOMA 系列研究的结果，已被批准用于联合来曲唑或氟维司群治疗 HR 阳性、HER-2 阴性的晚期乳腺癌。

PALOMA 系列研究就是一系列针对 HR 阳性乳腺癌进行哌柏西利联合内分泌治疗的临床试验。PALOMA-1 和 PALOMA-2 分别是哌柏西利联合来曲唑或安慰剂一线治疗绝经后 HR 阳性晚期乳腺癌的Ⅱ期和Ⅲ期临床试验，均获得了良好的结果。而 PALOMA-3 则关注哌柏西利联合氟维司群对 HR 阳性晚期乳腺癌患者的疗效。

PALOMA-3 的 PFS 结果显示，哌柏西利联合氟维司群治疗 HR 阳性、HER-2 阴性晚期乳腺癌患者相比氟维司群单药可以显著延长 PFS（中位随访时间 8.9 个月，哌柏西利组 9.5 个月 vs. 对照组 4.6 个月，$HR=0.46$，95%CI：0.36～0.59，$P<0.0001$）。那么，PFS 的获益是否可以在 OS 上有所体现？在该研究的中位随访时间达到 44.8 个月时，本次报道展示了其 OS 结果。

虽然在总体样本中，OS 获益差异无统计学意义，但哌柏西利组依然能够显示出比较明显的获益趋势。而在对既往内分泌治疗敏感的患者中，其 OS 获益更为明显，且差异有统计学意义。此处对既往内分泌治疗敏感的定义为：至少对既往 1 种解救内分泌治疗存在确认的临床获益（CR/PR/SD≥24 周），或辅助内分泌治疗 24 个月后出现复发。这提示我们，对于既往内分泌治疗敏感的患者，哌柏西利联合氟维司群的效果更佳，或者说，对于继发性内分泌耐药的患者，哌柏西利可以逆转其内分泌耐药性，增强氟维司群的疗效。猜想其可能的机制为，CDK4/6 通路参与 ER 通路的活化，因此，CDK4/6 抑制药的抗肿瘤效应可能也是通过抑制 ER 通路活化发挥作用。既往内分泌治疗敏感的患者，其发生耐药的原因可能是 ER 通路的异常激活，导致内分泌药物对 ER 通路不能有效抑制。而哌柏西利可以有效抑制 ER 通路的异常活化，从而使氟维司群能够更有效地抑制 ER 通路，发挥抗肿瘤作用。因此，哌柏西利可以起到辅助增强内分泌治疗疗效的作用，甚至逆转继发性内分泌耐药。而原发性内分泌耐药可能并不是由于 ER 通路的异常激活导致，因此对哌柏西利的反应并不理想。

除了 PALOMA-3 之外，目前还有几项 CDK4/6 抑制药联合氟维司群治疗 HR 阳性、HER-2 阴性晚期乳腺癌的大型临床研究报道。MONALEESA-3 研究入组了初治或接受过一线内分泌治疗的绝经后 HR 阳性、HER-2 阴性晚期乳腺癌患者，2∶1 随机分组，分别接受瑞博西利（CDK4/6 抑制药）联合氟维司群治疗或安慰剂联合氟维司群治疗。结果显示，瑞博西利联合氟维司群相比氟维司群单药可显著改善 PFS（中位 PFS 为 20.5 个月 vs. 12.8 个月，HR=0.593，95%CI：0.480~0.732，P<0.001）。MONARCH-2 研究则入组了 HR 阳性、HER-2 阴性晚期乳腺癌患者，且既往新辅助或辅助内分泌治疗过程中进展，或辅助内分泌治疗结束后 12 个月内进展，或晚期一线内分泌治疗过程中进展。将患者 2∶1 随机分组，分别接受阿贝西利（CDK4/6 抑制药）联合氟维司群治疗或安慰剂联合氟维司群治疗。结果显示，阿贝西利联合氟维司群相比氟维司群单药的中位 PFS 延长 7.1 个月（16.4 个月 vs. 9.3 个月，HR=0.553，95%CI：0.449~0.681，P<0.001）。以上 2 项研究均显示出 CDK4/6 抑制药联合氟维司群较单药氟维司群的显著生存获益，与 PALOMA-3 的结果遥相呼应，虽然其 OS 结果尚未成熟，但依然令人期待。

分析该研究可能的不足：一方面，总体样本的 OS 结果差异无统计学意义，可能由于样本量不足，因为该研究的样本量是根据其首要研究终点 PFS 来设定。另一方面，研究过程中发现，在该研究的干预结束后，有 16% 的对照组患者疾病进展使用了 CDK4/6 抑制药，这可能对生存结果产生一定影响。

总体来说，PALOMA-3 既显示出哌柏西利联合氟维司群存在良好的 PFS 获益，也在 OS 方面显示出比较明显的获益趋势。尤其对于既往内分泌治疗敏感的患者，获益更为明显。因此我们推测，哌柏西利很可能是通过增强内分泌治疗疗效、逆转内分泌耐药来发挥抗肿瘤效应。期待其他 CDK4/6 抑制药相关临床试验的总生存报道能带来更加亮眼的结果。

（上海交通大学医学院附属仁济医院　王　岩　殷文瑾　陆劲松）

参考文献

[1] Finn RS, Crown JP, Lang I, et al. The cyclin-dependent kinase 4/6 inhibitor palbociclib in combination with letrozole versus letrozole alone as first-line treatment of oestrogen receptor-positive, HER2-negative, advanced breast cancer (PALOMA-1/TRIO-18): a randomised phase 2 study. Lancet Oncol, 2015, 16 (1): 25-35.

[2] Finn RS, Martin M, Rugo HS, et al. Palbociclib and letrozole in advanced breast cancer. N Engl J Med, 2016, 375 (20): 1925-1936.

[3] Cristofanilli M, Turner NC, Bondarenko I, et al. Fulvestrant plus palbociclib versus fulvestrant plus placebo for treatment of hormone-receptor-positive, HER2-negative metastatic breast cancer that progressed on previous endocrine therapy (PALOMA-3): final analysis of the multicentre, double-blind, phase 3 randomised controlled trial. Lancet Oncol, 2016, 17 (4): 425-439.

[4] Turner NC, Slamon DJ, Ro J, et al. Overall survival with palbociclib and fulvestrant in advanced

breast cancer. N Engl J Med, 2018, 379 (20): 1926-1936.

[5] Slamon DJ, Neven P, Chia S, et al. Phase Ⅲ randomized study of ribociclib and fulvestrant in hormone receptor-positive, human epidermal growth factor receptor 2-negative advanced breast cancer: MONALEESA-3. J Clin Oncol, 2018, 36 (24): 2465-2472.

[6] Sledge GW Jr, Toi M, Neven P, et al. MONARCH 2: abemaciclib in combination with fulvestrant in women with HR +/HER2-advanced breast cancer who had progressed while receiving endocrine therapy. J Clin Oncol, 2017, 35 (25): 2875-2884.

[7] Cristofanilli M, Turner NC, Bondarenko I, et al. Fulvestrant plus palbociclib versus fulvestrant plus placebo for treatment of hormone-receptor-positive, HER2-negative metastatic breast cancer that progressed on previous endocrine therapy (PALOMA-3): final analysis of the multicentre, double-blind, phase 3 randomised controlled trial. Lancet Oncol, 2016, 17 (4): 425-439.

[8] Finn RS, Dering J, Conklin D, et al. PD 0332991, a selective cyclin D kinase 4/6 inhibitor, preferentially inhibits proliferation of luminal estrogen receptor-positive human breast cancer cell lines in vitro. Breast Cancer Res, 2009, 11 (5): R77.

[9] Finn RS, Crown JP, Lang I, et al. The cyclin-dependent kinase 4/6 inhibitor palbociclib in combination with letrozole versus letrozole alone as first-line treatment of oestrogen receptor-positive, HER2-negative, advanced breast cancer (PALOMA-1/TRIO-18): a randomised phase 2 study. Lancet Oncol, 2015, 16 (1): 25-35.

[10] Hortobagyi GN, Stemmer SM, Burris HA, et al. Updated results from MONALEESA-2, a phase Ⅲ trial of first-line ribociclib plus letrozole versus placebo plus letrozole in hormone receptor-positive, HER2-negative advanced breast cancer. Ann Oncol, 29 (7): 1541-1547.

[11] Johnston S, Martin M, Di Leo A, et al. MONARCH 3 final PFS: a randomized study of abemaciclib as initial therapy for advanced breast cancer. NPJ Breast Cancer, 2019, 5: 5.

[12] Slamon DJ, Neven P, Chia S, et al. Phase Ⅲ randomized study of ribociclib and fulvestrant in hormone receptor-positive, human epidermal growth factor receptor 2-negative advanced breast Cancer: MONALEESA-3. J Clin Oncol, 36 (24): 2465-2472.

[13] Sledge GW Jr1, Toi M1, Neven P, et al. MONARCH 2: abemaciclib in combination with fulvestrant in women with HR +/HER2-advanced breast cancer who had progressed while receiving endocrine therapy. J Clin Oncol, 35 (25): 2875-2884.

[14] Finn RS, Crown JP, Lang I, et al. The cyclin-dependent kinase 4/6 inhibitor palbociclib in combination with letrozole versus letrozole alone as first-line treatment of oestrogen receptor-positive, HER2-negative, advanced breast cancer (PALOMA-1/TRIO-18): a randomised phase 2 study. Lancet Oncol, 2015, 16 (1): 25-35.

[15] Finn RS, Martin M, Rugo HS, et al. Palbociclib and letrozole in advanced breast cancer. N Engl J Med, 2016, 375 (20): 1925-1936.

[16] Cristofanilli M, Turner NC, Bondarenko I, et al. Fulvestrant plus palbociclib versus fulvestrant plus placebo for treatment of hormone-receptor-positive, HER2-negative metastatic breast cancer that progressed on previous endocrine therapy (PALOMA-3): final analysis of the multicentre, double-blind, phase 3 randomised controlled trial. Lancet Oncol, 2016, 17 (4): 425-439.

[17] Slamon DJ, Neven P, Chia S, et al. Phase Ⅲ randomized study of ribociclib and fulvestrant in hormone receptor-positive, human epidermal growth factor receptor 2-negative advanced breast cancer: MONALEESA-3. J Clin Oncol, 2018, 36 (24): 2465-2472.

[18] Sledge GW Jr, Toi M, Neven P, et al. MONARCH 2: abemaciclib in combination with fulvestrant in women with HR +/HER2-advanced breast cancer who had progressed while receiving endocrine therapy. J Clin Oncol, 2017, 35 (25): 2875-2884.

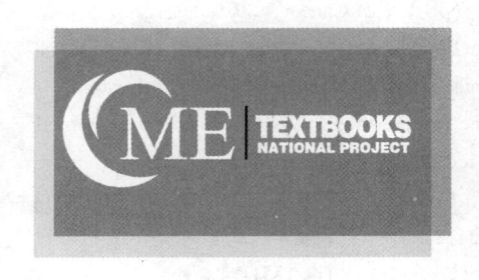

第50章 PALOMA-3 亚研究：cyclin E1 表达水平或可预测哌柏西利联合氟维司群治疗晚期乳腺癌的疗效

一、概 述

【文献来源】

Turner NC, Liu Y, Zhu Z, et al. Cyclin E1 expression and palbociclib efficacy in previously treated hormone receptor-positive metastatic breast cancer. J Clin Oncol, 2019, 37（14）：1169-1178.

【研究背景】

PALOMA-3 研究旨在研究哌柏西利（palbociclib，CDK4 和 CDK6 抑制药）联合氟维司群在 ER 阳性、HER-2 阴性晚期乳腺癌中的作用。其 PFS 结果显示，哌柏西利联合氟维司群相比氟维司群单药可以显著延长 PFS；其 OS 结果显示，哌柏西利联合氟维司群相比氟维司群单药有获益趋势，尤其在既往内分泌治疗敏感的患者中获益更明显。然而，目前尚未在随机临床研究中发现 CDK4/6 抑制药的有效相关标志物。在实验室研究及小型非随机临床试验中发现，细胞周期蛋白 E1（CCNE1）高表达可能是 CDK4/6 抑制药耐药的潜在机制，其 mRNA 的表达可能可以预测哌柏西利的疗效。该亚研究旨在探寻与哌柏西利疗效相关的生物标志物，进而指导选择适合接受哌柏西利联合方案治疗的人群。

【入组条件】

1. HR 阳性、HER-2 阴性晚期乳腺癌女性患者。
2. 既往解救内分泌治疗过程中或治疗结束后 1 个月内出现疾病复发或进展，或辅助内分泌治疗过程中或治疗结束后 12 个月内出现疾病进展。
3. 允许既往接受一线解救化疗。
4. 既往未使用过任何 CDK 抑制药、氟维司群、依维莫司或 PI3K/mTOR 抑制药。
5. 排除有无法控制的脑转移患者或有广泛有症状的内脏转移或短期内有危及生命的并发症的患者。

【试验设计】

1. 1项前瞻性、随机、双盲、安慰剂对照的Ⅲ期临床试验。
2. 主要研究终点为PFS（从随机至疾病进展或死亡）。
3. 次要研究终点为OS（从随机至任何原因导致的死亡），第1、2、3年的存活率、ORR、DOR、CBR、药代动力学、安全性等。
4. 分层因素为既往内分泌治疗是否敏感、是否内脏转移、月经状态。
5. 既往内分泌治疗敏感定义为至少1种既往内分泌治疗临床获益（CR/PR/SD≥24周），或辅助内分泌治疗24个月后出现复发。
6. 除了仅合并骨转移，或在辅助治疗阶段复发，或在3年内接受手术的患者提供原发灶标本外，其余患者均提供转移灶标本。

【试验流程】

PALOMA-3亚研究试验流程见图50-1。

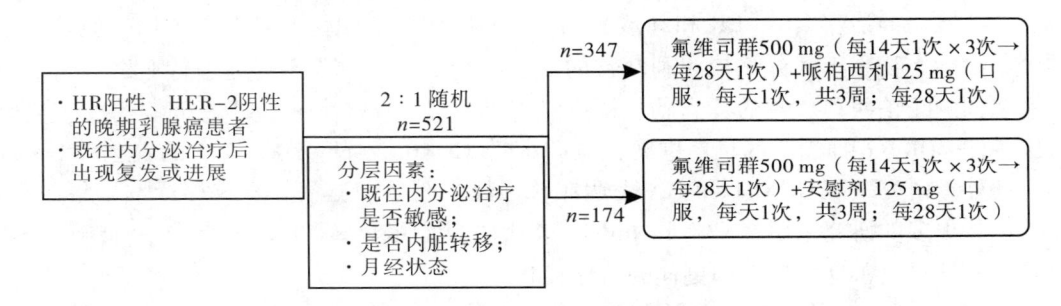

图50-1 PALOMA-3亚研究试验流程

【结果】

1. 共获得462例质量合格的标本进行基因芯片测序，其中302例标本的测序结果比较可靠并进行了下一步分析，包括194例来自哌柏西利组的标本和108例来自对照组的标本。
2. 细胞周期蛋白E1（CCNE1）mRNA低表达的患者中，哌柏西利组相比对照组明显延长PFS（中位PFS 14.1个月 vs. 4.8个月，$HR=0.32$，95%CI：0.20~0.50）；而在CCNE1 mRNA高表达的患者中，哌柏西利组相比对照组PFS无明显差异（中位PFS 7.6个月 vs. 4.0个月，$HR=0.85$，95%CI：0.58~1.26）。CCNE1 mRNA的表达高低与治疗效果两者之间交互作用（$P=0.00238$）。其中，转移灶CCNE1 mRNA表达量对哌柏西利疗效的预测效果更好（$P<0.001$），原发灶CCNE1 mRNA的预测效果较差（$P=0.09$）。
3. 使用另一个临床研究（POP研究）的独立样本进行验证，发现CCNE1 mRNA高表达与哌柏西利更低的绝对抗增生反应相关（$P=0.005$），也与更低的Ki-67几何均数变化相关（$P=0.015$）。
4. 根据基因检测结果对患者和标本重新进行分子分型，Luminal A型占44.0%，Luminal B型占30.8%，HER-2过表达型占20.9%。据此进行亚组分析，发现Luminal A型中，哌柏西利组相比对照组显著改善PFS（中位PFS 16.6个月 vs. 4.8个月，$HR=0.41$，95%CI：0.25~0.66），在

Luminal B 型中，哌柏西利组相比对照组有改善 PFS 的趋势，但无统计学差异（中位 PFS 9.2 个月 vs. 3.5 个月，$HR=0.64$，$95\%CI$：$0.38\sim1.09$）。此外，各个亚型的 CCNE1 mRNA 表达量不同，基底样型最高（$P<0.001$），Luminal B 型明显高于 Luminal A 型（$P<0.001$）。

【结论】

哌柏西利联合氟维司群治疗 HR 阳性、HER-2 阴性晚期乳腺癌时，CCNE1 mRNA 的表达量可能预测哌柏西利的疗效。CCNE1 mRNA 高表达可能与哌柏西利耐药有关。

（上海交通大学医学院附属仁济医院　王　岩　殷文瑾　陆劲松）

二、专家解读一

近年来，治疗乳腺癌的新药物层出不穷，但是对于 HR 阳性晚期乳腺癌既往 10 年来一线治疗一直缺乏新型疗法的突破，CDK4/6 抑制药的出现开启了内分泌联合靶向的治疗新篇章，改变了传统的治疗格局，帮助患者获得了明显的获益。2015 年美国 FDA 快速批准了第一个 CDK4/6 抑制药哌柏西利（palbociclib）上市，随之 abemaciclib 和 ribociclib 也相继获批，适用于联合芳香化酶抑制药或联合氟维司群治疗 HR［ER 和（或）PR］阳性/HER-2 阴性的晚期乳腺癌。但是尚未有明确的预测生物标志物用于区分哌柏西利获益的亚组人群。PALOMA-3 研究进行亚组分析，发现了第 1 个潜在预测哌柏西利疗效的标志物。研究结果凸显了 CDK2 是 CDK4/6 抑制药的重要旁路激酶，可以预测 CDK4/6 抑制药的早期进展，与 CDK4、CDK6、cyclin D1、RB1 的表达水平无显著交互作用。此外，研究发现 CCNE1 mRNA 表达在转移灶中明显，提示复发转移标本采集的重要性。后续需要进行更多的研究来解释 CCNE1 mRNA 表达作为 CDK4/6 抑制药治疗疗效预测标志物的价值，以及研发针对改善这类患者的更佳的治疗策略。

哌柏西利是一种口服的 CDK4/6 抑制药，可以下调 RB 蛋白磷酸化，阻滞细胞周期从 G1 期向 S 期转化，进而阻滞乳腺癌细胞增生。PALOMA-3 研究随机分配了 521 例既往接受过内分泌治疗的转移性乳腺癌患者，接受哌柏西利联合氟维司群或安慰剂联合氟维司群治疗。大量亚组分析显示，内脏转移和 ECOG 等不同亚型的患者从联合治疗方案中获益相当。临床上，目前仍然存在一定疑问，哪部分人群可能从哌柏西利获益更大，而另一部分人群仅内分泌单药治疗或化疗治疗更佳，这个问题的解答有助于精准指导 HR 阳性晚期乳腺癌患者的治疗。2019 年 2 月 26 日，*Journal of Clinical Oncology* 在线发表 PALOMA-3 研究的基因表达分析结果，探寻 cyclin E1 等相关生物标志物是否有助于寻找从哌柏西利获益最大的人群，且可以揭示相关耐药机制，进而指导选择适合接受哌柏西利联合方案治疗的人群。在 521 例随机入组的患者中，462 例患者的肿瘤标本接受了 EdgeSeq Oncology BM Panel 表达谱分析，其中 302 个肿瘤标本可以进行分析（原发灶和转移灶分别占 53% 和 47%）。在可评估样本中，194 个样本来自哌柏西利治疗组，108 个样本来自安慰剂组。在 PALOMA-3 研究的总体人群和生物标志物可评估人群中，PFS 数据相当。该研究首先根据通路生物学和以往研究的证据对 10 个基因（*CCND*1、*CDK*4、*CDK*6、*RB*1、*CDKN*2A、*CCNE*1、*CCNE*2、*CDK*2、*CCND*3、*ESR*1）进行了初步分析，随后对 2534 个癌症相关基因进行了系统的全方位搜索。为了独立验证 CCNE1 mRNA 表达和哌柏西利疗效的关系，研究还从 POP 试验中获取了 61 例患者的基因表达数据，POP 试验在初治早期乳腺癌患者中评估了新辅助哌柏西利治疗。

研究亮点结果之一是 *CCNE*1 基因低表达预测转移性乳腺癌的哌柏西利疗效更好。研究假设 *CDK*4/6-*RB*1 基因的表达可以影响哌柏西利联合氟维司群的疗效。然而，结果显示 *CDK*4、*CDK*6 和 *CCND*1 mRNA 并不能预测哌柏西利的疗效。尽管 *ESR*1 mRNA 表达水平具有预后作用，低表达与更短的PFS相关,然而哌柏西利的疗效并不因 *ESR*1 mRNA 表达水平出现显著变化。在转移灶中,*CCNE*1 mRNA 表达水平可以预测哌柏西利疗效:与既往临床前研究结果相似,*CCNE*1 mRNA 的表达与哌柏西利更好的疗效相关。根据 *CCNE*1 mRNA 表达中位数将样本分类,结果显示 *CCNE*1 mRNA 水平较高组接受哌柏西利联合氟维司群治疗或安慰剂联合氟维司群治疗的 mPFS 分别为 7.6 个月和 4.0 个月（*HR* = 0.85,95%*CI*:0.58~1.26）；而 *CCNE*1 mRNA 水平较低组接受上述 2 种方案治疗的 mPFS 分别为 14.1 个月和 4.8 个月（*HR* = 0.32,95%*CI*:0.20~0.50）；治疗疗效和 *CCNE*1 mRNA 表达具有显著的交互作用；在矫正了基线临床病理特征后,交互作用仍然存在。STEPP 分析同样发现不同 *CCNE*1 mRNA 表达水平和相对治疗疗效直接存在显著交互效应。此外,研究还发现肿瘤活检部位会影响 *CCNE*1 mRNA 表达和哌柏西利疗效的关系,从转移灶中活检的标本,*CCNE*1 mRNA 表达水平具有更好的预测作用。乳腺癌亚型和哌柏西利疗效的关系:Luminal A 对比 Luminal B 型患者接受哌柏西利治疗的疗效没有显著交互作用。

研究亮点结果之二是在独立乳腺癌患者新辅助哌柏西利 POP 队列验证 *CCNE*1 基因高表达是 palbociclib 耐药标志物。在 POP 研究中,*CCNE*1 mRNA 表达与哌柏西利更低的绝对抗增生反应相关（*CCNE*1 mRNA 高表达组、中等表达组和低表达组的抗增生反应分别为 36%、79%和 80%；*P* = 0.005）。*CCNE*1 mRNA 高表达更低的 Ki-67 几何均数变化相关（*CCNE*1 mRNA 高表达组、中等表达组和低表达组,Ki-67 几何均数变化分别为 −49%、−82%和 −82%；*P* = 0.015）。

PALOMA-3 研究探索其他生物标志物未能区分哌柏西利获益优势人群。CDK4/6 抑制药的潜在耐药机制包括 CDK2 旁路激活和 *cyclin E*1（*CCNE*1）基因高表达。其他的研究还提示,CDK6 扩增与 CDK4/6 抑制药的获得性耐药相关,且 Lumnial 亚型乳腺癌细胞对 CDK4/6 抑制药的敏感性高于非 Lumnial 亚型。在 1 项小型非随机研究（NeoPalAna 研究）中,采用哌柏西利联合阿那曲唑治疗临床分期Ⅱ~Ⅲ期、ER 阳性的乳腺癌,探索性分析发现 *CCNE*1 和 *CDKN*2*D* 基因信使核糖核酸（mRNA）高表达可以预测哌柏西利耐药,哌柏西利疗效差与 CCNE1/RB 比值呈正相关。目前,在 CDK4/6 抑制药的随机研究中,尚未发现预测性的标志物。PALOMA-1 研究中,CCND1 扩增或 p16 缺失均不能预测哌柏西利的疗效。PALOMA-2 研究中,不同 Rb 状态,联合哌柏西利均有临床获益；采用 IHC 法测定不同 Rb 蛋白水平,哌柏西利联合来曲唑均明显改善 PFS。进一步根据 CCND1 状态评估,在 CCND1 阳性患者中,哌柏西利联合来曲唑对 PFS 有益；采用 IHC 法测定 CCND1 蛋白水平,哌柏西利联合来曲唑的获益与其表达高低无关。根据 Ki-67 状态评估 PFS,结果显示 PFS 获益与 Ki-67 状态无关。在 PALOMA-2 研究中,CDK4 和 CDK6 的表达水平也不能预测哌柏西利联合来曲唑的疗效。在 PALOMA-3 研究中,*ESR*1 或 *PIK*3*CA* 突变也不能预测哌柏西利联合氟维司群的疗效。此外,新辅助哌柏西利的研究也未发现 *PIK*3*CA* 突变和 *CCND*1 扩增可以预测哌柏西利的疗效。

本研究优势在于首次报道了 CDK4/6 抑制药 palbociclib 在晚期乳腺癌预测疗效的分子标志物,更深一步验证了临床前研究结论。本研究成功收集约 50%患者的转移灶进行探讨,结果显示 Cyclin E1 mRNA 在转移灶中更明显,提示收集复发转移标本的重要性。但是本研究仍有局限性,其中 Cyclin E1 蛋白的表达水平和哌柏西利联合 AI 的疗效还不清楚,无法保证其蛋白与 mRNA 预测价值的一致性。本研究结果为亚组分析,因此,*cyclin E*1 mRNA 的表达水平被用于指示个体化的精准治疗还不明确。但本研究仍有未解决的问题,其一在于 *CCNE*1 mRNA 与 *cyclinE* 表达是否一致性,如何转化在临床应用。循环 mRNA 检测可以解决无法获取转移灶组织的问题。其二在于 *CCNE*1 mRNA 高表达患者应用哌柏西利疗效不理想,这类患者应选择内分泌治疗联合其他靶向治疗（如 mTOR 抑制药依维莫司）、靶点囊括 CDK2 在内的 pan-CDK 抑制药或化疗,这一棘手问题尚无研究可以解答,有待于未来在这类人群进行前瞻性研究,从内分泌治疗联合靶向治疗与化疗对比研究，并可在基础研究采用 Co-IP 方法确定 Cyclin E1 高表达介导 palbociclib 耐药的可能机制，其结果可能有助于优化晚期乳腺癌患者的治疗策略。

总之，PALOMA-3 研究进行亚组分析，发现了第 1 个潜在预测哌柏西利疗效的标志物，筛选出最有可能从该治疗中获益的人群对我们有指导意义。这一研究结果凸显了 CDK2 是 CDK4/6 抑制药的重要旁路激酶，可以预测 CDK4/6 抑制药的早期进展，与 CDK4、CDK6、cyclin D1、RB1 的表达水平无显著交互作用。此外，研究发现 CCNE1 mRNA 表达在转移灶中明显，提示复发转移标本收集的重要性。后续需要进行更多的研究来解释 CCNE1 mRNA 表达作为 CDK4/6 抑制药治疗疗效预测标志物的价值，以及研发针对改善这类患者的更佳的治疗策略。

（中国医科大学肿瘤医院　徐君南；辽宁省肿瘤医院　孙　涛）

三、专家解读二

PALOMA 系列临床试验研究了 CDK4/6 抑制药哌柏西利联合内分泌药物治疗 HR 阳性、HER-2 阴性晚期乳腺癌的疗效。基于该系列研究的结果，哌柏西利作为首个在美国 FDA 获批的 CDK4/6 抑制药，已批准用于联合来曲唑或氟维司群治疗 HR 阳性、HER-2 阴性晚期乳腺癌患者。PALOMA-3 研究则不仅得到了良好的 PFS 获益结果，也获得了令人瞩目的 OS 结果。哌柏西利作为一种口服 CDK4/6 抑制药，可以阻滞细胞周期从 G1 期向 S 期转化，从而发挥抑制肿瘤的作用。不同的患者对哌柏西利的反应并不完全一致，因此找到能够有效预测哌柏西利疗效的生物标志物，便能进一步区分出对哌柏西利获益最大的和不敏感的患者人群。

实验室研究发现，CDK4/6 抑制药的耐药机制可能包括 CDK2 的旁路激活和 CCNE1 的高表达。此外，在小型非随机临床试验 NeoPalAna 研究中，使用哌柏西利联合阿那曲唑作为 HR 阳性乳腺癌患者的新辅助治疗方案，分析发现 CCNE1 mRNA 的高表达可能与哌柏西利耐药有关。因此，本亚研究通过对原发灶及转移灶标本进行包括 CCNE1 在内的基因检测，希望发现可以有效预测哌柏西利联合氟维司群疗效的生物标志物。

该研究的结果令人欣喜，发现 CCNE1 mRNA 的表达可能与哌柏西利联合氟维司群治疗的疗效有关，这是第 1 次在大型随机临床试验中发现并验证哌柏西利疗效相关的生物标志物。基于该研究的结果，我们可以筛选出对哌柏西利联合氟维司群治疗最敏感的患者人群，予以更精准而有效的治疗。

既往也有学者一直试图寻找哌柏西利相关的生物标志物，但均未能如愿。在 PALOMA-1 研究中，入组 HR 阳性、HER-2 阴性的绝经后晚期乳腺癌患者，1∶1 随机予以哌柏西利联合来曲唑或来曲唑单药，探索分析发现 CCND1 增生或 P16 缺失均难以预测哌柏西利联合来曲唑的疗效。在 PALOMA-2 研究中，同样入组 HR 阳性、HER-2 阴性的绝经后晚期乳腺癌患者，2∶1 随机后予以哌柏西利联合来曲唑或安慰剂联合来曲唑，探索分析发现 CDK4、CDK6 的表达也难以有效预测哌柏西利联合来曲唑的疗效。而同样是在 PALOMA-3 研究中，分析发现 ESR1 和 PIK3CA 的突变依然不能有效预测哌柏西利联合氟维司群的疗效。因此，本亚研究的发现具有重要临床意义。

尽管如此，该研究依然有部分局限性。首先，该研究仅是 1 项亚分析，目前推广到临床为时尚早，需要更多针对性的临床研究进一步验证。其次，该研究结果显示，虽然 CCNE1 mRNA 高表达的患者对氟维司群联合哌柏西利的疗效没有低表达的患者好，但仍然显示出获益的趋势，从这方面来说，CCNE1 mRNA 依然不是最理想的生物标志物。

总体来说，该研究首次在大型随机对照研究中发现了哌柏西利相关的潜在标志物，对临床及科研均具有重大意义。但我们依然期待更多针对性的研究对其进行验证，也期待能够找到更加理想的标志物。

(上海交通大学医学院附属仁济医院　王　岩　殷文瑾　陆劲松)

参考文献

[1] Cristofanilli M, Turner NC, Bondarenko I, et al. Fulvestrant plus palbociclib versus fulvestrant plus placebo for treatment of hormone-receptor-positive, HER2-negative metastatic breast cancer that progressed on previous endocrine therapy (PALOMA-3): final analysis of the multicentre, double-blind, phase 3 randomised controlled trial. Lancet Oncol, 2016, 17 (4): 425-439.

[2] Turner NC, Slamon DJ, Ro J, et al. Overall survival with palbociclib and fulvestrant in advanced breast cancer. N Engl J Med, 2018, 379 (20): 1926-1936.

[3] Ma CX, Gao F, Luo J, et al. NeoPalAna: neoadjuvant palbociclib, a cyclin-dependent kinase 4/6 inhibitor, and anastrozole for clinical stage 2 or 3 estrogen receptor-positive breast cancer. Clin Cancer Res, 2017, 23 (15): 4055-4065.

[4] Finn RS, Crown JP, Lang I, et al. The cyclin-dependent kinase 4/6 inhibitor palbociclib in combination with letrozole versus letrozole alone as first-line treatment of oestrogen receptor-positive, HER2-negative, advanced breast cancer (PALOMA-1/TRIO-18): a randomised phase 2 study. Lancet Oncol, 2015, 16 (1): 25-35.

[5] Fribbens C, O'Leary B, Kilburn L, et al. Plasma ESR1 mutations and the treatment of estrogen receptor-positive advanced breast cancer. J Clin Oncol, 2016, 34 (25): 2961-2968.

[6] Guarducci C, Bonechi M, Benelli M, et al. Cyclin E1 and Rb modulation as common events at time of resistance to palbociclib in hormone receptor-positive breast cancer. NPJ Breast Cancer. 2018, 28 (4): 38.

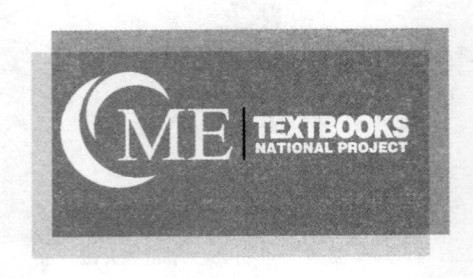

第51章 BOLERO-6研究：依维莫司联合依西美坦对比依维莫司或卡培他滨在ER阳性、HER-2阴性晚期乳腺癌中的疗效

一、概述

【文献来源】

. Jerusalem G, de Boer RH, Hurvitz S, et al. Everolimus plus exemestane vs everolimus or capecitabine monotherapy for estrogen receptor-positive, HER2-negative advanced breast cancer: the BOLERO-6 randomized clinical trial. JAMA Oncol, 2018, 4 (10): 1367-1374.

【研究背景】

依维莫司是一种口服雷帕霉素衍生物，可以有效抑制PI3K-mTOR通路。在BOLERO-2研究中，依维莫司联合依西美坦较依西美坦单药治疗既往接受过非甾体类AI进展的HR阳性、HER-2阴性进展期乳腺癌显著延长中位PFS。卡培他滨是一种口服抗肿瘤化疗药。而依维莫司联合依西美坦和依维莫司单药、以及与目前临床广泛使用的口服化疗药卡培他滨之间的疗效有无差异并无数据。

BOLERO-6研究就是针对这一重要的临床疑惑，旨在既往接受过非甾体类AI进展的HR阳性、HER-2阴性进展期乳腺癌中，评估依维莫司联合依西美坦对比依维莫司单药或卡培他滨单药的疗效优势。

【入组条件】

（一）纳入标准

1. 绝经后ER阳性、HER-2阴性转移性或复发性乳腺癌或不能进行根治性手术或放疗的局部晚期乳腺癌。
2. 阿那曲唑或来曲唑治疗后复发或进展
（1）辅助来曲唑或阿那曲唑治疗中或治疗结束后1年内复发。
（2）来曲唑或阿那曲唑解救治疗中或治疗结束后1个月内进展。
3. 符合RECIST 1.1标准评估的可测量病灶或骨病灶（溶骨性或混合性），PS为0~2分。

（二）排除标准

1. 进展期患者接受过超过一线化疗方案。
2. 既往用过依西美坦、mTOR 抑制药、PI3K 或蛋白激酶 B 抑制药等。

【试验设计】

1. 1 项 1∶1∶1 随机对照、开放、Ⅱ期研究。
2. 主要研究终点为研究者评估依维莫司联合依西美坦对比依维莫司单药的 PFS 风险比（PFS 定义为自随机至首次证实的进展或任何原因死亡）。
3. 重要的次要研究终点为研究者评估依维莫司联合依西美坦对比卡培他滨单药的 PFS 风险比。
4. 其他次要终点为 OS、ORR、CBR、安全性等。

【试验流程】

BOLERO-6 研究试验流程见图 51-1。

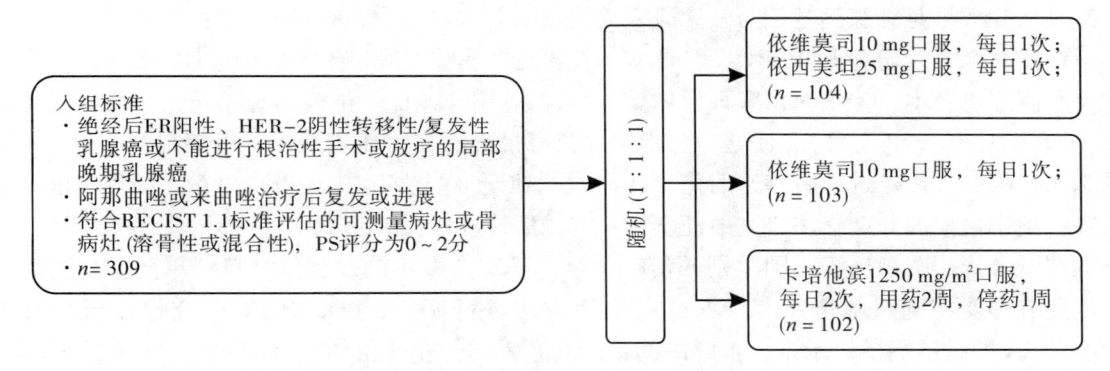

图 51-1　BOLERO-6 研究试验流程

【结果】

1. PFS

（1）第 1 组对比第 2 组：中位随访 37.6 个月后，依维莫司联合依西美坦组的中位 PFS 为 8.4 个月，依维莫司单药组为 6.8 个月。依维莫司联合依西美坦对比依维莫司单药 PFS 的 $HR=0.74$（$90\%CI$：0.57~0.97），分层多因素 Cox 回归模型在校正了影响患者预后的基线不平衡因素后，依维莫司联合依西美坦对比依维莫司单药仍观察到一致的 $HR=0.73$（$90\%CI$：0.56~0.97）。

（2）第 1 组对比第 3 组：依维莫司联合依西美坦组的中位 PFS 为 8.4 个月，卡培他滨单药组为 9.6 个月。依维莫司联合依西美坦对比卡培他滨单药 PFS 的 $HR=1.26$（$90\%CI$：0.96~1.66），分层多因素 Cox 回归模型在校正了影响患者预后的基线不平衡因素后，依维莫司联合依西美坦对比卡培他滨单药的 $HR=1.15$（$90\%CI$：0.86~1.52）。

2. OS　依维莫司联合依西美坦组的中位 OS 为 23.1 个月，依维莫司单药组为 29.3 个月，卡培他滨单药组为 25.6 个月。分层多因素 Cox 回归模型在校正了影响患者预后的基线不平衡因素后，依维莫司联合依西美坦对比依维莫司单药的 $HR=1.27$（$90\%CI$：$0.95\sim1.70$），依维莫司联合依西美坦对比卡培他滨单药的 $HR=1.19$（$90\%CI$：$0.88\sim1.62$）。

3. 最常见的不良事件 含依维莫司方案组是口腔炎，卡培他滨组是手足综合征和腹泻。依维莫司联合依西美坦对比依维莫司单药组，3~4级不良事件的发生率更高；依维莫司联合依西美坦对比卡培他滨单药，3~4级不良事件发生率相当。

【结论】

依维莫司联合依西美坦对比依维莫司单药可以带来PFS的获益，支持既往的研究结果，对这类患者可以继续使用这一联合治疗模式。卡培他滨单药组的中位PFS为9.6个月对比依维莫司联合依西美坦组的8.4个月，在数值上有优势，但差异无统计学意义，这可能是因为卡培他滨单药组患者基线特征上的优势，以及因开始新的抗肿瘤治疗而删失的患者比例不同导致。

（上海交通大学医学院附属仁济医院　王耀辉　殷文瑾　陆劲松）

二、专家解读一

内分泌治疗已经成为HR阳性、HER-2阴性晚期乳腺癌重要的治疗手段。克服内分泌药物耐药、提高治疗效果是乳腺癌基础与临床研究的热点，并取得了令人瞩目的进展。

以往的Ⅱ期临床研究BOLERO-2已证实，在接受非甾体类AI治疗进展的HR阳性、HER-2阴性晚期乳腺癌患者中，依维莫司联合甾体类AI依西美坦疗效优于依西美坦单药，显著提高了中位PFS（7.8个月 *vs.* 3.2个月），使这一药物组合获得批准。在临床实践中，卡培他滨常作为ER阳性乳腺癌抗雌激素治疗进展后首选的化疗药物，既往研究报告其中位PFS为6.2个月。依维莫司单药在一项小规模的Ⅱ期临床研究中证实有一定的活性（中位PFS为3.5个月）。鉴于卡培他滨和依维莫司联合依西美坦属于不同类别的治疗药物，其安全性不同，且依维莫司单药治疗的数据有限，因此有必要在随机临床试验中对这些治疗方法进行评估。BOLERO-6研究旨在履行对美国FDA和EMA的批准后监管承诺，拟解决的临床问题是评估在非甾体类AI治疗后进展的ER阳性、HER-2阴性晚期乳腺癌患者中，依维莫司联合依西美坦对比依维莫司或卡培他滨单药的治疗效果。

这是1项开放性Ⅱ期随机临床研究，共309例患者随机接受依维莫司+依西美坦（104例）、依维莫司（103例）或卡培他滨（102例）治疗。从中位PFS结果上我们可以看到：①依维莫司联合依西美坦的中位PFS为8.4个月（$90\%CI$：$6.6\sim9.7$个月），与BOLERO-2研究报道的7.8个月结果一致，再次证实依维莫司可以逆转内分泌药物耐药、提高内分泌药物的效果；②联合组中位PFS数值上比依维莫司单药组的6.8个月时间有延长，这与预估的降低疾病进展或死亡风险26%一致；③依维莫司单药治疗的中位PFS为6.8个月，长于此前的小样本Ⅱ期研究的3.5个月，进一步提示依维莫司单药对乳腺癌的治疗活性；④卡培他滨中位PFS为9.6个月，数值优于依维莫司联合依西美坦，并且与前期卡培他滨研究结果的中位PFS为4.1~7.9个月不一致。2组间PFS的差异也可能是由于开放性研究背景下的信息审查，以及预后因素和基线特征的不平衡造成。由于后续开始新的抗肿瘤治疗而删失的患者卡培他滨组为20%，多于依维莫司+依西美坦的9%，这类患者的PFS预后与因其他原因而被删失的患者不同，可能会对PFS的评估产生偏差。而依维莫司+依西美坦与卡培他滨组的至治疗失败时间（time to treatment failure，TTF）相似，支持PFS分析中因信息审查有利于卡培他滨组的假设。

本研究依维莫司加依西美坦治疗组的中位OS为23.1个月，要低于BOLERO-2研究的31.0个月，考虑原因为：①样本量较小（$n=104$，而BOLERO-2研究为$n=485$），不能排除随机效应；

②2 项研究治疗停药后开始的抗肿瘤治疗模式不同；③在 BOLERO-2 研究中，ECOG 体力状态为 0 的患者较多，而转移部位 3 个或以上的患者更少。联合组中位 OS 数值上比依维莫司（29.3 个月）和卡培他滨（25.6 个月）短，而卡培他滨的中位 OS 与之前的卡培他滨研究一致（18.6 个月～29.4 个月），依维莫司联合依西美坦与依维莫司单药组的 PFS 和 OS 结果之间的差异，可能由于基线特征中存在一些潜在不平衡而受到影响，应谨慎解读。

在安全性方面，3 个治疗组的 AEs 发生率和因 AEs 导致的死亡相当。依维莫司+依西美坦的安全性与 BOLERO-2 一致，没有观察到新的安全性事件。由于本研究在依维莫司开始治疗同时给予地塞米松漱口水的预防措施，口腔炎的发生率和严重程度更低，进一步验证了局部预防措施的有效性，这为临床依维莫司不良事件管理提供了支持。

这项研究的局限性在于，这不是 1 个Ⅲ期验证性研究，而是 1 项开放性Ⅱ期随机临床研究，样本量有限。3 组患者删失比例差别较大，可能会对 PFS 的评估产生偏差，应该谨慎解读，同时也提示我们在临床研究设计中尽量避免或减少可能的干扰因素。目前正在进行的Ⅲ期 PEARL 研究（NCT02028507），内分泌治疗联合靶向治疗对比卡培他滨在 ER 阳性晚期乳腺癌的疗效，或许将为我们提供更多数据。

BOLERO-6 研究结果提示，对于 AI 耐药乳腺癌，mTOR 抑制药与内分泌药物联合仍具有重要意义。在这项研究中，依维莫司+依西美坦的安全性和 PFS 与 BOLERO-2 一致，并且得到了真实世界证据的支持。卡培他滨的 PFS 与历史数据不一致，同时也缺乏真实世界数据。依维莫司+依西美坦对比卡培他滨的 PFS 和 OS 有利于卡培他滨，可能受到基线失衡和信息审查影响。在这项研究中依维莫司加依西美坦收益风险并没有改变，因此支持保留这种组合作为晚期乳腺癌患者的选择之一。内分泌联合靶向治疗，已成为克服内分泌耐药、提高内分泌治疗效果的重要方式。CDK4/6 抑制药、mTOR 抑制药、HDAC 抑制药、AKT 抑制药及 PI3K 抑制药等不同作用靶点的药物与氟维司群、AI 等内分泌药物的联合，在延缓肿瘤进展、甚至延长 OS 方面都得到了显著改善，特别是 CDK4/6 抑制药与内分泌药物的联合结果惊艳，奠定目前 HR 阳性、HER-2 阴性的晚期乳腺癌的内分泌治疗格局。然而，由于一线内分泌治疗后内分泌药物的最佳顺序仍不确定，类似 BOLERO-6 这种批准后的研究会继续提供有价值的参考作用。

(北京大学首钢医院 董 洁 莫雪莉)

三、专家解读二

PI3K/AKT/mTOR 通路在内分泌耐药机制中扮演了非常重要的角色。依维莫司是 1 种雷帕霉素衍生物（mTOR 抑制药），被认为是 1 种能够逆转内分泌耐药的药物。其与依西美坦联合，在 2012 年被 FDA 批准用于二线治疗阿那曲唑或来曲唑治疗后进展的 HR 阳性、HER-2 阴性晚期乳腺癌。既往的 BOLERO-2 研究思路是对于非甾体类 AI 进展的 HR 阳性、HER-2 阴性晚期乳腺癌患者中比较依维莫司联合甾体类 AI 依西美坦对比依西美坦的疗效。mTOR 抑制药依维莫司联合内分泌治疗依西美坦组的中位 PFS 为 7.8 个月，显著长于依西美坦单药组的 3.2 个月（$HR=0.45$，$95\%CI$：$0.38\sim0.54$，$P<0.0001$）。对于这些内分泌耐药的患者，是否依维莫司单药就已足够尚无证据。同时，在内分泌耐药的人群中，是选择化疗还是依维莫司联合依西美坦也尚未可知。因此，BOLERO-6 研究正是基于以上 2 个未知的问题而设计。

BOLERO-6 结果发现，单用 mTOR 抑制药依维莫司并不理想，依维莫司单药组的中位 PFS 仅有 6.8 个月，而依维莫司联合依西美坦组为 8.4 个月（$HR=0.74$，$90\%CI$：$0.57\sim0.97$）。联合组较单药依维莫司可以降低 26% 的疾病进展或死亡风险，因此，对于内分泌耐药的人群在使用依维莫司时仍然需要联合内分泌治疗。同时，对于内分泌耐药的人群到底是选择化疗还是靶向药物（依维莫司）联合内分泌治疗（依西美坦）的问题上，仍然没有明确的答案。2组的PFS并无明显的统计学差异。并且，卡培他滨单药对比依维莫司联合依西美坦组的中位PFS在数值上更长（9.6个月 vs. 8.4个月），研究者的解读是因为卡培他滨单药组患者基线情况病情更轻，同时因开始新的抗肿瘤治疗而删失的患者比例更高导致。本研究组发现在研究中3个组确实存在删失比例严重不同（依维莫司联合依西美坦组9%，依西美坦单药单药组18%，卡培他滨单药组20%），导致PFS、OS的结果均不一定非常可信。但也从侧面可以看到对于非甾体类AI进展的HR阳性、HER-2阴性晚期乳腺癌，卡培他滨单药与靶向联合内分泌治疗的方案可能疗效相当。

对于晚期HR阳性乳腺癌，特别是既往使用过一线或二线以上治疗的患者，是选择靶向治疗联合内分泌治疗，还是选择化疗？2019年ASCO公布的Young-PEARL研究也试图去回答这个问题。在Young-PEARL研究中靶向联合内分泌治疗选择的方案是CDK4/6抑制药哌柏西利联合依西美坦及卵巢功能抑制，化疗方案是对比卡培他滨单药。研究纳入189例患者，随机进入哌柏西利联合依西美坦及卵巢功能抑制组（92例）与卡培他滨单药治疗组（92例），入组患者包括转移后接受过一线或二线以上治疗的患者，也包括初次转移患者，其中一线治疗人群占比30%，靶向联合内分泌治疗组中位PFS达到20.1个月，卡培他滨化疗组为14.4个月，显著延长了患者的PFS（$HR = 0.659, 95\%CI: 0.437 \sim 0.994, P = 0.0469$）。3级以上血液学毒性反应在哌柏西利组较卡培他滨组更为常见（60.9% vs. 19.2%，$P<0.0001$）。腹泻（11% vs. 38%）和手足综合征（1% vs. 76%）在卡培他滨组更为常见。Young-PEARL研究更加肯定了对于HR阳性晚期乳腺癌患者优选靶向联合内分泌治疗策略。

对于晚期乳腺癌我们的治疗目标是延长生存时间和保证生活质量，对于HR阳性的晚期乳腺癌的全程化管理，随着更多的靶向药物出现（包括CDK4/6抑制药、mTOR抑制药、PI3K抑制药等），优选内分泌治疗策略，有效、低毒，以期更好地延长患者的OS。同时我们也需要更多的证据来证实优选内分泌治疗的有效性，特别是在内分泌耐药等人群，给予我们更多地优先选择内分泌治疗的信心。

（上海交通大学医学院附属仁济医院　王耀辉　殷文瑾　陆劲松）

参考文献

[1] Jerusalem G, De Boer RH, Hurvitz S, et al. Everolimus plus exemestane vs everolimus or capecitabine monotherapy for estrogen receptor-positive, HER2-negative advanced breast cancer: the BOLERO-6 randomized clinical trial. JAMA Oncol, 2018, 4 (10): 1367-1374.

[2] Park YH, Kim TY, Kim GM, et al. A randomized phase Ⅱ study of palbociclib plus exemestane with GNRH agonist versus capecitabine in premenopausal women with hormone receptor-positive metastatic breast cancer (KCSG-BR 15-10, NCT02592746). J Clin Oncol, 2019, 37 (15 suppl): 1007.

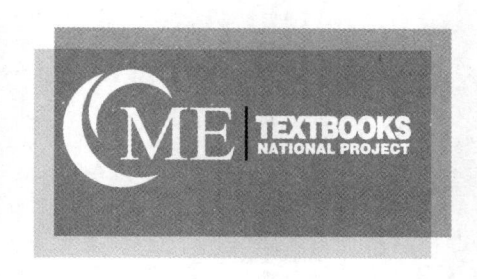

第52章 ACE研究：西达本胺联合依西美坦在绝经后HR阳性晚期乳腺癌内分泌治疗后进展患者中的疗效和安全性

一、概 述

【文献来源】

Jiang Z, Li W, Hu X, et al. Tucidinostat plus exemestane for postmenopausal patients with advanced, hormone receptor-positive breast cancer (ACE): a randomised, double-blind, placebo-controlled, phase 3 trial. Lancet Oncol, 2019, 20 (6): 806-815.

【研究背景】

内分泌治疗是HR阳性乳腺癌的常用治疗方式。但是治疗中发现，大部分患者有对内分泌治疗有原发或者获得的耐药性。西达本胺是一种组蛋白去乙酰化酶抑制药（HDACi），研究表明，西达本胺可以通过表观遗传学调控机制恢复耐药乳腺癌细胞对ER抑制药的敏感性。

本研究旨在评估西达本胺联合依西美坦治疗（ACE）在内分泌治疗后复发的晚期HR阳性乳腺癌中的疗效及安全性。

【入组条件】

（一）纳入标准

1. 受试者已绝经。
2. 经组织学或细胞学证实为HR阳性、HER-2阴性且不可进行手术的乳腺癌。
3. 经过至少1次内分泌治疗后疾病复发或进展（最近1次内分泌治疗停药时间≥2周）。
4. 按RECIST标准至少有1处可测量病灶。
5. 基础脏器功能尚可。
6. ECOG评分为0分或1分。
7. 预期寿命≥3个月。
8. 血常规显示，中性粒细胞≥1500/μl，血小板≥100 000/μl，血红蛋白≥90 g/L。
9. 肝功能显示，总胆红素≤1.5倍正常值上限，AST、ALT≤2.5倍正常值上限，其中肝转移者可≤5倍正常值上限。

10. 肾功能显示，血肌酐清除率≤1.5倍正常值上限。

（二）排除条件

1. 既往接受过依西美坦治疗。
2. 有脑转移者。
3. 有明显心血管疾病、胃肠道疾病者。
4. 处于感染活动期者。
5. 入组前14天有持续发热。
6. 患精神疾病者。

【试验设计】

1. 1项双盲、随机、设有安慰剂对照的Ⅲ期临床试验。
2. 受试者按2∶1分为依西美坦联合西达本胺或安慰剂2组。
3. 受试者每日口服25 mg依西美坦，根据分组1周口服2次西达本胺或安慰剂，每次30 mg。4周为1个疗程。
4. 停止试验治疗时机为出现首次疾病进展、出现无法忍受的不良事件、失访或患者退出试验。
5. 主要研究终点为PFS［定义为自随机分组至首次疾病进展时间（根据RECIST标准）或因任何原因死亡的时间］。
6. 次要研究终点为OS（定义为自随机分组至任何原因死亡的时间）、ORR（定义为根据RECIST达到CR或PR的患者比例）、CBR（定义为获得客观缓解或疾病稳定≥24周的患者比例）、DOR（定义为自获得客观缓解至首次疾病进展）和安全性（定义为不良事件和实验室检查异常的频率及严重性）。
7. 研究终点的研究结果由研究者及独立审查委员会分别进行计算。

【试验流程】

ACE研究试验流程见图52-1。

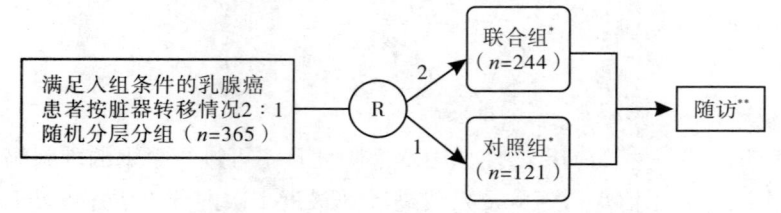

图52-1 ACE研究试验流程

注：*. 具体给药方案为联合组给予西达本胺联合依西美坦（每天口服25 mg依西美坦；1周口服2次西达本胺，每次30 mg，4周为1个疗程），对照组给予安慰剂联合依西美坦组（每日口服25 mg依西美坦；1周口服2次安慰剂，每次30 mg，4周为1个疗程）；**. 中位随访时间为13.9个月

【结果】

1. 中位随访时间 13.9个月（IQR 9.8~17.5）。

2. 主要研究终点 经研究者评估，西达本胺联合依西美坦组患者中位PFS为7.4个月，安慰剂对照组为3.8个月，西达本胺联合治疗组疾病进展风险降低25%（$HR=0.75$，95%CI：0.58~0.98，$P=0.033$）。经独立审查委员会评估，西达本胺联合依西美坦组患者中位PFS为9.2个月，安慰剂对照组为3.8个月，西达本胺联合治疗组疾病进展风险降低29%（$HR=0.71$，95%CI：0.53~0.96，$P=0.024$）。

3. 次要研究终点

（1）OS：因数据不够完善仍在继续随访中。

（2）ORR 西达本胺联合依西美坦组患者ORR为18%（95%CI：14~23），安慰剂对照组为9%（95%CI：4~14），$P=0.026$，西达本胺联合治疗组优于对照组。

（3）CBR：西达本胺联合依西美坦组患者临床获益率为47%（95%CI：41~53），安慰剂对照组为36%（95%CI：27~44），$P=0.034$，西达本胺联合治疗组优于对照组。

（4）DoR：中位缓解持续时间2组之间差异无统计学意义。

（5）安全性：不良事件主要为血液学不良事件。3~4级血液不良事件主要为粒细胞减少症（联合组51% vs. 对照组2%）；血小板减少症（联合组27% vs. 对照组2%）；白细胞减少症（联合组19% vs. 对照组2%）。大多数血液学不良事件是轻度的，可耐受的。

【结论】

在内分泌治疗后进展的晚期HR阳性乳腺癌中，西达本胺联合依西美坦能在可耐受的安全程度内改善患者PFS。

（上海交通大学医学院附属仁济医院　董欣睿　殷文瑾　陆劲松）

二、专家解读一

乳腺癌内分泌治疗耐药是现今乳腺癌治疗的一大挑战，逆转内分泌药物耐药性也成为研究的热点。内分泌耐药发生的机制错综复杂，目前的主要策略是内分泌药物联合分子靶向药物，较早的研究是BOLERO-2，作为1项全球多中心、Ⅲ期、随机双盲的临床研究，比较了依维莫司（10 mg/d）联合依西美坦（25 mg/d）与安慰剂联合依西美坦在治疗绝经后HR阳性、非甾体类AI治疗后发生复发或进展的乳腺癌患者中的疗效。中位随访18个月后，最终结果显示：依维莫司联合依西美坦组的中位PFS比安慰剂联合依西美坦组显著延长，7.8个月 vs. 3.2个月（$HR=0.45$，$P<0.0001$）；中心评估结果的中位PFS为11.0个月 vs. 4.1个月（$HR=0.38$，$P<0.0001$）。开启了内分泌耐药逆转研究的大门。mTOR是一种蛋白，是细胞分裂、血管生长、细胞代谢中的重要调节因子之一，PI3K/AKT/mTOR信号通路的过度激活状态与乳腺癌内分泌耐药机制相关，成了研究的热点。

该项研究（ACE）是1项随机、双盲、安慰剂对照的Ⅲ期临床研究，目的是观察西达本胺联合依西美坦治疗既往接受过内分泌治疗的绝经后HR阳性、HER-2阴性晚期乳腺癌的疗效。符合入组标准的患者为：绝经后女性（年龄<60岁者，其血清卵泡刺激素和雌二醇浓度在绝经后范围内）、HR阳性、HER-2阴性乳腺癌患者，经过1种或以上的内分泌治疗后复发或进展，至少有1个可测量病灶，无明显器官功能异常，ECOG评分为0~1分。按照2∶1比例随机将患者分配到2

个组，分别为每周 2 次接受口服西达本胺（每次 30 mg）和依西美坦（口服，每天 25 mg）和安慰剂联合依西美坦（口服，25 mg/d）治疗。主要研究终点为 PFS。2015 年 7 月至 2017 年 6 月共纳入 365 例患者，两组分别是 244 例和 121 例患者。

研究结果提示，截至 2018 年 3 月 9 日，中位随访时间为 13.9 个月。252 例患者发生了疾病进展或死亡，西达本胺组和安慰剂组各有 162 例和 90 例。2 组研究者评估的中位 PFS 分别为 7.4 个月和 3.8 个月（$P=0.033$）。独立中心盲法评估的中位 PFS 分别为 9.2 个月和 3.8 个月（$HR=0.71$，$95\%CI$：$0.53\sim0.96$，$P=0.024$）。

在 2018 年 ESMO 年会上，江泽飞教授报告了由他牵头、全国 22 家中心参与的这项 III 期临床研究结果，并作为大会重磅研究在主席论坛上进行了口头报告，为乳腺癌治疗贡献了中国力量。而且，在 2019 年 4 月 26 日在线发表在国际知名期刊 Lancet Oncol 上。

但是在西达苯胺组中，中性粒细胞减少、白细胞减少、血小板减少和贫血成为最常见的毒性。3~4 级中性粒细胞减少症，西达本胺组 51%（124/244），安慰剂组仅 2%（3/121），血小板减少症 27% vs. 2%，白细胞减少症 19% vs. 2%。但 2 组均无发热性中性粒细胞减少。最常见的非血液学不良事件是低钾血症、高血糖、低钙血症和高甘油三酯血症，西达苯胺组均高于安慰剂组。

然而，仍有许多未知之处，如内分泌耐药性的众多机制、最有可能出现反应的患者，以及何时将这些最好的治疗手段纳入患者的治疗计划。此外，在中国，哌柏西利是唯一可用的 CDK4 和 CDK6 抑制药（于 2018 年 7 月批准），在对内分泌治疗具有原发性和获得性耐药的广大患者群体中，对新的有效疗法的需求仍未得到满足。因此，对具有不同作用机制的新药物的进一步研究仍然十分必要。

最近，诺华公司在 2018 年 EMSO 年会上报告的全球临床 III 期试验 SOLAR-1 结果提示 PI3Kα 抑制药 alpelisib（300 mg）联合氟维司群（500 mg）较安慰剂联合氟维司群治疗用于 PIK3CA 突变型 HR 阳性、HER-2 阴性乳腺癌的研究达到了主要终点，延长了患者的 PFS，11.0 个月 vs. 5.7 个月（$HR=0.65$，$P=0.00065$）。独立委员会评估结果是 11.0 个月 vs. 3.7 个月（$HR=0.48$）。并于今年 5 月美国 FDA 批准了其适应证和 1 项 PIK3CA 突变检测的伴随试剂盒，成为第 1 个被批准用于治疗乳腺癌的 PI3K 抑制药。

Capivasertib 是一个高选择性的 AKT1-3 亚型的抑制药。今年 ASCO 会议报告 II 期临床研究（FAKTION），即 Capivasertib 联合氟维斯群治疗 AI 进展后的 ER 阳性、HER-2 阴性晚期乳腺癌的结果，依据 PIK3CA 突变和 PTEN 表达状态、可测量/不可测量疾病和原发性/继发性内分泌耐药进行分层。在 ITT 分析中，发生 112 个事件后，Capivasertib 组的中位 PFS 为 10.3 个月，安慰剂组为 4.8 个月，危险比（$HR=0.57$），双侧 $P=0.0035$。在 PI3K/AKT/PTEN 通路未活化患者中，联合组的 PFS 显著优于单药氟维司群，10.3 个月 vs. 4.8 个月（$P=0.035$），在激活患者中，联合组的 PFS 优势没有统计学意义，9.5 个月 vs. 5.2 个月（$P=0.064$）。氟维司群联合 Capivasertib 显著提高 ORR（41% vs. 12%，$P=0.002$）和中位 OS（20.0 个月 vs. 26.0 个月，$HR=0.59$）。但是，Capivasertib 可与氟维司群联合使用，大约 1/3 的患者需要减少剂量，主要由于腹泻和皮疹。

在逆转内分泌耐药的探索中，除了 PI3K/AKT/mTOR 通路外，还有联合 CDK4/6 抑制药。但是，相比内分泌单药，CDK4/6 抑制药联合内分泌药物治疗内分泌敏感患者（一线）有更加显著的疗效，治疗组的 PFS 达到 24~28 个月，因此，这样的联合策略不同于一般意义上的逆转耐药策略。此外，研究发现，由表观遗传学异常引起的基因突变与乳腺癌复发转移、疾病进展和内分泌治疗耐药十分相关。组蛋白去乙酰化酶（HDAC）抑制药可通过对组蛋白和非组蛋白的乙酰化修饰诱导细胞周期停滞、分化、肿瘤细胞死亡和肿瘤微环境改变等机制来调控或逆转表观遗传学。几种 HDAC 抑制药已获批用于血液系统恶性肿瘤，但在实体瘤中尚未表现出疗效。ACE 研究首次证明了 HDAC 抑制药西达本胺联合内分泌治疗能够显著提高绝经后内分泌耐药患者的敏感性和疗效。其结果与以往报告的 1 项恩替诺特的 Ⅱ 期随机研究改善内分泌治疗后复发或进展的 HR 阳性转移性乳腺癌患者的 OS 相一致。

西达本胺联合依西美坦或可成为内分泌治疗后复发或进展的 HR 阳性转移性乳腺癌患者新的治疗选择。但与其他内分泌靶向药物一样，药物安全性管理也是临床需要关注的问题。

（浙江省肿瘤医院　王晓稼）

三、专家解读二

西达本胺是我国自主研发的口服亚型选择性 HDAC 抑制药，属 1.1 类新药，已于 2014 年获 CFDA 批准治疗复发或难治性外周 T 细胞淋巴瘤（peripheral T-cell lymphoma，PTCL）。西达本胺主要针对第 Ⅰ 类 HDAC 中的 1、2、3 亚型和第 Ⅱ b 类的 10 亚型，具有对肿瘤异常表观遗传功能的调控作用及全新的细胞免疫功能诱导和激活作用。在 2018 年 ESMO 年会的主席论坛上，江泽飞教授受邀进行了"西达本胺联合依西美坦治疗 HR 阳性晚期乳腺癌的 Ⅲ 期临床试验（ACE）"的口头报告。ACE 研究作为本届 ESMO 会议重磅研究之一，展现了中国原创药为晚期乳腺癌治疗带来新选择，后续该临床研究发表在柳叶刀肿瘤杂志。

（一）ACE 研究背景及拟解决临床难题

HR 阳性是指乳腺癌 ER 或 PR 阳性，是乳腺癌最主要的亚型。内分泌治疗是 HR 阳性乳腺癌的治疗基石，但临床仍然很多患者会出现原发性或者继发性耐药。近年来，内分泌治疗联合靶向药物的研究为晚期患者提供一些针对耐药的治疗方案，但仍存在一些问题，例如尚未证实 OS 的改善及安全性问题。

表观遗传状态紊乱是肿瘤发生发展、耐药和转移的重要原因，乳腺癌耐药机制的研究提示内分泌治疗联合表观遗传药物可能是克服内分泌治疗耐药的有效方法。HDAC 抑制药作用于组蛋白及非组蛋白的乙酰化调控过程，是抗肿瘤表观遗传药物的成功范例。临床前研究显示，西达本胺与内分泌联合治疗乳腺癌可发挥克服耐药效应。西达本胺作用机制可分为一般性抗肿瘤和针对 HR 阳性乳腺癌的特殊机制。一般性抗肿瘤机制包括直接诱导肿瘤细胞周期阻滞和凋亡、活化 NK 细胞/效应性 T 细胞及抑制 MDSC/Treg 细胞发挥免疫调节作用，通过表观遗传调控机制抑制肿瘤细胞 EMT 及肿瘤干细胞特性，恢复肿瘤细胞的药物敏感性。针对 HR 阳性乳腺癌的特殊机制包括通过下调 GFRs 信号通路对 ER 的活化从而抑制 ER 的配体非依赖性活化，另外还直接抑制 ER 的配体依赖性活化通路。近年来，国际 HDAC 抑制药在乳腺癌的临床研究方面取得显著进展，特别是在与内分泌治疗药物的联合应用方面。其中，与西达本胺同作为亚型选择性 HDAC 抑制药的恩替诺特，更是通过 FDA 授予的"突破性疗法"方式，被加快批准进入了联合依西美坦的 Ⅲ 期临床试验。基于上述作用机制及临床探索，深入考察西达本胺克服乳腺癌内分泌耐药的综合疗效和安全性非常有必要。

本研究采用新型表观遗传药物与常规内分泌治疗的联合方案，考察西达本胺联合依西美坦对 HR 阳性晚期内分泌耐药性乳腺癌患者临床疗效和安全性，旨在探讨克服内分泌治疗耐药的全新治疗方案。同时，该研究也是表观遗传药物治疗领域从血液肿瘤跨向实体肿瘤的一次重要探索。

（二）研究的结果和可能的亚组分析重要的亮点

研究入组接受过至少 1 次内分泌治疗（解救或辅助治疗）复发或进展的 HR 阳性、HER-2 阴性的绝经后晚期乳腺癌患者。全国22家乳腺肿瘤中心总计入组365例患者以2∶1随机分配接受西达本胺联合依西美坦（244例）或安慰剂联合依西美坦（121例）。主要终点为研究者评估的PFS，次要研究终点包括OS、ORR、CBR及安全性评估。西达本胺联合依西美坦组患者既往内分泌治疗不敏感人群的比例为16%。

该研究达到了主要研究终点：无论是研究者评估或独立专家委员会（IRC）评估，西达本胺联合依西美坦治疗组的PFS明显优于安慰剂联合依西美坦组。在全分析集（full analysis set，FAS）人群中，研究者评估的西达本胺组中位PFS是7.4个月（95%CI：5.5~9.2），而安慰剂组为3.8个月（95%CI：3.7~5.5，HR=0.75，95%CI：0.58~0.98，P=0.033）。在盲态下独立影像学评估中，西达本胺组中位PFS为9.2个月（95%CI：7.2~10.9），而安慰剂组为3.8个月（95%CI：3.6~7.4，HR=0.71，95%CI：0.53~0.96，P=0.024）。结果表明，该组人群从西达本胺联合依西美坦方案中得到PFS的获益。截止文章发表时次要研究终点OS的数据未成熟。

ACE研究的PFS亚组分析显示，各亚组分析结果与全分析集人群结果一致。具有下列临床特征的患者更可能从西达本胺联合依西美坦方案中获得PFS的显著延长。①内脏转移患者：晚期乳腺癌发生内脏转移的比例高，常常代表预后不良，西达本胺联合依西美坦方案可以改善内脏转移带来的不良预后；②继发性耐药患者：提示该方案可能更适合继发性耐药的克服；③ER阳性、PR阴性患者：ER阳性、PR阴性患者获益的原因可能是这部分患者存在非雌激素依赖的信号通路如EGFR、HER-2等过度激活，而西达本胺能通过表观遗传学机制作用于这些通路，从而克服耐药。

西达本胺联合依西美坦治疗组不良事件发生率高于对照组。血液学不良事件主要为：中性粒细胞减少、白细胞减少、血小板减少和贫血。多数无症状且可管理，仅有2%患者因为血液学不良事件退出研究。非血液学不良事件主要为低钾血症、恶心、高血糖、低钙血症、腹泻及肝功能异常等，多为1~2级。西达本胺相对中位剂量强度达到92%，显示暴露量相对充分。

（三）同类的研究

针对与ACE研究相似的入组患者人群，近年来开展了多项内分泌治疗联合靶向药物的临床研究，分述如下。

1. HDAC抑制药联合AI的研究　1项class I HDAC抑制药的恩替诺特联合依西美坦治疗ER阳性晚期乳腺癌的Ⅱ期随机对照临床试验（ENCORE 301）于2012年已经完成。试验入组绝经后、ER阳性、HER-2阴性、经非甾体AI治疗后进展的晚期或转移性的乳腺癌，随机分为恩替诺特联合依西美坦试验组及安慰剂联合依西美坦组，主要疗效指标为PFS，次要疗效指标为ORR、CBR。结果显示，试验组（n=64）中位PFS是4.3个月（95%CI：3.3~5.4），而安慰剂组（n=66）为2.3个月（95%CI：1.8~3.7；HR=0.73，95%CI：0.50~1.07，单侧P=0.055，双侧P=0.11）。2组间的PFS达到了试验规定统计学差异（单侧P<0.1），且组蛋白高乙酰化水平与PFS延长相关。基于该Ⅱ期研究，1项恩替诺特联合依西美坦治疗ER阳性晚期乳腺癌Ⅲ期随机对照临床试验（E2112）已经开展并完成入组，采用PFS和（或）OS双主要终点的设计。虽然试验结果未正式公布，但是申办方于2018年10月发布了试验进展情况。该试验未达到PFS终点，但OS终点随访仍在进行中。对西达本胺ACE研究及恩替诺特E2112研究对比后发现，两者主要疗效指标截然不同的结果可能与下列因素有关：入组受试者人群及基线特征、既往是否应用过CDK4/6抑制药、HR阳性状态等。西达本胺的化学结构及药代动力学特征也优于恩替诺特。另外，E2112研究PFS和（或）OS双主要终点的设计也存在统计学的问题。

2. mTOR抑制药联合AI的研究　在Ⅲ期研究BOLERO-2中，纳入绝经后HR阳性、HER-2

阴性转移/局部晚期乳腺癌患者,经非甾体 AI 治疗失败(辅助治疗期间或治疗后 12 个月内复发;晚期患者在治疗后 1 个月内进展)。符合入组标准患者按 2∶1 比例被随机分为依维莫司联合依西美坦组和依维莫司加安慰剂组接受治疗。主要疗效指标为 PFS,次要疗效指标为 OS、ORR、CBR 等。结果显示,依西美坦联合依维莫司组的中位 PFS 为 7.8 个月,依西美坦加安慰剂组的中位 PFS 为 3.2 个月,依西美坦联合依维莫司组较依西美坦加安慰剂组显著延长了 PFS(4.6 个月,$P<0.0001$)。两组 PFS 比较的 $HR=0.45$(95% CI:0.38~0.54,log-rank $P<0.0001$)。OS 分析显示,依西美坦联合依维莫司并没有显著降低死亡的风险($HR=0.89$,95% CI:0.73~1.10)。值得注意的是依西美坦联合依维莫司组患者既往内分泌治疗不敏感人群的比例为 16%。

3. CDK4/6 抑制药联合氟维司群的研究 在 Ⅲ 期研究 PALOMA-3 中,既往内分泌治疗进展(包括 AI 或 TAM),包括正在辅助内分泌治疗或停止辅助治疗 12 个月内进展,或是复发转移阶段内分泌治疗中进展的患者,经氟维司群联合 CDK4/6 抑制药(哌柏西利)治疗,可较单药氟维司群改善 PFS(9.2 个月 *vs.* 3.8 个月,$HR=0.42$,95% CI:0.32~0.56;$P<0.001$);且在既往内分泌治疗敏感(比例为 79%)的亚组中,OS 显著延长了 10 个月。对入组的亚洲患者分析显示,虽然疗效终点和生活质量保持不变,但是亚洲患者的不良事件风险较高(如 3 级和 4 级中性粒细胞减少)。MONARCH-2 研究中约有 70% 患者为经 AI 治疗进展,结果也证实了氟维司群联合 CDK4/6 抑制药(阿贝西利)较单药氟维司群 PFS 获益优势(16.4 个月 *vs.* 9.3 个月,$HR=0.55$,95% CI:0.45~0.68)。MONALEESA-3 研究将 CDK4/6 抑制药(瑞博西利)与氟维司群联合,用于新发或既往内分泌治疗>12 个月后复发而未治疗的 HR 阳性、HER-2 阴性的晚期乳腺癌患者,评价了氟维司群联合 CDK4/6 抑制药的一线和二线疗效,结果显示联合治疗组的 PFS 绝对获益优势(20.5 个月 *vs.* 12.8 个月)。值得注意的是,上述研究仍在持续随访中,仍需期待更长期的随访数据观察 OS 获益。

(四)本研究结论的重要临床意义及可能获益人群

1. 临床及理论意义 该研究证实了西达本胺通过表观遗传机制克服内分泌治疗的耐药,其与传统内分泌治疗药物依西美坦联合方案将为晚期乳腺癌患者提供潜在新的治疗手段。另外,该研究也是全球表观遗传药物首次在实体肿瘤中的阳性结果,代表了表观遗传治疗方面的重大进展,为实体瘤的治疗开辟了全新的思路与方向。

2. 可能获益人群 基于 ACE 研究结果,西达本胺联合依西美坦可作为 NSAI 治疗后复发或进展后患者的治疗推荐,期待对现有 HR 阳性晚期内分泌治疗的指南进行更新。研究提示,有内脏转移的、PR 阴性或 NSAI 治疗后继发性耐药的患者可能获益。

(五)本研究的不足之处、未完全解决的问题及启发意义

1. 不足之处 样本量限制导致 PFS 分层分析的检验效能不足。同样可能是样本量的原因,统计学效能不及 CDK4/6 抑制药的类似研究。

2. 未完全解决的问题 截止文章发表时 OS 数据未成熟。

3. 启发意义 表观遗传状态紊乱是肿瘤发生发展、耐药和转移的重要原因,对于耐药机制的研究提示内分泌治疗联合表观遗传药物可能是克服内分泌治疗耐药的有效方法。本研究西达本胺克服耐药作用的实现,是全球表观遗传药物首次在实体肿瘤中的阳性结果,为实体瘤的治疗开辟了全新的思路与方向:即联合表观遗传药物的肿瘤综合治疗模式。未来在 HR 阳性乳腺癌的临床探索中,可以探索西达本胺联合其他内分泌治疗药物如氟维司群作为解救方案的可能性;另外也可探索西达本胺联合内分泌治疗在辅助及新辅助治疗中的价值。

(解放军总医院第五医学中心　张少华)

四、专家解读三

内分泌治疗是 HR 阳性乳腺癌的重要治疗方法。目前最新 2019 年 CSCO 乳腺癌指南将内分泌治疗耐药性定为 2 种,即原发内分泌耐药和继发(获得性)内分泌耐药。无论何种耐药性都会造成乳腺癌细胞对内分泌治疗药物的敏感性下降,导致疾病进展。为了对抗内分泌治疗的耐药性,内分泌治疗联合分子靶向药物成为近年来的研究热点。除了已经应用于临床的抗 HER-2 药物(如曲妥珠单抗)、雷帕霉素靶蛋白(mTOR)抑制药(如依维莫司)和细胞周期蛋白依赖性激酶(CDK)4/6 抑制药(如哌柏西利)外,表观遗传学抑制药也备受青睐。

表观遗传学是研究基因可遗传的非核苷酸序列改变的一门遗传学分支学科。其中组蛋白乙酰化是其重要组成部分。组蛋白乙酰转移酶(HAT)通过使染色质结构松散,促进基因的转录。反之,HDAC 的作用为抑制基因转录。研究表明,组蛋白乙酰化和去乙酰化的动态过程异常和癌症的发展有关:在乳腺癌中发现组蛋白低乙酰化的现象,伴有抑癌性 miRNA 如 miR-200、miR-205、miR-145 等下调。研究证明,应用 HDAC 抑制药(HDACi),可以上调组蛋白乙酰化水平,纠正可能导致癌症的异常乙酰化,重新激活抑癌性 miRNA 并抑制致癌 miRNA 的功能,这也是 HDACi 成为乳腺癌治疗靶向药物的分子基础。

西达本胺是 1 种由中国药企自主研发的 HDAC 亚型选择性抑制药,由于其可以有效抑制异常增殖细胞的生长,目前西达本胺已经用于治疗既往至少接受过 1 次全身化疗的复发或难治的 PTCL 患者。除了血液学疾病,其应用于治疗非小细胞肺癌、乳腺癌、前列腺癌等实体瘤的临床试验也在开展中。而近年来发现 HDAC 在雌激素和孕激素信号通路上发挥了重要的调控作用:在 HR 阳性乳腺癌细胞中,HDAC 参与了 ER 介导的配体依赖性和非依赖性的细胞增殖,使 HDACi 和乳腺癌内分泌治疗耐药性联系了起来。事实上,已经有基础和临床试验表明,HDACi 可以通过下调 Bcl-2 重新恢复 ER 对他莫昔芬的敏感性。

为了探究 HDACi 和内分泌治疗的联合效果,有研究者曾进行了 1 项探索性临床试验。该试验招募了 20 例内分泌治疗后进展的晚期 HR 阳性的乳腺癌患者,给予其每天 25 mg 依西美坦口服,每周 2 次 30 mg 西达本胺口服治疗。在经过 5.2 个疗程(20.8 周)的治疗之后,4 例患者达到 RECIST 标准部分缓解,10 例患者达到 RECIST 标准疾病稳定。中位 PFS 为 7.6 个月(四分位距 IQR 3.2,11.3)。本研究(ACE 研究)就是为了进一步探究西达本胺联合依西美坦治疗的疗效和安全性。ACE 研究是 1 项随机、双盲、设安慰剂对照的Ⅲ期临床试验。研究的主要终点为 PFS。正如前期探索性试验中的趋势,ACE 研究的结果表明,西达本胺联合依西美坦组患者中位 PFS 为 7.4 个月,安慰剂对照组为 3.8 个月,西达本胺联合治疗组疾病进展风险降低 25%($HR=0.75$,$95\%CI$:0.58~0.98,$P=0.033$)。从数据上来看,联合治疗生存获益远远大于内分泌单药治疗。ACE 研究也成为了首个证明 HDACi 在乳腺癌中有益的Ⅲ期临床试验。

ENCORE 301 研究是 1 项随机、双盲、设安慰剂对照的Ⅱ期临床试验,研究目的同样在于探究另外 1 种 HDACi 恩替诺特和依西美坦联合治疗 HR 阳性乳腺癌患者的临床受益。该研究同样提示了 HDACi 联合治疗的临床获益远大于内分泌单药治疗(PFS $HR=0.73$,$95\%CI$:0.50~1.07,单侧 $P=0.055$;OS $HR=0.59$,$95\%CI$:0.36~0.97,$P=0.036$)。此外,研究者还收集了患者的血液样本,测量蛋白质赖氨酸乙酰化水平作为恩替诺特生物学活性标志物。数据表明,蛋白质赖氨酸乙酰化水平高的患者中位 PFS 明显长于低的患者(8.5 个月 vs. 2.7 个月,$HR=0.32$,$95\%CI$:0.13~0.79),从而证明了蛋白质赖氨酸乙酰化水平可能是恩替诺特的潜在药效学标志物。随着靶点药物的研究日益增多,我们该如何在治疗中选择合适的靶点药物?ENCORE 301 研究的生物学标志物给了我们一个很好的提示。在用药前对靶点药物各自的活性标志物进行测量,可以帮助筛选出合适的用药人群,用于精准的个性化治疗方案制定。

虽然 ACE 研究结果令人振奋,但也看到由于西达本胺本身的不良事件,患者 3~4 级不良事件数相对安慰剂对照组明显增多。尽管研究者认为这些血液学不良事件大多是轻度且可耐受的,仍需仔细研究评估患者的生存质量。

(上海交通大学医学院附属仁济医院　董欣睿　殷文瑾　陆劲松)

参考文献

［1］Jiang Z, Li W, Hu X, et al. Tucidinostat plus exemestane for postmenopausal patients with advanced, hormone receptor-positive breast cancer (ACE): a randomised, double-blind, placebo-controlled, phase 3 trial. Lancet Oncol, 2019, 20 (6): 806-815.

［2］Yardley DA, Ismail-Khan RR, Melichar B, et al. Randomized phase II, double-blind, placebo-controlled study of exemestane with or without entinostat in postmenopausal women with locally recurrent or metastatic estrogen receptor-positive breast cancer progressing on treatment with a nonsteroidal aromatase inhibitor. J Clin Oncol, 2013, 31 (17): 2128-2135.

［3］Baselga J, Campone M, Piccart M, et al. Everolimus in postmenopausal hormone-receptor-positive advanced breast cancer. N Engl J Med, 2012, 366 (6): 520-529.

［4］Piccart M, Hortobagyi GN, Campone M, et al. Everolimus plus exemestane for hormone-receptor-positive, human epidermal growth factor receptor-2-negative advanced breast cancer: overall survival results from BOLERO-2. Ann Oncol, 2014, 25 (12): 2357-2362.

［5］Turner NC, Ro J, Andre F, et al. Palbociclib in hormone-receptor-positive advanced breast cancer. N Engl J Mede, 2015, 373 (3): 1672-1673.

［6］Ro J, Im SA, Masuda N, et al. Abstract 53O_PR, Efficacy and safety of palbociclib plus fulvestrant in Asian women with hormone receptor-positive (HR+)/human epidermal growth factor-2 negative (HER2-) metastatic breast cancer (MBC) that progressed on prior endocrine therapy (ET). Ann Oncol, 2015, 26 (suppl_9): 16-33.

［7］Sledge GW, Toi M, Neven P, et al. MONARCH 2: Abemaciclib in combination with fulvestrant in women With HR+/HER-2- advanced breast cancer who had progressed while receiving endocrine therapy. J Clin Oncol, 2017, 35 (25): 2875-2884.

［8］Dennis JS, Patrick N, Stephen C, et al. Phase III randomized study of ribociclib and fulvestrant in hormone receptor-positive, human epidermal growth factor receptor 2-negative advanced breast cancer: MONALEESA-3. J Clin Oncol, 2018, 36 (24): 2465-2472.

［9］Zucchetti B, Shimada AK, Katz A, et al. The role of histone deacetylase inhibitors in metastatic breast cancer. Breast, 2019, 43: 130-134.

［10］Paromita R, Scott T, K Ted T, et al. Combined histone deacetylase inhibition and tamoxifen induces apoptosis in tamoxifen-resistant breast cancer models, by reversing Bcl-2 overexpression. Breast Cancer Res, 2015, 17 (1): 1-16.

［11］Zhang Q, Wang T, Geng C, et al. Exploratory clinical study of chidamide, an oral subtype-selective histone deacetylase inhibitor, in combination with exemestane in hormone receptor-positive advanced breast cancer. Chin J Cancer Res, 2018, 30 (6): 605-612.

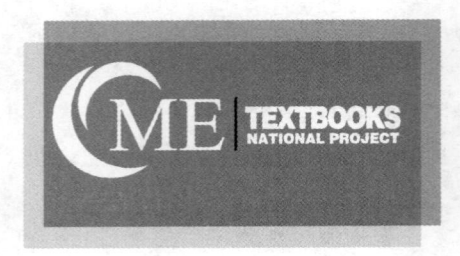

第53章 S0226研究：氟维司群联合阿那曲唑治疗HR阳性转移性乳腺癌的总生存结果

一、概述

【文献来源】

1. Mehta RS, Barlow WE, Albain KS, et al. Overall survival with fulvestrant plus anastrozole in metastatic breast cancer. N Engl J Med, 2019, 380 (13): 1226-1234.

2. Mehta RS, Barlow WE, Albain KS, et al. Combination anastrozole and fulvestrant in metastatic breast cancer. N Engl J Med, 2012, 367 (5): 435-444.

【研究背景】

氟维司群是选择性ER下调药，在临床前试验中发现氟维司群在低雌激素环境下可以获得更高疗效。因此，理论上氟维司群联合阿那曲唑疗效可能比单用这2种药疗效更好。

本研究（S0226研究）旨在评估与单用阿那曲唑相比，氟维司群联合阿那曲唑治疗HR阳性转移性乳腺癌的疗效。

【入组条件】

（一）纳入标准

1. 绝经后女性。
2. ER阳性和（或）PR阳性的转移性乳腺癌。
3. 病灶根据RECIST标准可测量及不可测量均可。
4. 既往未接受过针对转移性乳腺癌的化疗、内分泌治疗或免疫治疗。
5. 入组距离（新）辅助化疗及AI治疗完成>12个月。
6. 允许既往接受过辅助他莫昔芬治疗。
7. 试验期间不可接受同步化疗及其他内分泌治疗（允许双膦酸盐治疗）。
8. 体力状况评分0~2分。

（二）排除标准

1. 中枢神经系统转移者。

2. 有出血倾向或长期接受抗凝治疗者（除抗血小板治疗外）。

3. 患有其他癌症者，除非满足以下情况之一，其余不得入组：已完全治愈或缓解达到 5 年以上。

【试验设计】

1. 1 项随机的Ⅲ期临床试验。

2. 受试者根据既往是否接受过辅助他莫昔芬治疗分层分组，按 1∶1 分为两组。

3. 组 1（G1）单用阿那曲唑组的患者每天口服阿那曲唑 1 mg；组 2（G2）氟维司群联合阿那曲唑治疗组的患者每天口服阿那曲唑 1 mg，入组后第 1 天肌内注射首剂 500 mg 氟维司群，第 14、28 天肌内注射 250 mg 氟维司群，后每 28 天肌内注射氟维司群 250 mg。在高剂量氟维司群（500 mg）疗效优于低剂量（250 mg）这一结果得到验证，并且高剂量氟维司群（500 mg）治疗得到美国 FDA 批准后，2 组患者在疾病进展后均可选择肌内注射氟维司群 500 mg 治疗。

4. 主要研究终点为 PFS（定义为自随机分组至疾病进展或任何原因死亡的时间）。

5. 次要研究终点为 OS（定义为自随机分组至任何原因死亡的时间）、CBR（定义为在总患者中，获得 CR、PR 或 SD 的患者比例）、ORR（定义为在有可测量病灶患者中，获得 CR 或 PR 的患者比例）。

【试验流程】

S0226 研究试验流程见图 53-1。

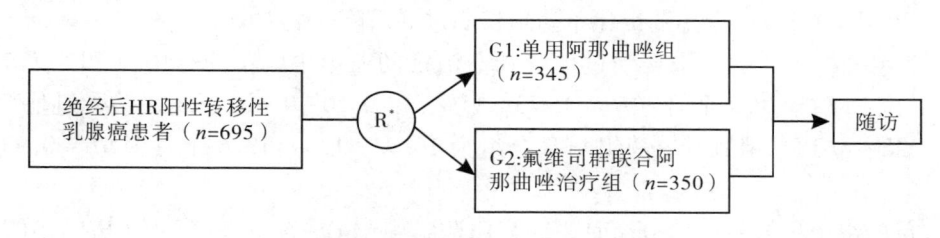

图 53-1 S0226 研究试验流程

注：*. 按既往是否接受过辅助他莫昔芬治疗随机 1∶1 分层分组

G1 组单用阿那曲唑组（口服，1 mg/d），G2 组给予氟维司群联合阿那曲唑治疗组（阿那曲唑，口服，1 mg/d；氟维司群，入组后第 1 天肌内注射首剂 500 mg，第 14、28 天肌内注射 250 mg，之后每 28 天肌内注射氟维司群 250 mg）；中位随访时间为 35 个月（2012 年），最长随访时间为 12 年（2019 年）。

【结果】

（一）2012 年发表的研究结果

1. 中位随访时间为 35 个月（3~78），41.4% 的单药组患者在疾病进展时交叉换药至氟维司群治疗。

2. 主要研究终点 PFS：单药组中位 PFS 为 13.5 个月（95%CI：12.1~15.1），联合用药组中位 PFS 为 15 个月（95%CI：13.2~18.4），风险比 $HR = 0.80$（95%CI：0.68~0.94），$P = 0.007$，

联合用药组比单药组疾病进展风险降低了20%。且联合用药组疗效优越性随时间增加而更为显著：第1年单药组的PFS为56%，联合用药组的PFS为57%；第2年分别为28%和35%；第3年分别为16%和25%。

3. 次要研究终点OS：单药组中位OS为41.3个月（95%CI：37.2~45.0），联合用药组中位OS为47.7个月（95%CI：43.4~55.7），$HR=0.81$（95%CI：0.65~1.00，$P=0.049$），联合用药组比单药组死亡风险降低了19%。同样，联合用药组的疗效优越性随时间增加而更为显著。亚组分析中，既往未接受过他莫昔芬的亚组中，单药组与联合用药组的OS差异有统计学意义（$HR=0.74$，95%CI：0.56~0.98，$P=0.04$）；而既往接受过他莫昔芬治疗的亚组OS差异无统计学意义（$HR=0.91$，95%CI：0.65~1.28，$P=0.59$），交互作用（$P=0.22$），说明既往未接受他莫昔芬治疗患者采用联合用药的OS改善更显著。

4. 次要研究终点CBR：单药组CBR为70%，联合用药组CBR为73%，差异无统计学意义（$P=0.39$）。

5. 次要研究终点ORR：单药组ORR为22%，联合用药组DRR为27%，差异无统计学意义（$P=0.26$）。

6. 不良事件均较为轻微且发生率2组间比较，差异无统计学意义。

（二）2019年更新的研究结果

1. 中位随访时间为7年，最长随访时间为12年，45%的单药组患者在疾病进展时交叉换药至氟维司群治疗。

2. PFS：单药组中位PFS为13.5个月，联合用药组中位PFS为15个月（$HR=0.81$，95%CI 0.69~0.94，$P=0.007$），联合用药组比单药组疾病进展风险降低19%。

3. 分层亚组分析中，既往未接受过他莫昔芬治疗的亚组中，单药组中位PFS为12.7个月，联合治疗组中位PFS为16.7个月（$HR=0.73$，95%CI：0.60~0.89）；既往接受过他莫昔芬治疗的亚组中，2组中位PFS相似，单药组与联合组为13.9个月 vs. 13.6个月（$HR=0.93$，95%CI：0.73~1.19）。

4. OS：单药组中位OS为42.0个月，联合用药组中位OS为49.8个月（$HR=0.82$，95%CI：0.69~0.98，$P=0.03$），联合用药组比单药组死亡风险降低了18%。

5. 亚组分析中，既往未接受过他莫昔芬治疗的亚组中，单药组中位OS为40.3个月，联合用药组中位OS为52.2个月（$HR=0.73$，95%CI：0.58~0.92）；而既往接受过他莫昔芬治疗的亚组中，单药组中位OS为43.5个月，联合用药组中位OS为48.2个月（$HR=0.97$，95%CI：0.74~1.27）；交互作用（$P=0.09$）。结果提示既往未接受他莫昔芬治疗患者采用联合用药的OS改善更显著。

6. 亚组分析中，对内分泌治疗敏感（定义为既往没有接受过他莫昔芬治疗；或既往接受过他莫昔芬治疗，且首次诊断至试验入组或随机的时间>6.5年）的亚组中，单药组中位OS为42.3个月（95%CI：38.9~47.8），联合用药组中位OS为50.7个月（95%CI：46.6~58.3；$HR=0.79$，95%CI：0.65~0.95）；对内分泌治疗耐药（定义为既往接受过他莫昔芬治疗，且首次诊断至试验入组或随机的时间≤6.5年）的亚组中，单药组中位OS为39.2个月（95%CI：30.2~50.0），联合用药组OS为35.1个月（95%CI：26.8~50.1，$HR=1.08$，95%CI：0.65~1.80）；交互作用（$P=0.24$）。

7. 亚组分析中，在首次发现转移灶距离首诊时间>10年的亚组中，单药组中位OS为49.7个月，联合用药组中位OS为65.4个月（$HR=0.69$，95%CI：0.49~0.98）；交互作用（$P=0.52$）。

【结论】

氟维司群联合阿那曲唑对比阿那曲唑单药可显著延长绝经后 HR 阳性转移性乳腺癌患者的 PFS 和 OS，且既往未接受过 TAM 治疗的患者更应选择氟维司群和阿那曲唑联合治疗。

（上海交通大学医学院附属仁济医院　董欣睿　殷文瑾　陆劲松）

二、专家解读

氟维司群是一种选择性 ER 下调药（selective estrogen receptor downregulator，SERD），作为雌二醇类似物，它可以与 ER 结合，使现有 ER 下调失活，并使受体迅速降解，故兼具抑制和灭活 ER 的双重作用。它与 ER 的亲和力是他莫昔芬的 50 倍，被称为最强内分泌治疗单药。目前 2019 年 CSCO 指南认为，对未接受过任何内分泌治疗的晚期乳腺癌患者而言，氟维司群是一线治疗的最优选择。

AI 也是绝经后进展期乳腺癌的标准一线内分泌治疗药物，但其作用机制和氟维司群不同：AI 特异性导致芳香化酶失活，抑制雌激素生成，从而降低雌激素水平，其并不直接作用于 ER。同样作为内分泌治疗药物，不少研究都将 AI 和氟维司群疗效进行比较。在氟维司群的推荐使用剂量调整至 500 mg 后，FALCON 试验（500 mg 氟维司群第 0、14、28 天肌内注射，之后每 28 天注射 1 次和阿那曲唑每天口服 1 mg 进行比较）证实：氟维司群与阿那曲唑相比，前者可显著延长患者的 PFS（16.6 个月 vs. 13.8 个月，$HR=0.797$，$95\%CI$：$0.637\sim0.999$，$P=0.0486$），提示氟维司群治疗晚期乳腺癌的疗效优于 AI。

事实上，在晚期乳腺癌的治疗方案中，用单药治疗往往不够，常需要内分泌治疗和其他靶向药物进行联合治疗以进一步提高治疗疗效。目前，已有的临床研究结果显示，内分泌治疗联合靶向药物 CDK4/6 抑制药，可以使患者的 PFS 获得显著延长。MONALEESA-3 研究是 1 项随机、安慰剂对照的Ⅲ期临床试验，应用 CDK4/6 抑制药瑞博西利（ribociclib）联合氟维司群治疗绝经后 HR 阳性、HER-2 阴性的晚期乳腺癌。试验结果显示，联合治疗组比氟维司群单药的中位 PFS 延长了 7.7 个月（$HR=0.593$，$P<0.001$），联合治疗组的疗效远远优于氟维司群单药组，也让氟维司群联合治疗成了近期研究的热点。

氟维司群和靶向药物联合治疗的优势目前已不言而喻，那么氟维司群联合作用机制并不相同的其他内分泌治疗药物的疗效如何呢？在临床前研究中证明，氟维司群在低雌激素状态下会有更好的效果，因此，理论上氟维司群联合 AI 会比单药的治疗效果更好。本研究（S0226 试验）和 FACT 试验都是基于该想法而设计的试验，但由于入组条件等多方面因素的不同，得出了不同的结论。2 组试验的给药分组相同，都分为阿那曲唑单药组和氟维司群联合阿那曲唑治疗组。FACT 试验招募了来自多个国家、多个中心的 514 例患者，中位随访时间为 8.9 个月，联合组中位至 TTP 为 10.8 个月，而阿那曲唑单药组为 10.2 个月（$HR=0.99$，$95\%CI$：$0.81\sim1.20$，$P=0.91$）；中位 OS 联合组为 37.8 个月，单药组为 38.2 个月（$HR=1.0$，$95\%CI$：$0.76\sim1.32$，$P=1.00$）。而 S0226 研究的数据显示，中位随访时间为 35 个月，单药组中位 PFS 为 13.5 个月，联合用药组中位 PFS 为 15 个月（$HR=0.81$，$95\%CI$：$0.69\sim0.94$，$P=0.007$）；单药组中位 OS 为 42.0 个月，联合用药组中位 OS 为 49.8 个月（$HR=0.82$，$95\%CI$：$0.69\sim0.98$，$P=0.03$）。同样的给药方法，FACT 试验和 S0226 试验的结果为何相差这么大？原因主要在于 2 个试验的入组条件不同。FACT 试验入组人群异质性较高，既包括绝经前和绝经后患者，也包括局部晚期乳腺癌和转移性乳腺癌患者；而 S0226 试验人群则较为同质，均是绝经后转移性乳腺癌患者。此外，FACT 试验中，入组人群不包括初治的转移性乳腺癌患者，且联合治疗组的患者69%既往都接受过抗雌激素治疗；而S0226试验中的患者均为初治转移性乳腺癌，其中40%既往接受他莫昔芬治疗（即抗雌激素治疗）。总结来说，S0226研究对象选取了初治的转移性乳腺癌患者，这既是其能得到阳性结果的原因，也成了该试验的局限性——入组人群的代表性不够，因为大部分患者在疾病进展前很有可能已接受过多年内分泌治疗，且定期随访的患者一旦发现疾病进展也会积极进行治疗。因此，氟维司群联合阿那曲唑治疗或许仍需1个比S0226入组人群更具代表性、且比FACT入组条件更为严谨的临床试验来证明。

此外，S0226试验的亚组研究结果显示，既往未接受过他莫昔芬治疗的患者采用联合治疗后OS改善较为明显：既往未接受过他莫昔芬治疗的亚组中，单药组中位OS为40.3个月，联合用药组中位OS为52.2个月（$HR=0.73$，95%CI：0.58~0.92）；而既往接受过他莫昔芬治疗的亚组中，单药组中位OS为43.5个月，联合用药组中位OS为48.2个月（$HR=0.97$，95%CI：0.74~1.27，交互作用$P=0.09$）。交互作用的P值具有临界的统计学意义，提示临床实践中选择联合用药方案的可能趋势，即既往未接受过他莫昔芬治疗的患者更应选择氟维司群和阿那曲唑联合治疗。

（上海交通大学医学院附属仁济医院　董欣睿　殷文瑾　陆劲松）

参考文献

[1] Robertson JFR, Bondarenko IM, Trishkina E, et al. Fulvestrant 500 mg versus anastrozole 1 mg for hormone receptor-positive advanced breast cancer (FALCON): an international, randomised, double-blind, phase 3 trial. Lancet, 2016, 388(10063): 2997-3005.

[2] Slamon DJ, Neven P, Chia S, et al. Phase Ⅲ randomized study of ribociclib and fulvestrant in hormone receptor-positive, human epidermal growth factor receptor 2-negative advanced breast cancer: MONALEESA-3. J Clin Oncol, 2018, 36(24): 2465-2472.

[3] Bergh J, Jonsson PE, Lidbrink EK, et al. FACT: an open-label randomized phase Ⅲ study of fulvestrant and anastrozole in combination compared with anastrozole alone as first-line therapy for patients with receptor-positive postmenopausal breast cancer. J Clin Oncol, 2012, 30(16): 1919-1925.

[4] Mehta RS, Barlow WE, Albain KS, et al. Overall survival with fulvestrant plus anastrozole in metastatic breast cancer. N Engl J Med, 2019, 380(23): 1226-1234.

[5] Mehta RS, Barlow WE, Albain KS, et al. Combination anastrozole and fulvestrant in metastatic breast cancer. N Engl J Med, 2012, 367(5): 435-444.

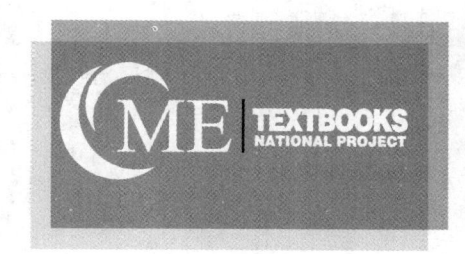

第54章 EMBRACA 研究：他拉唑帕尼治疗 BRCA 胚系突变进展期乳腺癌

一、概 述

【文献来源】

Litton JK, Rugo HS, Ettl J, et al. Talazoparib in patients with advanced breast cancer and a germline BRCA mutation. N Engl J Med, 2018, 379（8）：753-763.

【研究背景】

BRCA 基因编码蛋白参与 DNA 双链修复，BRCA1/2 突变会提高乳腺癌的发病风险。在家族性乳腺癌中，BRCA1/2 胚系突变者占比近 30%。PARP 家族则参与 DNA 的单链修复，基础研究及临床研究都验证了 PARP 抑制药在 BRCA 胚系突变乳腺癌中有明显的治疗效果。他拉唑帕尼（talazoparib）是一种新型 PARP 抑制药，其抑制 PARP 的能力是现有同类药的 100 倍。本研究旨在探索他拉唑帕尼单药对比标准化疗方案在 BRCA 胚系突变进展期乳腺癌中的疗效和安全性。

【入组条件】

1. ≥18 岁的局部晚期或 HER-2 阴性转移性乳腺癌。
2. 存在 BRCA1/2 缺失或可疑缺失的胚系突变。
3. 针对进展期乳腺癌接受过最多 3 种细胞毒药物治疗方案。
4. 接受过蒽环和（或）紫杉类药物，有使用禁忌证者除外。
5. 辅助或新辅助治疗中允许使用过铂类药物，但患者末次使用铂类药物后的 DFS 需≥6 个月。
6. 允许中枢神经系统（central nervous system，CNS）转移患者入组，如果患者已完成局部治疗，且反复的颅脑影像学检查提示病灶稳定，同时未使用或使用小剂量皮质激素。
7. 针对进展期乳腺癌的铂类化疗过程中疾病进展的患者需排除。

【试验设计】

1. 1 项随机、开放、多中心、Ⅲ期临床试验。
2. 首要研究终点为影像学评估的 PFS。
3. 次要研究终点为 OS、ORR、24 周 CBR、DoR、安全性和耐受性。

4. 统计学方法是分层 Log-rank 检验和分层 Cox 比例风险模型检验；假设入组 429 例患者，并收集到 288 例疾病进展或死亡事件，可提供 90% 检验效能（双侧 α 水平 5%），他拉唑帕尼对比标准治疗的 $HR=0.67$。

5. 分层因素包括既往针对进展期乳腺癌使用的细胞毒化疗方案数目（0 或 1~3）；是否有中枢神经系统转移（是或否）；HR 状态（三阴性或 HR 阳性）。

【试验流程】

EMBRACA 研究试验流程见图 54-1。

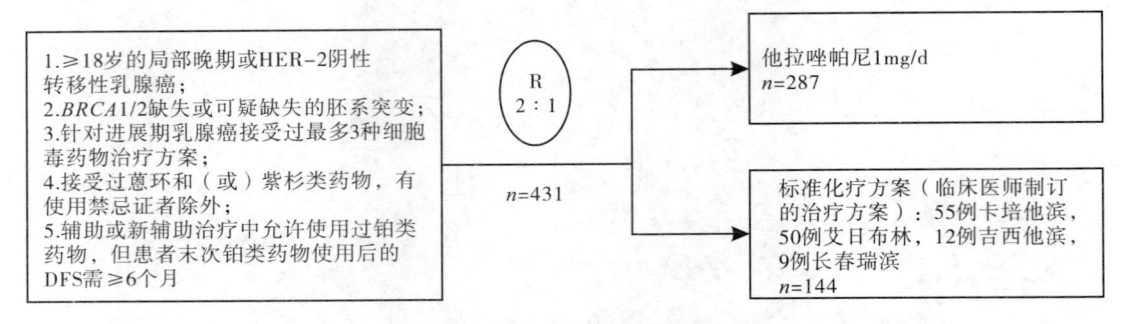

图 54-1 EMBRACA 研究试验流程

【结果】

1. 影像学评估的 PFS　他拉唑帕尼单药组较对照组 PFS 延长。他拉唑帕尼单药组的中位 PFS 为 8.6 个月，对照组为 5.6 个月（$HR=0.54$，95%CI：0.41~0.71，$P<0.001$）。

2. OS　他拉唑帕尼单药组较对照组 OS 延长，但未达到统计学差异。他拉唑帕尼单药组的中位 OS 为 22.3 个月，对照组为 19.5 个月（$HR=0.76$，95%CI：0.55~1.06，$P=0.11$）。

3. PFS 亚组分析　他拉唑帕尼单药组相比对照组，在 CNS 转移患者中的优势比无 CNS 转移的患者更明显，既往未使用过铂类药物者他拉唑帕尼的获益较既往使用过铂类药物者更明显。

4. 其他研究终点　其他研究终点见表 54-1。

表 54-1　其他研究终点

	他拉唑帕尼组	标准治疗组	P
客观缓解率	62.6%	27.2%	<0.001
完全缓解	5.5%	0	
部分缓解	57.1%	27.2%	
病灶稳定	21.0%	31.6%	
无法评估	1.8%	16.7%	
中位至缓解时间	2.6 个月	1.7 个月	
24 周临床获益率	68.6%	36.1%	<0.001
中位缓解维持时间	5.4 个月	3.1 个月	

5. 安全性 他拉唑帕尼组的不良事件以贫血、乏力和恶心为主。3~4级血液学不良事件，他拉唑帕尼组为55%，标准治疗组为38%。因不良事件停药，他拉唑帕尼组为5.9%，标准治疗组为8.7%。

【结论】

他拉唑帕尼单药较临床医师选择的标准化疗方案可显著改善BRCA胚系突变、HER-2阴性进展期乳腺癌患者的PFS，且耐受性良好。

（上海交通大学医学院附属仁济医院　盛小楠　殷文瑾　陆劲松）

二、专家解读一

本研究验证了PARP抑制药他拉唑帕尼在携带BRCA胚系突变的进展期乳腺癌患者中的治疗作用。他拉唑帕尼是1种新型PARP抑制药。在携带BRCA1/2突变的乳腺癌患者中，细胞DNA双链修复被部分抑制，而DNA的另1种修复方式——单链修复则依赖于PARP的调控。当PARP被抑制后，肿瘤细胞DNA修复的2条通路都被抑制，导致了肿瘤细胞的"合成致死"，从而抑制肿瘤的发展。PARP抑制药的作用主要有2种，一是抑制PARP的酶活性，二是使PARP与DNA断端结合后无法再解离，形成PARP-DNA复合物，丧失进一步修复DNA的能力。有基础研究显示，使PARP形成PARP-DNA复合物可较抑制PARP的酶活性造成更多肿瘤细胞死亡。本研究所使用的他拉唑帕尼在基础研究中形成PARP-DNA复合物的能力比其他PARP抑制药强100倍，具有比同类药物更强的抑制PARP的能力。他拉唑帕尼在本研究之前已在其他Ⅰ期和Ⅱ期临床试验中验证了其对乳腺癌的疗效，Ⅰ期临床试验显示，他拉唑帕尼单药在14例存在BRCA1/2缺失突变的乳腺癌患者中有50%的缓解率和86%的临床获益率；Ⅱ期临床试验（ABRAZO）显示，他拉唑帕尼单药在2个队列（84例）携带BRCA1/2胚系突变的转移性乳腺癌患者中进行试验，队列1为铂类敏感患者，其接受他拉唑帕尼治疗的缓解率为21%，队列2为用过3种及以上细胞毒药物（不含铂类）的患者，其缓解率为37%。已在其他大型乳腺癌临床试验中验证的PARP抑制药还有奥拉帕尼（olaparib）、维利帕尼（veliparib）等。1项Ⅲ期临床试验（OlympiAD）显示，奥拉帕尼单药较临床医师选择的单药标准化疗（卡培他滨、艾日布林或长春瑞滨）显著改善了BRCA胚系突变、HER-2阴性转移性乳腺癌患者的PFS（中位PFS：奥拉帕尼组7.0个月，化疗组4.2个月，$HR=0.58$，$P<0.001$），且奥拉帕尼组的缓解率也高于标准化疗组（奥拉帕尼组59.9%，化疗组28.8%）。另1项Ⅲ期临床试验（BrighTNess）则研究另1种PARP抑制药维利帕尼在Ⅱ~Ⅲ期TNBC新辅助治疗中的疗效。其旨在比较紫杉醇联合卡铂和维利帕尼（三联）、紫杉醇联合卡铂（二联）和紫杉醇单药的疗效，结果发现，三联组的pCR率明显高于紫杉醇单药组（三联组53%，单药紫杉醇组31%，$P<0.0001$），但是和二联组没有明显差异（三联组53%，二联组58%，$P=0.36$）。即便是在BRCA胚系突变的亚组中，三联组也并未显著优于二联组（三联组57%，二联组50%），也就是说，在紫杉醇+卡铂的基础上加用维利帕尼并未能改善TNBC新辅助治疗的pCR率。

EMBRACA研究的结果显示，他拉唑帕尼组的中位PFS较标准化疗组延长3个月，与同类药物奥拉帕尼结果类似。PARP抑制药究竟在哪一类患者中具有治疗优势仍有一定探索空间。从EMBRACA研究的亚组分析中，我们可以发现2个亚组在使用他拉唑帕尼后的PFS获益存在差异，一类是既往未使用过铂类药物的患者，还有一类是有CNS转移的患者。这2个出现差异的亚组能带给我们一些启发。

PARP抑制药与干扰细胞DNA合成的铂类药物在治疗中的相互关系一直存在争议。从EMBRACA研究的亚组分析中可以发现，既往未使用过铂类药物者他拉唑帕尼的获益较既往使用过铂类药物者更明显。EMBRACA研究的对照组方案中没有使用铂类药物化疗，这也是试验设计的缺陷之一。在他拉唑帕尼的Ⅱ期临床试验（ABRAZO）中，设计了2个队列：队列1纳入的49例患者既往均使用过铂类药物，7例停药8周内进展，其余停药8周内未进展；队列2纳入的35例患者既往使用过≥3种细胞毒药物（不含铂类药物）；所有患者均接受他拉唑帕尼单药治疗。结果显示，使用过铂类药物患者的PFS、ORR和CBR均劣于未使用过铂类药物者，且不使用铂类药物的间隔时间越长，疗效越好。结合EMBRACA研究的亚组分析结果，在一定程度上提示了铂类药物使用史会降低PARP抑制药对携带BRCA胚系突变的乳腺癌患者的治疗效果。而之前的OlympiAD试验没有得出使用铂类药物与PARP抑制药的确切关系。另外，PARP抑制药在对铂类药物敏感的卵巢癌患者中能明显提高PFS。综合上述数据，我们可以得到以下启示：①不同PARP抑制药的潜在作用机制可能存在一定差异，从而可能导致其与铂类的相互关系在不同临床试验中的结果并不一致；②相同的PARP抑制药在不同肿瘤类型中可能出现与铂类不同的相互作用，但这仍有待进一步研究证实。

CNS转移一直是乳腺癌治疗中的难点。在EMBRACA研究中，PARP抑制药他拉唑帕尼治疗乳腺癌CNS转移患者较标准化疗组获益更明显［CNS转移组 $HR=0.32$（0.15~0.68），无CNS转移组 $HR=0.58$（0.43~0.78）］。许多常规的化疗药物难以透过血脑屏障，是CNS转移成为乳腺癌治疗难点的原因之一。在EMBRACA研究中，CNS转移组的疗效优势可能与多种因素有关：①可能是药物本身较易通过血脑屏障，但是目前并没有相关研究证实，且PARP抑制药在乳腺癌治疗的其他临床试验中也没有关于CNS转移亚组的相关信息；②选取的对照组化疗方案并非CNS转移的最佳化疗方案，如果选取更适合CNS转移的对照方案是否会产生不同结果则未可知。

从EMBRACA研究的结果及同类药物奥拉帕尼等的研究结果来看，PARP抑制药确实能有效治疗有BRCA胚系突变的乳腺癌，但是PARP抑制药维利帕尼在TNBC、携带BRCA胚系突变的乳腺癌中的疗效获益等是否有进一步提升空间，尚需要在PARP抑制药的获益人群及与其他药物联合使用等方面做进一步探索，如EMBRACA研究的亚组分析显示，他拉唑帕尼在CNS转移患者中的获益较无CNS转移患者更多。

（上海交通大学医学院附属仁济医院　盛小楠　殷文瑾　陆劲松）

三、专家解读二

乳腺癌的易感基因BRCA1和BRCA2是DNA双链断裂修复通路中的关键组成部分，这种基因突变占遗传易感性乳腺癌的20%~25%，占所有乳腺癌的5%。与整个乳腺癌人群相比，存在BRCA1/2突变的乳腺癌患者的平均年龄为40~45岁，比整个患病人群的平均年龄缩短了20年。并且约70%携带BRCA1突变的乳腺癌患者都是TNBC，而在所有TNBC患者中，约20%可检测到BRCA1突变。因此，BRCA突变乳腺癌患者存在诸多提示预后不良的影响因素。但目前对于携带BRCA基因突变的晚期乳腺癌患者，尚无标准治疗方案。临床前研究发现，BRCA突变细胞对铂类药物具有很高的敏感性。早期新辅助研究提示，铂类单药能使携带BRCA突变的乳腺癌患者的pCR率提高到60%以上；TBCRC009研究亦显示了铂类药物在携带BRCA突变的晚期乳腺癌患者中的作用。近年来，TNT研究是唯一一项大型Ⅲ期临床研究，对比卡铂与多西他赛在携带BRCA1/2突变的晚期TNBC患者中的有效性，结果提示，卡铂治疗BCRA1/2突变患者的ORR显著优于多西他赛（68.0% vs. 33.3%）。

DNA 修复具有抗肿瘤的作用，其中存在多种信号通路，当 2 个非致死基因突变单独发生时，细胞并不发生损伤或死亡；而 2 个非致死基因突变同时发生时，就可以引起细胞死亡，即存在杀死效应。PARP 是 DNA 修复酶，在 DNA 的损伤修复和细胞凋亡中发挥重要作用。当 BRCA1/2 突变单独发生时，不能引起细胞死亡，若同时使用 PARP 抑制药则可杀死肿瘤细胞。talazoparib 是新一代高活性 PARP 抑制药，既往 I、II 期临床试验证实了 talazoparib 在携带 BRCA 突变的晚期乳腺癌患者中的疗效。talazoparib 的 III 期临床研究 EMBRACA 是目前针对携带 BRCA 突变的晚期乳腺癌患者的最大样本量的临床研究，其结果于 2018 年 8 月发表在 NEJM 上。

EMBRACA 研究是 1 项开放的 III 期临床研究，旨在对比 talazoparib（1 mg/d）和医师选择的标准单药方案（卡培他滨、艾日布林、吉西他滨或长春瑞滨）的有效性和安全性。431 例患者按照 2∶1 的比例被随机分配接受 talazoparib（287 例）或医师选择的方案（144 例）。主要研究终点为 PFS，次要研究终点为 24 周 OS、总 ORR、CBR 及安全性等。最终到达了主要研究终点，结果显示，talazoparib 组和对照组患者的中位 PFS 分别为 8.6 个月和 5.6 个月，具有显著的统计学差异（$HR=0.542$，$P<0.0001$）。亚组分析显示，具有与临床相关的一些特征，如 TNBC、HR 阳性等，talazoparib 治疗组的疾病进展风险低于对照组，其中之前未接受过铂类药物治疗的患者，使用 talazoparib 方案治疗较对照组疾病进展风险明显减低，这一点值得关注。中期分析显示，talazoparib 组对比对照组中位 OS 无显著差异（22.3 个月 vs. 19.5 个月，$P=0.11$），由于目前生存数据尚不成熟，仍需继续随访。与对照组相比，talazoparib 组 24 周时的患者总 ORR（62.6% vs. 27.2%，$P<0.001$）和 CBR（68.6% vs. 36.1%，$P<0.001$）均有显著改善，其中 talazoparib 组 12 例获得 CR，而对照组没有患者达到 CR。安全性方面，对于常见的不良事件，talazoparib 组出现贫血、疲劳和恶心，对照组出现恶心、疲劳和中性粒细胞减少。2 组 3~4 级血液学不良事件发生率分别为 55% 和 39%，3~4 级严重不良事件发生率分别为 26% 和 25%，不良事件相关死亡的发生率分别为 2.1% 和 3.2%。talazoparib 组中的大多数非血液学不良事件的严重程度为 1 级。研究人员还在每个治疗疗程和治疗结束时，通过使用欧洲癌症研究和治疗组织生活质量量表（core quality life questionnaire-30，QLQ-C30）及基线时的乳腺癌特异性量表 QLQ-BR23 来评估患者的生活质量。根据 QLQ-C30 量表，接受 talazoparib 治疗的患者从基线到治疗终点有显著改善，得分为 3.0，而对照组显著恶化，得分为-5.4（$P<0.001$）。根据 QLQ-BR23 量表，talazoparib 治疗导致临床意义上的恶化显著延迟，talazoparib 组从基线到治疗终点显著改善，而单药化疗组无显著变化。

与 EMBRACA 研究结果较为相似的是首个美国 FDA 批准用于携带 BRCA1/2 突变的晚期乳腺癌患者二线及以上治疗的药物——奥拉帕尼 III 期 OlympiAD 研究，其旨在对比奥拉帕尼单药对比化疗用于 HER-2 阴性且携带 BRCA 突变的晚期乳腺癌患者的疗效。OlympiAD 研究入组了携带 BRCA 突变的 HR 阳性或转移性三阴性乳腺癌患者。所有患者至少接受过二线化疗，HR 阳性乳腺癌患者接受过激素治疗。302 例患者中 TNBC 占 50%，以 2∶1 的比例接受口服奥拉帕尼治疗或化疗（卡培他滨/长春瑞滨/艾日布林）。结果显示，奥拉帕尼组的 PFS 显著优于化疗组（中位 PFS：7.0 个月 vs. 4.2 个月，$P=0.0009$）；奥拉帕尼组和化疗组的 ORR 分别为 59.9% 和 28.8%。虽然 2 个研究的结果相似，但也存在一些差异，如试验人群的基线特征不同，EMBRACA 研究包含局部晚期乳腺癌患者，且 ECOG 评分为 0 分的患者比例差异较大（EMBRACA 研究患者占 53.3%，OlympiAD 研究患者占 72.2%）。

回顾 EMBRACA 研究，talazoparib 与化疗相比耐受性良好，PFS 和 ORR 改善显著，为携带 BRCA 突变的晚期乳腺癌患者提供了另一个可选择的 PARP 抑制药类型。但该研究也有一些局限性：①这个 III 期研究是开放式非盲设计；②对照组的药物摄入方式有口服和静脉给药，较为混杂；③对照组有 18 例患者在第 1 次用药前撤出知情同意（talazoparib 组仅有 1 例），这将对主要终点的数据采集产生影响，然而所有以上患者都同意生存随访，且均立即接受了其他抗肿瘤治疗（其中包括对照组各类化疗药），因此为了保证开放性研究结果的稳定性，主要终点的数据分析仍然要依赖于独立盲态审查中心对意向治疗人群的分析；④对照组中未将铂类药物作为可选择的药物之一。目前，铂类药物作为携带BRCA突变的乳腺癌患者的选择之一，尚缺乏PARP抑制药和铂类药物用于携带BRCA突变的乳腺癌患者的"头对头"研究。此外，EMBRACA研究也没有对疾病进展后铂类药物与PARP抑制药的使用顺序及可能的有效性进行评估。

奥拉帕尼因OlympiAD研究于2014年12月由美国FDA批准上市，是第1款批准上市的口服PARP抑制药。而EMBRACA研究帮助talazoparib获得美国FDA批准。两者均以PFS为主要研究终点，尽管PFS的效力不如OS高，但目前从中期EMBRACA研究的数据来看，最终的OS数据依然备受期待。即便没有OS数据，患者也愿意接受口服PARP抑制药治疗。目前，PARP抑制药用于携带BRCA突变的乳腺癌患者的有效性值得肯定，但相较于化疗（尤其是铂类药物），能否获得非常显著的优势是未来值得探索的方向，并且PARP抑制药与靶向治疗及免疫治疗的联合也为帮助携带BRCA突变的晚期乳腺癌患者延长生存带来了新的希望。

（中国医学科学院肿瘤医院　袁　芃）

参考文献

[1] Valencia OM, Samuel SE, Viscusi RK, et al. The role of genetic testing in patients with breast cancer: A Review. JAMA Surg, 2017, 152 (6): 589-594.

[2] De Bono J, Ramanathan RK, Mina L, et al. Phase I, dose-escalation, two-part trial of the PARP inhibitor talazoparib in patients with advanced germline BRCA1/2 mutations and selected sporadic cancers. Cancer Discov, 2017, 7 (6): 620-629.

[3] Turner NC, Telli ML, Rugo HS, et al. A phase II study of talazoparib after platinum or cytotoxic nonplatinum regimens in patients with advanced breast cancer and germline BRCA1/2 mutations (ABRAZO). Clin Cancer Res, 2019, 25 (9): 2717-2724.

[4] Robson M, Im SA, Senkus E, et al. Olaparib for metastatic breast cancer in patients with a germline BRCA mutation. N Engl J Med, 2017, 377 (6): 523-533.

[5] Loibl S, O'Shaughnessy J, Untch M, et al. Addition of the PARP inhibitor veliparib plus carboplatin or carboplatin alone to standard neoadjuvant chemotherapy in triple-negative breast cancer (BrighTNess): a randomised, phase 3 trial. Lancet Oncol, 2018, 19 (4): 497-509.

[6] Mirza MR, Monk BJ, Herrstedt J, et al. Niraparib maintenance therapy in platinum-sensitive, recurrent ovarian cancer. N Engl J Med, 2016, 375 (22): 2154-2164.

[7] Ledermann J, Harter P, Gourley C, et al. Olaparib maintenance therapy in platinum-sensitive relapsed ovarian cancer. N Engl J Med, 2012, 366 (15): 1382-1392.

[8] Parisi M, Pelletier C. Cherepanov outcomes research examining treatments, quality of life and costs in HER2-negative and triple-negative metastatic breast cancer: a systematic literature review. J Comp Eff Res, 2018, 7 (1): 67-83.

[9] Lord CJ, Ashworth A. PARP inhibitors: synthetic lethality in the clinic. Science, 2017, 355: 1152-1158.

[10] Wang Y, Krais JJ, Bernhardy AJ, et al. RING domain-deficient BRCA1 promotes PARP inhibitor and platinum resistance. J Clin Invest, 2016, 126 (8): 3145-3157.

[11] Byrski T, Dent R, Blecharz P, et al. Results of a phase II open-label, non-randomized trial of cisplatin chemotherapy in patients with BRCA1-positive metastatic breast cancer. Breast Cancer Res, 2012, 14: 110.

[12] Tutt A, Tovey H, Cheang MCU, et al. Carboplatin in BRCA1/2-mutated and triple-negative breast cancer BRCAness subgroups: the TNT Trial. Nat Med, 2018, 24: 628-637.

[13] Murai J, Huang SYN, Das BB, et al. Trapping of PARP1 and PARP2 by clinical PARP inhibitors. Cancer Res, 2012, 72 (21): 5588-5599.

[14] Turner NC, Telli ML, Rugo HS, et al. Final results of a phase 2 study of talazoparib (TALA) following platinum or multiple cytotoxic regimens in advanced breast cancer patients (pts) with germline BRCA1/2 mutations (ABRAZO). Clinical Cancer Research, 2018, 2: 6.

[15] Jennifer K, Litton MD, Hope S, et al. Talazoparib in patients with advanced breast cancer and a germline BRCA mutation. N Engl J Med, 2018, 379 (8): 753-763.

[16] Robson M, Im SA, Senkus E, et al. Olaparib for metastatic breast cancer in patients with a germline BRCA mutation. N Engl J Med, 2017, 377: 523-533.

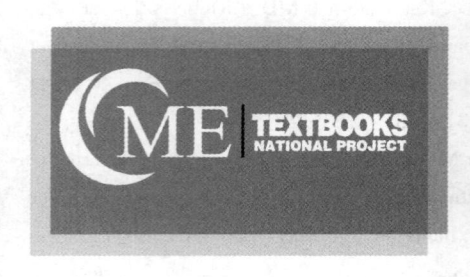

第55章 MONALEESA-2研究：瑞博西利联合来曲唑作为绝经后HR阳性、HER-2阴性晚期乳腺癌一线治疗的研究结果更新

一、概述

【文献来源】

Hortobagyi GN, Stemmer SM, Burris HA, et al. Updated results from MONALEESA-2, a phase Ⅲ trial of first-line ribociclib plus letrozole versus placebo plus letrozole in hormone receptor-positive, HER2-negative advanced breast cancer. Ann Oncol, 2018, 29 (7): 1541-1547.

【研究背景】

CDK4/6是重要的细胞周期激酶，通过结合cyclin D1推动细胞周期。研究表明，CDK4/6可以被ER传导的信号通路所调节。同时，CDK4/6和cyclin D1的高表达也被认为与HR阳性乳腺癌患者的内分泌耐药相关。CDK4/6抑制药可以有效控制HR阳性乳腺癌的发展及控制既往接受内分泌治疗而出现进展的乳腺癌。本项临床研究旨在探讨CDK4/6抑制药瑞博西利（ribociclib）在HR阳性、HER-2阴性晚期乳腺癌中的疗效。

【入组条件】

1. 经病理学证实的HR阳性、HER-2阴性，未进行过系统性治疗的绝经后复发或转移性女性乳腺癌患者。
2. 与末次AI治疗间隔>12个月。
3. 根据RECIST 1.1标准有1个及以上可评估病灶或1个及以上溶骨性病灶。
4. ECOG评分≤1分。

【试验设计】

1. 1项随机、双盲、多中心、安慰剂对照Ⅲ期临床试验。
2. 首要研究终点为PFS。
3. 次要研究终点为OS、ORR、CBR、安全性和耐受性。
4. 分层因素为有无肝、肺转移。

5. 探索性终点为药物疗效和耐药的药代动力学和分子标志物。

6. 统计学方法采用分层 Log-rank 检验比较 PFS；估计需要 302 例疾病进展或死亡事件，以提供 93.5% 检验效能来检测单侧 2.5% 显著性，$HR = 0.67$；分层 Cox 回归模型检验各亚组 PFS 的 HR 和 95%CI。

【试验流程】

MONALEESA-2 研究试验流程见图 55-1。

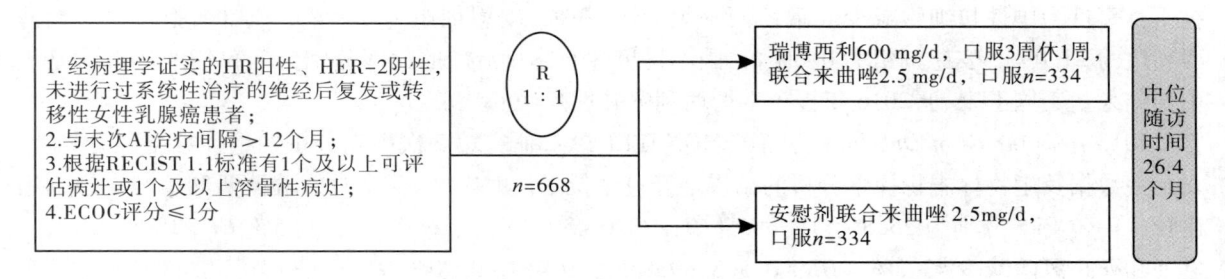

图 55-1 MONALEESA-2 研究试验流程

【结果】

通过此次中位随访时间为 26.4 个月的分析，主要得出以下结论。

1. PFS 瑞博西利联合来曲唑组的中位 PFS 为 25.3 个月（95%CI：23.0~30.3），安慰剂联合来曲唑组为 16.0 个月（95%CI：13.4~18.2），$HR = 0.568$（95%CI：0.457~0.704）。

2. OS 目前数据仍不成熟，瑞博西利联合来曲唑组发生 50 例事件，安慰剂联合来曲唑组发生 66 例事件，$HR = 0.746$（95%CI：0.517~1.078）。

3. ORR 对于所有患者，瑞博西利联合来曲唑组的 ORR 为 42.5%，安慰剂联合来曲唑组的 ORR 为 28.7%；对于可测量病灶的患者，瑞博西利联合来曲唑组的 ORR 为 54.5%，安慰剂联合来曲唑组的 ORR 为 38.8%。

4. 亚组分析 瑞博西利联合来曲唑相比于安慰剂联合来曲唑，几乎在所有亚组都体现了明显的优势。

5. 不良事件 瑞博西利发生不良事件较频繁（以血液学不良事件为主），但通过药物减量可以有效缓解。

6. 疗效预测生物标志物探索 受体酪氨酸激酶（receptor tyrosine kinase，RTK）相关基因可以作为瑞博西利疗效的预测指标，野生型 RTK 患者应用瑞博西利较突变型患者 PFS 延长更为显著。

【结论】

瑞博西利联合来曲唑作为绝经后 HR 阳性、HER-2 阴性晚期乳腺癌患者的一线治疗，疗效明显优于安慰剂联合来曲唑。瑞博西利联合来曲唑治疗的安全性是可控的。

（上海交通大学医学院附属仁济医院　盛小楠　殷文瑾　陆劲松）

二、专家解读一

多项研究证实，CDK4/6抑制药和内分泌治疗联合在HR阳性、HER-2阴性晚期乳腺癌中的应用明显延长了患者的PFS。瑞博西利是一种口服CDK4/6抑制药，MONALEESA-2研究（Ⅲ期）纳入了668例既往未针对晚期治疗的ER阳性、HER-2阴性绝经后晚期乳腺癌患者（一线治疗患者）。中期（中位随访15.3个月）结果显示，与来曲唑+安慰剂组相比，来曲唑+瑞博西利组患者的中位PFS显著延长（未达到 vs. 14.7个月，$HR = 0.56$，$P<0.001$），OS数据未成熟。常见3~4级不良事件为中性粒细胞减少（瑞博西利组为59.3%，安慰剂组为0.9%）和白细胞减少（瑞博西利组为21.0%，安慰剂组为0.6%），因不良事件而终止治疗的比率分别为7.5%和2.1%。基于中期结果，美国FDA于2016年授予瑞博西利突破性疗法的认定。

2018年，Annals of Oncology 更新了MONALEESA-2研究第2次中期分析的生存数据和有效性、安全性数据及生物标志物探索分析的结果。经过中位随访时间26.4个月，瑞博西利组与安慰剂组比较，中位PFS分别为25.3个月（95%CI：23.0~30.3）和16.0个月（95%CI：13.4~18.2），进展和死亡风险减少43.2%（$HR = 0.568$，95%CI：0.457~0.704，$P = 9.63 \times 10^{-8}$），但OS数据仍不成熟。MONALEESA-2研究第2次中期分析结果进一步证实来瑞博西利组相比安慰剂组能使中位PFS延长9.3个月；在几乎所有亚组中（包括年龄、HR状态、是否存在肝/肺转移、是否为初治、既往内分泌药物是他莫昔芬还是AI、既往是否接受过化疗），均得到阳性结果。不良事件与第1次中期分析结果类似，没有新增的不良事件。此次中期分析对其中427例患者进行ctDNA检测生物标志物，结果显示，虽然PIK3CA和RTK野生型患者的PFS有数值上的提高，但未达到统计学差异，并且无论是PIK3CA、TP53突变，还是Rb、Ki-67、P16蛋白表达，或CDKN2A、CCND1、ESR1的mRNA表达水平，患者均能从来曲唑+瑞博西利的治疗中获益。

目前，除了HR阳性，还没有找到合适的生物标志物预测CDK4/6抑制药的疗效，既往研究者也在多项研究中探索CDK4/6抑制药疗效预测的生物标志物。MONARCH-2研究和MONARCH-3研究分析了临床因素是否能作为阿贝西利的疗效预测因子，结果发现肝转移、仅骨转移、肿瘤分级、PR状态和ECOG评分与预后相关。虽然无论预后好还是差的患者都能从阿贝西利获益，但预后较差的人群（肝转移、肿瘤分级高、PR阴性）从阿贝西利获益更大，PFS和ORR大幅增加。因此，临床预后较差可能是阿贝西利的疗效预测指标。

Rb是CDK4/6通路重要的下游分子，既往认为有Rb突变的乳腺癌患者对CDK4/6抑制药不敏感。临床前研究提示，编码Rb蛋白的RB1基因突变会导致CDK4/6抑制药获得性耐药，故认为Rb蛋白可能是CDK4/6的疗效预测因子，但是其他大型随机临床研究，如PALOMA-2研究和PALOMA-3研究，并未发现RB1基因或Rb蛋白与CDK4/6治疗获益相关。

另外，约20%的乳腺癌患者存在编码cyclin D1的CCND1基因扩增，约50%存在CCND1过表达。基础研究发现，CCND1基因扩增对CDK4/6抑制药更敏感，但PALOMA-1研究和PALOMA-2研究均未发现CCND1基因扩增能够预测哌柏西利的疗效，故临床前研究的结果还需进一步临床数据确认。

PALOMA-3研究的结果提示，CCNE1高表达与哌柏西利耐药相关，CCNE1低水平者在哌柏西利组和安慰剂组中的中位PFS分别为14.1个月和4.8个月，而CCNE1高水平者在2组中的中位PFS分别为7.6个月和4.0个月，提示CCNE1低表达者哌柏西利获益更多（$P = 0.0024$）。但目前仅该项临床研究提示CCNE1水平与CDK4/6抑制药的敏感性有关，且为回顾性分析，因此需要更多的证据。CCNE1表达水平是潜在的哌柏西利疗效预测指标，但生物标志物的明确还需要更多大型前瞻性研究确认。

（福建省肿瘤医院 吴 凡 刘 健）

三、专家解读二

MONALEESA 系列中的 MONALEESA-2 研究是 1 项使用 CDK4/6 抑制药瑞博西利联合来曲唑在绝经后 HR 阳性、HER-2 阴性晚期乳腺癌中一线治疗的随机、双盲、多中心、安慰剂对照Ⅲ期临床试验。在 MONALEESA-2 研究中，瑞博西利联合来曲唑组和安慰剂联合来曲唑组各入组了 334 例患者。该研究在 2018 年 4 月发布了第 2 次中期分析结果，结合 2016 年 10 月发表的第 1 次中期分析结果，对于绝经后 HR 阳性、HER-2 阴性晚期乳腺癌，瑞博西利联合来曲唑可以明显延长 PFS（$HR=0.568$，$95\%CI$：$0.457\sim0.704$），并提高 ORR。CDK4/6 是重要的细胞周期激酶，通过结合 cyclin D1 推动细胞周期。研究表明，CDK4/6 可以被 ER 传导的信号通路所调节。同时，CDK4/6 和 cyclin D1 的高表达也被认为与 HR 阳性乳腺癌患者内分泌治疗耐药相关。CDK4/6 抑制药在绝经后 HR 阳性、HER-2 阴性晚期乳腺癌解救治疗中的疗效已在多项临床试验中被证实，主要包括 MONALEESA 系列（瑞博西利）、PALOMA 系列（哌柏西利）及 MONARCH 系列（阿贝西利）。从主要研究终点的结果看，3 种药物联合 AI 都明显提高了 HR 阳性、HER-2 阴性晚期乳腺癌患者的 PFS，并且 HR 相近（表 55-1）。

表 55-1 MONALEESA-2 研究、PALOMA-2 研究及 MONARCH-3 研究疗效的比较

	MONALEESA-2 研究	PALOMA-2 研究	MONARCH-3 研究
方案	瑞博西利+来曲唑	哌柏西利+来曲唑	阿贝西利+AI
PFS	25.3 个月 vs. 16.0 个月	24.8 个月 vs. 14.5 个月	0 vs. 14.7 个月
HR	0.568	0.58	0.543
ORR	54.5% vs. 38.8%	55.3% vs. 44.4%	59.0% vs. 44.0%

瑞博西利联合来曲唑较安慰剂联合来曲唑在几乎所有亚组中都具有明显的优势。值得注意的是，在 HR 表达状况为其他（非 ER 阳性和 PR 阳性组）的患者中，瑞博西利联合来曲唑较安慰剂联合来曲唑同样有明显的优势（$HR=0.358$，$95\%CI$：$0.217\sim0.591$）；这 1 组患者具体的 HR 表达情况可以是只有 ER 阳性或 PR 阳性，但也不排除 TNBC 患者。类似的临床研究 PALOMA-2（哌柏西利联合来曲唑对比安慰剂联合来曲唑治疗绝经后 ER 阳性、HER-2 阴性晚期乳腺癌）的亚组分析中，有一小部分患者为 ER 阴性，结果显示，哌柏西利联合来曲唑在这部分患者中也可以明显延长 PFS（$HR=0.41$，$95\%CI$：$0.22\sim0.75$）。因此认为，CDK4/6 抑制药在 TNBC 中可能也有一定的潜力。近年来，CDK4/6 抑制药在 TNBC 中的作用在一些基础研究中得到了验证，如 Liu 等发现了 CDK4/6-DUB3 通路在 TNBC 转移中发挥重要作用，而哌柏西利可以有效降低 TNBC 细胞的在小鼠体内的转移能力。作为一类异质性较高的乳腺癌，CDK4/6 抑制药在 TNBC、甚至是 HER-2 阳性乳腺癌治疗中的作用仍具有一定的探索空间。

MONALEESA-2 研究此次的结果更新除了进一步证明了 CDK4/6 抑制药在绝经后 HR 阳性、HER-2 阴性晚期乳腺癌一线治疗中的地位，还给出了一系列的亚组分析和探索性分析，不仅为晚期乳腺癌患者提供了新的治疗手段，也推动了一系列相关的转化性研究。本次临床研究更新给出的生物标志物的分析中，就发现异常的 RTK 相关基因的突变型疗效较野生型差。RTK 是一类酶偶

联受体，单次跨膜蛋白，这类蛋白自身是受体同时又是酶，参与胞外信号传递到胞内的过程，RTK 与配体结合后激活胞内一系列的下游通路，如 Ras-MAPK 通路。常见的 RTK 家族成员有表皮生长因子受体、胰岛素受体。RTK 参与的细胞信号转导过程与细胞周期、细胞增生、迁移等许多细胞生理过程有关，同时该通路在疾病中也被广泛研究，如肿瘤、糖尿病等。

回顾同类研究 PALOMA-2，也发布过生物标志物的探索结果，在 MONALEESA-2 研究中和疗效没有相关性的指标在 PALOMA-2 研究中显示与疗效有一定的关联，如 PALOMA-2 研究中免疫组织化学标志物分析就提示了 P16 与哌柏西利联合来曲唑的疗效有关。CDK4/6 抑制药更多的疗效预测标志物仍有待进一步探究。另外，在亚组分析中，亚洲患者（包括亚洲地区患者和亚洲人种患者）应用瑞博西利联合来曲唑的疗效优势比其他地区和人种患者更明显。那么亚洲人群在细胞周期相关生物标志物的表达及突变方面是否有不同于其他人种的情况呢？目前的文献资料显示，这方面的研究较为局限。

MONALEESA 作为系列研究，探索了瑞博西利联合内分泌治疗在 HR 阳性、HER-2 阴性乳腺癌中的疗效。MONALEESA-2 研究验证了瑞博西利在绝经后 HR 阳性、HER-2 阴性晚期乳腺癌中作为一线治疗的疗效。MONALEESA-3 研究是在 HR 阳性、HER-2 阴性进展期乳腺癌患者中进行的，入组的 726 例患者被以 2∶1 的比例随机分为瑞博西利联合氟维司群组和安慰剂联合氟维司群组。主要研究终点的结果显示，瑞博西利联合氟维司群可以显著延长患者的 PFS（瑞博西利组 20.5 个月，安慰剂组 12.8 个月，$HR=0.593$，$P<0.001$）。MONALEESA-7 则是一项瑞博西利在绝经前 HR 阳性、HER-2 阴性晚期乳腺癌中的研究，入组了 672 例绝经前 HR 阳性、HER-2 阴性晚期乳腺癌患者，随机分为瑞博西利联合他莫昔芬或 AI 组和安慰剂联合他莫昔芬或 AI 组，主要研究结果显示，瑞博西利联合内分泌治疗的 PFS 明显优于安慰剂联合内分泌治疗（瑞博西利组 23.8 个月，安慰剂组 13 个月，$HR=0.55$，$P<0.0001$）。MONALEESA 系列临床研究验证了瑞博西利联合内分泌治疗在 HR 阳性、HER-2 阴性乳腺癌中的疗效，3 项研究结果的主要研究终点 PFS 都有明显的差异，虽然，OS 数据仍不成熟，但仍令人期待。

（上海交通大学医学院附属仁济医院　盛小楠　殷文瑾　陆劲松）

参考文献

[1] Hortobagyi GN, Stemmer SM, Burris HA, et al. Ribociclib as first-line therapy for HR-positive, advanced breast cancer. N Engl J Med, 2016, 375: 1738-1748.

[2] Finn RS, Crown JP, Lang I, et al. The cyclin-dependent kinase 4/6 inhibitor palbociclib in combination with letrozole versus letrozole alone as first-line treatment of oestrogen receptor-positive, HER2-negative, advanced breast cancer (PALOMA-1/TRIO-18): a randomised phase 2 study. Lancet Oncol, 2015, 16: 25-35.

[3] Goetz MP, O'Shaughnessy J, Sledge Jr GW, et al. The benefit of abemaciclib in prognostic subgroups: an exploratory analysis of combined data from the MONARCH 2 and 3 studies. Cancer Research, 2018, 78: 615.

[4] Condorelli R, Spring L, O'shaughnessy J, et al. Polyclonal RB1 mutations and acquired resistance to CDK 4/6 inhibitors in patients with metastatic breast cancer. Ann Oncol, 2017, 29: 640-645.

[5] Dean J, Thangavel C, McClendon A, et al. Therapeutic CDK4/6 inhibition in breast cancer: key mechanisms of response and failure. Oncogene, 2010, 29: 4018.

[6] Turner NC, Liu Y, Zhu Z, et al. Abstract CT039: Cyclin E1 (CCNE1) expression associates with benefit from palbociclib in metastatic breast cancer (MBC) in the PALOMA3 trial. Cancer Research, 2018, 78 (13 Supple): 39.

[7] Finn R, Jiang Y, Rugo H, et al. Biomarker analyses from the phase 3 PALOMA-2 trial of palbociclib (P) with letrozole (L) compared with

placebo (PLB) plus L in postmenopausal women with ER +/HER2-advanced breast cancer (ABC). Ann Oncol, 2016, 27 (6): 435.

[8] Barnes DM, Gillett CE. Cyclin D1 in breast cancer. Breast Cancer Res Treat, 1998, 52: 1-15.

[9] Finn RS, Crown JP, Lang I, et al. The cyclin-dependent kinase 4/6 inhibitor palbociclib in combination with letrozole versus letrozole alone as first-line treatment of oestrogen receptor-positive, HER2-negative, advanced breast cancer (PALOMA-1/TRIO-18): a randomised phase 2 study. Lancet Oncol, 2015, 16: 25-35.

[10] Hortobagyi GN, Stemmer SM, Burris HA, et al. Updated results from MONALEESA-2, a phase Ⅲ trial of first-line ribociclib plus letrozole versus placebo plus letrozole in hormone receptor-positive, HER2-negative advanced breast cancer. Ann Oncol, 2018, 29 (7): 1541-1547.

[11] Hortobagyi GN, Stemmer SM, Burris HA, et al. Ribociclib as first-line therapy for HR-positive, advanced breast cancer. N Engl J Med, 2016, 375 (18): 1738-1748.

[12] Liu T, Yu J, Deng M, et al. CDK4/6-dependent activation of DUB3 regulates cancer metastasis through SNAIL1. Nat Commun, 2017, 8: 13923.

[13] Slamon DJ, Neven P, Chia S, et al. Phase Ⅲ randomized study of ribociclib and fulvestrant in hormone receptor-positive, human epidermal growth factor receptor 2-negative advanced breast cancer: MONALEESA-3. J Clin Oncol, 2018, 36 (24): 2465-2472.

[14] Tripathy D, Im SA, Colleoni M, et al. Ribociclib plus endocrine therapy for premenopausal women with hormone-receptor-positive, advanced breast cancer (MONALEESA-7): a randomised phase 3 trial. Lancet Oncol, 2018, 19 (7): 904-915.

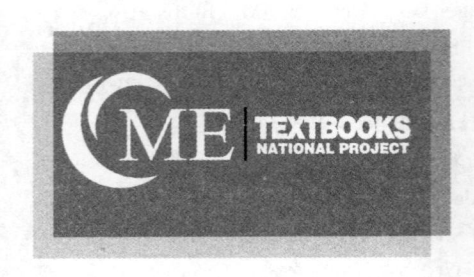

第56章 MONALEESA-3研究：瑞博西利联合氟维司群用于绝经后HR阳性、HER-2阴性晚期乳腺癌的随机Ⅲ期临床试验

一、概　述

【文献来源】

Slamon DJ, Neven P, Chia S, et al. Phase Ⅲ randomized study of ribociclib and fulvestrant in hormone receptor-positive, human epidermal growth factor receptor 2-negative advanced breast cancer: MONALEESA-3. J Clin Oncol, 2018, 36 (24): 2465-2472.

【研究背景】

CDK 4/6是细胞周期的关键调节分子，通过与细胞周期蛋白D（cyclin D）形成复合物，磷酸化Rb蛋白，释放转录因子E2F，从而触发细胞周期从G_1期进入S_1期。HR阳性乳腺癌中常存在CDK4/6-Rb通路异常，并且与内分泌治疗耐药有关。前期基础研究显示，CDK4/6抑制药能抑制HR阳性乳腺癌细胞的生长，并且与内分泌治疗具有协同作用。瑞博西利（ribociclib）是一种CDK4/6抑制药，能将细胞周期阻滞于G_1期，从而达到抑制肿瘤增生的作用。MONALEESA-2研究的结果显示，在绝经后HR阳性、HER-2阴性晚期乳腺癌的一线治疗中，瑞博西利（ribociclib）联合来曲唑对比来曲唑单药能显著延长PFS。MONALEESA-7研究得出结论，在绝经前HR阳性、HER-2阴性晚期乳腺癌患者的内分泌治疗中加入瑞博西利能显著提高PFS。MONALEESA-3研究旨在评估瑞博西利联合氟维司群在绝经后HR阳性、HER-2阴性晚期乳腺癌治疗中的疗效和安全性。

【入组条件】

1. 绝经后妇女或男性。
2. HR阳性、HER-2阴性进展期乳腺癌。
3. 1个及以上可评估病灶（RECIST 1.1）或1个及以上溶骨性病灶。
4. 针对进展期乳腺癌未接受过或仅接受过一线内分泌治疗。
5. 美国东部肿瘤合作组（Eastern Cooperative Group，ECOG）评分≤1分。

【试验设计】

1. 1项前瞻性、多中心、随机、双盲、安慰剂对照的Ⅲ期临床试验。
2. 首要研究终点为研究者评估的PFS。
3. 次要研究终点为OS、总ORR、CBR、安全性和耐受性。

【试验流程】

MONALEESA-3研究试验流程见图56-1。

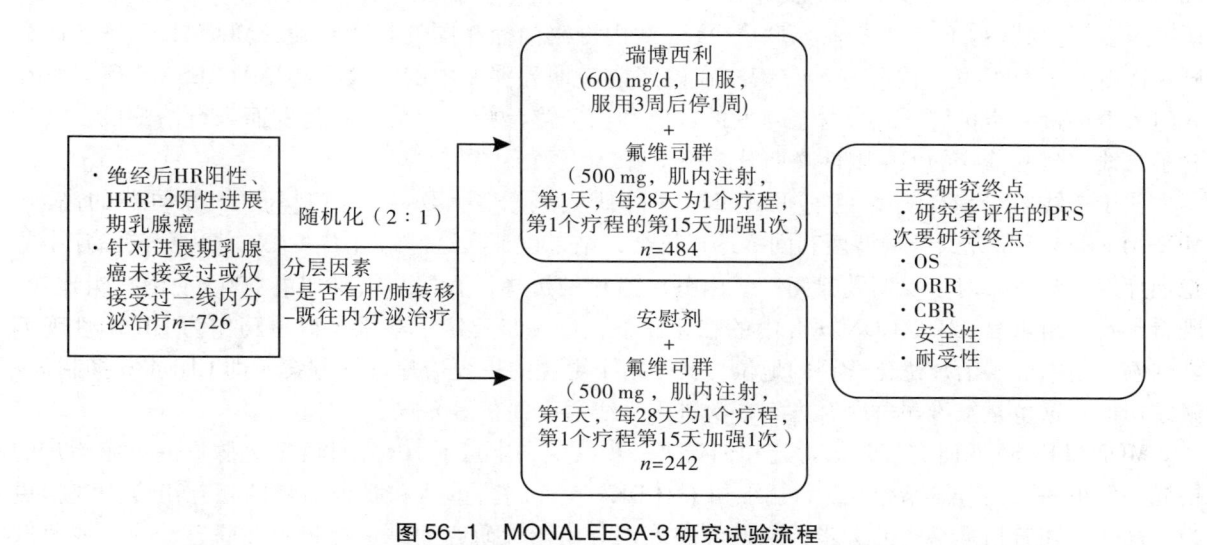

图56-1 MONALEESA-3研究试验流程

【结果】

1. 中位随访时间为20.4个月,已达到主要研究终点。瑞博西利+氟维司群组(治疗组)的PFS较安慰剂+氟维司群组(对照组)显著延长(20.5个月 vs. 12.8个月,$HR=0.593$,95% CI:0.480~0.732,$P<0.001$)。
2. 一线及二线瑞博西利联合氟维司群组的PFS均优于安慰剂联合氟维司群组。
3. 在所有患者中,加入瑞博西利使ORR从21.5%提高至32.4%($P<0.001$),CBR从62.8%提高至70.2%($P=0.020$);而对于在基线期有可测量病灶的患者,加入瑞博西利使ORR从28.7%提高至40.9%($P=0.003$),CBR从59.7%提高至69.4%($P=0.015$)。
4. 不良事件方面,中性粒细胞减少是最常见的血液学不良事件(治疗组69.6% vs. 对照组2.1%),其中3~4级中性粒细胞减少的发生率为治疗组46.6%/6.8%,对照组0%/0%。非血液学不良事件主要包括恶心(治疗组45.3% vs. 对照组28.2%)和疲劳(31.5% vs. 33.2%)。在心脏毒性方面,治疗组和对照组治疗后QTc间期(QTcF)>480 ms的发生率分别为5.6%和2.5%。治疗组和对照组因不良事件减量或中断治疗的发生率分别是33.1%、68.5%和3.3%、18.7%。

【结论】

在绝经后HR阳性、HER-2阴性晚期乳腺癌中,瑞博西利+氟维司群较安慰剂+氟维司群可显著延长 PFS，且疗效获益见于所有亚组。瑞博西利联合氟维司群的安全性在可控范围内，与既往Ⅲ期研究报道一致。因此认为，瑞博西利联合氟维司群可作为绝经后 HR 阳性、HER-2 阴性晚期乳腺癌患者新的一线或二线治疗策略。

（上海交通大学医学院附属仁济医院　林燕苹　殷文瑾　陆劲松）

二、专家解读一

MONALEESA-3 研究是 CDK4/6 抑制药瑞博西利在联合内分泌治疗领域的又一全新探索。"全"和"新"体现在入组人群全，对照组治疗新。作为瑞博西利临床研究"三部曲"，MONALEESA-2 研究重复了与其他 CDK4/6 抑制药联合 AI 一线内分泌治疗相同的临床获益；MONALEESA-7 研究则再次肯定了 OFS 联合内分泌治疗策略在绝经前晚期乳腺癌中的疗效。MONALEESA-3 研究则在入组人群中进一步扩展，既包含了新发的或既往内分泌治疗＞12 个月后复发而未行治疗的，又包含了二线内分泌治疗的 HR 阳性晚期乳腺癌患者。

关于二线内分泌治疗，已有 PALOMA-3 等研究展示了 CDK4/6 抑制药+氟维司群的高效，MONALEESA-3 研究给予瑞博西利同等选择机会，结果也证实这一组合方案在二线内分泌治疗中的稳定疗效。同时，对于晚期乳腺癌一线内分泌治疗的选择，直接与氟维司群 500 mg 治疗组比较，既看到对照组重复了 FALCON 研究中的临床获益，进一步奠定了氟维司群单药作为 HR 阳性晚期乳腺癌一线内分泌治疗优化选择的地位，又丰富了更优的一线治疗选择方案，即 CDK4/6 抑制剂+氟维司群。这也是氟维司群联合方案首次进入一线治疗并获得突破。

MONALEESA-3 研究带来的肯定和创新进一步改变和丰富了 HR 阳性晚期乳腺癌内分泌治疗的格局，使得一线内分泌治疗在 AI/氟维司群/CDK4/6 抑制药单药和联合治疗的相互组合中变得更为多样化。随着精准医学的进步，晚期乳腺癌内分泌治疗研究的重点都集中在联合治疗，或争取更早、更优的疾病控制，或在耐药方面获得突破性的进展。但在临床实践中，存在疾病异质性、不良事件的差异化、药物的可及性及经济压力等诸多因素况，我们仍需重视单药治疗获益人群的特征。如何有更优的分子标志物筛选一线内分泌治疗（优选单药或优选联合用药）在目前的临床试验中难以准确定义。而更具有挑战的是，在 CDK4/6 抑制药联合氟维司群一线治疗进展后该如何给予下一步治疗。该方案在 PFS 上的获益是否能够带来持续的 OS 获益仍将是临床关注和讨论的热点。

（天津医科大学肿瘤医院　郝春芳）

三、专家解读二

在 HR 阳性晚期乳腺癌的治疗中，CDK4/6 抑制药可谓是"后起之秀"，占据了越来越重要的位置。近年来，几项大型临床研究（PALOMA 系列、MONARCH 系列、MONALESSA 系列）分别针对 3 种不同 CDK4/6 抑制药开展了系列研究。MONALESSA 系列研究选择的药物为瑞博西利，与哌柏西利同属选择性 CDK4/6 抑制药，对 CDK4 和 CDK6 活性的半数抑制浓度（IC50）分别为 10 nM 和 39 nM，其推荐剂量为 600 mg，口服，每天 1 次，连续 21 天，停服 7 天，每 28 天为 1 个疗程。前期临床研究 MONALEESA-2 和 MONALEESA-7 已表明，对于绝经前、围绝经期及绝经后 HR 阳性、HER-2 阴性进展期乳腺癌女性患者，瑞博西利+内分泌治疗相对于安慰剂+内分泌治疗能显著改善 PFS。内分泌治疗耐药可能有多种机制，包括 ESR1 的突变和（或）旁路的激活，目前对于克服内分泌治疗耐药的策略比较一致的观点是在持续抗 ER 通路（如氟维司群）的同时联合旁路抑制药（如CDK4/6抑制药）。既往研究显示，CDK4/6抑制药联合氟维司群对于内分泌治疗失败的HR阳性进展期乳腺癌患者疗效显著；但对于新发的或完成内分泌治疗>12个月后复发而未行治疗的HR阳性、HER-2阴性进展期乳腺癌患者，即对内分泌治疗敏感的人群，CDK4/6抑制药联合氟维司群的疗效如何还未有结论。并且对于瑞博西利，目前也缺乏其与氟维司群联合用于治疗既往内分泌治疗失败的数据，这是MONALEESA-3研究开展的目的。

对MONALEESA-3研究的入组人群进行详细分析，从分类来看，其包括一线治疗和二线治疗。一线治疗人群包括新近诊断的或完成（新）辅助内分泌治疗>12个月后复发而未行治疗的HR阳性、HER-2阴性进展期乳腺癌患者，即对内分泌治疗敏感的人群，这一亚组数据显示了CDK4/6抑制药联合氟维司群作为进展期乳腺癌一线内分泌治疗的疗效问题。二线治疗人群包括完成（新）辅助内分泌治疗<12个月复发或（新）辅助内分泌治疗过程中复发而未行治疗、完成内分泌治疗>12个月后复发并接受一线内分泌治疗后进展，以及一线内分泌治疗后进展且未接受过（新）辅助治疗的进展期或转移性乳腺癌患者，这一亚组数据显示了瑞博西利联合氟维司群用于一线内分泌治疗失败的HR阳性、HER-2阴性进展期乳腺癌二线内分泌治疗的疗效问题。该研究结果显示，不论是一线还是二线内分泌治疗，瑞博西利联合氟维司群均显著提高了PFS。目前，有很多关于CDK4/6抑制药的数据，但直接针对内分泌治疗敏感人群的数据还比较少，MONALEESA-3研究回答了对于这组人群中在抗ER通路（氟维司群）的基础上是否加用CDK4/6抑制药的问题，结果显示，联合应用组对比氟维司群单药组中位PFS显著提高。这一结果启示我们，在一线内分泌治疗中直接选用联合治疗（氟维司群+CDK4/6抑制药），如果在此基础上再联合1个PI3K-Akt-mTOR通路抑制药（如依维莫司等），疗效是否可以进一步提高？另外，目前CDK4/6抑制药均是与其他内分泌药物联用，那么其单独应用的疗效如何，不同的内分泌药物是联合使用还是逐个使用还有待进一步的临床数据来解答。

瑞博西利前期的临床研究均显示了良好的疗效。其中，MONALEESA-2研究入组了668例绝经后HR阳性、HER-2阴性复发转移性乳腺癌患者，按1∶1比例随机分配接受瑞博西利+来曲唑或安慰剂+来曲唑。结果显示，中位随访26.4个月后，瑞博西利+来曲唑与安慰剂+来曲唑相比，中位PFS分别为25.3个月和16.0个月（$HR=0.568$，$95\%CI$：$0.457\sim0.704$，$P=9.63\times10^{-8}$）。而针对绝经前或围绝经期晚期乳腺癌患者则开展了MONALEESA-7研究，672例绝经前或围绝经期HR阳性、HER-2阴性晚期乳腺癌患者按照1∶1比例随机分配进入瑞博西利组（$n=335$）或安慰剂组（$n=337$），2组均以他莫昔芬（20 mg/d）+OFS或非甾体类AI（来曲唑2.5 mg/d或阿那曲唑1 mg/d）+OFS为基础用药。结果显示，瑞博西利联合内分泌治疗组的中位PFS优于安慰剂联合内分泌治疗组（23.8个月 vs. 13个月，$HR=0.55$，$95\%CI$：$0.44\sim0.69$，$P<0.0001$）。

对比其他2种CDK4/6抑制药联合氟维司群的临床研究数据，PALOMA-3研究为哌柏西利联合氟维司群，MONARCH-2研究为阿贝西利（abemaciclib）联合氟维司群。PALOMA-3研究将521例HR阳性、HER-2阴性既往内分泌治疗进展的转移性乳腺癌患者按2∶1的比例随机分为哌柏西利+氟维司群组（试验组）和安慰剂+氟维司群组（对照组）。结果显示，试验组的中位PFS为9.5个月，而对照组的中位PFS仅为4.6个月（$HR=0.46$，$P<0.0001$）。MONARCH-2研究入组669例对内分泌治疗耐药的患者（新辅助/辅助内分泌治疗过程中，或辅助内分泌治疗完成1年内疾病复发，或晚期一线内分泌治疗中进展），将其按2∶1比例随机分为接受阿贝西利联合氟维司群组和安慰剂联合氟维司群组。结果显示，阿贝西利联合氟维司群组的中位PFS为16.4个月，而安慰剂联合氟维司群组的中位PFS仅为9.3个月（$HR=0.553$，$P<0.001$）。MONALEESA-3研究对于既往接受过一线内分泌治疗进展的人群的数据显示，瑞博西利联合氟维司群对比安慰剂联合氟维司群的中位PFS分别为14.6个月和9.1个月，与其他2种CDK4/6抑制药的数据相仿，从间接比较

来看，这3种CDK4/6抑制药在疗效上差别并不大。

MONALEESA-3研究进一步提供了瑞博西利在绝经后HR阳性、HER-2阴性晚期乳腺癌患者治疗中的证据，为绝经后HR阳性、HER-2阴性晚期乳腺癌患者提供了更多的治疗选择。目前，美国NCCN指南、第4版ESO-ESMO晚期乳腺癌国际共识指南（ABC4指南）及《中国临床肿瘤学会（Chinese Society of Clinical Oncology，CSCO）乳腺癌诊疗指南（2018.V1）》均推荐瑞博西利用于绝经后HR阳性、HER-2阴性晚期乳腺癌。

MONALEESA-3研究还存在一些不足之处：①尚没有OS数据；②入组标准内允许入组男性患者，但实际并未纳入，其对男性晚期乳腺癌患者的疗效如何没有数据支持；③研究中允许一线内分泌治疗，但是对于一线内分泌治疗的药物并未详细说明是AI还是TAM，是否对疗效有影响。CDK4/6抑制药从某种意义上来说也可以认为是一种类似化疗的药物，那么其与化疗药物直接对比的结果如何，目前也尚未有数据支持。

在晚期乳腺癌的内分泌治疗上，我们有了更多的药物选择，但是对于这些药物的最佳用药顺序是什么？是单独用药还是联合应用？一种CDK4/6抑制药进展后换用另一种CDK4/6抑制药的疗效如何？CDK4/6抑制药在新辅助或辅助治疗中的地位如何？CDK4/6抑制药在其他乳腺癌亚型（如HR阳性、HER-2阳性）中的疗效如何？大量的问题仍需进一步的研究来解答。

（上海交通大学医学院附属仁济医院　林燕苹　殷文瑾　陆劲松）

参考文献

[1] Hortobagyi GN, Stemmer SM, Burris HA, et al. Updated results from MONALEESA-2, a phase Ⅲ trial of first-line ribociclib plus letrozole versus placebo plus letrozole in hormone receptor-positive, HER2-negative advanced breast cancer. Ann Oncol, 2018, 29: 1541-1547.

[2] Tripathy D, Im SA, Colleoni M, et al. Ribociclib plus endocrine therapy for premenopausal women with hormone-receptor-positive, advanced breast cancer (MONALEESA-7): a randomised phase 3 trial. Lancet Oncol, 2018, 19: 904-915.

[3] Cristofanilli M, Turner NC, Bondarenko I, et al. Fulvestrant plus palbociclib versus fulvestrant plus placebo for treatment of hormone-receptor-positive, HER2-negative metastatic breast cancer that progressed on previous endocrine therapy (PALOMA-3): final analysis of the multicentre, double-blind, phase 3 randomised controlled trial. Lancet Oncol, 2016, 17: 425-439.

[4] Sledge GW, Toi M, Neven P, et al. MONARCH 2: abemaciclib in combination with fulvestrant in women with HR+/HER2-advanced breast cancer who had progressed while receiving endocrine therapy. J Clin Oncol, 2017, 35: 2875-2884.

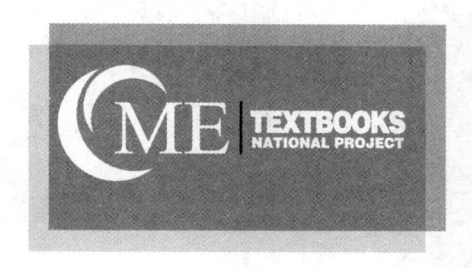

第57章 MONALEESA-7 研究：瑞博西利联合内分泌治疗用于绝经前 HR 阳性晚期乳腺癌的随机 Ⅲ 期临床试验

一、概 述

【文献来源】

Tripathy D, Im SA, Colleoni M, et al. Ribociclib plus endocrine therapy for premenopausal women with hormone-receptor-positive, advanced breast cancer (MONALEESA-7): a randomized phase 3 trial. Lancet Oncol, 2018, 19 (7): 904-915.

【试验背景】

瑞博西利（ribociclib）是一种 CDK4/6 抑制药，具有阻断细胞周期、治疗肿瘤的作用。MONASLEESA-2 研究已经证明，在绝经后 HR 阳性、HER-2 阴性晚期乳腺癌的一线治疗中，CDK4/6 抑制药瑞博西利联合来曲唑对比来曲唑单药能延长 PFS。MONASLEESA-7 研究旨在评估瑞博西利联合内分泌治疗在绝经前 HR 阳性、HER-2 阴性晚期乳腺癌中的疗效和安全性。

【入组条件】

（一）纳入标准

1. 18~59 岁绝经前或入组时为围绝经期的女性。
2. 组织学或细胞学确认的 HR 阳性、HER-2 阴性乳腺癌。
3. 有无法治愈的局部区域复发或转移性疾病（无法进行治愈性手术或放疗的患者）。
4. 患者至少有 1 处 RECIST 1.1 定义的可测量病灶，或至少 1 处显著的溶骨性病灶。
5. ECOG 评分≤1 分。
6. 允许在新辅助治疗或辅助治疗阶段接受过内分泌治疗。
7. 没有活动性心脏病史。

（二）排除标准

1. 既往进行过 CDK4/6 抑制药治疗的患者。

2. 在解救治疗时使用过内分泌治疗的患者（除外使用过少于2周他莫昔芬或一种非甾体AI联合/不联合戈舍瑞林，或使用少于4周戈舍瑞林的患者，这些患者可入组并继续使用原来用过的药物）。

3. 炎性乳腺癌、有中枢神经系统转移、有症状的内脏转移，或有显著、不可控的心脏疾病或心脏复极异常的患者。

【试验设计】

1. 1项前瞻性、多中心、随机、双盲、安慰剂对照的Ⅲ期临床试验。
2. 主要研究终点为研究者评估的PFS。
3. 次要研究终点为OS、ORR、CBR、缓解时间、DoR等。
4. 所有患者都在每个疗程第1天给予戈舍瑞林3.6 mg皮下注射治疗。
5. 分层因素是有无肝/肺转移、是否在复发转移后接受化疗、内分泌治疗的药物（他莫昔芬或AI）。

【试验流程】

MONALEESA-7研究试验流程见图57-1。

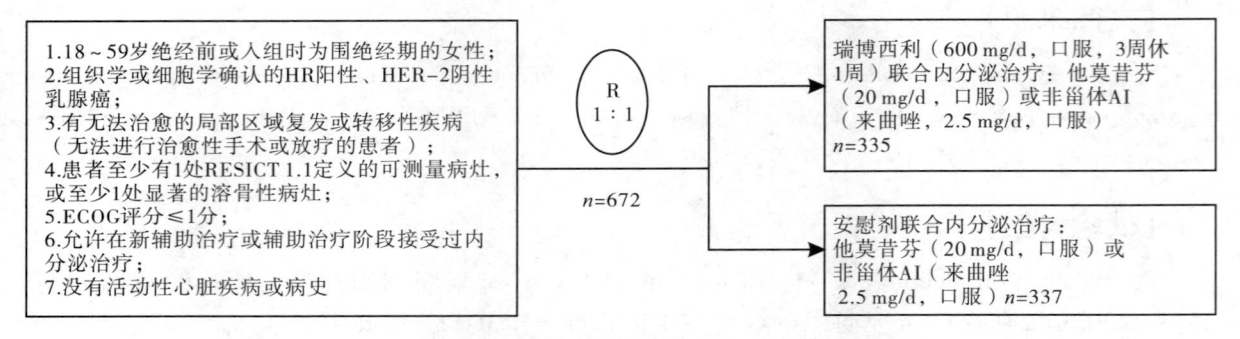

图57-1 MONALEESA-7研究试验流程

【结果】

1. PFS 瑞博西利联合内分泌治疗组的中位PFS优于安慰剂联合内分泌治疗组的中位PFS（23.8个月 vs. 13个月，$HR=0.55$，$95\%CI$：$0.44\sim0.69$，$P<0.0001$）。联合他莫昔芬177例，瑞博西利组的PFS为22.1个月，安慰剂组的PFS为11.0个月（$HR=0.59$，$95\%CI$：$0.39\sim0.88$）。联合非甾体AI 495例，瑞博西利组的PFS为27.5个月，安慰剂组的PFS为13.8个月（$HR=0.57$，$95\%CI$：$0.44\sim0.74$）。PFS亚组分析的结果显示，大部分亚组中瑞博西利联合内分泌治疗能较安慰剂联合内分泌治疗延长PFS，其中瑞博西利在亚裔亚组中的获益尤为显著，在有器官转移或3个以上转移灶的患者中获益更显著。

2. ORR 瑞博西利联合内分泌治疗组为41%，安慰剂联合内分泌治疗组为30%（$P=0.00098$）。

3. 中位DoR 瑞博西利联合内分泌治疗组为21.3个月，安慰剂联合内分泌组为17.5个月。

4. 中位预设（≥10%）恶化时间 瑞博西利联合内分泌治疗组未达到，安慰剂联合内分泌组为 21.2 个月。

5. CBR 全体患者的 CBR，瑞博西利联合内分泌治疗组为 79%，安慰剂联合内分泌治疗组为 70%（$P=0.002$）；可测量患者的 CBR，瑞博西利联合内分泌治疗组为 80%，安慰剂联合内分泌治疗组为 67%（$P=0.00034$）。

6. 安全性 在任意一组超过 5% 的患者发生的 3~4 级不良事件有中性粒细胞减少（瑞博西利联合内分泌治疗组为 61%，安慰剂联合内分泌治疗组为 4%）、白细胞减少（瑞博西利联合内分泌治疗组为 14%，安慰剂联合内分泌治疗组为 1%）、丙氨酸转氨酶升高（瑞博西利联合内分泌治疗组为 5%，安慰剂联合内分泌治疗组为 1%）。对于严重不良事件，瑞博西利联合内分泌治疗组为 18%，安慰剂联合内分泌治疗组为 12%。对于导致研究中断的不良事件，瑞博西利联合内分泌治疗组为 4%，安慰剂联合内分泌治疗组为 3%。

7. OS 2019 年，MONALEESA-7 研究更新了中位随访时间达 34.6 个月的 OS 结果，发现瑞博西利联合内分泌治疗组的中位 OS 优于安慰剂联合内分泌治疗组的中位 OS（尚未达到 vs. 40.9 个月，$HR=0.71$，$95\%CI$：$0.54~0.95$，$P=0.00973$）。

【结论】

在绝经前 HR 阳性、HER-2 阴性晚期乳腺癌中，瑞博西利联合内分泌治疗较安慰剂联合内分泌治疗显著提高患者的中位 PFS 并显著延长 OS，而且具有可控的安全性。因此认为，瑞博西利联合内分泌治疗为患者提供了新的一线治疗方案。

（上海交通大学医学院附属仁济医院　盛小楠　殷　凯　殷文瑾　陆劲松）

二、专家解读一

乳腺癌的发生和其他肿瘤一样，与细胞周期调控机制的破坏导致的细胞失控性生长相关，如细胞内抑癌基因的失活或原癌基因的激活，往往使细胞周期调控异常，从而引起细胞无限制性生长，最终导致肿瘤形成。细胞周期蛋白 cyclin D-CDK4/6 通路的基因破坏是多种癌症中最常见的。从 G_1 期至 S 期是细胞正常复制的关键时期，在这一过程中，cyclin D-CDK4/6-Rb 起重要作用。由于 CDK 在细胞增生中的作用，其可作为抗癌治疗的天然靶标。因此，在肿瘤靶向治疗的发展中，通过 CDK 抑制药重建对细胞周期的控制一直是研究热点。

在 HR 阳性乳腺癌的治疗中，内分泌治疗为基础治疗方法，但大多数患者存在先天性或获得性内分泌治疗耐药。CDK4/6 抑制药的出现为这部分患者延长生存带来了新的希望。目前，有 3 种 CDK4/6 抑制药哌柏西利、瑞博西利和阿贝西利。既往研究显示，在绝经后 HR 阳性、HER-2 阴性乳腺癌患者的一线或二线治疗中，AI 联合 CDK4/6 抑制药较单纯内分泌治疗获益更多。但是对于绝经前乳腺癌患者，只有 PALOMA-3 研究和 MONARCH-2 研究涉及部分绝经前晚期乳腺癌患者。这 2 个研究纳入了部分先前内分泌治疗进展的绝经前晚期乳腺癌患者，但其并非特定为这部分患者设计，而且只分别纳入了 21.0% 和 16.1% 的患者作为 1 个亚组来分析。这部分患者被要求在入组前接受促性腺激素释放激素如戈舍瑞林至少治疗 28 天；而在 MONALEESA-7 研究中，戈舍瑞林可以与研究药物同时启用，在此之前没有任何一个研究去探索 CDK4/6 抑制药与非甾体类 AI 或他莫昔芬联合在绝经前乳腺癌患者中的疗效。

MONALEESA-7 是第 1 项探索 CDK4/6 抑制药瑞博西利联合他莫昔芬或非甾体类 AI 一线治疗绝经前 HR 阳性、HER-2 阴性转移性乳腺癌的大型前瞻性、多中心、双盲、Ⅲ期随机对照研究。该研究针对绝经前/围绝经期 HR 阳性、HER-2 阴性复发转移后未接受过系统治疗的晚期乳腺癌患者，按 1∶1 比例随机给予患者瑞博西利+他莫昔芬或非甾体类 AI+戈舍瑞林和安慰剂+他莫昔芬或非甾体类 AI+戈舍瑞林。主要研究终点为 PFS（中位 23.8 个月 vs. 13.0 个月），次要研究终点为 OS、ORR、CBR（79.9% vs. 67.3%）、安全性和患者自觉预后。随机分层因素包括有无肝/肺转移、是否用过化疗、是否用过内分泌治疗（他莫昔芬/非甾体类 AI）。研究中患者中断瑞博西利或戈舍瑞林可以继续治疗，但是终止内分泌治疗意味研究结束。该研究中位随访 19.2 个月，发生 318 个事件达到主要研究终点。

与其他 2 种药物一线联合内分泌治疗的临床研究（PALOMA-2 研究、MONARCH-3 研究）比较，MONALEESA-7 研究在试验设计时采用了 1∶1 的入组方式，入组患者年龄较轻（约 45 岁），亚洲患者比例也较高（30%），所以该研究对于亚洲年轻的绝经前乳腺癌患者非常有意义。在疗效方面，哌柏西利一线联合内分泌治疗的 PFS（27.6 个月）和阿贝西利一线联合内分泌治疗的 PFS（28.2 个月）结果一致，确定了 CDK4/6 抑制药联合内分泌治疗（任何内分泌治疗药物）在绝经前患者中的疗效。

MONALEESA-7 研究在联合内分泌治疗时选择了他莫昔芬和非甾体类 AI，分层分析也发现，非甾体类 AI 联合瑞博西利的中位 PFS 在数值上高于联合他莫昔芬（27.5 个月 vs. 22.1 个月），这可能与入组他莫昔芬的患者少有关。亚组分析显示，对于所有亚组，瑞博西利联合组比他莫昔芬联合组获益显著。同时，对于存在肝/肺转移的患者，瑞博西利联合组获益更多。该研究允许接受过一线化疗的患者入组，且给予这部分患者（14%）瑞博西利联合非甾体类 AI 同样可以获益，再次为存在肝/肺转移或曾一线化疗的绝经前/围绝经期患者临床使用 CDK4/6 抑制药提供了证据。

目前，临床面临的主要挑战是 CDK4/6 抑制药长期用药的疗效和安全性。几个临床研究的 OS 数据都不成熟，需要长期随访直至得到 OS 结果。也有多项正在进行中的其他临床研究评估 CDK4/6 抑制药在其他类型乳腺癌患者中的治疗效果，如 HER-2 阳性耐药的患者。探索 CDK4/6 抑制药的预测性标志物也是医师在乳腺癌领域向精准治疗更进一步的手段。

（浙江省肿瘤医院　陈占红）

三、专家解读二

近年来，随着细胞周期调控蛋白成为研究的热点，CDK4/6 抑制药已成为新兴的靶向治疗药物。CDK4/6 抑制药的治疗机制在于靶向 cyclin D-CDK4/6-p16INK4A 信号通路，特异性地抑制 CDK4/6 激酶活性，而对其他激酶相对不敏感，继而使 pRb 去磷酸化，抑制下游转录因子 E2F 的释放，引起 G_1 期细胞周期阻滞，导致细胞衰老，改变细胞的代谢，而衰老细胞在去除诱导信号后不会返回到细胞周期。目前，已有哌柏西利（palbociclib）、瑞博西利（ribociclib）、阿贝西利（abemaciclib）这 3 种 CDK4/6 抑制药进行了临床试验，且哌柏西利、瑞博西利已被批准用于绝经后 HR 阳性、HER-2 阴性晚期乳腺癌患者的解救治疗。

MONALEESA 系列研究就是关于瑞博西利在乳腺癌中的临床试验：MONALEESA-2 研究的受试者为绝经后、HR 阳性、HER-2 阴性的乳腺癌患者，结果显示瑞博西利联合来曲唑对比安慰剂联合来曲唑能显著改善 PFS（瑞博西利组 25.3 个月，安慰剂组 16.0 个月，$P < 0.0001$）。MONALEESA-3 研究是在 HR 阳性、HER-2 阴性进展期乳腺癌中进行的，对比瑞博西利联合氟维司群和安慰剂联合氟维司群组，主要研究终点结果显示瑞博西利联合氟维司群可以显著延长患者的 PFS（瑞博西利组 20.5 个月，安慰剂组 12.8 个月，$P<0.001$）。但是在本研究之前，一直缺乏特异性针对绝经前患者的 CDK4/6 抑制药临床试验。MONALEESA-7 就着眼于 CDK4/6 抑制药在绝经前患者的疗效。

第57章 MONALEESA-7研究：瑞博西利联合内分泌治疗用于绝经前HR阳性晚期乳腺癌的随机Ⅲ期临床试验

MONALEESA-7研究是第1个探索CDK4/6抑制药用于绝经前HR阳性、HER-2阴性晚期乳腺癌一线治疗疗效及安全性的临床研究，其结果对于CDK4/6抑制药适应证能否扩大到绝经前患者至关重要。该研究目前公布的结果显示，在绝经前HR阳性、HER-2阴性晚期乳腺癌中使用瑞博西利联合内分泌治疗对比安慰剂联合内分泌治疗能提高中位PFS、ORR及CBR等，而且具有可控的安全性。虽然该研究于2018年7月发表在 Lancet Oncology 的OS数据尚不成熟，但是足可以体现CDK4/6抑制药在绝经前HR阳性、HER-2阴性晚期乳腺癌中的疗效；而于2019年6月发表在 New England Journal of Medicine 的更新数据显示了OS的改善，即经过34.6个月的中位随访时间，瑞博西利联合内分泌治疗组展现出较安慰剂联合内分泌治疗组更长的OS（尚未达到 vs. 40.9个月，$HR=0.71$，$95\%CI$：$0.54\sim0.95$，$P=0.00973$）。本研究的结果为瑞博西利最终用于治疗绝经前HR阳性、HER-2阴性晚期乳腺癌提供关键性的前瞻性临床试验证据。另外，亚组分析还发现，瑞博西利联合他莫昔芬或AI均能提高PFS，而且在大多数亚组中均有获益。并且，瑞博西利在亚裔亚组中的获益尤为显著，在有器官转移或3个以上转移灶的患者中获益更显著。这些亚组分析的结果可能为瑞博西利的临床应用指明了优势获益人群，并提供了更为精准的适应证。

在其他CDK4/6抑制药临床研究（PALOMA-3和MONARCH-2）的绝经前患者亚组中，CDK4/6抑制药联合氟维司群均能显著改善中位PFS。PALOMA-3研究入组了HR阳性、HER-2阴性进展期乳腺癌患者，随机分为哌柏西利联合氟维司群组和安慰剂联合氟维司群组。结果显，哌柏西利联合氟维司群组较安慰剂联合氟维司群组显著延长患者PFS（9.5个月 vs. 4.6个月，$HR=0.46$，$95\%CI$：$0.36\sim0.59$，$P<0.0001$）。在PALOMA-3研究中，绝经前亚组的PFS也得到了延长，哌柏西利联合氟维司群组为9.5个月，安慰剂联合氟维司群组为5.6个月（$HR=0.5$，$95\%CI$：$0.29\sim0.87$）。MONARCH-2研究则对比了CDK4/6抑制药阿贝西利或安慰剂联合氟维司群在HR阳性、HER-2阴性进展期乳腺癌中的疗效。结果显示，阿贝西利联合氟维司群组较安慰剂联合氟维司群组显著延长PFS（16.4个月 vs. 9.3个月，$HR=0.553$，$95\%CI$：$0.449\sim0.681$，$P<0.001$）。在MONARCH-2研究中，阿贝西利联合氟维司群也能提高亚组患者的PFS（$HR=0.415$，$95\%CI$：$0.246\sim0.698$）。通过以上2项研究的结果得出，CDK4/6抑制药联合氟维司群能够改善绝经前HR阳性、HER-2阴性进展期乳腺癌的预后，但这2项临床研究均包含二线或多线治疗。对比这些研究，MONALEESA-7研究进一步验证了CDK4/6抑制药在绝经前HR阳性、HER-2阴性乳腺癌患者一线治疗中的疗效。

从MONALEESA-7研究的结果中，我们可以注意到部分患者瑞博西利中断用药（77%）或减量（38%）的比例较高，这些治疗方案的变化是否对结果造成影响尚不可知。该研究只给出了不良事件的数据，但未描述发生不良事件后的相应治疗（如保肝药物），无法评估相应药物对结果的影响。此外，该研究并没有设计CDK4/6抑制药与化疗的对比，在临床用药实际指导作用上仍有缺憾。我们期待未来是否可能设计针对绝经前HR阳性、HER-2阴性晚期乳腺癌伴内脏转移的危重患者，给予CDK4/6抑制药联合内分泌治疗对比化疗的疗效研究。最后，本研究并没有说明患者选择他莫昔芬还是AI的标准，未来可设计临床试验对比他莫昔芬和AI治疗的获益人群，以指导不同类型患者内分泌治疗用药。

（上海交通大学医学院附属仁济医院　盛小楠　殷　凯　殷文瑾　陆劲松）

参考文献

[1] Im SA, Lu YS, Bardia A, et al. Overall survival with ribociclib plus endocrine therapy in breast cancer. N Engl J Med, 2019, 381 (4)：307-316.

[2] Hortobagyi GN, Stemmer SM, Burris HA, et al.

Updated results from MONALEESA-2, a phase III trial of first-line ribociclib plus letrozole versus placebo plus letrozole in hormone receptor-positive, HER2-negative advanced breast cancer. Ann Oncol, 2018, 29 (7): 1541-1547.

[3] Slamon DJ, Neven P, Chia S, et al. Phase III randomized study of ribociclib and fulvestrant in hormone receptor-positive, human epidermal growth factor receptor 2-negative advanced breast cancer: MONALEESA-3. J Clin Oncol, 2018, 36: 2465-2472.

[4] Tripathy D, Im SA, Colleoni M, et al. Ribociclib plus endocrine therapy for premenopausal women with hormone-receptor-positive, advanced breast cancer (MONALEESA-7): a randomised phase 3 trial. Lancet Oncol, 2018, 19 (7): 904-915.

[5] Cristofanilli M, Turner NC, Bondarenko I, et al. Fulvestrant plus palbociclib versus fulvestrant plus placebo for treatment of hormone-receptor-positive, HER2-negative metastatic breast cancer that progressed on previous endocrine therapy (PALOMA-3): final analysis of the multicentre, double-blind, phase 3 randomised controlled trial. Lancet Oncol, 2016, 17: 425-439.

[6] Sledge GW, Toi M, Neven P, et al. MONARCH 2: abemaciclib in combination with fulvestrant in women with HR +/HER2-advanced breast cancer who had progressed while receiving endocrine therapy. J Clin Oncol, 2017, 35: 2875-2884.

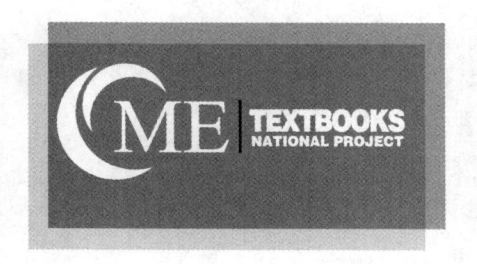

第十五篇

乳腺癌免疫治疗及其他相关重点临床试验及其解读

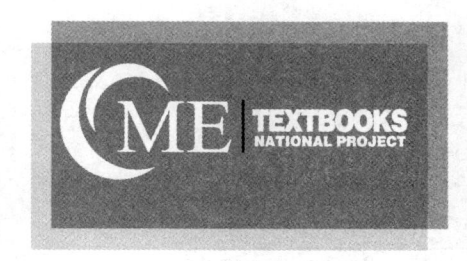

第58章 肿瘤浸润淋巴细胞与预后：早期三阴性乳腺癌的 pooled 分析

一、概　述

【文献来源】

Loi S, Drubay D, Adams S, et al. Tumor-infiltrating lymphocytes and prognosis: a pooled individual patient analysis of early-stage triple-negative breast cancers. J Clin Oncol, 2019, 37 (7): 559-569.

【研究背景】

肿瘤浸润淋巴细胞（tumor infiltrating lymphocytes, TILs）是指肿瘤细胞巢内的淋巴细胞，包括肿瘤间质浸润淋巴细胞（sTILs）和肿瘤内淋巴细胞（iTILs），一般与肿瘤负荷及预后相关。本研究旨在通过综合分析的方法［汇集分析（pooled analysis）］明确 sTILs 在早期 TNBC 中的预后价值。

【入组条件】

1. 前瞻性随机临床试验（randomized clinical trial, RCT）或大型医院内回顾性研究。
2. 早期 TNBC 且接受蒽环类（加或不加紫杉）的辅助化疗。
3. 入组的研究需采用相同的方法对患者进行 TILs 预后价值的评估［根据《国际免疫-肿瘤生物标志物工作组指南》（International Immuno-Oncology Biomarker Working Group Guidelines）］。
4. 入组研究的每个患者的个体资料可以被采集。

【试验设计】

1. 1 项汇集分析。
2. 主要研究终点为 iDFS（包括浸润复发、第二原发、任何原因死亡）。
3. 次要研究终点为 DDFS（包括远处复发、任何原因死亡）和 OS（任何原因死亡）。
4. 样本量计算为预计 iDFS 对每增加 10% sTILs 的 $HR=0.85$。以此为假设需要 111 例浸润性事件或死亡事件以提供 85% 的效能来检验，双边 $P=0.05$。
5. 异质性检验采用科克伦 Q 样检验（Cochrane Q-like test）及 I^2 检验（I^2 index test）进行不同

试验终点的异质性比较。

【试验流程】

试验流程见图 58-1。

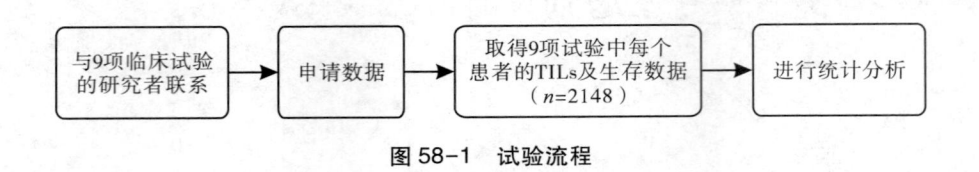

与9项临床试验的研究者联系 → 申请数据 → 取得9项试验中每个患者的TILs及生存数据（$n=2148$） → 进行统计分析

图 58-1 试验流程

【结果】

1. iDFS sTILs 表达越高，患者 iDFS 越好（sTIL 增加 10%，$HR=0.86$，$95\%CI$：$0.83\sim0.90$）。iTILs 表达越高，患者 iDFS 越好（iTILs 增加 10%，$HR=0.74$，$95\%CI$：$0.65\sim0.85$）。

2. DDFS sTILs 表达越高，患者 D-DFS 越好（sTILs 增加 10%，$HR=0.83$，$95\%CI$：$0.78\sim0.87$）。iTILs 表达越高，患者 D-DFS 越好（iTILs 增加 10%，$HR=0.73$，$95\%CI$：$0.62\sim0.84$）。

3. OS sTILs 表达越高，患者 OS 越好（sTILs 增加 10%，$HR=0.83$，$95\%CI$：$0.79\sim0.88$）。iTILs 表达越高，患者 OS 越好（iTILs 增加 10%，$HR=0.76$，$95\%CI$：$0.65\sim0.88$）。

4. 与临床病理特征（clinicopathology，CP）的关系 患者年龄越大（$P=0.001$）、肿瘤越大（$P=0.01$）、淋巴结转移越多（$P=0.02$），sTILs 表达越少。

5. 探索性研究 以 sTILs 30% 为界，可以很好地预测患者生存。对于 sTILs 表达至少 30% 的淋巴结阴性 TNBC 患者（$n=213$），本研究预估的 3 年 iDFS 为 92%（$95\%CI$：$89\%\sim98\%$），3 年 DDFS 为 97%（$95\%CI$：$95\%\sim99\%$），其 3 年 OS 甚至可以达到 99%（$95\%CI$：$97\%\sim100\%$）。

【结论】

对于接受蒽环类化疗的早期 TNBC，TILs 是一个良好的预后指标。

（上海交通大学医学院附属仁济医院　吴子平　殷文瑾　陆劲松）

二、专家解读一

TNBC 是一类分化较差的肿瘤，其基因组极不稳定且又具有高度的异质性。这种异质性提供了更多可以作为"危险信号"的抗原信息，刺激宿主的免疫系统产生更强烈的抗肿瘤反应。TILs 是肿瘤局部组织中聚集浸润的异质性淋巴细胞群体，能反映宿主与肿瘤之间相互作用的免疫应答状态。许多研究者一直希望找到一些免疫相关的基因，或在 TILs 中找到有价值的部分，以对 TNBC 的预后提供帮助。TILs 并非单一种类细胞。对于不同乳腺癌患者或接受不同治疗的乳腺癌患者，复杂的 TILs 内部细胞成分使得其判断预后的价值差异较大。TILs 对 TNBC 预后的预测作用一直备受关注，TILs 中的不同亚群细胞也在 TNBC 的预后中扮演不同角色。2016 年的 1 项 Meta 分析纳入了 25 篇相关文献，共包含 22 964 例患者。统计发现，TILs 与整个乳腺癌人群的 DFS 和 OS 没有相关性；但在 TNBC 亚组人群中，随着 TILs 的增加，DFS 和 OS 有所延长。同时，研究者发现 TILs

中的 CD8⁺T 细胞含量较高，意味着乳腺癌特异性生存情况更好。此外，在有限的数据中，高密度的 CD20⁺、CD3⁺或低密度的 PD-1⁺或 γδT 淋巴细胞也与 OS 的延长有密切联系。对乳腺癌中分离出的 6311 个 T 细胞进行单细胞测序后，研究者发现乳腺癌 TILs 中含有大量的具有组织驻留记忆 T 细胞 (tissue-resident memory T cells, TRM cells) 分化特征的 CD8⁺T 细胞；并且在早期 TNBC 患者中，TRM 细胞含量越高，患者生存越好。中国专家团认为，包含蒽环类和紫杉类药物的化疗方案更适合 TNBC 患者，但不同患者对化疗的反应不一。所以除了对预后的预测作用之外，研究者们也期待 TILs 能帮助预测不同化疗方案的效果。本研究对早期 TNBC sTILs 百分比的预后价值进行了数据汇总分析。研究者汇总了关于早期 TNBC 术后接受蒽环类±紫杉类辅助化疗患者诊断时标本内 sTILs 百分比定量的前瞻随机对照研究或大型回顾研究。从 9 项研究中筛选出 2148 例患者，平均年龄 50 岁（22~85 岁），淋巴结阴性患者占 33%，通过多因素比例风险回归模型，按不同研究进行分层，对临床病理影响因素进行校正，将 sTILs 百分比作为连续变量，对 iDFS（主要研究终点）、D-DFS、OS 进行比较。结果发现，sTILs 百分比平均为 23%±20%，且 sTILs 百分比≥1%的患者占 77%；年龄较大（$P=0.001$）、肿瘤较大（$P=0.01$）、淋巴结转移较多（$P=0.02$）、组织学分级较低（$P=0.001$）等相关因素导致了 sTILs 百分比较低。sTILs 百分比为所有研究终点增加了显著高于传统临床病理因素的独立预后信息，iDFS 似然比检验 $\chi^2=48.9$（$P<0.001$），D-DFS 似然比检验 $\chi^2=55.8$（$P<0.001$），OS 似然比检验 $\chi^2=48.5$（$P<0.001$）。sTILs 百分比每增加 10%，浸润复发死亡风险降低 13%（$HR=0.87$, 95%CI：0.83~0.91），远处复发死亡风险降低 17%（$HR=0.83$, 95%CI：0.79~0.88），总死亡风险降低 16%（$HR=0.84$, 95%CI：0.79~0.89）。对于 sTILs 百分比>30%的淋巴结阴性患者，3 年 iDFS 率为 92%（95%CI：89%~98%），3 年 D-DFS 率为 97%（95%CI：95%~99%），3 年 OS 率为 99%（95%CI：97%~100%）。而对于 sTILs 百分比>30%的 $T_{1~2}$淋巴结阴性的亚组人群，3 年 iDFS 率为 93%（95%CI：90%~97%），3 年 D-DFS 率为 98%（95%CI：95%~100%），3 年 OS 率为 99%（95%CI：98%~100%）。因此，该研究汇总的分析结果证实，sTILs 百分比对于早期 TNBC 辅助化疗的预后判断作用较强，辅助化疗后 sTILs 百分比较高患者的生存结局较好，并且支持将 sTILs 百分比纳入 TNBC 患者临床病理预后模型。然而研究报道 sTILs 和辅助化疗之间的相互关系并不具有统计学意义（iDFS, $P=0.62$；D-DFS, $P=0.63$；OS, $P=0.54$）。此外，Park 等提出国际肿瘤浸润淋巴细胞工作组推荐的 TILs 标准化评估可能并不适用于早期 TNBC 患者。Park 等选取了 121 例 $T_{1~2}$ 期的早期 TNBC 接受术后辅助化疗的患者，62%的患者 TILs>10%，其中肿瘤内浸润淋巴细胞型和以淋巴细胞为主型乳腺癌的患者分别占 72%和 19%，但是不同 sTILs 在复发率和 OS 中的差异并无统计学意义。对比之下，本研究囊括了多项大型临床试验的患者，样本量更大，说服力更强。不足之处在于本研究并没有纳入在过去 10 年间诊断的患者，这有可能对预后分析有影响。此外，TILs 作为 TNBC 预后预测的生物标志物，其具体的下游免疫因子并不是很清楚，还需要进一步探索。复杂的内部细胞成分，对研究者来说既是挑战也是机遇，基于 TILs 中不同细胞在乳腺癌中的免疫调控机制，寻找适合乳腺癌免疫治疗的新靶点和新策略，有望改善乳腺癌尤其是恶性程度相对较高的 TNBC 乳腺癌的预后。

（华中科技大学同济医学院附属同济医院　李兴睿）

三、专家解读二

肿瘤微环境已越来越多地被证实与肿瘤患者预后、免疫治疗反应性相关，其中关于 TILs 的研究。TILs 是指肿瘤细胞巢内的淋巴细胞（不包括肿瘤组织间质中的淋巴细胞），包括 sTILs 和 iTILs。TILs 的组成较为复杂，包括 T 细胞、B 细胞、单核细胞、巨噬细胞、树突样细胞等各种免疫细胞。许多研究已证实，TILs具有预测肿瘤患者远期生存的价值，虽然其评估尚未纳入乳腺癌标准病理报告的内容中，但其评估方式与规则已有指南统一指导并明确规定。

在各种乳腺癌亚型中，TNBC治疗方式较为单一，预后较差。同时，由于TNBC中TILs表达丰富，故许多研究者都希望找到TILs在TNBC中的临床应用，尤其关注TILs作为TNBC的预后及疗效评估指标的价值。本研究作者从这个角度出发，纳入了9个既往关于TNBC和TILs的大型临床研究，旨在明确TILs在早期TNBC中的预后价值。

本研究是1项汇集分析（pooled analysis），与Meta分析一样属于综合数据分析方法的一种。与Meta分析不同的是，汇集分析是原始资料的合并及再分析的过程。汇集分析要求每个原始试验对相关研究指标采取一样的研究设计和统计方法。本研究在纳入9个大型临床试验，总计2148例具有原始数据的患者信息后，得出结论，sTILs及iTILs（虽然并非首要研究终点）可以很好地预测TNBC的预后，并且存在一种sTILs每增长10%，HR相应下降0.14的线性关系；探索性研究发现，对于sTILs表达>30%的淋巴结阴性TNBC患者，预计3年的OS率可以达到99%。本研究作为1项专注于TNBC的汇集分析，明确了TILs在早期TNBC辅助治疗中的预后价值。

既往关于TILs在乳腺癌中的汇集研究也从侧面支持了本研究的结论。在1项纳入了2613例患者资料的汇集分析中，作者发现在所有乳腺癌人群中，TILs高表达患者的生存较好。在Luminal型乳腺癌患者中，TILs失去了这种预测作用，而在HER-2阳性及TNBC患者中，TILs高表达仍然具有较强的预测价值。另1项发表在 Lancet Oncology 的汇集分析共纳入了3771例乳腺癌患者，并对TILs在新辅助治疗中的预测价值进行了分析。结果显示，TILs增加在所有乳腺癌亚型中都是pCR的良好预测指标；且TILs增加在HER-2阳性及TNBC患者中，远期生存较好；而在Luminal HER-2阴性的乳腺癌患者中，TILs增加的患者，预后反而较差，该类患者往往未能在新辅助治疗中取得pCR。因此，后续的治疗措施可能会对结果产生影响。另外，也有可能这类患者在免疫分型上，是与TNBC或HER-2过表达型完全不同的分型。

以上2个研究与本研究的结论基本一致。在TNBC中，TILs具有一种阳性的预后价值，而在Luminal型乳腺癌中则相反。这种相反的预测价值可能来源于TILs复杂的细胞组成成分。既往研究显示，不同乳腺癌分子分型中肿瘤浸润免疫细胞的组成成分并不相同。并且，不同的免疫细胞在不同乳腺癌亚型中的预测价值也不同。B细胞mRNA表达谱在Luminal型乳腺癌及TNBC中都存在预后价值，而T细胞相关mRNA表达谱在HER-2过表达型乳腺癌及TNBC中存在预后价值。而现有的汇集分析或Meta分析往往只能对TILs进行统一分析，无法细化不同亚型的免疫细胞对乳腺癌的预测功能，因此会出现研究间结论相左，或同一研究中不同亚型结论不同的结果。

本研究关于TILs在早期TNBC中的预后价值的发现尚较为粗浅，并没有详细分析纳入患者的TILs的分子组成，这受汇集分析的研究性质所局限。可以肯定的是，TILs在TNBC中具有指导临床的价值，但是如何将其量化？如何将其标准化？如何将其作为一种类似21基因分析的工具，运用于乳腺癌治疗指南？我们期待更多的基础及临床研究来解答这些问题。

（上海交通大学医学院附属仁济医院　吴子平　殷文瑾　陆劲松）

参考文献

[1] Loi S, Drubay D, Adams S, et al. Tumor-infiltrating lymphocytes and prognosis: a pooled individual patient analysis of early-stage triple-negative breast cancers. J Clin Oncol, 2019, 37 (7): 559-569.

[2] Binnewies M, Roberts EW, Kersten K, et al. Understanding the tumor immune microenvironment (TIME) for effective therapy. Nat Med, 2018, 24 (5): 541-550.

[3] Woo SR, Corrales L, Gajewski TF. Innate immune

recognition of cancer. Annu Rev Immunol, 2015, 33: 445-474.

[4] Salgado R, Denkert C, Demaria S, et al. The evaluation of tumor-infiltrating lymphocytes (TILss) in breast cancer: recommendations by an International TILss Working Group 2014. Ann Oncol, 2015, 26 (2): 259-271.

[5] Ali HR, Glont SE, Blows FM, et al. PD-L1 protein expression in breast cancer is rare, enriched in basal-like tumours and associated with infiltrating lymphocytes. Ann Oncol, 2015, 26 (7): 1488-1493.

[6] Baras AS, Drake C, Liu JJ, et al. The ratio of CD8 to Treg tumor-infiltrating lymphocytes is associated with response to cisplatin-based neoadjuvant chemotherapy in patients with muscle invasive urothelial carcinoma of the bladder. Oncoimmunology, 2016, 5 (5): e1134412.

[7] Wimberly H, Brown JR, Schalper K, et al. PD-L1 expression correlates with tumor-infiltrating lymphocytes and response to neoadjuvant chemotherapy in breast cancer. Cancer Immunol Res, 2015, 3 (4): 326-332.

[8] Kotoula V, Chatzopoulos K, Lakis S, et al. Tumors with high-density tumor infiltrating lymphocytes constitute a favorable entity in breast cancer: a pooled analysis of four prospective adjuvant trials. Oncotarget, 2016, 7 (4): 5074-5087.

[9] Denkert C, Von Minckwitz G, Darb-Esfahani S, et al. Tumour-infiltrating lymphocytes and prognosis in different subtypes of breast cancer: a pooled analysis of 3771 patients treated with neoadjuvant therapy. Lancet Oncol, 2018, 19 (1): 40-50.

[10] Bense RD, Sotiriou C, Piccart-Gebhart MJ, et al. Relevance of tumor-infiltrating immune cell composition and functionality for disease outcome in breast cancer. J Natl Cancer Ins, 2017, 109 (1): 192.

[11] Bianchini G, Qi Y, Alvarez RH, et al. Molecular anatomy of breast cancer stroma and its prognostic value in estrogen receptor-positive and-negative cancers. J Clin Oncol, 2010, 28 (28): 4316-4323.

[12] Rody A, Holtrich U, Pusztai L, et al. T-cell metagene predicts a favorable prognosis in estrogen receptor-negative and HER2-positive breast cancers. Breast Cancer Res, 2009, 11 (2): R15.

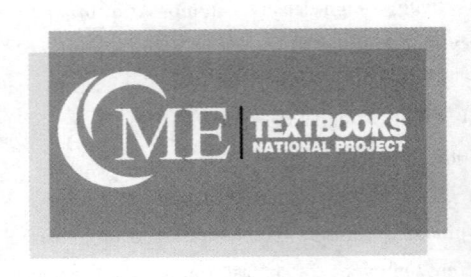

第59章 IMpassion130研究：白蛋白结合型紫杉醇联合阿特珠单抗和白蛋白结合型紫杉醇单药在晚期三阴性乳腺癌中的作用

一、概述

【文献来源】

Schmid P, Adams S, Rugo HS, et al. Atezolizumab and nab-paclitaxel in advanced triple-negative breast cancer. N Engl J Med, 2018, 379 (22): 2108-2121.

【研究背景】

研究白蛋白结合型紫杉醇联合PD-L1抗体阿特珠单抗（atezolizumab）在晚期TNBC中的疗效。

【入组条件】

1. 组织学确诊的TNBC。
2. 转移性或不可切除的局部晚期乳腺癌。
3. 晚期乳腺癌未经治疗（一线）。
4. 辅助放化疗需在随机前12个月前完成。
5. 合格的血液及肝、肾功能。
6. 可测量病灶。

【试验设计】

1. 1项多中心、Ⅲ期随机对照临床试验。
2. 1∶1比例随机分配。
3. 分层因素包括无肝转移病灶、既往是否接受紫杉类辅助治疗或新辅助治疗、TIL的PD-L1表达水平。
4. 采用意向治疗分析。
5. 主要研究终点为研究者评估的PFS和OS。
6. 次要研究终点为ORR和客观DoR。
7. 一类错误控制在0.05，95%的检验效能用于PFS分析，88%的检验效能用于OS分析。为达到以上目标共需入组900例患者。

【试验流程】

IMpassion130研究试验流程见图59-1。

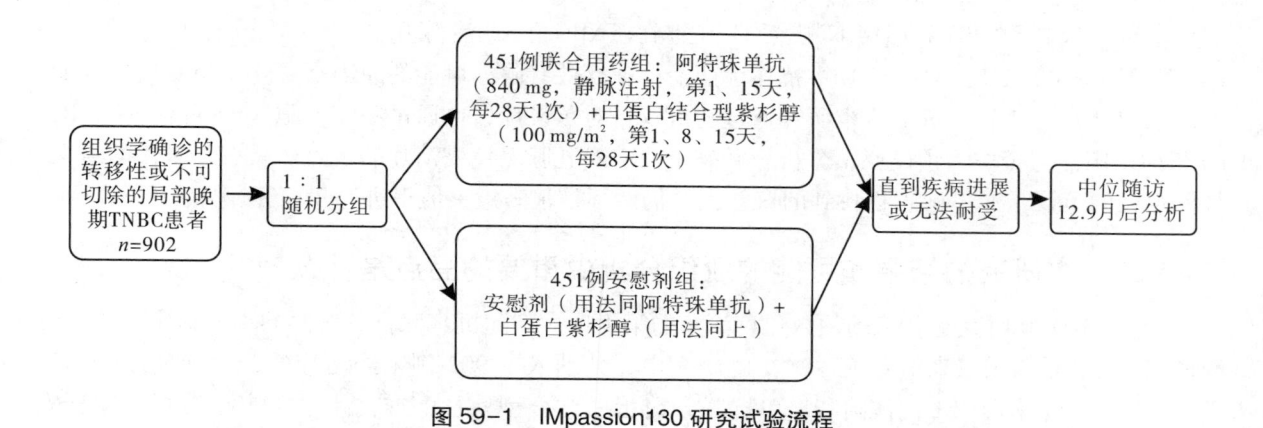

图59-1 IMpassion130研究试验流程

【结果】

1. PFS 白蛋白结合型紫杉醇联合阿特珠单抗组的中位PFS为7.2个月，白蛋白结合型紫杉醇单药组为5.5个月（$HR=0.80$，$95\%CI$：$0.69\sim0.92$，$P=0.002$）。在PD-L1阳性亚组中，PFS分别为7.5个月和5.0个月（$HR=0.62$，$95\%CI$：$0.49\sim0.78$，$P<0.001$）。

2. OS 白蛋白结合型紫杉醇联合阿特珠单抗组的中位OS为21.3个月，白蛋白结合型紫杉醇单药组为17.6个月（$HR=0.84$，$95\%CI$：$0.69\sim1.02$，$P=0.08$）。在PD-L1阳性亚组中，OS分别为25.0个月和15.5个月（$HR=0.62$，$95\%CI$：$0.45\sim0.86$）。

3. ORR和客观缓解持续时间 白蛋白结合型紫杉醇联合阿特珠单抗的ORR为56.0%，白蛋白结合型紫杉醇单药组为45.9%；中位客观DoR分别为7.4个月和5.6个月。在PD-L1阳性亚组中，白蛋白结合型紫杉醇联合阿特珠单抗组的ORR为58.9%，白蛋白结合型紫杉醇单药组为42.6%；中位客观DoR分别为8.5个月和5.5个月。

4. 不良事件 两组的不良事件谱与既往报道的基本类似。

【结论】

阿特珠单抗联合白蛋白结合型紫杉醇与白蛋白结合型紫杉醇单药相比，延长了转移性TNBC患者的PFS（ITT人群及PD-L1阳性人群）。

（上海交通大学医学院附属仁济医院　吴子平　殷文瑾　陆劲松）

二、专家解读一

（一）本试验拟解决哪个临床难题？目前的争议有哪些？

本研究拟探讨 PD-1/PD-L1 靶点抑制药在 TNBC 一线治疗中的价值。既往临床研究如 KEYNOTE-086 等多是 PD-1/PD-L1 抗体单药治疗，疗效有限，可能的原因是 TNBC 突变负荷较低、肿瘤细胞 PD-L1 表达率低等。本研究通过随机双盲对照设计，也通过免疫细胞（immune cell，IC）的 PD-L1 阳性与否作为预设亚组分析，开拓了我们对乳腺癌免疫治疗的视野，具有划时代的意义。目前存在的争议是通过标志物找到的获益人群仍然不是很满意，值得进一步探究。

（二）本研究的结果和可能的亚组分析中重要的亮点是什么？

IMpassion130 研究是乳腺癌领域免疫治疗的第 1 项大型随机、双盲、对照的Ⅲ期临床试验，自 ESMO 首次公布结果以来倍受关注。在此研究中，共纳入了 902 例未经治疗的局部晚期或转移性 TNBC 患者，接受 PD-L1 抗体阿特珠单抗联合白蛋白结合型紫杉醇或白蛋白结合型紫杉醇联合安慰剂进行治疗。中位随访期间为 12.9 个月，在意向治疗人群中，与安慰剂组相比，阿特珠单抗组患者的中位 PFS（主要终点）显著延长（7.2 个月 *vs.* 5.5 个月，*HR* = 0.80，*P* = 0.002）；在 PD-L1 阳性（肿瘤浸润免疫细胞上 PD-L1 表达比≥1%）亚组中，与安慰剂组相比，阿特珠单抗组患者的中位 PFS 显著延长（7.5 个月 *vs.* 5.0 个月，*HR* = 0.62，*P* < 0.0001）。而另一个主要终点 OS，在意向治疗人群中，与安慰剂组相比，阿特珠单抗组未能显著延长中位 OS（21.3 个月 *vs.* 17.6 个月，*P* = 0.08）。2019 年，ASCO 报道了该研究的 3 个更新结果，包括第 2 次 OS 分析、安全性分析和患者报告的转归结果，提示 PD-L1 阳性患者中位 OS 仍然延长 7.0 个月，具有统计学差异，治疗安全性佳，患者报告良好。本研究最大的亮点在于使用肿瘤浸润免疫细胞上的 PD-L1 表达作为预设分层因素，找到了更能从免疫治疗中获益的人群。

（三）本研究有无同类的其他研究进行对比？

IMpassion130 研究的类似研究正在开展，尚无结果，如 IMpassion131 研究对比紫杉醇联合阿特珠单抗和紫杉醇单药的疗效；一些研究使用了 GC 方案（G. 吉西他滨；C. 卡铂）作为对照组；复旦大学附属肿瘤医院在 GP 方案（G. 吉西他滨；P. 顺铂）基础上加用 PD-1 抗体作为联合方案进行研究。既往针对晚期 TNBC 的研究多为单药研究，ORR 多较低，不建议常规使用。

（四）本研究结论的重要临床意义是什么？哪些患者人群可能获益？有何重大理论意义？对目前指南和实践有何影响？

IMpassion130 研究开启了乳腺癌免疫治疗的新时代，引发了转移性 TNBC 免疫治疗进一步探索的热情。PD-L1 IC 阳性已被证实是一个较好的预测因子。肿瘤组织突变负荷（tumor mutational burden，TMB）的价值始终存在争议，依据 2019 年 ASCO 的报道，该研究的中位 TMB 只有 1.52，而 TAPUR 研究没有显示有效率和 TMB 高低的关系，获益亚组人群值得进一步挖掘。目前，很多研究者也在尝试如何利用放化疗等方式将转移性 TNBC 从冷肿瘤变为热肿瘤，从而对免疫治疗敏感，非常令人期待。目前，IMpassion130 研究已经列入美国 NCCN 指南，但因为尚未在国内上市，目前对国内的临床实践影响有限。

（五）有无不足？尚有哪些相关问题没有完全解决？对未来的研究有何启发？

IMpassion130 研究依靠抗体 SP142 判断 PD-L1 IC 阳性与否的可靠性一度受到争议，但目前仍是本研究的标准伴随诊断。本研究之所以选用白蛋白结合型紫杉醇（ABX）作为对照，是担心使用激素对免疫治疗产生影响，但预处理、止吐等使用激素是抗癌治疗中的常规方法，必须设计特定研究了解这种情况下使用激素是否影响疗效，IMpassion131 研究便应运而生，结果也值得期待。未来应和抗 HER-2 治疗联合进一步探索，也期待在 PD-1 抗体上有所斩获。

（复旦大学附属肿瘤医院　张　剑）

三、专家解读二

人体免疫系统在正常情况下可以有效识别自身组织和外来组织，消灭可能导致疾病的病原体。而肿瘤细胞为了逃避机体免疫杀伤，可以伪装自我，抑制免疫功能。肿瘤免疫治疗即从此角度出发，破坏肿瘤细胞的伪装，增强或恢复机体对肿瘤细胞的杀伤作用。目前，免疫治疗的重要靶点之一就是 PD-1/PD-L1 分子。PD-L1 是一种细胞膜跨膜糖蛋白，主要表达在 T 细胞、NK 细胞、树突样细胞及肿瘤细胞的细胞膜表面，其功能主要与免疫抑制相关。PD-1 主要表达在 T 细胞的细胞膜表面，与其配体 PD-L1 相结合后可以引起 T 细胞凋亡及诱导 T 细胞向抑制 T 细胞分化。先天性 PD-L1 表达缺失常与系统性红斑狼疮等自身免疫性疾病相关，而后天性的 PD-L1 表达改变则与肿瘤的免疫逃逸和预后相关。我们团队对上海交通大学医学院附属仁济医院患者的乳腺癌组织进行 PD-L1 研究，发现 PD-L1 表达高的患者容易发生疾病复发。

目前，TNBC 的临床治疗手段较为单一，除了化疗以外，没有显著有效的治疗方法。而阿特珠单抗作为 PD-L1 抗体，其治疗价值已在其他实体瘤中得到验证，单药阿特珠单抗已被批准用于转移性尿路上皮癌和非小细胞肺癌。本研究旨在明确 PD-L1 抗体阿特珠单抗在 TNBC 中的治疗价值。本研究选择白蛋白结合型紫杉醇作为配伍的化疗药物，主要是考虑到紫杉类药物具有免疫活性，而传统溶剂型紫杉醇需要糖皮质激素预处理，可能会影响免疫治疗效果，故选用不需要激素预处理的白蛋白结合型紫杉醇，从而避免糖皮质激素的免疫抑制作用。

既往曾有一些 II 期临床研究初步探索了抗 PD-1/PD-L1 治疗在乳腺癌中的价值。在 1 项单臂临床研究（KEYNOTE-086）中，对于肿瘤细胞 PD-L1 阳性的转移性 TNBC 患者使用单药帕博利珠单抗（perbrolizumab，PD-1 抗体）治疗。KEYNOTE-086 研究一共入组了 84 例患者，中位缓解时间为 8.4 个月。其中，患者的中位 PFS 为 2.1 个月，中位 OS 为 16.1 个月。另 1 项 Ib 期单臂临床研究（JAVELIN）入组了 168 例转移性或局部晚期乳腺癌（其中 58 例 TNBC）患者，给予单药 avelumab（PD-L1 抗体）治疗。在 JAVELIN 研究中，所有患者都接受了三线以上既往治疗。结果显示，总体 ORR 为 3%，其中 TNBC 患者的 ORR 为 5.2%。在该研究中，TIL PD-L1 阳性患者的客观有效率高于 PD-L1 阴性的患者，总体为 16.7% vs. 1.6%，在 TNBC 中两者为 22.2% vs. 2.6%。

IMpassion130 研究首次在 III 期临床试验中明确了 TNBC 化疗联合 PD-L1 抗体治疗的优势和价值。结果显示，与白蛋白结合型紫杉醇单药相比，联合阿特珠单抗对 TNBC 疗效更好。与上述 2 个 II 期临床研究的结果一致，总体可以看出 PD-1/PD-L1 抗体在晚期乳腺癌的治疗中存在一定价值，且这种治疗价值在 PD-L1 阳性的患者中及 TNBC 患者中较为显著。

值得关注的是，以上不同临床研究对 PD-L1 阳性的判断标准并不一致。IMpassion130 研究和 JAVELIN 研究检测的是 TIL 的 PD-L1 状态，而 KEYNOTE-086 研究检测的是肿瘤细胞 PD-L1 状态。有研究显示，TNBC 中 TIL PDL1 的表达阳性率高于肿瘤细胞 PD-L1 的表达阳性率，而且可以更好地用于预测生存,这也是部分研究的选择。但是无论是TIL PD-L1阳性还是肿瘤细胞PD-L1阳性,最终的结论都是PD-L1阳性亚组对PD-1/PD-L1抗体的反应更好。此结论不仅在TNBC中适用,在肺癌中也同样适用。由此可以推测TIL和肿瘤细胞膜表面的PD-L1分子都可以与T细胞表面的PD-1分子相结合,从而起到免疫抑制的作用。故对这于部分患者,PD-1/PD-L1抗体的治疗价值更大。

IMpassion130研究的结果无疑是鼓舞人心的,但临床医师在运用该研究的方案时应该谨慎选择患者,把握TNBC、PD-L1阳性及白蛋白结合型紫杉醇等的关键内容。我们也期待PD-1/PD-L1抗体在其他分子分型的乳腺癌中或与其他化疗方案联用,甚至单药使用,发挥更重要的临床作用。

(上海交通大学医学院附属仁济医院　吴子平　殷文瑾　陆劲松)

参考文献

[1] Schmid P, Adams S, Rugo HS, et al. Atezolizumab and nab-paclitaxel in advanced triple-negative breast cancer. N Engl J Med, 2018, 379 (22): 2108-2121.

[2] Binnewies M, Roberts EW, Kersten K, et al. Understanding the tumor immune microenvironment (TIME) for effective therapy. Nat Med, 2018, 24 (5): 541-550.

[3] Woo SR, Corrales L, Gajewski TF. Innate immune recognition of cancer. Annu Rev Immunol, 2015, 33: 445-474.

[4] Wu Z, Zhang L, Peng J, et al. Predictive and prognostic value of PDL1 protein expression in breast cancer patients in neoadjuvant setting. Cancer Biol Ther, 2019, 20 (6): 941-947.

[5] Socinski MA, Jotte RM, Cappuzzo F, et al. Atezolizumab for First-Line Treatment of Metastatic Nonsquamous NSCLC. N Engl J Med, 2018, 378 (24): 2288-2301.

[6] Adams S, Loi S, Toppmeyer D, et al. Pembrolizumab monotherapy for previously untreated, PD-L1-positive, metastatic triple-negative breast cancer: cohort B of the phase Ⅱ KEYNOTE-086 study. Ann Oncol, 2019, 30 (3): 405-411.

[7] Dirix LY, Takacs I, Jerusalem G, et al. Avelumab, an anti-PD-L1 antibody, in patients with locally advanced or metastatic breast cancer: a phase 1b JAVELIN Solid Tumor study. Breast Cancer Res Treat, 2018, 167 (3): 671-686.

[8] Mittendorf EA, Philips AV, Meric-Bernstam F, et al. PD-L1 expression in triple-negative breast cancer. Cancer Immunol Res, 2014, 2 (4): 361-370.

[9] Pan BJ, Xu C, Ping GQ, et al. Correlation analysis of PD-L1 expression and prognosis in triple-negative breast cancers. Zhonghua Bing Li Xue Za Zhi, 2017, 46 (12): 822-826.

[10] Garassino MC, Cho BC, Kim JH, et al. Durvalumab as third-line or later treatment for advanced non-small-cell lung cancer (ATLANTIC): an open-label, single-arm, phase 2 study. Lancet Oncol, 2018, 19 (4): 521-536.

学习培训及学分申请办法

一、《国家级继续医学教育项目教材》经国家卫生和计划生育委员会（现更名为国家卫生健康委员会）科教司、全国继续医学教育委员会批准，由全国继续医学教育委员会、中华医学会联合主办，中华医学电子音像出版社编辑出版，面向全国医学领域不同学科、不同专业的临床医生，专门用于继续医学教育培训。

二、学员学习教材后，在规定时间（自出版日期起1年）内可向本教材编委会申请继续医学教育Ⅱ类学分证书，具体办法如下：

方法一：PC激活

1. 访问"中华医学教育在线"网站 cmeonline.cma-cmc.com.cn，注册、登录。
2. 点击首页右侧"图书答题"按钮，或个人中心"线下图书"按钮。
3. 刮开本书封底防伪标涂层，输入序号激活图书。
4. 在个人中心"我的课程"栏目下，找到本书，按步骤进行考核，成绩必须合格才能申请证书。
5. 在"我的课程"-"已经完成"，或"我的学分"栏目下，申请证书。

方法二：手机激活

1. 微信扫描二维码 关注"中华医学教育在线"官方微信并注册。
2. 点开首页"图书答题"，刮开本书封底防伪标涂层，输入序号激活图书。
3. 在个人中心"我的课程"栏目下，找到本书，按步骤进行考核，成绩必须合格才能申请证书。
4. 登录PC端网站，在"我的课程"-"已经完成"，或"我的学分"栏目下，申请证书。

三、证书查询

在PC端帮助中心"证书查询"中输入证书编号进行查询。

《国家级继续医学教育项目教材》编委会